护理院医养结合与管理指南

主 编 施永兴 黄长富

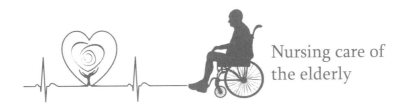

Nursing care of
the elderly

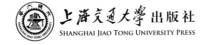

上海交通大学出版社
SHANGHAI JIAO TONG UNIVERSITY PRESS

内容提要

本书全面系统地论述了护理院管理理论和医疗护理、医养结合、康复促进、临终关怀服务的技术。全书分四篇40章。第一篇总论主要阐述了护理院相关概念与基本问题,包括性质、定位、任务及政策法规等基本原则;第二篇管理篇,详细论述了护理院管理学概论、医疗、护理、康复、药品、中医药、人事、财务、信息、后勤、统计、档案、科研教育和规章制度及岗位职责;第三篇技能篇,指护理院常见疾病的护理和转院转诊,详细介绍了老年人心理护理、康复促进和临终关怀等方面管理知识和干预措施;第四篇发展篇,介绍了国内和我国港台地区护理机构的现状、政策和管理等。

本书可供护理院、安宁疗护中心、福利院、老年公寓领导和各级管理人员使用,也可作为从事老年护理、医养结合、养护照料和临终关怀服务人员的培训教材和参考用书。

图书在版编目(CIP)数据

护理院医养结合与管理指南/施永兴,黄长富主编.
—上海:上海交通大学出版社,2018
ISBN 978 - 7 - 313 - 19646 - 0

Ⅰ.①护… Ⅱ.①施… ②黄… Ⅲ.①老年人—护理
—医院—管理—中国—指南 Ⅳ.①R197.7-62

中国版本图书馆 CIP 数据核字(2018)第 143556 号

护理院医养结合与管理指南

主　编:施永兴　黄长富
出版发行:上海交通大学出版社　　　　　　地　　址:上海市番禺路 951 号
邮政编码:200030　　　　　　　　　　　　电　　话:021 - 64071208
出版人:谈　毅
印　　制:上海万卷印刷股份有限公司　　　经　　销:全国新华书店
开　　本:710 mm×1000 mm　1/16　　　印　　张:45
字　　数:920 千字　　　　　　　　　　　插　　页:1
版　　次:2018 年 10 月第 1 版　　　　　　印　　次:2018 年 10 月第 1 次印刷
书　　号:ISBN 978 - 7 - 313 - 19646 - 0/ R
定　　价:288.00 元

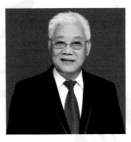

施永兴 1946年5月生，上海市崇明区人。现任中国生命关怀协会调研部常务副主任，上海市中医药社区卫生服务研究中心常务副主任，上海市社区卫生协会老年保健与临终关怀专业委员会主任委员、副主任医师、副教授、硕士导师。

从事老年护理和安宁疗护临床实践和研究工作25年，提出社区和护理院安宁疗护服务模式，探索形成本土化上社区安宁疗护和老年护理体系网络与运作机制。被国家卫生计生委家庭发展司和北京协和医院聘为全国安宁疗护试点工作专家、上海市普陀区卫生和计划生育委员会安宁疗护专家组首席专家、上海市卫生计生委舒缓疗护专家、上海市普陀区利群医院安宁疗护专家、河南省卫生和计划生育委员会家庭发展处，河南省郑州市第九人民医院姑息（缓和）治疗暨安宁疗护中心安宁疗护试点工作专家。

主编《老年护理医院实用手册》《安宁疗护与缓和医学》《让生命享受最后一缕阳光》《人生终站——临终关怀百题》《老年人安宁疗护》《老年护理理论与生命关怀实践》《中国城市临终关怀现状与政策研究》《缓和医学理论与生命关怀实践》和《临终关怀学概论》等21部专著，参编《高龄老人照护手册》等专著11部，以第一作者或通讯作者在《中国全科医学》等相关杂志发表论文150余篇。

先后主持国家卫生部、国家中医药管理局、市局级课题30余项，获上海市科技进步奖1项，局级科技进步奖10余项，被评为上海市闸北区优秀拔尖人才和社区医学首席专家、上海市劳动模范。

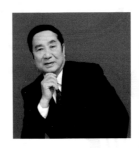

黄长富 1945年出生于江西省鄱阳县，副主任医师，副研究员。现任上海传丰医疗投资管理有限公司董事长兼总裁，兼任中国医养联盟副主席，上海市社会医疗机构协会康复和护理专委会主任委员。

自1991年8月起筹建上海红十字护理医院至今，始终从事老年护理院的实践和管理工作。先后开办了护理医院5所、敬老院5所，获得了较好的实践体会和社会效益。曾于2000年及2003年获得上海市"好儿女金榜奖"，2003-2006年被工会系统评为"创业先锋"，2009年被中国老龄基金会授予爱心护理工程"工程杯"十佳院长奖。

从事老年护理和安宁疗护临床实践和管理工作近30年来，先后主持和参与了《国家职业资格培训教程》、国家人社部能力建设中心组织的《养老护理员标准》、中国老龄基金会爱心护理工程的《院长手册》《医生手册》（中国劳动社会保障部出版社出版）以及《老年护理理论与现在老年护理院实践》（上海交通大学出版社出版）的编写。发表老年护理院管理方面的论文27篇，其中6篇获得国家老龄基金会一等奖。先后被评为上海市、区老年护理院工作专家。

讀盡天下書
無非一孝字

丁酉冬月 李寶庫 書

名誉主编　罗冀兰

主　　编　施永兴　黄长富

副主编　李水静　徐民　庞连智

编写者　（以姓氏笔画排序）

王华萍　王峥　王俊琪　王瑞芳　毛伯根
卞蓉民　方敏　成雯郁　刘辉　刘登
杨芬红　李水静　吴玉苗　宋红伟　宋慧君
陈信耀　陈健琳　陈琦　罗维　庞连智
施永兴　顾伟民　顾竞春　徐民　黄长富
蒋良华　黑子明　蔡静芳

学术秘书　杨婧　毛懿雯

序

2015 年 11 月,国务院办公厅印发《关于推进医疗卫生与养老服务相结合的指导意见》,提出到 2020 年基本建立符合国情的医养结合体制机制和政策体系,有序共享医疗卫生和养老服务资源,基本形成覆盖城乡、规模适宜、功能合理、综合连续的医养结合服务体系的目标,将医养结合工作作为积极应对人口老龄化问题,列入《"十三五"健康老龄化规划》的重点任务。2016 年国家启动确定了 90 个国家级医养结合试点城市项目,通过积极探索和干预影响老年健康的所有因素,提升老年人健康水平,改善老年期生活质量,使老年人不仅寿命延长,而且活得有尊严。

护理院是为长期卧床患者、晚期姑息治疗患者、慢性病患者、生活不能自理的老人以及其他需要长期护理服务的患者提供医疗护理、康复促进、临终关怀等服务的医疗机构。护理院开展医疗护理与养老相结合的核心服务,是医疗机构的延续和医养结合的补充。它的医疗护理和养护照料一体化服务,让家属有一种放心感和安全感,也让老人得到连续、适宜、规范、便捷的新型服务。

随着护理院基本标准的出台,在护理院范围内取得了显著进展和成效,各项管理制度初步完善,各项服务得到普遍开展。2015 年起,护理院医养结合服务项目不断拓展和丰富,对护理院管理者和医务人员服务能力提出越来越高的要求。为护理院提供指导性培训,尽快提高护理院医务人员管理服务能力,成为当前护理院管理和服务项目规范开展的重要保障。

本书作者植根于护理院长期致力于医疗护理服务工作的第一线,他们了解熟悉护理院基层卫生情况,所以编写了这本《护理院医养结合管理指南》,用以指导广大护理院管理者和医务人员规范开展医疗护理、医养结合、生活照料和临终关怀服务,不断提高管理水平和服务质量。使护理院能真正发挥医疗护理的优势与作用,树立社会公益形象,让更多老年人受益,并扩大自身的影响力,扩大在老年生命周期健康管理服务方面的覆盖面。

　　本书的出版对当前护理院建设具有较好的借鉴意义,对护理院医养结合工作发展有积极的推动作用;为我国老年医学护理园地增添了新色。

李宝库

中华人民共和国民政部原副部长

全国老龄工作委员会办公室常务副主任

中国老龄协会会长

2017 年 11 月 28 日

前　言

　　中国已经进入老龄化快速发展阶段,呈现老年人口规模大、老龄速度快、发展不平衡等特点。截至 2016 年底,我国 60 岁及以上老年人口已经达到 2.32 亿,占总人口的 16.7%;65 岁以上老年人口已经达到 1.51 亿,占 10.8%。失能、部分失能老年人近 4 000 万,完全失能老年人口近 1 000 万。

　　以老年人为本,医养结合是我国当前养老工作中呼声最强烈、需求最迫切、社会关注度最高的问题之一,也是党中央、国务院高度重视并积极应对的人口老龄化问题的重要内容,国务院常务会议专门研究了医养结合解决老龄服务的问题,还发了相关文件。十九大报告提出:完善老年人关爱服务体系、在发展中补齐民生短板、医疗就医问题、养老问题成为国家民生短板中首先要解决的问题。护理院是集医疗护理、康复促进、医养结合和临终关怀服务为一体的医疗机构,也是老年人关怀服务体系中的重要网络机构。

　　我们于 2001 年出版了《老年护理医院实用手册》,2012 年在其基础上修订,以《老年护理理论与现代老年护理院实践》为书名再版。在上述两本书的基础上,我们站在护理院新医改与医养结合的角度,编撰了《护理院医养结合与管理指南》一书。本书以提高护理院管理人员管理规范能力和延伸细化护理院医疗护理、医养结合、康复促进和临终关怀服务照料技术手段方法为目的,突出了理论性、科学性、新颖性、实用性和可读性特点,强调了实用需求为特点,以指导性为主。因此,本书整合了医学、护理、伦理、法学和中医学等相关理论的基础知识及实用技术知识。内容完全涵盖了护理院管理的各方面,凡是护理院所要求的内容都能在本书中有所体现。以护理院管理为主线展开,介绍管理理论在护理院的实践运用。医疗护理和医养结合等服务则以规范的技术方法操作具体化为主。因此这本书对每位护理院管理者和医务人员都有指导意义。

　　《护理院医养结合及管理指南》分四篇、共 40 章。即第一篇总论篇:护理院相关概念、现状与发展和相关法规政策;第二篇管理篇:管理学概论、领导、全面质量管理、目标管理、计划管理、管理机制、科室管理、管理道德、整合管理、医疗管理、护理管理、药品管理、医养结合工作管理、传统医学服务管理、医疗纠纷与事故处理及防范、老年人健康管理、人力资源管理、绩效评价管理、长期护理保险管理、财务会计管理、物力资源管理、膳食工作管理、统计工作管理、档案与病案管理、信息管理、教育培训管理、科学研究管理、管理的规章制度和岗位职责;第三篇管理技能篇:心理技能、安宁疗护技能、常见疾病诊疗护理和转诊转院服务技能;第四篇发展篇:国外护理机构服务进展、部分国家护理机构及其政策研究。每项管理指南包括概述、基本概念、定义、含义、运用说明等内容。为方便护理院管理者和医务人员掌握,本书将每项管理内容进行了整合,单独成章。

　　本书的出版得到了华康护理院鼎力资助和黄长富主编悉心指导,也得到了中国生命关怀协会副会长兼秘书长罗冀兰教授大力帮助和指导。

　　感谢对本书出版给予支持和资助的所有领导和同仁,没有团队的协作努力,就不会有本书的出版。本书编写过程中,参考借鉴有关著作和文献资料,在此,也谨向作者们致以诚挚的谢意! 由于水平有限和时间仓促,书中存在的不足之处,恳请同行和专家批评指正。

施永兴　黄长富

2018 年 4 月 1 日

Contents

目　　录

第一篇　总　论　篇

| 第四章 | 护理院组织机构 | 41 |

第二篇　管　理　篇

| 第五章 | 管理与护理院 | 61 |

| 第六章 | 护理院领导 | 75 |

| 第七章 | 护理院质量管理 | 92 |

| 第八章 | 护理院计划管理 | 105 |

| 第九章 | 护理院目标管理 | 111 |

第十章　护理院管理机制 — 120

第十一章　护理院科室管理 — 127

第十二章　护理院病区(病房)管理 — 143

第十三章　护理院管理道德 — 167

第十四章　护理院整合管理 — 173

第三篇　管理技能篇

第四篇　发　展　篇

第三十八章　国外的护理机构护理服务进展　673

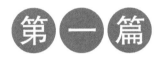

第 一 篇

总 论 篇

导 言

护理相关概念

一、管理

指管理者运用一定的原理和方法、手段、通过一系列的活动,调动组织成员努力工作,并合理运用物资、人力、资金、时间、空间和声誉等资源,有效地实现组织目标的过程。

管理(management)是人类社会普遍存在的一项基本活动。在有文字记载可考查的历史中,几千年前古代埃及就有对建筑金字塔的管理。在中国古代典籍中,也存有对奴隶社会管理部落臣民及治水过程的记录。管理的理论和实践随着人类的成熟和发展日益丰富和完善,从纯粹的经验管理走向行政管理和科学管理并用的时代,管理现代化已成为推动社会发展的一股强大动力。

管理的五个要素:① 管理主体——行驶管理的组织或个人,有政府部门和业务部门;② 管理客体——管理主体所辖范围内的一切对象,包括人群、物质、资金、科技和信息5类,人群为基本;③ 管理目标——管理主体预期要达到的新境界,是管理活动的出发点和归宿点,要反映上级领导机关和下属人员的意志;④ 管理方法——管理主体对管理客体发生作用的途径和方式,包括行政方法,经济方法、法律方法和思想教育方法;⑤ 管理理论——指导管理的规范和理论。

就管理主体的承担者可将管理分为宏观管理和微观管理。宏观管理是政府部门,微观管理是业务部门,微观管理是宏观管理的基础;就管理客体的活动属性可分为社会管理、经济管理和文化管理,经济管理是基础,卫生事业管理总的来说属社会管理范畴;就管理主体的管理方式可分为决策管理和实施管理,二者互相渗透,决策是管理的核心。

管理五大职能为计划、组织、指挥、监督和调节,其中计划是最基本的职能。

二、卫生管理

卫生管理(health administration)亦称"卫生事业管理"。

指政府为履行公共卫生管理职能,合理分配卫生资源,为居民提供卫生服务,保障卫生事业发展的活动。包括制订卫生政策,筹集和分配资源,建立卫生服务组织,健全卫生保障制度,提供基本医疗和预防保健服务,协调社会各方面资源等一系列管理活动。

卫生事业管理的主要内容包括医疗服务系统的管理、卫生计划与规划管理、公共卫生的管理三个方面。它已发展成为一门综合性科学,与卫生经济学、法学、行为科学、医学伦理学、流行病学以及领导科学有密切关系,既具有社会科学的性质,也具有自然科学的性质。

我国卫生事业管理作为一门独立学科的时间并不长,但自新中国成立以来,在卫生政策与法规的制订、基层保健组织的建立、计划与规划、人力开发、传统医学的管理等方面都做了大量工作,使我国人民健康的指标处在发展中国家的前列。

三、护理院管理

护理院管理(management of nursing home)指运用科学管理的理论和方法,对护理院的各项工作进行管理,包括研究护理工作的特点,找出其规律性,对护理工作的诸要素(人员、技术、设备、信息)进行科学的计划、组织、控制、协调以提高护理工作的效率和效果,以便为患者提供最优的护理服务。

四、医养融合

医养融合亦称"医养结合"。

"医养融合"(combination of medicine and nursing)是我国政府以老年人的需求为导向,提出的新型养老服务形式。是根据老年人的健康和生命需求提出的,充实和提高传统养老服务内容,将老年人的医疗康复服务和生命健康放在更加重要的位置,区别于传统的主要为老年人解决其本生活照料的养老服务模式。

2013年国务院在《关于加快发展养老服务业的若干意见》中提出"医养融合",并指示全国各地要积极推动医养融合模式发展,不断探索医疗机构与养老机构进行合作的新模式。

其本质而言是一场制度的革新;即以老年需求为中心,协调分配医疗与养老资源,改善当前社会保障体系中制度碎片化、切割化等问题。

"医养融合"的服务内容除了为老人提供日常生活照料、休闲娱乐和精神慰藉外,更重要的是根据老人的需求提供医疗康复、预防保健等医疗护理服务。

五、生命周期

生命周期(life cycle)是指一种生物从第一代的受精卵到下一代的受精卵之间所经历的各种不同的发育阶段。也指一个生物个体从出生到死亡所经历的不同阶段,即一个生物个体的生活史。

最简单的生命周期是无性繁殖产生与亲体相似的后代。最复杂的生命周期包括不同的形态发育阶段和繁殖阶段,如某些寄生虫的生命周期。

一般可把生物根据其生命周期的特点分成几类:单倍体生物、二倍体生物、单型世代生物和两型世代生物。在生命周期中仅有一种形态方式的生物称为单态生物。有些生物在不同的细胞世代中表现为不同的形态方式,或在同一世代中也可表现出一种以上的形态方式,这些生物为多态生物。

（一）妊娠期

亦称"怀孕期"。

指受孕后至分娩前的生理时期。即女性自怀孕起,至分娩前的全过程。

为了便于计算,妊娠通常从末次月经的第一天算起,足月妊娠约为280天（40周）。

妊娠期全过程共分为3个时期：妊娠13周末以前称早期妊娠；第14至27周末称中期妊娠；第28周及其后称为晚期妊娠。

（二）产褥期

指胎儿、胎盘娩出后的产妇身体、生殖器官和心理方面调适复原的一段时间,一般需要6至8周。

孕妇为了适应胎儿的发育及为分娩进行准备,生殖器官及全身发生了很大变化,分娩后则通过一系列变化,使生殖器官及全身（除乳房外）又恢复到非孕状态。所以,产褥期是全身多系统包括体形、腹壁等逐渐复原的时期。

在产褥期内,产妇应该以休息为主,尤其是产后15天内应以卧床休息为主,调养好身体,促进全身器官各系统尤其是生殖器官的尽快恢复。

（三）婴幼儿

是婴儿和幼儿的统称,一般指0至3岁的低龄孩子。

婴儿与幼儿之间有莫大的联系,一般婴儿为0至1岁,幼儿为1至3岁。

婴幼儿是一个受护群体,饮食方面尤为重要,婴儿以母乳为主食,1岁后以成人食物为主食。

（四）新生儿期

指自出生后脐带结扎时起,到满28天的时期。

在此期间,小儿脱离母体转而独立生存,所处的内外环境发生根本的变化,但其适应能力尚不完善。此外,由于分娩过程中的损伤、感染延续存在,先天性畸形也常在此期表现。

（五）婴儿期

指从出生到满1周岁之前的一段时期。

婴儿期是人出生后生长发育最迅速的时期,也是人一生中生长发育最旺盛的阶段。

（六）学龄前

指小孩3岁至6、7岁的时期,即从幼儿期到可以上小学前的这段时期。

此阶段的体格生长发育处于稳步增长状态,智能发育较幼儿期更加迅速,与同龄儿童和社会事物有了广泛的接触,知识面能够得以扩大,自理能力和初步社交能力能够得到锻炼。

（七）儿童中期

亦称"学龄期"。

指 6 至 7 岁入小学起到 12 至 14 岁进入青春期为止的阶段。

此阶段的体格生长仍稳步增长,除生殖系统外其他器官的发育到本期末已接近成人水平。脑的形态已基本与成人相同,智能发育较前阶段更成熟,控制、理解、分析、综合能力增强,是长知识、接受文化科学教育的重要时期。

（八）青春期

指以生殖器官发育成熟、第二性征发育为标志的初次有繁殖能力的时期,在人类及高等灵长类以雌性第一次月经出现为标志。

青春期是由儿童逐渐发育成为成年人的过渡时期,是人体迅速生长发育的关键时期,也是继婴儿期后,人生第二个生长发育的高峰期。

世界卫生组织(WHO)规定青春期为 10 至 20 岁。女孩的青春期开始年龄和结束年龄都比男孩早 2 年左右。

（九）成人

指成年的人,即已经完全发育成熟的人,与儿童相对。

在大部分国家,成人的定义是年满 18 岁或以上的人,因此,一旦当地居民达到 18 岁,就可以享有各种相应的成人的权利。

（十）老年人

指到达或超过老年年龄的人。

确认老年的年龄界限是统计老年人口的前提条件。1956 年联合国确认 65 周岁及其以上的人为老年人。1982 年联合国召开的"老龄问题世界大会"上对此作了调整,并经联合国批准确认 60 周岁及其以上为老年人。

一般来说进入老年的人生理上会表现出新陈代谢放缓、抵抗力下降、生理机能下降等特征。头发、眉毛、胡须变得花白也是老年人最明显的特征之一,部分老年人会出现老年斑的症状,偶见记忆力减退[①]。

六、安宁疗护

亦称"姑息医疗、临终关怀、宁养服务、缓和医疗"等。

安宁疗护(Hospice)指对没有治愈希望的患者以积极性、全面性的照护,是指人从病危状态到走向生命结束之前的医疗和照护服务的总称。

世界卫生组织(WHO)认为,安宁疗护是一种照护方法,它通过运用早期确认、准确评估和完善治疗身体病痛及心理和精神疾患来干预并缓解患者痛苦,并以此提高罹患威胁生命疾病的患者及其家属的生活质量。

---

① 北京师范大学交叉学科研究会 编纂;梁焕国 主编. 中国老年百科全书·生理·心理·长寿卷[M]. 银川:宁夏人民出版社,1994:299.

安宁疗护始于 20 世纪 60 年代，起源于英国。因传统医学注重医学"优生、良活"的本体功能，而忽略"安死"的功能，安宁疗护弥补了这一缺陷与不足，它在维持基本生命的同时更注重人文关怀，让即将逝去的人感受生命最后阶段的美好，让患者感悟对生命的尊重，从而安详而有尊严地离开。

七、安宁疗护中心

安宁疗护中心（Hospice Care Center）是为疾病终末期患者在临终前通过控制痛苦和不适症状，提供身体、心理、精神等方面的照护和人文关怀等服务，以提高生命质量，帮助患者舒适、安详、有尊严离世的医疗机构。

八、长期护理保险制度

对于那些由于意外、疾病或衰弱等各种原因导致身体的某些功能或精神受损，使得该个体本人不能进行正常的日常活动，而该个体需要通过入住专业护理机构的方式来接受长期的护理康复，或在家中接受他人的护理服务。此时，该个体需要支付各种相关费用并给予相应的补偿。这样一种健康保险模式称为长期护理保险（Long-Term Care Insurance）。

长期护理保险的重点并不是以彻底康复为目标，而是尽最大可能地维持和提高患者个体的身体机能及其生存质量。

长期护理保险主要分为社会性长期护理保险和商业性长期护理保险。其中，德国、日本、韩国等实行的是社会性的长期护理保暖，政府是护理保险的实施主体，其保险具有强制性；而美国、法国等实施的是由商业保险公司作为经营主体的商业性的长期护理保险。

九、传统医学

传统医学（traditional medicine）是世界各国各民族由于地域、人文，主要是疾病发生发展以及医药医疗特点不同传承下来的习惯性医学。

我国传统医学研究中心成立于 1998 年 5 月，其职责范围是研究中华传统医药，促进国内外学术交流、提供技术咨询服务等。

十、护理照料

护理照料（nursing care）是运用科学的护理知识和护理技术，帮助、指导患者解除或减轻痛苦，并对患者进行照看料理，关心照顾，促进其康复，并获得健康的过程。

十一、生活护理

生活护理（life care）指满足患者自理生活能力、支持患者生理功能的护理。

生活护理的内容包括：指导患者正确饮食、呼吸或咳嗽、正确卧位以及更换床单、更换衣物、梳头、洗脸、协助大小便等晨晚间护理。

1858年南丁格尔在《护理札记》中完全站在患者的角度，论述通风、阳光、色彩和个人卫生、饮食营养等对患者有利或不利的影响。充分体现了外环境全方位支持患者恢复健康的现代整体护理思想。这些都是我们今天的生活护理。

十二、护理院

护理院（nursing home）是为长期卧床患者、晚期姑息治疗患者、慢性病患者、生活不能自理的老年人以及其他需要长期护理服务的患者提供医疗护理、康复促进、临终关怀等服务的医疗机构。

十三、老年公寓

老年公寓（apartment for the old）是对老年人进行社会化管理、社会化服务的一种形式。具体是指供多户老人寓居的建筑，有工作人员为老人提供生活服务，并在收费标准上对老年人优惠。

老年公寓自主经营、独立核算、自负盈亏。举办老年公寓的目的是为了解决老年人由于年老、行动不便所带来的生活不便和心理上的孤寂。

我国第一所老年公寓是1988年6月在安徽安庆市开业的，其建立是从社会筹集、协调资金，并由集资单位共同管理。

十四、护理

护理（nursing）一词是由拉丁文"nutricius"演绎而来，原为抚育、扶助、保护、照顾残疾、照顾幼小等含义。1980年美国护理学会将护理定义为：**诊断和处理人类对现存的或潜在的健康问题的反应。**从这一定义引申出：**现代护理是研究如何诊断和处理人类对存在的或潜在的健康问题反应的一门科学。**护理的基本属性是医疗活动，但它具有专业性、服务性的特点，并以其专业化知识和技术为人们提供健康服务，满足人们的健康需要。

十五、护士

护士是指经执业注册取得护士执业证书，依照本条例规定从事护理活动，履行保护生命、减轻痛苦、增进健康职责的卫生技术人员。护士被称为"白衣天使"。护士一词来自钟茂芳1914年在第一次中华护士会议中提出将英文nurse译为"护士"，大会通过，沿用至今。

世界卫生组织对老年人的定义为60周岁以上的人群。

十六、老年

老年的年龄起点有不同的标准,这取决于研究问题的需要。联合国进行人口统计时,常以 65 岁作为老年的起点,而在研究老龄问题时,特别是包括发展中国家的问题时,多以 60 岁作为老龄起点。中国国家统计局在发表老年人口统计数字时,为了兼顾国内研究与国外统计数字相匹配的需要,以两种标准同时公布。

十七、老龄化社会

人口年龄结构是指在一定时期内各年龄组人口在全体人口中的比重。它是过去和当前人口出生、死亡、迁移变动对人口发展的综合作用,也是经济增长和社会发展的规律。按照联合国公布的年龄构成标准,当 65 岁以上的老年人口占总人口的比例上升到 7％以上,或 60 岁以上人口占人口总数的 10％以上,成为老年型人口,达到这个标准的社会成为老龄化社会。

十八、老年人长期护理

老年人长期护理指对身心功能障碍的 60 周岁以上的老年人,在一段时间内提供医疗与生活护理支持。

长期护理(LTC)是指,当社会成员在遭受年老、疾病或其他社会风险而基本或者全部丧失自理能力时,个人或者社会向其提供的较为全面的生活照料及医疗护理等社会服务。

十九、介护

介护是看护,照顾的意思。是指以照顾日常生活起居为基础、为独立生活有困难者提供帮助。介护的对象为生活不能自理的弱势人群,包括不能完全独立生活的老年人、儿童和残障者。

二十、老年介护

老年介护是指以照顾日常生活起居为基础、为独立生活有困难的老年人提供帮助。其基本内涵为自立生活的支援、正常生活的实现、尊严及基本的人权的尊重和自己实现的援助。

二十一、养老护理

养老护理是以老年人为中心,以现代护理观为指导,以护理程序为基础框架,把护理程序系统化地用于临床护理和护理管理各个环节,以满足老年人身心需求、恢复健康为目标的工作模式。

二十二、失能

老年人失能(disability of daily activity)是指因各种原因而导致的完全或部分丧失生活能力的情况。ADL量表是常用的自理能力评估工具,其中将老年人的日常生活能力分为工具性日常生活自理能力(使用交通工具、购物、做家务、洗衣、做饭、打电话、处理钱物、服药)和日常生活活动能力(行走、洗澡、如厕、穿衣、梳洗、进食)。

二十三、福利院

福利院是国家、社会及团体为救助社会困难人士、疾病患者而创建的用于为他们提供衣食住宿或医疗条件的爱心福利场所。

二十四、指南

指南原意指向南方,引申为指导等含义,比喻辨别方向的依据。也比喻辨别正确发展的方向。

(李水静)

第一章

21 世纪人口老龄化问题

第一节 老 龄 化

一、老龄化

人口年龄结构是指一定时期内各年龄组人口在全体人口中的比重。我国多以60 岁作为老龄起点,当 60 岁以上人口占人口总数的 10％称为老年型人口,达到这个标准称为老龄化。

在广义的老龄化研究中,老龄化一是指每个个体的老化;二是指整个人口群体的老化。它们既相互关联又有区别,个体老龄化是个人随着年龄增长而不断衰老的过程,是一个单向运动的过程,是一种自然现象。

二、成功老龄化

成功老龄化是美国学者于 1987 年在对老年医学和老年化过程研究之后提出的第一个系统老龄理论。

三、健康老龄化

1987 年 5 月召开的世界卫生大会提出"健康老龄化"一词。它是指老年群体的多数人健康长寿,主要体现为健康的预期寿命提高,特别是生命质量的提高。健康老龄化的基本要素包括身体健康、心理健康、认知效能和文体活动 4 个方面。

四、积极老龄化

(1) 1999 年,世界卫生组织提出"积极老龄化"概念,是指人到老年时,为了提高生活质量,使健康、参与和保障的机会,尽可能发挥最大效益的过程。

(2) 它强调在为老年人提供健康和保护、尊严和照料的同时,积极支持老年人充分参与社会的文化和精神生活,为老年人提供继续教育和受培训的机会。

(3) 积极老龄化最重要的改变在于,它从以需要为基础,转变为以权利为基础,不仅承认社会参与是老年人的天赋人权,更致力于把老年人社会参与的权利还给老年人。这样，老年人就从社会问题的制造者，转变成为问题的解决者；从社会财富的耗费者，转变成财富的创造者；从社会发展的拖累者，转变为发展的推动者。

（4）积极老龄化取决于围绕个人、家庭和国家周围的种种"决定"因素的影响。积极老龄化的其他决定因素包括：经济（收入、社会保护和工作）、卫生与社会服务（促进健康和预防疾病、医疗服务、照料和社区服务、精神卫生服务）、社会（和平、平等、社会支持和学习机会等）、个人（遗传背景和心理因素）、行为（健康生活方式、自我保健）、环境因素（良好、安全的环境）。

（5）"积极老龄化"目的是使所有年龄组的人们延长健康预期寿命和提高生活质量。

第二节　世界人口老龄化

一、世界人口老龄化趋势

人口老龄化是由社会生产力发展引起的。世界上大多数国家的人口结构，都随着人口转变及社会经济的发展，逐渐实现从年轻型、成年型到老年型的转变。

从 20 世纪 70 年代起，老龄化成为全球范围普遍现象，而且各国老龄化程度不断加剧，一些发展中国家也开始迈进老龄化国家的行列。

据联合国统计，1997 年，全球 60 岁以上老年人约有 3 亿，2002 年达到 6 亿，2009 年上升到 7.43 亿，占总人口的 11%。预计 2050 年老年人数量将增至 20 亿，达世界总人口的 22%。老年人数量的大部分增长将发生在发展中国家。这些国家的老年人口预计将从 4.81 亿增加至 16 亿，而发达国家的老年人口预计从 2.62 亿增至 4 亿。

二、老龄化对世界的影响

（一）人口老龄化对社会经济的影响

（1）增加人口抚养比系数。抚养比系数是指在一个地区，平均每一个劳动年龄人口要负担多少个非劳动年龄人口。总抚养系数由老年抚养系数与少儿抚养系数相加得到。随着老龄化发展，老年抚养系数一直稳步上升，呈现大大快于少儿抚养比下降的趋势。因此，老龄化导致劳动力成本大幅度提高，引起劳动力供求关系的变化，影响经济发展的速度。

（2）影响生产率和消费率。人口老龄化影响消费率。根据生命周期假说，老年人口比重上升，在长期内可能导致投资率下降。对于发展中国家而言，多以体力要求为主体的劳动密集型行业，由于不同年龄劳动力在体力、精力和适应力等方面的差异，人口老龄化使劳动力供给结构和数量的变化在一定程度上影响劳动生产率的提高。

（3）社会保障费用增高。① 人口老龄化对各类社会保险计划,包括社会养老保险和社会医疗保险的财务收支产生重大和直接的影响,给各国政府带来沉重的负担。② 75 岁以上的高龄老人将逐渐丧失自理能力,需要长期护理和相应的资金来源。巨额的长期护理费用将与医疗费用一起对社会医疗保险基金和公共财政形成巨大的财政压力。

（4）影响产业结构。人口老龄化和高龄化是社会文明进步的标志,但由此带来的高龄老人生活护理问题却越来越突出。人口老龄化将影响经济活动过程中的生产、交换、分配和消费。各国需要根据人口老龄化发展趋势,对一些产业进行结构调整,开发生产各种老年用品,引导老年产品市场的发展。

（二）人口老龄化对医疗卫生的影响

（1）疾病谱发生改变。随着年龄的增长,人体各组织器官老化,抵抗力或免疫力降低,容易发生各种疾病,尤其是慢性病患病率增高,且为多种疾病并存。高血压、冠心病、骨关节炎、白内障、慢性支气管炎、阿尔兹海默病等均为老年群体常见疾病,且具有病程长、医疗费用高等特点。

（2）医疗保健支出增加。国际经济合作发展组织（OECD）指出,65 岁以上的老人平均每人的医疗支出约为 65 岁以下者的 4 倍;老龄化将导致老龄人口相关的社会支出占 GDP 的比重从 2000 年的 19% 上升到 2050 年的 26%,其中老龄人口的养老金支出和医疗卫生支出各占一半。

第三节　中国人口老龄化

一、中国人口老龄化发展进程和趋势

1953—1982 年期间我国开展了 3 次人口普查,中国的人口年龄结构基本属于年轻型。之后,中国人口老龄化呈现阶段性进展。

（1）初露端倪阶段（1982—1990）。当时中国 60 岁以上老年人口占总人口的比例还不高,1982 年第三次人口普查时只有 4.9%,到 1990 年第四次人口普查时,年龄结构已变为典型的成年型。

（2）萌芽过渡阶段（1990—2000）。在这段时间,60 岁以上老年人口占总人口的比例上升,中国人口年龄结构类型从成年型转向老年型,一个全国性的老龄化时代随之到来。

（3）加快发展阶段（2000—2025）。2000 年第五次人口普查结果显示,60 岁及以上居民的比例达 10.23%,65 岁及以上居民占 6.96%。截至 2016 年底,民政部公布的《2016 年社会服务发展统计公报》,我国 60 岁及以上老年人口 2.31 亿,占总人口的 16.70%,其中 65 岁及以上人口 1.5 亿,占总人口的 10.8%,人口老龄化提速。据预测,2025 年中国 65 岁以上老年人口占总人口数的比例将超过 12%,在此期间年龄结构已成为典型的老年型人口类型,彻底完成了从成年型向老年型的转变。

（4）高速发展阶段（2025—2050）。在这一阶段，65 岁以上老年人口占总人口的比例将从 12% 上升到 20% 以上，中国人口的年龄结构高度老化。根据联合国预测，今后近半个世纪的时间内，中国老年人口的抚养系数呈不断上扬的趋势。到 2050 年，老年人口总量超过 4 亿，高龄老人达到 9 500 万。每 100 个劳动适龄人口要负担约 30 个 65 岁以上的老年人口。

二、中国人口老龄化的特点

人口老龄化有其长期和特殊原因，其影响则涉及经济、社会、政治、生态、环境、资源、人文等各个领域。中国人口老龄化过程与世界相比具有自己的特点。

（一）老龄化速度快，进程快

据统计，发达国家 65 岁以上人口比例从 5% 上升到 7% 一般要经历 50 年～80 年。如英国老年人口比例从 5% 增长到 7% 用了 80 年；瑞典用了 40 多年；日本老年人口比例由 1920 年的 5.3% 到 1970 年的 7%，用了 50 年时间；而我国完成这一增长过程仅仅用了 18 年时间。

（二）老年人口过亿，成世界唯一

（1）我国是世界上唯一一个老年人口超过 1 亿的国家，且正在以每年 3% 以上的速度快速增长，是同期人口增长速度的 5 倍多。根据中国统计年鉴 2016 年统计数据，中国 60 岁以上老年人口为 2.31 亿，占总人口的 16.70%。

（2）中华人民共和国成立前，中国人平均寿命约为 35 岁，70 年内平均寿命提高了 1 倍多。老年人口比例将从现在的 1/6 迅速上升到 21 世纪中叶的 1/3。

（三）"无子老人"和"失独老人"增多

全国老龄工作委员会办公室发布的《中国老龄事业发展报告（2013）》指出，2012 年我国至少有 100 万个"失独家庭"，且每年以约 7.6 万个的数量持续增加。空巢老年人口规模不断上升，2012 年为 0.99 亿人，2013 年突破 1 亿人大关。

（四）城乡倒置显著

由于农村劳动年龄人口大量向城镇转移，从而改变了城乡人口年龄结构分布。农村面临着比城镇更为严重的人口老龄化趋势。

（五）人口老化与经济发展不平衡

（1）2000 年我国进入老龄化社会时人均收入仅为 800 美元。2017 年国家统计资料显示，我国城镇人均可支配收入约为 5 746 美元，农民人均纯收入约 2 120 美元。

（2）根据中国统计年鉴 2016 年统计数据显示，中国老龄化程度排在前 1～5 位的分别是重庆、四川、江苏、辽宁和上海，分别属于我国的西南、华东和东北地区。排在后 1～5 位的分别是西藏、青海、新疆、宁夏和广东，其中除广东属于我国华南地区外，其余均属于我国经济欠发达的西部地区。

（顾伟民）

第二章

护理院现状与政策

第一节 中国护理院机构与政策

一、护理院定义

护理院是为长期卧床患者、晚期姑息治疗患者、慢性病患者、生活不能自理的老年人以及其他需要长期护理服务的患者提供医疗护理、康复促进、临终关怀等服务的医疗机构。

二、我国护理院现状

(1) 在缺乏适宜的长期照护机构的情况下,目前中国老年人的医院护理占主导地位。

(2) 我国现在护理院一般是集疾病预防、治疗、护理、康复和临终关怀为一体的照护场所。

(3) 我国正处于社会转型期,长期护理由卫生系统和民政系统共同承担,根据医疗护理和生活照料服务的多少,提供服务的场所可分成医疗机构、社区、居家以及社会福利机构(如养老机构等)。

(4) 医疗机构中的医院,尤其是二级及三级综合医院分别主要承担着急性期的医疗护理;康复医院和护理院承担着亚急性期的医疗护理;护理院、社区卫生服务中心和社区护理机构及上海市设立的家庭病床等主要承担着稳定期的医疗护理;老年公寓、老年服务中心、托老所、养老院、敬老院及社会福利机构承担着生活照料的服务。

三、护理院体系网络

(一) 体系与网络的概念

(1) 体系:泛指一定范围内或同类的事物按照一定的秩序和内部联系组合而成的整体,是不同系统组成的系统。

(2) 网络:网络是从同类问题中抽象出来的用数学中的图论来表达并研究的一种模型。由节点和连线构成的图,表示研究诸对象及其相互联系。用数学语言表达,网络是一种图,一般认为它专指加权图。网络除了数学定义外,还有具体的物理含义,习惯上就称其为什么类型网络。

(二)护理院体系与网络

护理院服务体系主要包括护理服务的提供者、护理服务的层次、护理服务的提供方式、护理服务的接受者和护理服务内容五个方面。

(1)护理服务提供者。包括政府和非政府两个方面。政府提供基础护理服务,非政府组织提供更多可选择的护理服务。政府是护理院基础护理服务的主要提供者,通过补贴、购买服务等方式为需要护理的老年人提供基础性护理服务。非政府主要包括社区、企业、家庭、个人、各类社会组织等,在市场机制下,根据不同的老年人需求提供可供选择的护理服务,同时,提供部分基础服务。

(2)护理服务。主要分为基础服务和可供选择的多样化服务两种。基础护理服务是要确保每个老年人都能享受最基本生存所需要的基本护理服务。由于老年人的衰老程度不同,老年人所需要的护理程度也不同,有的老年人身体比较健康,只是需要简单的生活援助;有的老年人身体状况稍微差一些,需要轻度护理;而有的老年人身体状况比较差,需要重度护理。基础护理服务不能满足所有老年人的所有护理需求,面对这种情况,为老年人提供可供选择的多样化护理服务是十分必要的。针对不同经济水平的老年人,可供选择的服务程度也不同,可供选择的多样化的老年护理服务,能满足老年人对更高质量护理服务的需求,如精神慰藉、临终关怀等。

(3)护理服务提供方式。主要包括居家护理和机构护理。居家护理工作主要以社区为平台,通过社区动员广泛的社会力量来参与,如社区提供的居家养老院、社区托老所等都是居家护理服务。机构护理是指老年人入住养老机构或专门的护理机构,接受专业的护理服务,主要包括老年护理院、敬老院、老年人福利院、老年公寓等。

(4)护理服务接受者。覆盖全体有护理需求的老年人,只要是有护理需求的老年人,都能够享受到基础护理服务。

(5)护理服务内容。主要是指老年护理服务内容和护理的方式。根据老年人身体状况的不同,可以将老年护理服务划分为预防性护理服务、补偿性护理服务和发展性护理服务三个层面。预防性护理服务主要是针对生活自理无困难的老年人,通过积极鼓励老年人走出家门,参与社会活动等方式减慢其生活自理能力的衰退速度;通过推进全民终身健康教育和保健教育达到预防疾病,延长健康期的目的。补偿性护理服务主要是为基本生活自理有部分困难的老年人和生活自理有严重困难的老年人提供正规护理和非正规护理服务。发展性护理服务也主要是针对基本生活自理有部分困难的老年人和生活自理有严重困难的老年人,对生活自理有部分困难的老年人进行康复训练,并将这种康复训练纳入医疗服务的有机组成部分。对生活自理有严重困难的人提供正规和非正规的护理服务。

(三)护理院机构功能架构

我国护理院机构功能架构如图2-1所示。

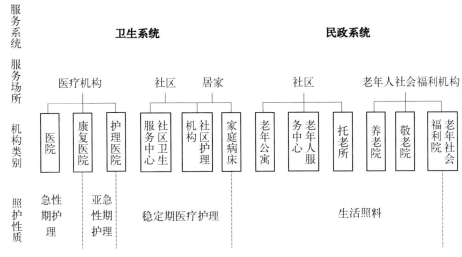

图 2 - 1 我国护理院机构功能架构

四、护理机构的使命

（一）使命

使命指责任和任务。护理院在社会进步和发展中所应担当的角色和责任,内容包括经营领域、思想、目标宗旨、形象和战略的制订等。

（二）我国护理院的使命

（1）提供高质量的护理、康复和临终关怀服务。

（2）加强护理教育和专业护理服务人员的培养。

（3）加强护理研究。

（4）构建和完善护理系统。

五、我国护理院政策

（1）1996 年第八届全国人民代表大会常务委员会第二十一次会议通过《中华人民共和国老年人权益保障法》,2015 年第十二届全国人民代表大会常务委员会第十四次会议做了第二次修正,保障老年人合法权益,发展老龄事业。

（2）国家卫生部制订了《护理院基本标准（2011 版）》规范性文件,在护理院床位、科室设置、人员、房屋、设备、管理等方面制订了规范性的基本标准。

（3）2011 年国务院发布《中国老龄事业发展"十二五"规划》（国发〔2011〕28号）指出,完善基本医疗保险制度和老年社会福利制度,推进老年医疗卫生保健,加强老年病医院、护理院、老年康复医院和综合性老年病科建设,根据《护理院基本标准》,加强规范管理,鼓励和引导商业保险公司开展长期护理保险业务。

（4）2013 年国务院下发《关于促进健康服务业发展的若干意见》（国发〔2013〕

40 号)指出,积极发展康复医院、老年病医院、护理院、临终关怀医院。推动二级以上医院与老年护理院之间的转诊与合作。积极开发长期护理商业险。简化护理院等紧缺型医疗机构的立项、开办、执业资格、医保定点等审批手续。

(5) 2013 年全国老龄办下发《关于进一步加强老年人优待工作的意见》(全国老龄办发〔2013〕97 号)指出,落实和完善社会保障制度,对老年人予以适度倾斜。优待医疗卫生保健,加强护理院、康复医院建设。

(6) 2015 年国务院办公厅下发《关于推进医疗卫生与养老服务相结合的指导意见》(国办发〔2015〕84 号)指出,养老机构可根据服务需求和自身能力,按相关规定申请开办护理院、康复医院、老年病医院、临终关怀机构。鼓励社会力量举办老年护理、老年康复等专业医疗机构。

第二节　上海市护理院机构与政策

一、背景沿革

(1) 1988 年 10 月,上海市南汇县成立中国首家"临终关怀"医院——上海市退休职工南汇护理医院,实行医疗、护理、生活、善终配套服务。

(2) 之后又相继成立了普陀区江桥护理院和普静护理院。

(3) 1992 年上海市时任副市长谢丽娟在首届"临终关怀研讨会"上宣布,"临终关怀"老年护理纳入上海市政府规划,在 1995 年前兴办 21 所护理院,使全市每个区县都有一所"临终关怀"性质的护理院。

(4) 机构现状。承担老年长期护理的机构,包括老年医疗护理相关机构和养老相关机构,分别承担着上海市老年人的生活护理和医疗相关护理服务。2017 年上海市民政局、老龄办、统计局联合发布数据及上海市卫计委统计数据,上海市共有老年医疗护理相关机构 592 家,包括老年医院、老年护理院 39 家、社区卫生服务中心(含分中心)308 家、设置有老年科的二级及三级综合性医院 61 家、民营医院 184 家。全市共建有家庭病床 5.23 万张。全市养老机构 703 家,内部设立医疗机构 283 家,与医疗机构签约 536 家。

(5) 老年床位情况。2017 年上海市老年护理相关机构共有老年护理床位数 5.14 万张,其中老年医院、老年护理院床位数 1.17 万张、社区卫生服务中心(含分中心)1.64 万张、设置有老年科的二级及三级综合性医院 0.23 万张、民营医院 2.1 万张。全市养老机构老年护理床位数共计 14.04 万张。

二、政策与制度

(一) 政策的基本概念

(1) 政策是指国家政权机关、政党组织和其他社会政治集团为了实现自己所代表的阶级、阶层的利益与意志,以权威形式标准化地规定在一定的历史时期内,应该达到的奋斗目标、遵循的行动原则、完成的明确任务、实行的工作方式、采取的一般步骤和具体措施。

（2）政策的实质是阶级利益的观念化、主体化、实践性的反映。

（3）政策的特点

① 阶级性。是政策的最根本特点。

② 正误性。政策都有正确与错误之分。

③ 实效性。在一定时间内的历史条件和国情条件下,推行的现实政策。

④ 表述性。政策不是物质实体,而是外化的符号表达的观念和信息。它由有权机关用语言和文字等表达手段进行表述。

（二）制度的定义

制度是指要求大家共同遵守的办事规程或行动准则,也指在一定历史条件下形成的法令、礼俗等规范或一定的规格。在不同的行业不同的部门不同的岗位都有其具体的做事准则,目的都是使各项工作按计划按要求达到预计目标。

（三）护理院政策与制度

(1)《中华人民共和国老年人权益保障法》《上海市老年人权益保障条例》《上海市养老机构条例》等法律法规,为上海市老年医疗护理服务体系建设提供了立法和制度保障。

（2）人力资源社会保障部办公厅《关于开展长期护理保险制度试点的指导性意见》(人社厅发〔2016〕80号),指出探索建立多层次长期护理保险制度,建立互助共济、责任共担的长期护理保险多渠道筹资机制,根据护理等级、服务提供方式制订差别化的待遇保障政策。

（3）上海市政府发布《上海市老龄事业发展"十三五"规划(2016—2020)》,指出规划逐步形成市、区、社区层面相衔接的老年医疗护理体系,提高老年人健康水平。

（4）上海市政府印发《上海市卫生计生改革与发展"十三五"规划(2016—2020)》,指出建立老年医疗护理体系,促进老年保健、医疗、康复、护理和养老服务的有序衔接,建立机构护理、社区护理、居家护理相结合的老年医疗护理服务体系。实现区域内老年医疗护理服务全覆盖。

（5）上海市政府办公厅转发《关于本市开展高龄老人医疗护理计划试点工作意见的通知》(沪府办〔2016〕67号),指出依托基本医疗保险制度,对本市城镇高龄老人经老年医疗护理需求评估达到一定护理需求等级的,试行医保支付居家医疗护理费用政策。

三、上海护理机构体系网络

（1）上海"9073"老年服务格局。王静,施熔等介绍上海市老年护理现状与发达国家的对比分析,上海"9073"老年服务体系为3%的老人入住养老院、护理院等机构,

7%的老人由以社区老人日间照料中心为主的社区养老服务机构提供养老服务,90%的老人居家养老。

(2)上海逐步建立涵盖家庭、社区和社会机构在内的多元化的长期护理服务体系。即以居家长期照护、社区长期照护、老年长期护理院、老年医院密切合作四位一体的老年长期护理体系。

(3)"3-2-1"三级老年医疗护理机构布局。上海市老年医疗护理服务体系发展"十三五"规划指出,合理规划布局和调整老年医疗护理机构,形成"3-2-1"三级老年医疗护理机构布局。主要以护理院、护理站、养老机构设置医疗机构为三大托底、老年医学专科和区域老年医疗中心为两大支撑、上海市老年医学中心为一大引领。

四、护理院运作机制

上海市护理院运行机制

(1)外部管理机制。

① 由上海市卫生和计划生育委员会、人力资源与社会保障局、民政局、财政局、市场监管局、护理(医)院专委会行业协会等部门构成多维度管理网。

② 上海市卫生和计划生育委员会负责护理院执业登记、注册及设置审批,合理安排护理院布局,统筹老年医疗护理资源的配置。

③ 上海市卫生和计划生育委员会负责制订相关卫生政策,指导和规范护理院发展;负责护理院医疗及护理质量监督;核查护理院从业医护人员资质,定期举行针对性的医疗护理培训。

④ 上海市人力资源和社会保障局负责护理院医保定点单位申请、审批与处罚工作;对药品、医疗费用、参保人员满意度等方面进行调查与监管;结付护理院入住参保人员发生的在医保报销范围内的医疗费用。

⑤ 上海市民政局负责民办护理院、民办非企业单位及社会福利机构的申请及审核工作;监督护理院建设补贴专款专用情况及生活护理服务开展情况。

⑥ 上海市财政局负责发放护理院床位运行补贴,监督建设补贴等补贴使用情况。

⑦ 上海市市场监管局负责护理院服务收费价格的审核。

(2)内部管理机制。

① 护理院内部管理主体包括行业协会及护理院自身。行业协会自律及管理,通过护理院彼此间的信息交流与合作,制订行业规则,维护行业秩序,促进和保障护理院行业群体的共同利益。

② 护理院自身管理机制上,应设置符合机构自身发展的行政组织管理系统。

(3)筹资机制。

① 公办护理院由政府筹资举办,机构运行由政府兜底,亏损资金由政府承担,营利用于护理院扩大建设。

② 民办护理院由社会资本筹资建立,自主经营,机构运行产生的亏损由投资者及机构完全承担;同时,作为民办非营利性医疗机构,机构运行产生的营利只能用于机构规模的扩大及再发展。

（4）监督机制。

① 在监管方面由政府部门、公众、媒体三方面组成,依法对护理院进行考核与监督。

② 政府部门主要为上海市卫生和计划生育委员会、人力资源与社会保障局及民政局。上海市卫生和计划生育委员会对护理院医疗护理质量进行监督,监管形式有护理院年度校检、年度工作检查、不定期专项检查等。

③ 上海市人力资源与社会保障局,对护理院进行监管,主要包括护理院收治对象、医保资金及药品等合理使用情况。

（5）医保政策机制。

① 对于符合护理院收治范围的参保患者,有医保定点单位资格的护理院享受按床日定额报销的待遇。

② 护理机构的主要收费方式有两种:一种是后付制,一种是预付制。后付制是先接受护理服务再付费。预付制是在接受护理服务之前,按照一定的比例支付护理服务费用,后期根据具体的护理服务内容做出相应的调整。典型的预付制是总额预付制、按人头预付制和按病种预付制。

③ 目前,护理机构收费方式由后付制转变为预付制。并逐渐过渡到按病种付费制。

（6）人员培训机制。

① 上海市卫生和计划生育委员会和行业协会定期举办针对护理院医护人员的技能培训,且定期抽检医护人员规范化操作水平。

② 护理员培训,通过上海市民政局和行业协会为护理院护理员进行专业职业培训,培训结束后统一考核,对通过职业技术能力鉴定合格的人员颁发资格证书。

五、发展护理院的重要意义

（一）体现了党和政府全心全意为人民服务的宗旨

（1）党和国家对老龄化问题高度重视,在《"十三五"国家老龄事业发展和养老体系建设规划》(国发〔2017〕13 号)做出了专项规划。

（2）我国的社会性质决定了人民保障必然以公益性和福利性为最主要属性。

（3）保障人民基本医疗护理需求是国家的责任,也是医疗保健服务公平性的重要体现。

（二）构建社会主义和谐社会的重要内容

（1）大力发展护理院是不断提高患者晚年生活和生命质量的重要途径,是提供护理院患者护理照料、精神慰藉、心理呵护和社会关怀的机构。

（2）护理院坚持以人为本，是构建社会主义和谐社会的重要内容，也是体现社会文明进步的重要标志。

（3）发展护理院是政府为民办实事项目，体现了社会主义制度的优越性。

（三）护理院是护理医疗体制网络中不可缺少的组成部分

（1）从我国国情出发，建立符合国情的护理院模式。

（2）发展护理院并促进社区卫生服务的完善。

六、护理院发展趋势

（一）加强全社会关注，做好合理规划

（1）制订护理院的总体规划，发挥政府"保基本、兜底线"的主导作用，加强政策指导、资金支持、市场培育和监督管理，营造平等参与、公平竞争的医疗护理服务发展环境。

（2）合理规划布局和调整医疗护理机构，形成三级老年医疗护理机构布局，即以护理院、护理站、养老机构设置医疗机构为托底、老年医学专科和区域老年医疗中心为支撑、三级医院应设置老年医学专科。支持部分二级医院向康复护理中心转型。

（3）加强卫生和计生委、发展改革、民政、人力资源社会保障、医保等多部门联动，推进政策协同。创新体制机制，统筹各部门资源，提高护理医疗服务整体效率。

（二）建立与改善护理院的筹资与保障制度

（1）注重制度建设，建立护理院保障制度，包括良好的筹资机制。建设护理院医保基金、财政专项资金、社会捐助、慈善机构等资金来源，展开多渠道筹资。

（2）健全护理院保障体系和患者基本医疗和护理服务的费用控制体系。

（3）由卫生和计生委建立护理院服务配置管理办法和监督机制。

（三）护理院应体现现代护理的发展趋势

（1）现代护理，即整体护理，是以患者为中心，以现代护理观为指导的，以护理程序为基础，从患者身心需要为患者提供主动、全面、系统的护理服务。

（2）现代护理的发展趋势是人性化服务，做好人文关怀护理服务，使患者得到生理、心理、社会各方面的护理。

（3）护理院模式发展从以疾病为中心的阶段到以患者为中心的服务阶段。

（4）护理院确立了以患者为中心的护理指导方针，积极开展医疗护理，并以患者满意度作为护理院服务质量评定重要指征，以保证护理质量。

（四）护理院的建立是社会和政府的责任

（1）护理院的政府责任承担。

① 政府扶持护理院建设，鼓励社会资本和力量积极参加对护理院的建设工作。

② 护理院保障制度是政府介入社会资源配置过程进行调节的一个重要途径，政府在实施长期护理保障工作中，努力做到程序化、法制化、科学化，不断健全老年护理社会保障制度的外部监督，实现政府与市场在护理保障领域中的良性互动。

（2）护理院的社会责任承担。

① 护理院保障的社会责任除在政府一系列的社会保障政策下,依法做好护理院社会保险、社会救济、社会优扶、社会福利;同时促进护理院志愿服务组织建立、管理与提供志愿服务。

② 建立护理的信息平台。信息平台是护理院需求与服务提供协调发展的基础。

（五）促进护理院建设,提高服务质量与水平

（1）通过护理院行业管理、行业监督来规范护理院的管理、有序竞争和发展。

（2）通过护理院,建立家庭护理平台,或通过家庭病床形式,为居家老人提供社区护理机构服务。

（3）加强护理院人才队伍培养、建立和健全执业医师和注册护士的老年医学护理教育、培训制度,实现持证上岗。建立老年护理教育的“基层普及,高层突破”战略。

（4）建立评估制度。护理院评估结果是获得政府投入的凭证;对患者的评估是入住护理院准入资格、护理保险赔付的依据。

第三节　护理院模式

一、中国护理模式

依据服务场所,目前我国护理模式分为以下 3 种。

（一）家庭式护理

（1）以家庭作为护理服务单元,独立完成分期护理。此种模式符合我国传统伦理道德,成为长期护理的主要模式并为人们所接受。此种模式已写入宪法,是有法律保障的护理模式。

（2）居住在家庭环境中,由家庭成员承担经济、生活和精神慰藉的全部责任,包括护理。

（3）由于全国实行计划生育,多数家庭呈现“4-2-1”倒金字塔结构和出现“空巢家庭”,家庭式护理难以得到足够的照料。

（二）机构式护理

（1）存在多种性质和形式的长期护理机构。

（2）护理机构分为日常生活照料、医疗护理和特别照顾护理服务三大类。

（三）社区-居家式护理

（1）护理活动大都发生在居住家庭和所在社区。

（2）社区作为居家护理服务的基础平台,承接护理照料服务,起着提供居家护理的重要作用。

（3）服务内容包括日常生活照料、医疗护理服务和精神慰藉。

二、护理院服务模式及其分类

（一）概念

（1）传统护理院服务模式认为护理院的重点是为治愈患者的疾病而采取的护理措施，目的是保全生命，恢复患者的生理功能。而现代护理院工作的目的是为身体或者精神上不能独立照料自己的人提供广泛的医疗和非医疗服务，尽可能长久地维持和增进身体功能，提高生活质量。

（2）新的护理院服务模式。有别于传统的护理服务模式：

① 它从身心、社会、文化的需要出发，去考虑患者的健康问题及护理措施，解决患者的实际需要。

② 让患者及其照顾者共同参与护理活动，适时给患者及其照顾者以护理知识技能的教育及监督指导，而不是让患者被动接受护理，从而避免心理上产生"无用"的压力。

目前，护理院服务模式已经由"以患者为中心的整体护理模式"转向了"以人为中心、以健康为中心的全人护理模式"。护理院的护理目标是"延长患者的寿命，减少病痛，增强自我照顾能力，对濒死患者保持并提高其舒适和尊严"。许多发达国家已经把"提高患者的生活质量"作为护理的最终和最高目标，同时也作为护理活动效果评价的一个有效判断标准。

（二）护理院服务模式的主要类型

护理院服务模式在我国形式多样，归纳起来主要有以下几种类型：

（1）社区卫生服务中心举办型。

（2）专业机构举办型。

（3）综合性医院举办型。

（4）社会福利院型、老年公寓型。

（5）其他。

第四节　护理院性质与特点

一、性质

（一）护理院的性质

为非营利性医疗机构，不以营利为目的，以公立医疗机构为主。

（二）护理院是社会保障系统的组成部分

（1）公益性。护理院是政府实行一定福利政策的社会公益事业，为非营利性医疗机构，不以营利为目的，以公立医疗机构为主。非营利性的护理院资金来源多为政府或社会团体提供，具有明显的社会公益性。

（2）生产性。护理院不是纯消费性服务,还具有生产服务性特点。通过医护人员提供医疗、护理、预防、康复和临终关怀等服务,在提高老年人生活质量的同时使其子女安心于工作,间接提高了生产力。

（3）经营性。护理院是具有经济性的经营单位,其医疗活动受到商品经济价值规律的影响。在其运作经营中,根据新消耗的劳动资源,通过经营管理得到合理的经济补偿。

二、特点

（一）基本特点

护理院的服务对象主要是长期卧床患者、晚期姑息治疗患者、慢性病患者、生活不能自理的老年患者以及其他需要长期护理服务的患者。护理院以养护为主,服务手段有别于医院,其最基本的特点是照顾养护。

（二）工作特点

（1）服务对象需求高。护理院的服务对象是以丧失生活自理能力及预期不可逆疾病的患者为主。一切部门、一切人员都要围绕患者进行工作,在强调护理医疗效果的同时,提供临终关怀、安宁疗护服务,维护临终患者的尊严。

（2）护理工作安全性要求高。住院后护理院具有监护责任。除了确保医疗护理安全外,还必须注意生活护理安全,使患者和家属有安全感。

（3）护理工作的科学技术性强。护理院主要承担养护和医疗照护,所要解决的主要问题是繁杂的,要求医务人员知识全面,技术熟练,临床经验丰富。

（4）护理工作的随机性大、规范性强。护理院的患者个体差异性大,病情千变万化、错综复杂,医疗工作的随机性大。护理工作应及时、准确、严密;开展临终关怀、安宁护理注重伦理道德。

（5）护理工作的时间性、连续性。由于患者住院时间相对较长,工作的连续性强,医务人员要连续观察病情变化,随时采取相应的处理措施。

（6）要求工作人员知识面宽。护理院工作涉及医疗、预防、保健、康复、护理等专业,要求工作人员知识面宽、技术熟练和临床经验丰富。

第五节　护理院指导思想与基本原则

一、指导思想

（1）全面贯彻党的十九大会议精神,坚持创新、协调、绿色、开放、共享的发展理念,坚持"四个全面"协调推进的战略布局。

（2）加强政府主导、社会参与、医养结合、系统推进,把满足老年人多层次的医疗护理服务需求作为出发点,不断提高老年人整体健康水平和晚年生活质量,促进社会和谐。

（3）加强护理院护理服务、丰富发展护理学理论与护理实践。

（4）健全构建护理院的管理、运作和筹资系统。

（5）坚持以患者为中心的服务宗旨。

（6）以提高患者生活质量和维护生命尊严服务为目的。

二、基本原则

（1）坚持以患者为本，以健康为中心，服务患者。

（2）坚持护理照料为主体，心理、生理和心灵综合护理。

（3）坚持护理院规范化、制度化和同质化，重视患者生活质量。

（4）坚持政府主导，公益为主，非营利性，社会参与的原则。

（5）遵循科学发展观，实现护理院现代化全面持续发展。

三、发展护理院的主要目标

（1）护理院提供照料患者和安宁疗护服务。

（2）形成健全老年护理服务体系网络，建立护理院与社区相结合的提供体系框架和联动模式。

（3）建立规范的护理院技术方案和服务流程；管理制度和诊疗操作常规。

（4）逐步建立满足老年人不同层次需求的老年护理服务的护理院，为患者提供方便、有效、安全的护理服务。

第六节　护理院功能定位与工作任务

一、功能定位

（一）基本功能

（1）医疗机构是指依法设立的，以救死扶伤、防病治病、为公民的健康服务为宗旨，从事疾病预防、诊断、治疗和康复活动的社会组织。根据医疗机构的不同功能，医疗机构可分为 13 个类别，其中第 12 类别为护理院、护理站。

（2）护理服务机构是由护理人员组成的，在一定社区范围内为长期卧床患者、老人和婴幼儿、残疾人、临终患者、绝症晚期和其他需要护理者提供基础护理、专科护理，根据医嘱进行处置、临终护理、消毒隔离技术指导、营养指导、社区康复指导、心理咨询、卫生宣教和其他护理服务的机构。

（3）基本功能是为长期卧床患者、晚期姑息治疗患者、慢性病患者、生活不能自理的老年人以及其他需要长期护理服务的患者提供医疗护理、康复促进、临终关怀等服务的医疗机构。

（二）核心功能

核心功能是为患者提供医疗护理、康复促进和安宁疗护。

（三）功能定位

（1）基本概念。理想的护理院应承担社区老年保健服务功能，使之有机融入社区卫生服务中，成为社区四级预防保健的门户，履行双向转诊和老年保健系统守门人的职责。护理院有具体而明确的服务内容和收治对象。

（2）功能定位。护理院应以社区居民为主要服务对象，以患者和家庭为单位，以老年疾病和临终关怀为重点，以防治老年常见病、多发病为基本点，协调利用各种卫生资源，提供基本医疗卫生服务为主，兼顾其他不同老年保健层次需求的服务。

二、护理院的工作任务

护理院是老年健康维护的重要组成部分。促进和保持老年人健康、协助康复、护理照料、心理护理、临终关怀、减轻痛苦、维护尊严是护理院的任务和工作范围，可概括为以下方面。

（一）老年医疗服务

根据老年患者疾病和护理需要，提供对症治疗、康复护理、疾病预防、姑息治疗、医疗心理治疗、支持治疗和家庭治疗等医疗服务。

（二）临床专科护理

常规老年护理如观察病情、完成治疗和护理计划的基础上，临床专科特有的基础护理知识和技术，包括疾病专科护理和专科一般诊疗技术等。

（三）临终关怀，安宁护理

为老年人提供临终关怀、安宁护理服务是护理院的重要任务，包括对症治疗、家庭护理、缓解症状、控制疼痛、减轻或消除患者的心理负担和消极情绪。安宁护理即临终护理，是为老年临终者提供人道主义护理的新途径，具有特色的护理专业分支。

（四）健康指导、咨询和教育

健康教育是护理院不可或缺的一个任务。护理院需针对老年患者，宣传有关预防疾病、促进健康、有效康复以及自我保健和护理知识，同时指导老年患者自觉地采纳有益于健康的行为和生活方式。

（五）老年护理伦理

（1）在老年护理工作中，医护人员时刻面对老年患者的生命和利益，遇到需要做出决定的情况，如是否放弃抢救或治疗，是否尊重老年患者选择治疗方案的权利等。如何做出决策，所做出的决定是否正确，这些老年护理的伦理问题是护理院值得关注的问题。

（2）随着护理院工作内容与范围不断扩大，护理院正面临越来越多新的伦理问题，老年护理伦理的准则需要适应社会的发展。

（六）老年护理教育

护理院医护人员的医学继续教育是保证医护服务质量持续提高的基础。对护理人员的知识和技能进行更新、补充、拓展和提高，有利于提高队伍整体素质，是老年护理队伍建设的重要内容。包括制订各种层次教育项目的目标，继续教育计划、内容与方法等。

（七）护理院管理

（1）老年护理管理与现代管理学不断交叉、融合，是护理学的重要领域之一。

（2）护理院的院长、护士长、注册护士都需要具有现代管理的知识和能力，从而有效管理患者。

（3）护理院管理体制、组织结构的设置、人力资源的管理、绩效考核、资金的管理、工作质量的控制和保证等都是护理院管理的任务和研究的范围。

（八）护理院科学研究

护理院科研对护理院的发展有深远影响，研究方向的设计、研究结果的交流和在实践中推广都是其重要内容。

护理院的院长和从业人员都有责任通过科学研究，推动护理院的发展。

（顾伟民）

护理院法规和政策

第一节　护理立法、政策和法规

一、法的概述

（一）法的概念

法是一个历史范畴，是人类社会发展到一定历史阶段的产物，是阶级社会特有的社会现象，法的产生和发展是由社会调整的客观需要所决定的，法是国家意志的体现。所谓法，是指由国家制订或认可并由国家强制力保证其实施的，以规定人们的权利和义务为内容，通过对人们行为的作用来调整社会关系的一种社会规范体系。

（二）法的特征

是法的本质的外化，是法与相近的社会现象（如道德、宗教、政策等）相比较的过程中显示出来的特殊征象和标志。

（1）法是调整社会关系的行为规范。

（2）法是规定人们权利和义务的社会规范。

（3）法是由国家制订或认可的社会规范。

（4）法是由国家强制力保证实施、具有普遍约束力的社会规范。

（三）法的本质

（1）法的意志性与规律性。

（2）法的阶级性与共同性。

（3）法的利益性与正义性。

二、老年立法

（一）立法的概念

（1）法的制订，也称为立法，是指国家机关在法定职权内按照法制程序制订（包括修改或废止）或认可法律规范的活动。

（2）既包括拥有立法权的规范性法律文件的活动，也包括被授权的其他国家机关制订从属于法律的规范性法律文件的活动。

（3）立法是法律运行机制的初始环节，对国家实现其政治统治和社会管理职能、规范国家权力的使用和对社会关系的调整，实现依法治国具有根本性的重要意义。

（二）老年立法和老年法规体系

（1）法律是一个社会制度、政策和行为规范化、稳定化的标志，老年人权益通过立法来保障。

（2）1996 年颁布的《中华人民共和国老年人权益保障法》（简称《老年人权益保障法》），是中国第一部全面保障老年人合法权益的重要法律。它的实施，是指法律在社会现实中的具体运用、执行和实现。目的是通过法定程序将老年人的法律规定权利和义务转化为现实生活中的权利和义务。

（3）《老年人权益保障法》是以宪法为依据的基本法，根据这个法，建立相关的老年法规，如老年福利法、老年保险法和老年保健法等老年法规体系。

三、我国社会保障体系的内容及养老保险制度

（一）我国社会保障体系的内容

我国社会保障体系包含社会保险、社会救济、社会福利、社会优抚、社会互助、个人储蓄 6 个方面，如图 3 - 1 所示。

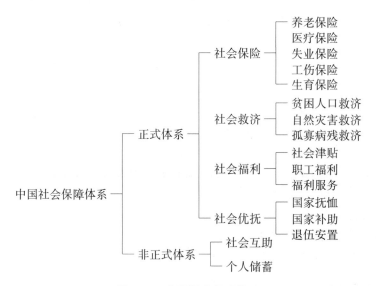

图 3 - 1　中国社会保障体系

（二）老年人养老保险

（1）养老保险。是社会为了防止老年风险而建立的社会保险制度，其核心就是向老年人支付养老金。养老金是养老保险的产物，是在政府立法规定范围内，依法征缴的用于支付劳动者老年退休、丧失劳动力与生活能力时维持生活的资金，是养老保障得以建立并正常运行的物质基础和前提保证。

（2）根据目前我国老年人养老保险可分为 5 个层次：自我保障、政府保障、差别性职业养老保险、劳动单位负责以及社会提供。

四、老年人长期照护的政府责任

（1）2001 年民政部印发《"社区老年福利服务星光计划"实施方案》（民发〔2001〕145 号）和 2008 年全国老龄委等十部委印发的《关于全面推进居家养老服务工作的意见》（全国老龄办发〔2008〕4 号）指出，政府和社会力量依托社区为居家老年人提供生活照料、康复护理、家政服务和精神慰藉等居家养老服务。

（2）2010 年 10 月 28 日，第十一届全国人民代表大会常务委员会第十七次会议通过了《中华人民共和国社会保险法》，对基本养老保险、基本医疗保险、工伤保险、失业保险、生育保险做了法律规定，并于 2011 年 7 月 1 日实施。2015 年第十二届全国人民代表大会常务委员会第十四次会议进行了第二次修正。

（3）2013 年，国务院印发《关于加快发展养老服务业的若干意见》（国发〔2013〕35 号）指出，到 2020 年，全面建成长期照护、医疗康复、居家支持等方面的养老服务体系。

（4）2015 年，国务院办公厅转发《关于推进医疗卫生与养老服务相结合指导意见》（国办发〔2015〕84 号）指出，重点加强老年医院、康复医院、护理院、临终关怀机构建设，将部分公立医院转为康复、老年护理等持续性医疗机构。

（5）2017 年，国务院印发《"十三五"国家老龄事业发展和养老体系建设规划》（国发〔2017〕13 号）指出，健全居家为基础、社区为依托、机构为补充、医养相结合的养老服务体系。社会保障体系全覆盖，更具可持续性。

五、老年人保障的相关政策

（一）老年保健政策

完善老年医疗保障制度，制订老年保健法规，落实中共中央、国务院有关"按照国家制订的区域卫生规划指导原则，根据当地经济和社会发展情况确定本地区卫生资源配置标准"的决定精神，制订地方区域性的老年保健法规，制订老年保健的标准，落实满足老年居民的基本保健要求，执行机构、床位、人员、设备和经费等卫生资源，实行统筹安排优先配置，坚持"保障水平要与我国社会生产力发展水平及各方面承受能力相适应"的原则，各地应按中央要求，按当地经济水平来制订老年卫生保健规划，并完善老年保障制度。其中包括以下几项：

（1）老年医疗保健费用的投入法规。老年人医疗保险费用应按国民经济增长而相应提高。现代老人是当代经济发展的奠基者，要从有权分享发展成果的角度加以规划。

（2）老年医疗保障、医疗保险的法规。社区医疗服务是目前消费水平较低的一种医疗服务，应纳入医疗保险网络。实施中老年人的定期体格检查，由专家权威小组确定检测项目,实施不同的收费制度,纳入健康促进的轨道。

(3)方便患者医疗的政策。实施卫生机构属地(区)化,实施就近医疗政策和疾病分期分级住院或就医法,如乳腺癌手术后3天可在三级医院留察,以后即可转入社区卫服务中心观察,既降低医疗成本,又增强不同水平医院效益的管理。建立和实施医疗(慢病急变状态、意外损伤、急性重度感染)和养护为主、分级收治的保健法规。

(4)支持和辅助社区卫生保健机构政策。规划和建立健康保护和促进中心,把有关这类职能如体检或康复等从三级医院中分离出来,发展社区护理、康复机构。

(5)高龄老人的特殊保健照顾政策。对80岁以上失去自理能力的高龄老人实施社区养护法,采取低廉收费、国家补贴法。对在家护理的无自理能力高龄老人实施家庭补助法。

(6)国家通过基本养老保险制度,保障老年人的基本生活。通过基本医疗保险制度,保障老年人的基本医疗需要。

(7)逐步开展长期护理保障工作,保障老年人的护理需求。对生活长期不能自理、经济困难的老年人,地方各级人民政府根据其失能程度等情况给予护理补贴。

(二)护理院相关政策

加强和大力发展护理院的建设,完善医疗服务体系,适应人口老龄化进程,卫生部修订并形成《护理院基本标准(2011版)》。

(1)将护理院建设纳入区域卫生规划和医疗机构设置规划。对护理院进行规划布局与设置。

(2)将部分一级或二级医院转型为护理院,提供长期医疗护理等服务的功能和任务。

(3)鼓励和引导社会资本举办护理院。

第二节　护理院的卫生法与医政法规

一、卫生法和医政法规概述

(一)卫生法律的定义

卫生法律有广义和狭义之分。广义的"法律"泛指一切法律法规;狭义的"法律"在我国专指国家立法机关,即全国人民代表大会及其常务委员会制订颁布的规范性文件。我国现有的卫生法律均由全国人大常委会制订,共11部。如《食品法》《药品管理法》《国境卫生检疫法》《传染病防治法》《红十字会法》《母婴保健法》《献血法》《执业医师法》《职业病防治法》《人口和计划生育法》《精神卫生法》。

(二)卫生行政法规

卫生行政法规是以宪法和卫生法律为依据,由最高国家行政机关、国务院根据宪法和卫生法律制订、发布的规范性法律文件,针对某一特定的调整对象而制订的。共

39 部。如《护士条例》《食品安全法实施条例》《医疗事故处理条例》《突发公共卫生事件应急条例》《血液制品管理条例》《医疗机构管理条例》等。

（三）卫生部门规章

卫生部门规章是指国务院卫生和计划生育委员会、承担医药卫生管理职能的其他部门如国家质检总局、国家食品药品监督管理局、国家中医药管理局、国家进出口商品检验检疫局等机关制订、发布的规范性法律文件，共 400 多部。如：《产前诊断技术管理办法》《人类辅助生殖技术规范》《护士管理办法》《抗菌药临床应用管理办法》等。

（四）卫生自治条例和单行条例

卫生自治条例和单行条例是指民族自治地方的人大依法在其职权范围内制订发布有关本地区医疗卫生行政管理方面的法律文件。

（五）医政

医政是指国家依据国家权力，对社会医事领域的事物进行管理的活动。它是国家行政的一部分。

（六）医政法

医政法是指国家制订的，用以规定国家医政活动的社会医事管理活动（含医疗机构的自我管理活动），调整因医政活动而产生的各种社会关系的法律规范的总称。

（七）护理

护理的含义。护理的英文为 nursing，原意为抚育、扶助、保护、照顾幼小等。护理基于人类需要而产生、存在。

（1）护理对象。不仅限于患者，而且扩展到处于疾病边缘的人以及健康人群；护理工作的着眼点是人而不仅仅是疾病。

（2）护理任务。除完成治疗疾病的各项任务外，还担负治疗心理、社会保健任务；除了谋求纠正人生理上的变异外，还致力于人的心理、社会状态的完满与平衡。

（3）护理目标。在尊重人的需要和权利基础上，提高人的生命质量；维护和促进个体健康水平，更重要的是面向家庭、社区，为提高整个人类健康水平发挥作用。

（八）护理法规

护理法是调整护理过程中所形成的社会系的法律规范的总称。这种关系涉及护理人员与患者、护理人员与医疗机构、护理人员与护理人员、护理人员与医师、护理人员与医技人员、护理人员与后勤人员、护理人员与社会等护理服务所形成的各种关系。

护理法不仅直接指对护理工作进行规范的法律法规，而且还包含与护理工作有关的法律法规。

护理法的形式。护理法是卫生法的重要组成部分，与公共卫生法、医疗法等具有诸多共性的特征和基本原则。我国卫生法的表现形式中涵盖了与护理工作相关的法律、法规条文和直接对护理工作进行规范的护理法规。

护理法的内容：

（1）护士资格规定。

（2）护理服务规定。

（3）护理教育规定。

（4）护理管理规定。

二、护理院的法律依据

（一）护理院是医疗机构，是卫生系统的组成部分

（1）护理院与卫生法中的公共卫生法、医疗法和护理法等具有诸多共性的特征和基本原则。

（2）护理院管理法律制度主要表现于卫生法律制度：

① 预防保健法律制度。

② 医疗机构和技术人员管理法律制度。

③ 与人体健康相关产品管理法律制度。

④ 传统医学保护法律制度。

⑤ 卫生公益事业法律制度。

（3）我国卫生法、医政法规和护理法等涵盖了护理院工作与服务，以及直接对护理院进行规范的基本标准法规。

（二）护理院法律依据

（1）老年法的保障。

1996 年《中华人民共和国老年人权益保障法》指出："国家鼓励、扶持社会组织或个人兴办老年福利院、养老院、护理院、老年公寓、老年医疗康复中心和老年文化体育活动场所等设施。"老年法为护理院提供了法律保障。

（2）国务院令《医疗机构管理条例》。1994 年，中华人民共和国国务院令（第149 号）《医疗机构管理条例》为护理院的设置、审批、登记、执业、监督管理及罚则提供了法律依据。

（3）卫生部令等法规。

① 1994 年 9 月，医疗机构管理条例实施细则（卫生部令第 35 号）中医疗机构试行标准第七部分，护理院、站基本标准为老年护理院执业必须达到的最低标准是卫生行政部门核发《医疗机构执业许可证》的依据。

护理院是由医护人员组成的，在一定社区范围内为长期卧床患者、老人和残疾人、临终患者、绝症晚期和其他需要护理服务者提供基础护理服务、专科护理、根据医嘱进行处置、临终护理和卫生宣教等服务。

② 2011 年卫生部《护理院基本标准（2011 版）》规定：护理院是为长期卧床患者、晚期姑息治疗患者、慢性病患者、生活不能自理的老年人以及其他需要长期护理服务的患者提供医疗护理、康复促进、临终关怀等服务的医疗机构。卫生部颁发的《护理

院基本标准(2011 版)》为护理院提供管理的法律依据。

（三）护理院管理法律制度

（1）医疗机构和卫生技术人员管理法律制度。

① 护理院是提供医疗护理、康复促进、临终关怀等服务的医疗机构,卫生技术人员是受过高等和中等医药卫生教育或培训,掌握医药卫生知识,经卫生行政部门审查合格,从事医疗护理或其他专业的技术人员。

② 国家制订了《执业医师法》《医疗机构管理条例》《医疗废物管理条例》《医疗事故处理条例》《护士条例》等法律法规,是规范护理院的医疗护理行为提高医务人员的职业道德与业务素质,稳定正常工作秩序,保证医疗服务质量的前提和基础。

③ 卫生技术人员管理制度。主要规定是：执业医师资格考试制度和医师执业注册制度;护士执业注册制度。

（2）预防保健法律制度。

① 国家制订的《传染病防治法》《突发公共卫生事件应急条例》和《职业病防治法》等法律法规,是加强护理院预防保健工作的规范。

② 护理院在预防保健方面的法律制度。主要有：传染病预防控制制度;突发公共卫生事件应急制度;职业病防治制度。

（3）与人体健康相关产品管理法律制度。

① 为了加强护理院对食品、药品、医疗器械等与人体健康相关产品的管理,保障住院老人健康。

② 应执行《食品卫生法》《药物管理法》及其实施条例,《麻醉药品和精神药品管理条例》《医疗器械监督管理条例》等法律法规。

（4）卫生公益事业法律制度

护理院与之相关的《献血法》《红十字会法》《红十字标志使用办法》等法律、法规和规章。

（四）护理院与区域发展规划

（1）什么是区域发展规划。区域发展规划是指一定地区的资源开发利用,环境治理保护与控制,生产建设布局,城乡发展以及区域经济、人口、就业政策的综合性规划。

（2）什么是区域卫生规划。区域卫生规划是指在特定的区域内,根据经济发展,人口结构,地理环境,卫生与疾病状况不同人群需求等多方面因素来确定区域卫生发展方向,发展模式,发展目标,合理配置卫生资源,合理布局卫生层次,不同功能、不同模式的卫生机构,使卫生总供给与总需求基本平衡,形成区域卫生的整体发展。

（3）区域发展规划的内容。区域发展规划包括社会、经济、卫生、社区卫生规划。区域发展规划中与护理院的工作原则有：

① 配置原则。护理院应根据当地区域卫生发展规划和群众需求,优化卫生资源的原则,走改造整合创建之路。通过功能改造整合,在街道和乡镇范围内形成护理

院。所谓创建,即新建,根据当地的经济、文化、交通、居民需求及疾病谱等实际情况出发创建护理院,成为社区卫生服务中心设在社区的分支机构。在当地卫生行政部门的领导下,加强统一协调,防止盲目增设新的卫生机构,避免抢滩和不搞低水平的重复建设。其服务半径及人口配置为:在城市中心城区2~4千米,服务人口为5~10万人;在城乡接合部3~5千米,服务人口为4~8万人;也可根据城乡人口密集和地域特征对服务半径及人口数量做适当的调整。

② 可及性原则。按可及性原则配置护理院,使社区群众都有条件和机会获得的社区老年保健、治疗、预防、康复、临终关怀和健康宣教等综合性老年服务。

③ 需要的原则。按社区老年居民的卫生需求,使社区老年居民获得更多卫生服务,但结合我国目前的情况来看,由国家提供的社区卫生保健服务,只能是"低成本、广覆盖"和仅满足社区老年居民最基本的卫生保健服务的需要。

④ 坚持的原则。

- 坚持为人民服务的宗旨。依据社区老年人群的需求,正确处理社会效益与经济效益的关系,把社会效益放在首位。
- 坚持政府领导、部门协调、社会参与、多方筹资、公共为主导。
- 坚持"预防为主"综合服务,健康促进。
- 坚持以区域社区规划为指导引进竞争机制,合理配置和充分利用现有卫生资源,努力提高社区老年卫生服务公平性,做到广覆盖、高效益、方便群众。
- 坚持社区老年卫生服务与社区发展结合,保证社区卫生服务可持续发展。
- 坚持实事求是、积极稳妥、循序渐进、因地制宜、分类指导、以点带面、逐步完善。

⑤ 可持续发展原则。

第三节 护理院设置和执业登记与校验

一、护理院执业登记条件

申请护理院执业登记,依据《医疗机构管理条例(2017版)》第16条规定,应当具备下列条件:① 有设置护理院批准书;② 符合护理院的基本标准;③ 有适合的名称、组织机构和场所;④ 有与其开展的业务相适应的经费、设施、设备和专业卫生技术人员;⑤ 有相应的规章制度;⑥ 能够独立承担民事责任。

二、护理院执业遵守的规则

《护理院基本标准(2011版)》是法规性文件,是地方各级卫生行政部门进行护理院执业登记和校验的主要依据。对于申请执业登记和校验的护理院,卫生行政部门应当按照《护理院基本标准(2011版)》进行现场检查。达不到该标准要求的,卫生行政部门不得予以登记和校验。部分地区确因地域和服务需求等因素达不到要求的，可由省级卫生行政部门规定标准，并报国家卫生卫计委备案。

三、护理院设置与执业登记

（一）设置审批与登记

依据《医疗机构管理条例》第9条规定：单位或个人设置依据必须经县级以上地方人民政府卫生行政部门审查批准，并取得设置依据批准书，方可向有关部门办理其他部门办理其他手续。

（二）执业登记程序

护理院执业，必须进行登记，领取《医疗机构执业许可证》。

按照《医疗机构管理条例》第13条规定：设置的护理院的执业登记，由所在地的省、自治区、直辖市人民政府卫生行政部门办理。

（三）诊疗科目

护理院诊疗科目，按照《医疗机构诊疗科目名录》（卫医发〔1994〕27号文）的诊疗科目开展执业活动。一级科目34个，二级科目（专业）142个，三级科目（项目）6个。

（四）护理院的名称与标识使用

按照《医疗机构管理条例实施细则》相关规定：

（1）护理院的名称由识别名称和通用名称依次组成。

（2）护理院的通用名称可以"护理院"为名称。

（3）护理院的识别名称可以地名、单位名称、个人姓名、医学学科名称、医学专业和专科名称、诊疗科目名称和核准机关批准使用的名称。

（4）护理院的命名必须符合以下原则：

① 护理院的通用名称以前条第二款所列的名称为限；

② 上述第三条所列的护理院的识别名称可以合并使用；

③ 护理院名称必须名副其实；

④ 护理院名称必须与类别或者诊疗科目相适应。

（5）护理院只准使用一个名称。确有需要，经核准机关核准可以使用两个或者两个以上名称，但必须确定一个第一名称。

四、护理院的执业校验

（一）申请校验程序

护理院校验，是指卫生行政部门依法对护理院的基本条件和执业状况进行检查、评估、审核，并依法做出相应结论的过程。卫生部《医疗机构校验管理办法（试行）》规定，达到校验期取得《医疗机构执业许可证》的护理院应当申请校验。校验期为：① 床位在100张以上，校验期为3年；② 其他护理院校验期为1年；③ 中外合资合作护理院校验期为1年；④ 暂缓校验后再次校验合格护理院的校验期为1年。

护理院应当于校验期满前 3 个月向登记机关申请校验,并提出下列材料:①《医疗机构校验申请书》;②《医疗机构执业许可证》及其副本;③ 各年度工作总结;④ 诊疗科目、床位(牙科诊疗椅)等执业登记项目以及卫生技术人员、业务科室和大型医用设备变更情况;⑤ 校验期内接受卫生行政部门检查、指导结果及整改情况;⑥ 校验期内发生的医疗民事赔偿(补偿)情况(包括医疗事故)以及卫生技术人员违法违规执业及其处理情况;⑦ 特殊医疗技术项目开展情况;⑧ 省、自治区、直辖市人民政府卫生行政部门规定提交的其他材料。

(二)校验审查内容

护理院检验审查内容包括书面审查和现场审查两部分。

(1)书面审查的内容和项目:① 校验申请材料;② 日常监督管理和不良执业行为记分情况;③ 省、自治区、直辖市人民政府卫生行政部门规定的其他校验内容和项目。

(2)现场审查的主要内容:① 护理院基本标准符合情况;② 与医药卫生相关法律、法规、规章执行情况;③ 医疗质量和医疗安全保障措施的落实情况;④ 省、自治区、直辖市人民政府卫生行政部门规定的其他内容。

(三)校验结论

《医疗机构校验管理办法(试行)》规定,校验结论包括"校验合格"和"暂缓校验",暂缓校验应当确定暂缓校验期。登记机关对护理院做出"校验合格"结论时,在执业许可证副本上加盖校验合格章。

第四节　护理院守法、用法和法律责任

一、卫生法对护理院的规范作用

卫生法对护理院规范作用具有指引、预测、评价、教育和强制作用。

(1)指引作用:是指卫生法对护理院机构及其从业人员行为所起的引导作用,引导护理院机构及其从业人员在法律范围内活动。

(2)预测作用:是指护理院机构根据卫生法可以预先估计相互间将做出怎样的行为以及行为的后果等,从而对自己的行为做出合理的安排,适时调整自己的行为。

(3)评价作用:是指卫生法作为人们对他人行为的评价标准所起的作用。

(4)教育作用:是指卫生法通过其本身的存在以及运作产生广泛的社会影响,教育人们实施正当行为的作用。

二、护理院的守法

(一)守法的概念

(1)守法,也称法的遵守,是指国家机关、社会组织和公民个人依照法律规定,行使权利(权力)和履行义务(职责)的活动。

(2)守法不仅仅是单纯的不违法,也包括不做法律所禁止的事或是做法律要求的事。

(二)护理院守法范围

(1)护理院是守法主体,即是守法行为的实施者。

(2)守法范围,是指护理院必须遵守的行为规范种类。守法范围包括宪法、法律、行政法规、部门规章条例等规范性法律文件。

(三)护理院守法内容

守法内容,包括履行法律义务和行使法律权利。履行法律义务,是指护理院按照法的要求做出或不做出一定的行为,以保障护理院的合法权益。行使法律权利,是指护理院通过自己做出一定行为或者要求他人做出或不做出一定的行为来保证自己的合法权利得到实现。

守法是履行法律义务和行使法律权利的有机统一。

三、护理院的用法

(一)运用法律、法规和规章进行管理

(1)制订护理院管理规范,包括制度、岗位职责等。

(2)制订的规范效力只限于护理院的全体成员,特点是一般只对内、不对外。

(3)依法制订的纪律规范,能将护理院管理活动制度化,管理机制自行运转,使其管理符合国家法制和医政的要求。

(二)制订护理院纪律规范的基本要求

(1)院纪、院规等纪律性规范,必须在符合国家法律、法规、规章和有关政策的前提下制订。

(2)不得违反国家法律、法规、规章的规定、原则及立法精神。

(3)不得剥夺或限制院内职工及非院内职工依法享有的合法权利和利益。

(4)不得对他人设定没有法律依据的义务。

(三)运用国家的法律规范和政策,维护护理院合法权益

(1)正确、合理地处理医疗纠纷、债务纠纷等。

(2)保护护理院职工依法享有的人身权利和医政法规及护理法等法律赋予的权利。

(3)聘请律师担任护理院法律顾问,其基本职责为:

① 指导护理院正确执行国家法律规范及政策。

② 参与护理院管理决策的制订,对纪律规范提出法律上的意见,并指导管理决策的有效执行。

③ 帮助护理院解决法律纠纷问题。

④ 进行法律知识的培训和法制宣传。

⑤ 为护理院及其职工提供其他法律事务上的咨询等。

四、护理院的法律责任

（一）护理院法律责任

（1）护理院法律责任分为民事责任、行政责任和刑事责任。

（2）护理院法律责任有两种含义：

① 在一定条件下，护理院应当做和必须做的分内事情，所应尽的履行义务。

② 因违反义务而所应当承担具有否定性和制裁性的法律后果。

（二）法律上的不同责任形态

（1）法律上的不同责任形态，目的与性质不同。

（2）民事责任的目的主要是对已造成的权利损害和财产损失给予救济，使其恢复到未损害的状态，表现出某种补偿性和恢复性。

（3）刑事责任和行政责任的目的，主要是通过对犯罪和行政违法人员的惩戒和处罚，来达到一般的预防目的，表现出某种惩罚性和教育性。

（三）护理院法律责任

（1）按其性质和形态的不同，分为护理院民事责任、护理院行政责任、护理院刑事责任。

（2）通常情况下，护理院承担的法律责任是行政责任和民事责任，医务人员承担的法律责任是行政责任和刑事责任。

（3）护理院民事责任是指护理院作为民事主体侵犯他人的民事权利或违反自己所负有的民事义务时所应承担的法律后果，主要是在医疗护理活动中未尽诊疗护理义务，侵犯患者生命健康权益时应承担的民事法律后果。

（4）护理院刑事责任。

是指医护人员在执业活动中违反卫生法律、法规的行为，侵害了刑法所保护的社会关系，构成犯罪所应承担的法律后果。

护理刑事责任的主要特征为：① 责任主体是经执业注册取得医师和护士执业证书，依法从事医疗护理活动的医师或护士；② 是由医师和护士的犯罪行为所引起的；③ 是一种最严厉的法律责任；④ 只能由司法机关依法追究。

（顾伟民）

护理院组织机构

第一节　护理院组织基本概念

一、组织的基本概念

（一）组织的定义

组织不是一个静态的封闭系统，而是一个随环境变化的开放系统。社会在发展，科学在进步，人的能力和思想在不断变化，因而组织也必须随社会环境系统的变化而发展。

（二）组织的含义

（1）组织。包括名词性组织和动词性组织两种含义。

① 名词性意义上的组织是指人群的几何体，即为了实现一切目标而形成的权、责角色结构。

② 动词性意义上的组织是指对人力、物力、财力、信息、时间进行有效组合，为实现组织目标而进行的活动。

（2）组织的基本要素。是每个组织结构、组织活动以及组织的生存和发展的基本条件。主要包括以下 5 项内容：

① 目标与任务。组织是为了实现一定的组织目标而存在的。

② 职权与职责。职权是组织内由一定程序所赋予某项职位的权力；职责是某项职位应该完成某项任务的责任。

③ 物质与精神要素。物质要素如人、财、物等；精神要素是组织内成员的权力、职责、工作规范、服务精神等。

④ 技术与质量。这是实现目标的根本保证。

⑤ 适应与发展。组织必须不断获取信息，根据环境变化调整目标、工作内容等。

（3）组织工作。组织工作作为管理的基本职能，是指设计合理的组织结构，并使组织结构有效运转起来，为实现既定目标而采取行动的全过程。

（三）组织机构

指表现组织各部分的排列顺序、空间位置、聚焦状态、联络方式以及各要素之间的相互联系的一种模式。

（四）护理院组织机构

根据责、权、利对等划分的，相对稳定的，促使组织有效运行的框架。本章护理院组织机构主要分为：职能机构，床位设置及人员编制等方面内容。

（五）护理院发展

（1）背景。

① 2005 年卫生部颁布实施了《中国护理事业发展规划纲要（2005—2010）》，明确了"十一五"时期护理工作的发展目标和工作重点，为全国护理事业的发展指明了方向。

② 2008 年国务院颁布了《护士条例》，这是第一部为了维护护士的合法权益，规范护理行为，促进护理事业发展，保障医疗安全和人体健康的法律法规，体现了党和国家对护理工作的重视。

③ 2011 年 12 月 31 日卫生部颁布了《中国护理事业发展规划纲要（2011—2015）》，坚持以改善护理服务，提高护理质量，丰富护理内涵，拓展服务领域为重点，以加强护士队伍建设和改革护理服务模式为突破口，以推进医院实施优质护理服务和推进老年、慢性病、临终关怀等长期医疗护理服务为抓手，不断提升护理服务能力和专业水平，推动护理事业全面、协调、可持续发展。

④ 2016 年 11 月 18 日，国家卫生计生委颁布了全国护理事业发展规划（2016—2020），提出了护理服务领域逐步从医疗机构向社区和家庭拓展，服务内容从疾病临床治疗向慢病管理、老年护理、长期照护、康复促进、安宁疗护等方面延伸，努力满足人民群众日益多样化、多层次的健康需求。

（2）定义。护理院是指由医护人员组成，为长期卧床患者、晚期姑息治疗患者、慢性病患者、生活不能自理的老人以及其他需要长期护理服务的患者提供医疗护理、康复促进、临终关怀等服务的医疗机构。

护理院作为护理事业发展中不可或缺的部分，是适应我国人口老年化进程的必然趋势，对应对人口老龄化带来的挑战具有重要意义。老年护理院的出现对市场产生了极大的推动作用，护理院的发展是深化医药卫生体制改革，进一步改善医疗服务的重要内容，是合理配置卫生资源，满足不同医疗服务需求的必然要求。

（3）护理院发展生命周期。护理院如有机体一样，有其生命周期，其发展的生命周期是指护理院从产生、成长到最终成熟的过程。护理院从诞生之日起，就是由人所组成的，有生命力的，正在发育和成熟的社会有机体。这个有机体有各个阶段的生命过程。每个阶段其组织结构、领导方式、领导作风、管理体制和职工心态都有差异。护理院组织发展大致成为创建、聚合、规范化、成熟和再发展的生命周期。

（4）基本价值观。

① 尊重人。认为个人是负责的，应该受到尊重。

② 信任和支持。有效健康的护理院拥有信任、真诚、开放和支持的气氛。

③ 正视问题。

④ 参与。

⑤ 权力均等。

二、护理院组织的类型

（一）概念

（1）技术与结构方面的组织类型包括社会技术系统、工作任务设计两个方面。

（2）个人和护理院方面的组织类型，以护理院组织为中心的开发方法。

（二）类型

根据不同的划分依据，可将护理院分为不同的组织类型，如表 4-1 所示。

表 4-1 护理院的组织类型

划 分 依 据	类 型
按收治范围	老年护理院、护理站、日间护理中心、老年痴呆站
按所有制	全民、集体、个体私有制、民办非企
按行政管理	卫生系统属医疗机构，民政系统属福利机构，如福利院、老年公寓等
按特定任务	老年护理院、安宁疗护中心、社区卫生服务中心、专业卫生防治所（院）

三、护理院组织结构

（一）结构的定义

组织结构是指组织结构各部分的排列顺序、空间位置、聚集状态、联络方式以及各要素之间的相互联系的一种模式。它是根据责、权、利对等原则进行划分的、相对稳定的、促使组织有效运行的框架，执行管理和经营任务的体制。

（二）护理院组织结构的特点

（1）有共同目标。

（2）讲究效率。

（3）分工专业化，但强调成员之间的协调配合。

（4）建立职权、权力。

（5）组织成员的工作及职位可以互相替换。

（三）三种类型

（1）直线型组织结构。

（2）直线-职能（参谋型）组织结构。

（3）矩阵型组织结构。

四、护理院组织中团队

（一）团队的概念

（1）团队的概念。团队一词的英文名"team"常被直译为"小组"。由少数有互补技能，愿意为了共同的业绩目标和方法而相互承担责任的人组成的群体。

（2）护理院团队。是一些护理医疗才能互补并能共同为患者健康和康复的目标而奉献的人员的集合。

（二）护理院团队的特点

强调集体绩效，作用是积极的，责任是共同的，技能是互补的。

（三）护理院团队建设的管理

护理院团队建设的管理包括增强团队理解力、培养团队责任能力、建立团队信任能力和提高团队沟通能力。

五、护理院组织文化

（一）概念

组织文化是组织在长期生存和发展过程中所形成的价值观、群体意识、工作作风和行为准则的总和，属于管理的软件范围。

（二）含义

护理院组织文化的含义，有广义和狭义之分：

（1）广义：包括物质文化和精神文化，也可称为硬文化，其主体是物；软文化主体是人。

（2）狭义：护理院所创造的精神财富，包括传统价值观、习惯、作风、精神、道德规范及行为准则等。

（三）特点

（1）既有客观性又有主观性。

（2）既有普遍性又有特殊性。

（3）既有传统性又有变异性。

（4）既有社会性又有特色性。

（四）功能

（1）导向作用：组织文化一旦形成，就产生一种定势，这种定势就自然而然地把职工引导到组织目标上来。组织提倡什么、抑制什么、摒弃什么，职工的注意力也就转向什么。当组织文化在整个组织内成为一种强文化时，其对员工的影响力也就越大，其职工的转向也就越自然。如日本松下集团，充分注意了组织文化的导向作用，使职工自觉地把组织文化作为组织前进之舵，引导着组织不断向确定的方向发展。护理院应坚持"政策引导、政府扶持、社会兴办、市场推动"的原则，以需求为导向，大力发展护理院。① 将护理院建设纳入区域卫生规划和医疗机构设置规划；② 将部分现有医疗机构转型为护理院;③ 加强领导,认真落实《护理院基本标准(2011 版)》。

（2）凝聚作用:组织文化总可以向人们展示某种信仰与态度,它影响着组织成员的处世哲学和世界观,而且也影响着人们的思维方式。因此,在某一特定的组织内,人们总是为自己所信奉的哲学所驱使,它起到了"黏合剂"的作用。良好的组织文化同时意味着良好的组织气氛,它能够激发组织成员的士气,并且产生本职工作的自豪感、使命感、归属感,从而使组织产生强大的向心力和凝聚力。

（3）凝聚力是指集体对成员的吸引力。在具有较高凝聚力的群体中,全体成员愿意留在群体中,并且每个人都愿意接受群体的目标,对群体的工作有强烈的责任感和义务感。一个医院,一个科室的护理队伍凝聚力强,对其队员的吸引力就大,就越具有团结、协作的精神。所以说,它是实现护理队伍工作目标的重要保障。约束作用:组织文化的约束功能是通过职工自身感受而产生的认同心理过程而实现的。它不同于外部的强制机制,如此处不准吸烟、上班不许脱离岗位等,这种强制性的机制是组织管理的基本法则。而组织文化则是通过内省过程,产生自律意识,自觉遵守那些成文的规定。自律意识要比强制机制的效果好得多,因为强制在心理上与员工产生对抗,这种对抗或多或少的就要使强制措施打折扣。自觉地接受文化的规范和约束,并按价值观的指导进行自我管理和控制。

（4）文化约束是一种深层次的精神约束,也是一种更为有效的约束。长期置身于诚信文化厚重的工作场所,接受健康、积极的文化熏陶,员工就有更强的社会责任感,更强的服务意识,就会更深刻地理解本职工作,更自觉地约束个人行为。从而让诚信成为每个工作人员心灵深处的坚定信念,使自己的思想感情和行为方式保持一致。激励作用:组织文化以理解人、尊重人、合理满足人们各种需要为手段,以调动广大员工的积极性、创造性为目的。所以,组织文化从前提到目的都是为了激励人、鼓舞人。通过组织文化建设,创造良好的安定的工作环境、和谐的人际关系,从而激发职工的积极性和创造性。组织文化的激励已不仅仅是一种手段,而是一种艺术,它的着眼点不仅在于眼前的作用,而更着眼于人创造文化、文化塑造人的因果循环。

（五）文化的结构

（1）物质文化:是护理院组织文化结构中最表层的部分,包括护理院的工作场所、设备、服务方式和自然环境及标志。

（2）制度文化:是护理院对员工和组织行为产生规范性、约束性影响的部分。由组织制度文化、管理文化和生活文化组成。

（3）精神文化:是组织文化的核心和灵魂部分,存在于护理院成员的思想、观念、言论、行为及生活习惯中,是全体护理院成员共同信守的基本信念、价值标准及道德规范的总和。

（六）建设的过程

（1）组织文化建设的内涵。组织文化是指组织在建设过程中逐步形成的、为整体人员所认同并遵守的价值观、理念和精神,以及在此基础上形成的行为规范的总称。组织文化是其综合实力的体现,是一个组织文明程度的反映,也是知识形态的生产力转化为物质形态生产力的源泉。

（2）归纳总结已形成的组织文化。所谓归纳就是集中起来,所谓总结就是得出的结论,归纳总结的意思是把某个事物集中起来得出的结论,比如某篇文章的主题就是从归纳总结中得出来的。

（3）自我设计。利用各种科学有效的方法进行改进、协调和包装,从而提高其魅力指数的过程。

（4）实践和提高。实践就是人们能动地改造和探索现实世界一切客观物质的社会性活动。提高就是使位置、程度、水平、数量、质量等方面比原来高。

（5）适时发展。适合时宜,发展是事物从出生开始的一个进步变化的过程,是事物的不断更新。是指一种连续不断的变化过程。既有量的变化,又有质的变化。

第二节　护理院组织设计与结构

一、概述

（一）概念

护理院组织设计是指把实现护理院目标所需的各种资源进行合理的组合和构建,通过护理院组织设计,用最少的资源获得最大效益。

（二）定义

组织设计,是指在组织理论的指导下,以组织结构的构造和运行为主要内容的组织系统的整体设计工作,它是一项操作性和应用性都很强的工作。狭义地、通俗地说,也就是在人员有限的状况下通过组织结构设计提高组织的执行力和战斗力。护理院组织设计是指通过护理院资源的整合和优化,确立护理院最合理的管理模式,实现护理院资源价值的最大化和绩效最大化。

二、四种基本类型

（一）直线组织结构

又称单线型组织,是最简单的一种组织类型。

（1）基本特点。

① 组织中各种职位均按垂直系统直线排列,上下级和同级之间关系明确,呈金字塔型。

② 组织的领导人员对其所管辖的范围及其下属拥有完全的直接职权,不设职能机构,一切指挥与管理职能基本上都由自己执行,或仅有少数职能人员协助其工作。

③ 这种结构的优点是机构简单,权力集中,命令统一,决策迅速,工作效率较高。缺点是要求领导人员通晓多方面知识和具有较强的工作能力,会发生高层主观专断,

而且不利于组织内部人员发挥主动性和创造性。

（2）直线型结构组织适用范围。

适用于护理站、日间护理中心、老年公寓等组织以及规模较小、管理层次较简单的小型组织（见图4-1）。

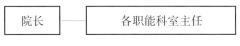

图4-1 护理院直线职能组织结构

（二）直线职能组织结构

直线职能组织结构，又称直线-参谋型结构。

（1）基本特点。

① 按其组织和管理职能来划分部门，设置机构。分为两类：一是直线指挥部门和人员拥有决定权和指挥权，并对该组织的工作负有全部责任；二是职能部门和人员（也称为参谋部门和人员），只对直线指挥人员起参谋助手作用，没有指挥权和决定权。

② 这种结构的组织优点在于：可以统一指挥，严格责任制，直线部门和人员都有参谋和助手。缺点是可造成上一级职能部门和下一级直线部门职责不清，协调困难；部门之间互通情报少，整个组织适应性差。

（2）直线职能组织结构适用范围。

直线职能结构比较适用于中型（拥有50～150张床位）护理院组织，我国城市社区卫生服务中心及第二冠名的护理院绝大多数采用这种组织结构。

（三）护理院直线型结构的形式

（1）结构形式。

① 一办二科型。

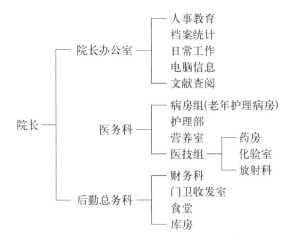

② 一办三部型。

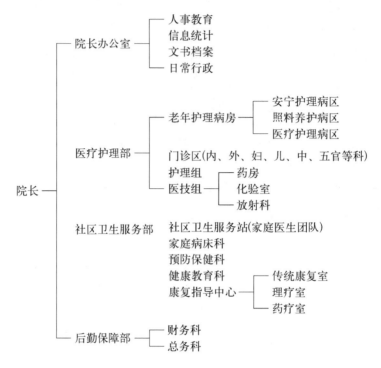

③ 一办多部(科)型。

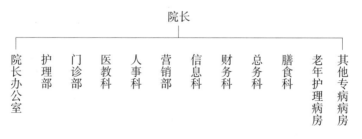

(2) 适用范围。

① 此种模式适用于 150～300 张床位的护理院。

② 目前专业防治院或二级乙等医院开设的护理院基本上执行此种模式。

③ 这种模式的护理院同时兼有其原负担的功能和任务。

(四) 矩阵型组织

(1) 矩阵型组织就是在直线职能组织结构的基础上,又有横向的结构系统(见图 4-2),使组织机构既保留纵向的垂直领导系统,又使横向之间发展联系。

(2) 横向的组织系统是大型老年护理院按任务的项目与规模而设置,这种组织的人员大多数从业务或职能科室中调用。

(3) 这种组织结构使集权与分权有机结合,增强了管理工作的科学性与灵活性,也有利于老年护理院各学科的发展和专门人才的培养。

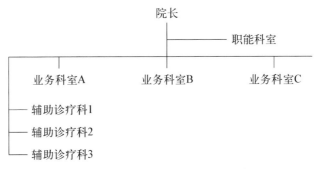

图 4 - 2　　护理院矩阵型组织结构

三、设计原则

（一）目标一致原则

强调护理院内各部门的目标与总目标保持一致。

（二）统一指挥的原则

行政权力结构的设置实施统一指挥。

（三）权责利匹配原则

强调管理过程中的权力、责任、利益既结合又统一的管理方式与过程。

权力、责任、利益是管理过程中管理者实施管理的"三要素"，缺一不可。

（四）有效管理幅度原则

由于受个人精力、知识、经验条件的限制，一名领导人能够有效领导的直属下级人数是有一定限度的。有效管理幅度不是一个固定值，它受职务的性质、人员的素质、职能机构健全与否等条件的影响。这一原则要求在进行组织设计时，领导人的管理幅度应控制在一定水平，以保证管理工作的有效性。

（五）稳定性和适应性相结合的原则

要求组织设计时，既要保证组织在外部环境和院内任务发生变化时，能够继续有序地正常运转；同时又要保证组织在运转过程中，能够根据变化的情况做出相应的变更，组织应具有一定的弹性和适应性，具有一种内在的自动调节机制。

四、护理床位设计的要求

（一）加强护理床位建设

按照《关于全面推进本市医养结合发展的若干意见》（沪民福发〔2015〕19 号）精神及《上海市老龄事业发展"十三五"规划》，持续实施与本市老年人口变动相适应的老年医疗护理服务供给增量政策，即按照户籍老年人口数 1.5% 的标准推进老年护理床位建设，其中医疗机构和养老机构设置的老年护理床位各占 0.75%。

（二）增加老年护理床位

鼓励二级综合医院建设老年护理床位，上海市公办二级综合性医院均完成设置不低于 50 张的老年护理床位。探索护理床位和治疗床位的分类管理,调整社区卫生服务中心护理床位布局。对于新建社区卫生服务中心设置老年护理床位的,应设置在 50 张床位及以上。除在郊区保留少部分治疗床位外,本市社区卫生服务中心床位逐步转型为护理床位。继续推进家庭病床建设。

（三）鼓励社会办老年护理床位

对于部分综合性或专科性的社会办医疗机构,愿意主动承担老年医疗护理功能的,鼓励其建设老年护理床位。

五、组织设计的步骤

（1）明确护理院组织目标:要明确护理院组织的目的任务,提出总目标。

（2）职务设计与分析:是护理院组织设计中的最基础工作。设计和确定组织内从事护理院具体管理工作和医技人员所需的职务类别及数量,分析担当每个职务的人员应具备的具体指示和能力要求,需要承担的责任和义务。如护士长职责、护士职责、执业医师职责等,都具体规定了各自应承担的责任和义务。

（3）职能科室划分。护理院应将各职务组合成具体的管理部分。如应设有门诊、病房、医技、后勤工作的部门。

（4）提出护理院组织结构的基本框架。形成护理院层次化的组织管理系统。这是护理院组织设计中非常重要的一步,决定这组织效能。如根据护理院规模的大小,设立护理部主任—总护士长—病房护士长三级管理体制或总护士长—病区护士长二级管理体制。

（5）设计护理院组织运作方式:包括上下管理与左右管理部门之间的信息交流、控制协调方式等;各类运行制度的设计,如各科室中的人员配备制度,绩效评价和考核制度等。

（6）决定人员配备:按职务、岗位及技能要求,选择及配备恰当的管理人员和员工。

（7）形成和调整组织:通过上述步骤,整合所有资源,最终实现护理院资源价值的最大化和绩效最大化。根据组织运行情况及内外环境的变化,对组织结构进行调整,使之不断完善。

第三节 护理院人力资源与编配

一、概述

（一）人力资源概念

（1）资源。资源是指组织或社会用来进行价值增值的财富,包括自然资源和人力资源。

（2）人力资源。人力资源又称劳动力资源，是依附于个体的经济资源，用以反映人所拥有的劳动能力，对组织的效益和发展具有积极作用的劳动力总和。

（3）护理人力资源。是以促进疾病康复，提高全体人民的健康水平，延长寿命为目标的国家卫生计划所需要的一种人力资源。

（4）护理院人力资源管理。就是对护理人员有效选用、配备、调配、培训、考核和开发，使其达到岗位和组织要求的工作过程。

（二）编制的概念

编制作为管理学上的概念，有广义和狭义之分。

（1）广义的编制是指对老年护理院的组织形式、机构设置以及对工作人员的定员、结构比例和职务数额配备等方法的规定。

（2）狭义的编制是指对老年护理院工作人员的规定，即等同于人员编制的概念。

（三）编配的概念

（1）编配是对各种人员进行恰当有效的选择、培训、考评。目的是为了配备合适的人员去充实组织机构中所规定的各项职务，以保证组织工作的正常运行，进而实现组织的既定目标。

（2）护理院人员配备可根据组织计划、工作目标和职能机构确定。

二、护理院编制依据

（1）依据卫生部对护理院护理人员编配的要求。

（2）依据卫生部发《护理院基本标准（2011 版）》中的规定：全院至少有 1 名具有副主任医师以上专业技术职务的医师，至少有 3 名具有 5 年以上工作经验的医师。每增加 10 张床位，至少增加 1 名专职或兼职医师。每床至少配备 0.8 名护理人员，其中，注册护士与护理员之比为 1∶2～2.5。每 10 张床或每病区至少配备 1 名具有主管护师以上专业技术职务任职资格的护士。每病区设护士长 1 名。应当配备与开展的诊疗业务相应的药师、技师、临床营养师、康复治疗师等医技人员。

（3）上海市卫生和计划生育委员会沪卫计医〔2017〕20 号关于印发《上海市护理事业发展实施方案（2017—2020）的通知》提出注册护士总数从 2015 年的 324 万增加到 2020 年的 445 万；每千人口注册护士数从 2015 年的 2.36 增长到 2020 年的 3.14；执业（助理）医师与注册护士比从 2015 年的 1∶1.07 增长到 2020 年的 1∶1.25；在基层医疗机构从事工作的护士数从 2015 年的 64.6 万增长到 2020 年的 100 万，其中，社区卫生服务机构的医护比达到 1∶1～1∶1.5；因此，护理院在确定护理人员编配时应以此为依据，但是要充分考虑护理病区的工作特点和工作量，满足护理工作需要。考虑社会对老年护理服务的需求。考虑护理工作量。护理院支持系统，是保证护士在患者床边提供护理服务的关键点。

三、护理院编配意义

（1）保证作用。护理院以完成护理、医疗、临终关怀的综合目标任务为目的，以配置卫生专业技术人员为主体的人才群体，适应其护理院的功能和任务的人才群体，合理的人员比例结构，明确分工职能配置，运转自如的行政管理程序，是保证护理院各项任务完成的必要前提和物质基础。

（2）促进作用。护理院人员编制需要采用多序列、多层次、多要素的动态调节手段，这是促进护理院各类人员结构优化的关键。

（3）制约作用。编制管理属于准法则的范畴，具有一定的规范作用。

四、护理院编配原则

（一）适应护理院功能与任务的原则

根据护理院主要提供人长期护理和临终关怀服务功能，保证护理院功能的正常运转和任务的完成。

（二）精简高效的原则

（1）精简高效是护理院管理的基本原则，也是科学管理的基本因素。精简不是简单的科室合并、裁剪人员，其目的是提高科室的工作效率和管理水平。

（2）护理院精简高效的管理系统应有一个决策中心，即具有决策能力和责任的个人或组织，是护理院管理的核心和灵魂；并有执行系统、监督系统、协调系统和反馈系统。

（3）护理院编制精简高效管理体现在：① 人才组织结构优化，配置合理；② 以最少的人才投入，产出最大的护理效果；③ 护理活动及其他工作运转速度快，质量高。

（三）合理结构的原则

（1）护理院为完成护理和医疗等综合目标任务，需要各类专业人才。

（2）合理结构是指人才群体结构的整体优化，是指人才素质、专业、能级、年龄、性别及数量比例的最佳配置。

（3）护理院合理的结构原则必须体现在按结构主体确定各类人员比例，一般认为卫技人员占全院人员总数的 $68\%\sim72\%$，管理人员占 $8\%\sim10\%$，后勤人员占 $16\%\sim18\%$，信息等技术人员占 $0.8\%\sim1\%$。

（四）分层管理的原则

稳定的系统是根据护理院每一组织单元能量的大小而处于不同的地位，来达到结构的稳定性和有效性。

（五）动态管理的原则

护理院人员编制必须适应客观需要，根据护理需求不断变化的客观实际，实施动态管理，不断调整。

（六）坚持两个效益的原则

护理院具有公益性、福利性的属性，又具有商品经济的内涵。在人员编制时，既要强调社会效益，又要按经济规律办事。

（七）个人岗位对应的原则

护理院工作要求高、任务重，具有一定的技术性和专业性，实现个人岗位的最佳组合，达到级能对应，人尽其才，才尽其用。

五、护理院人员编配的计算方法

（一）人员编配的步骤

（1）确认护理院需要提供的护理方式与工作量。

（2）决定什么样的工作从业人员负担这些工作。预测需要多少人负担此项工作。

（3）选择合适的从业人员，包括招聘、提升、选拔等。

（4）安排录用从业人员到达工作岗位。

（5）明确到岗人员的责任和权利。

（二）编制的计算方法

（1）工时测定法。

① 工时测定。指完成某项工作任务全过程的每一环节必须进行的程序和动作所耗费时间的测定，是确定劳动量的最基本的方法。

② 工时单位。指完成某项工作所消耗的平均工时，通常以分计算。

③ 工时单位值。每人每小时完成的工时单位称为工时单位值，用工时单位人×小时表示。

④ 工时测定方法。工时直接测定方法可按以下步骤进行：

● 确定被测定者。被测定者应能正确、熟练地掌握测定项目的操作技术和方法，其技术水平具有代表性；

● 列出并分解所测项目的全部必需的操作步骤；

● 测定每一操作所需时间，每一项目所耗工时之和为总工时；

● 在不同的时间进行反复测定，找出所测项目误差百分比，取得相对正确的工时测定值；

● 被测定者抽样数量要有一定的覆盖面，占一定的比例，集体操作测定工时，取平均值。

（2）按编制床位的计算方法。

$$应编护士数 = \frac{编制床位数 \times 床位使用率 \times 每名患者每日平均所需护理时数（分）}{每名护士每日工作时间（分）}$$

上式中床位使用率按 93% 计算，机动数按 25% 计算。

（3）各科室人员编制计算方法。

① 按工作量计算。

● 病房医生编制方法：

$$该病区应编医师 = \frac{编制床位数 \times 床位使用率}{规定每名医师应承担床位数} + 机动数$$

● 护理人员编制方法：

$$该病区护理人员应编数 = \frac{编制床位数 \times 床位使用率}{每名日班护士担当床位数} + \frac{编制床位数 \times 床位使用率}{每名小夜班护士担当床位数}$$
$$+ \frac{编制床位数 \times 床位使用率}{每名大夜班护士担当床位数} + 机动数$$

$$工勤人员应编数 = \frac{编制床位数 \times 床位使用率}{每名工勤人员承担床位数} + 机动数$$

公式中每名医生、护士、工勤人员应承担的床位数，均参照卫生部有关文件确定。

② 按工时单位计算。一般情况下，不可能把各工种每项业务活动都进行直接工时测定，常用的还是按国家规定的标准工时进行推算。

● 病房医师标准方法：

$$病房医师标准数 = \frac{床位数 \times 床位使用率 \times 每名患者日均所需诊疗时间}{每名医师有效工时单位值} + 机动数$$

● 护理人员标准方法：

公式一：

$$应编护理人员数 = \frac{床位数 \times 床位使用率 \times 每名患者日均所需护理时间}{每名护理人员有效工时单位值} + 机动数$$

公式二：

$$应编护理人员数 = \frac{各级护理实际患者数 \times 各级护理平均所需时间}{每名护理人员有效工时单位值} + 机动数$$

● 医技科室人员标准方法：

$$医技科室人员标准数 = \frac{床位数 \times 床位使用率 \times \frac{平均每项检查所需时间}{} \times \frac{每名患者平均检查数}{}}{医技人员有效工时单位值} + 机动数$$

（三）护理院护理人员编制方法

目前，我国护理院护理人员编配方案，主要参照卫生部发《护理院基本标准（2011 版）》。每床至少配备 0.8 名护理人员。其中，注册护士与护理员之比为 1 : 2～2.5，如表 4 - 2 所示。

表 4-2 护理院护理人员编制表

病床计算基数/张	护理人员数	注册护士数	护理员数
50	40	12～13	27～28
100	80	23～26	54～57
200	160	46～53	107～114
300	240	70～79	161～170
400	320	93～106	214～227
500	400	116～132	268～284
600	480	139～158	322～341
700	560	162～185	375～398
800	640	186～211	429～454
900	720	209～238	482～511
1 000	800	232～264	539～568

（四）人员编配比例和人员配备

（1）人员编制比例。病床与工作人员之比参照一级医院300张床位以下的标准，约1∶1.30～1.40计算。

（2）各级人员比例组成（《医院分级管理办法（试行草案）》和《综合医院分级管理标准（试行草案）》）同一级医院。

① 组成：根据我国医院组织机构、体制、任务、职能分工及医院现代化的要求，我国医院人员的职务大致分为4类：卫生技术人员、工程技术人员、工勤人员和党政管理人员。

卫生技术人员。是护理院的主体，是完成医院业务的主要力量。卫技人员可分4类：医疗人员、药剂人员、护理人员和其他技术人员（包括检验、理疗、营养、放射等）。

工程技术人员。老年护理院一般都是由乡镇卫生院、社区卫生服务中心及部分二级医院组成，因此老年护理院相应的现代化装备及大型工程较少，所以一般仅设有电器维修工人。

工勤人员。种类繁多，在老年护理院，除后勤员工外，主要的工勤人员包括护理工。

行政管理人员。是医院工作的指挥和管理人员，还包括财务人员、统计、病案资料管理人员、图书管理人员。

② 比例：指工作量与人员配备。

医师：每名住院医师担当病床工作额定任务为20～25张。

护理人员：护理人员担当病床额定任务为 15～20 张。病房护理人员的配备需按病床数配备。每 40 张床增加发药及治疗护士 3 名，病区设护士长 1 名。供应室护理人员与病床之比为 3：100，监护床与护理人员之比为 1：2。

医技人员。

检验师与病床之比为 1：100，其他检验人员与病床之比为 1：30。

药剂人员：药剂师与床位之比为 1：60，其他药剂人员与病床之比为 1：20，中药炮制、制剂人员与病床之比为 1：70。

放射人员：放射医师与病床之比为 1：45，技术人员与机器台数之比为 1.5：1。

病理人员：病理人员与床位之比为 1：100。

营养人员：由于老年患者对饮食的要求比常人高得多，因此营养人员比一般医院所占比例要多，与病床之比为 1：80。

理疗人员：理疗师与病床之比为 1：150，其他理疗人员与病床之比为 1：100。

行政管理人员。

书记、院长：100～200 张床的医院，设 2～3 人。

党委：办公室工作人员与职工之比为 1：400～500，设置组织、纪检、统战等岗位。

工会工作人员与会员之比为 1：500；团委工作人员与青年职工之比为 1：400；妇委工作人员与妇女人数之比为 1：400；宣传科工作人员与职工之比为 1：500～700；护理部工作人员与病床之比为 1：150～200；医务处工作人员与病床之比为 1：100～150；人事处工作人员与病床之比为 1：100～150；科教处工作人员与病床之比为 1：300～400；保卫科工作人员与病床之比为 1：150～200；院办工作人员与病床之比为 1：200～250；财务处工作人员与病床之比为 1：14～18；总务处工作人员与病床之比为 1：100～150；设备科工作人员按在编职工总数 0.1% 计算；病员厨工按每人担当 25～30 张床位计算；配餐员按每人担当 40～50 张床位计算；洗衣工按每人担当 25～40 床计算；护理工按每人担当 6～9 床计算。

（五）临终关怀病房人员配备

（1）医师。

① 至少有 1 名具有主治医师以上职称的执业医师。

② 需经过至少 40 学时的临终关怀安宁护理相关教育训练（至少含 8 学时的实习训练）。

（2）护师。

① 至少有 1 名具有护士以上职称的专（兼）职注册护师。

② 须经过至少 40 学时的临终关怀安宁护理相关教育训练（至少含 8 学时的实习训练）。

（3）护理员（护工）。

① 每一安宁病房设护理员（护工）1 人。

② 需经过 8 学时的相关教育训练。

(4) 社会志愿者(义工)。

① 至少有 3 人以上的社会志愿者(义工)队伍。

② 需接受 16 学时的相关教育训练(至少含 3 学时的实习训练)。

（王俊琪）

第二篇

管 理 篇

第五章

管理与护理院

第一节 管理基本问题

一、管理的概念

（1）管理（management）。从字面上讲是"管辖"和"处理"的意思。

（2）凡是有人群的地方，都存在管理的问题。只要有两个或两个以上的人为了完成他们中任何一个人都不可能单独完成的目标，而把他们的努力和资源结合在一起时，就需要一个管理过程。

（3）管理过程中的基本因素。① 管理活动是有目标的；② 为达到目标而进行各种活动；③ 对这些活动进行协调。

二、管理的含义

（1）管理是协作劳动的产物，它的目的是运用有限的人力、物力、财力取得最大的效果。

（2）管理工作是通过协调其他人的活动来进行的决策、计划、组织和控制，是管理者的职责。

（3）管理人员必须同时考虑两个方面。① 其他人的活动，即其他人的工作；② 其他人，即人们。

（4）管理着眼于集体的效率和活动合理，要求任务、责任、权力、利益高度统一。

三、管理学的基本概念

（1）管理学是一门系统研究管理过程的普遍规律、基本原理和一般方法的科学，是一门应用科学。

（2）管理学是指管理这门学科以及该门学科所经历的各个发展阶段和各个学派的内容总称。

（3）管理学是一门科学，也是一门艺术；是由一系列的社会、自然和技术科学相互渗透而成的，采用相应的理论、职能、原则、形式和制度来实践；是人类社会的一种有组织的控制治理活动;也是指同别人一起,或通过别人更有效完成活动的过程。

(4) 管理学体现了高度的综合性,是自然科学和社会科学结合的产物,是一门综合性交叉性学科。

四、管理的双重性

(1) 管理的双重特性(也称二重性)。① 二重性是管理的自然属性,是指管理具有组织、指挥和协调的特性;② 二重性是管理的社会属性,是指管理所具有的监督职能。

(2) 管理的二重性是最重要的性质。

五、护理院管理的基本问题

(1) 管理内容的双重性,护理院管理既有医疗护理内容的管理,又有养老服务的管理,尤其是护理为主的管理中,医疗和养老又是不可或缺的部分。以上的管理双重性是护理院管理最大的挑战。

(2) 管理对象的多样性。护理院既有高端的医疗护理人才,又有基层的低学历一线护理员,如何能够发挥职工的作用,为老人提供全程的生活照料、医疗保健、护理服务是巨大的挑战。

(3) 管理的高风险性。入住护理院的老人平均年龄多在 75 岁以上。增龄衰老,自然使老人成为意外事件、疾病突发死亡的高危人群。此外,养老服务业又是一个投资大,回报周期长、市场竞争激烈的高风险行业。如果没有市场意识、风险意识,没有严格的管理和风险防范机制,必然增加投资与经营的风险。

第二节　管理基本理论

一、古典管理理论

(一) 泰勒的科学管理学理论

科学管理理论,由科学管理之父——美国的弗雷德里克·温斯洛·泰勒(F. W. Taylor)在他的主要著作《科学管理原理》(1911)中提出。泰勒对科学管理作了这样的定义,说:"诸种要素——不是个别要素的结合,构成了科学管理,它可以概括如下:科学,不是单凭经验的方法。协调,不是不和别人合作,不是个人主义。最高的产量,取代有限的产量。发挥每个人最高的效率,实现最大的富裕。"

(1) 泰勒的科学管理学理论主要内容。

① 泰勒认为科学管理的根本目的是谋求最高劳动生产率,最高的工作效率是雇主和雇员达到共同富裕的基础,要达到最高的工作效率的重要手段是用科学化的、标准化的管理方法代替经验管理。

② 泰勒科学管理的内容可分为三个方面：作业管理、组织管理和管理哲学。

- 作业管理：作业管理是泰勒科学管理的基本内容之一，科学管理的中心问题是提高劳动生产率。泰勒认为，科学管理是多种要素的结合。是知识收集起来加以分析组合并归类成规律和条例，于是构成了一种科学。
- 组织管理：在传统的管理中，认为科学的方法就是找出标准，制订标准，然后按标准办事。

（2）泰勒科学管理学理论的不足。"泰勒制"仅解决了个别具体工作的作业效率问题，而没有解决企业作为一个整体如何经营和管理的问题。

（二）法约尔的管理推理理论

法国人亨利·法约尔（Henri Fayol）在 1916 年出版的《工业管理和一般管理》标志着一般管理理论的形成。他认为，管理理论是指"有关管理的、得到普遍承认的理论，是经过普遍经验检验并得到论证的一套有关原则、标准、方法、程序等内容的完整体系"；有关管理的理论和方法不仅适用于公私企业，也适用于机关和社会团体。这正是一般管理理论的基石。

（1）法约尔的管理推理理论主要内容。

① 倡导管理教育。法约尔认为管理能力可以通过教育来获得，"缺少管理教育"是由于"没有管理理论"，每一个管理者都按照他自己的方法、原则和个人的经验行事，但是谁也不曾设法使那些被人们接受的规则和经验变成普遍的管理理论。

② 提出五大管理职能。法约尔将管理活动分为计划、组织、指挥、协调和控制五大管理职能，并进行了相应的分析和讨论。管理的五大职能，是一种分配于领导人与整个组织成员间的工作。

③ 提出 14 项管理原则。法约尔提出了一般管理的 14 项原则：即劳动分工、权力与责任、纪律、统一指挥、统一领导、个人利益服从整体利益、人员报酬、集中、等级制度、秩序、公平、人员稳定、首创精神、团队精神。

（2）法约尔一般管理理论的贡献。

① 法约尔的管理思想具有很强的系统性和理论性。

法约尔对管理五大职能的分析为管理科学提供了一套科学的理论构架。

② 法约尔的管理理论具有更广泛的适用性。

强调管理的一般性，就使得他的管理理论在许多方面也适用如政治、军事及其他部门。因此，继泰勒的科学管理之后，一般管理也被誉为管理史上的第二座丰碑。

（3）法约尔一般管理理论的不足。

① 给管理规定了特有的概念，缺乏统一性。

② 讨论了直线式组织和参谋机构等问题，但管理的含义很广，组织的含义很窄。

③ 14 条管理原则尽管有用，而且不是教条，但这些原则之间显然存在的矛盾。

④ 只考虑组织的内在因素，没有考察组织同环境之间的关系，因此是不完善的。法约尔的组织理论没有摆脱"机械模式"。

（三）韦伯的行政组织管理理论

马克斯·韦伯（Max Weber）是德国著名的社会学家，他在 19 世纪早期的论著中提出了理想的行政管理组织理论。

（1）韦伯行政组织理论的主要内容。

① 权力的基础行政。组织理论的实质在于以科学确定的"法定的"制度规范为组织协作行为的基本约束机制，主要依靠外在于个人的、科学合理的理性权力实行管理。组织管理过程中依赖的基本权力将由个人转向"法理"，以理性的、正式规定的制度规范为权力中心实施管理。

② 行政组织的特征。韦伯所提出的行政组织理论具有以下特征：劳动分工、权威等级、正式的甄选、正式的规则和法规、服从制度规定、管理者与所有者分离。

③ 韦伯的理论所提出的科学管理体系是一种制度化、法律化、程序化和专业化的组织理论。理想的行政理论无论是对西方学术界，还是社会各个领域，都产生了深刻的影响，现代社会各种组织都在不同程度地按照科层制原理来建立和管理的。

（2）韦伯行政组织理论的积极意义。韦伯影响了西方世界管理模式和管理思想的历史进展。中国如今致力于建设完善的公司治理结构，就是一种典型的科层制。

（3）韦伯行政组织理论的不足。韦伯的行政管理体制忽视了组织管理中人的主体作用，偏重于从静态角度分析组织结构和组织管理，忽视了组织之间、个人与组织之间、个人之间的相互作用；突出强调了法规对于组织管理的决定作用，以及人法规的从属和工具化性质。

二、行为科学理论

行为科学是 20 世纪 30 年代开始形成的一门研究人类行为的新学科，一门综合性科学，并且发展成国外管理研究的主要学派之一，是管理学中的一个重要分支，它通过对人的心理活动的研究，掌握人们行为的规律，从中寻找对待员工的新方法和提高劳动效率的途径。

行为科学是综合应用心理学、社会学、社会心理学、人类学、经济学、政治学、历史学、法律学、教育学、精神病学及管理理论和方法，研究人的行为的边缘学科。它研究人的行为产生、发展和相互转化的规律，以便预测人的行为和控制人的行为。

（一）马斯洛的人类需求层次理论

马斯洛需求层次理论是人本主义科学的理论之一，由美国心理学家亚伯拉罕·H·马斯洛（Abraham Harold Maslow）在 1943 年在《人类激励理论》论文中所提出。

（1）马斯洛人类需求层次理论的概念。需求层次理论是解释人格的重要理论，也是解释动机的重要理论。其提出个体成长的内在动力是动机（motivation），而动机是由多种不同层次与性质的需求（Need）所组成的，而各种需求间有高低层次与顺序之分，每个层次的需求与满足的程度，将决定个体的人格发展境界。

（2）马斯洛理论主要内容。马斯洛马斯洛理论把需求分成生理需求

（Physiological needs）、安全需求（Safety needs）、爱和归属感（Love and belonging）、尊重（Esteem）和自我实现（Self-actualization）五类，依次由较低层次到较高层次排列。

（3）马斯洛人类需求层次理论的积极意义。

① 马斯洛提出人的需要有一个从低级向高级发展的过程，这在某种程度上是符合人类需要发展的一般规律的。

② 马斯洛的需要层次理论指出了人在每一个时期，都有一种需要占主导地位，而其他需要处于从属地位。这一点对于管理工作具有启发意义。

③ 马斯洛需要层次论的基础是他的人本主义心理学，人的内在力量不同于动物的本能，人要求内在价值和内在潜能的实现乃是人的本性，人的行为是受意识支配的，人的行为是有目的性和创造性的。

（4）马斯洛人类需求层次理论的不足。

① 需要层次理论存在着人本主义局限性。

② 人的动机是行为的原因，而需要层次理论强调人的动机是由人的需求决定的。

③ 需求归类有重叠倾向等。

（二）麦格雷戈的人性本善学派提出的"XY理论"

XY理论实质上是XY假设，是由美国人道格拉斯·M·麦格雷戈（Douglas M. McGregor，1906—1964）在他著的《企业的人性面》一书中首次提出来的，故后人称他为XY理论。

（1）X理论。麦格雷戈将传统的人们对人性的假设称为X理论，主要内容为人性懒惰，缺乏进取心、责任心，缺乏理智，畏惧强者，X理论与我国古代的性恶论类似，认为"人之初，性本恶"。在这种理论的指导下，对消极怠工的行为采取严厉的惩罚，以权力或控制体系来保护组织本身和引导员工。

（2）Y理论。与X理论完全相反，主要内容为人性积极，愿意负责，愿意为他人做贡献，具有自我指导、自我表现控制的愿望，具有独创性和合理性。Y理论的观点与我国古代的性善论类似，认为"人之初，性本善"。以这一理论为指导，管理者的重要任务不再是监督控制，而是创造一个使人得以发挥才能的工作环境，让员工担当具有挑战性的工作，担负共夺得责任，满足其自我实现的需要。

（3）麦格雷戈理论的积极意义。

① 阐述了人性假设与管理理论的内在关系，即人性假设是管理理论的哲学基础；提出了"管理理论都是以人性假设为前提的"重要观点，这表明麦格雷戈已揭示了"人本管理原理"的实质。

② "XY理论"关于"不同的人性假设在实践中就体现为不同的管理观念和行为"的观点，动态地分析了人性假设的变化对管理理论的影响，进而提出了管理理论的发展也是以人性假设的变化为前提的研究课题。

③ "XY理论"提出的管理活动中要充分调动人的积极性、主动性和创造性,实现个人目标与组织目标一体化等思想以及参与管理、丰富工作内容等方法,对现代管理理论的发展和管理水平的提高具有重要的借鉴意义。

(三)乔治·梅奥的人际关系理论

美国人乔治·埃尔顿·梅奥(George Elton Mayo)于1933年正式发表《工业文明中的人的问题》,这标志着人际关系学说的建立。

(1)乔治·梅奥人际关系理论的主要内容。人是"社会人"而不是"经济人"。人们的行为并不单纯出自追求金钱的动机,还有社会方面的、心理方面的需要,即追求人与人之间的友情、安全感、归属感和受人尊敬等。每一个人都有自己的特点,个体的观点和个性都会影响个人对上级命令的反应和工作的表现。因此,应该把职工当作不同的个体来看待,当作社会人来对待,而不应将其视做无差别的机器或机器的一部分。

(2)乔治·梅奥人际关系理论的积极意义。人际关系学说的独特之处是对人的本性的基本论点,他们认为职工是"社会人"。这种假设认为人不但有经济方面和物质方面的需求需要得到满足,更重要的是人有社会方面和心理方面的需求需要得到满足。正是基于对人的本性的这种认识,要调动职工的积极性,就应该使职工的社会和心理方面的需求得到满足。

(3)乔治·梅奥人际关系理论的不足。

① 过分重视定性问题。

② 在研究人际关系理论的过程中只强调了人际关系,并没有考虑其他的综合因素。

三、管理理论主要学派

(1)政治经济学派。从政治经济学角度,认为管理是具有二重性的社会功能,即指挥劳动和监督劳动。马克思在其《资本论》中提出管理二重性理论,认为企业管理的中心就是生产管理和经济核算。

(2)管理过程学派。管理过程学派是在法约尔一般管理理论的基础上发展起来的。代表人有美国的哈罗德·孔茨和西里尔奥·唐奈。管理过程学派强调对管理过程和职能进行研究。

(3)行为学派。这一学派把管理看作是对组织行为的领导和协调,坚持认为抓好对人的管理是企业成功的关键。

(4)经验主义学派。代表人物是美国的彼得·德鲁克,代表作《有效的管理者》。经验主义学派重点分析许多组织管理人员的经验,然后加以概括,找出成功经验中具有共性的东西,使其系统化、理论化,并据此向管理人员提供实际的建议。

(5)社会系统学派。代表人物是美国的巴纳德,代表作《经理的职能》。他被誉为"现代管理理论之父"。主要贡献是从系统理论出发,运用社会学的观点,对正式组织与非正式组织、团体及个人做出了全面分析。

（6）系统管理学派。侧重以系统观点考察组织结构及管理基本职能,代表人物是美国的卡斯特和罗森茨韦克。主要贡献是把管理组织视作一个开放系统。对组织地运行进行了系统分析。

（7）决策理论学派。代表人物有美国的西蒙和马奇。强调决策的重要性,决策贯穿于管理的全过程,管理就是决策。这一学派重点研究决策理论。片面地强调决策的重要性,但决策不是管理的全部。

（8）管理科学学派。把管理看成是一个类似于工程技术、可以以精确计划和严格控制的过程,因此也称为技术学派。其局限性是适用范围有限,不是所有管理问题都能定量。实际解决问题中存在许多困难。管理人员与管理科学专家之间容易产生隔阂。此外,采用此种方法大都需要相当数量的费用和时间,往往只用于大规模复杂项目。

（9）权变理论学派。代表人物有英国的伍德沃德和美国的菲德勒。把管理看成一个根据企业内外部环境选择和实施不同管理策略的过程,强调权宜应变。

第三节　护理院管理对象和基本原理

一、对象

（一）管理对象

护理院管理的对象主要包括人、财、物,其中人是最重要的对象,因为护理院的一切活动都靠人来完成。作为护理院管理对象中的人包括管理、卫技和工勤人员。卫技人员是护理院工作中的主动轴,养老护理员是护理院中的主要工作人员,如何调动他们的积极性,是护理院管理的重点。护理院对财务的管理,即是对资金的管理,此管理的目的要求是要对资金的利用率达到最优化,提高护理院资金的利用效果和效率。护理院管理中还包括对设施和仪器设备的管理。除了对人、财、物的管理外,还对工作的时效和各种信息进行管理。

（二）管理者的素质和工作方法

路线、方针确定后,关键就在于管理者。管理者的素质通常包括思想品德素质、业务知识素质、工作作风素质等。工作方法主要指科学管理的办法。

二、护理院管理的特点和作用

（一）管理的特点

（1）管理拥有的资源和目的性。

① 护理院拥有各种资源,包括人力资源、财力资源、物力资源、时间资源、信息资源和技术资源。

② 在护理院管理活动中采用"最有效的方法"进行管理,管理活动具有目的性。

(2) 管理具有广泛性、综合性、独特性和实践性的特点。

（二）管理的作用

(1) 管理是人类存在和活动的基本形式,管理保证组织有效地运行。

(2) 管理是组织协调各部分的活动,使之与环境相适应。

(3) 管理保证组织进行正常的活动。

(4) 管理还具有预测和计划、组织和指挥、监督和控制、挖潜和创新的作用。

三、管理的基本原理

（一）系统原理

系统是由处在环境中相互作用和依赖的要素组成,其是具有一定结构的有机整体。

（二）人本原理

(1) 管理学中的人本原理是指护理院管理活动要重视人的因素,一切管理均应以调动人的积极性、做好人的工作为本。

(2) 对人的管理,最终目标是最大限度地发挥人的主观能动性,以实现管理目标。

(3) 人本原理要求护理院管理者不要把自己放在"管人"的位置上与被管理者对立起来。

(4) 包括能级原则、动力原则和行为原则。

（三）动态原理

(1) 管理动态原理是在变化中要求护理院每个管理者从认识上明确管理对象和目标;管理过程要把握高压管理对象在运动、变化的情况下,注意调节显示整体目标。

(2) 动态调节原理要求各层次管理者认识事物的发展、变化规律,这是一种自觉行为。在具体管理工作中判定目标要有弹性,掌握目标要有灵活性。

(3) 包括反馈原则和弹性原则。

（四）效益原则

(1) 追求效益是人类活动的基本目的。

(2) 护理院管理目的是为了获得分散的个人无法取得的效益,用最少的投入得到最多的产出,以最小的消耗换取护理院最大的效益,为社会提供有价值的贡献。

(3) 效是达到益的方法和手段,益是提高效的目的和动力。效益包括经济效益和社会效益。经济效益是指人们在消耗一定量的活劳动和物化劳动后所能实际取得的产品量的大小。社会效益则是指人们在消耗了一定量的活劳动和物化劳动后实现社会目标的程度。

（五）管理学基本原理

(1) 整分合原理。对护理院整体规划下的科学分工,在分工基础上的协调综合。

（2）能级原理。护理院管理能级应具有层次合理稳定的组织结构,应呈正三角形形态。

（3）封闭原理。其构成一个网络型连续封闭的回路。

（4）主体能动原则。又称为人本原理。

（5）弹性原理。管理必须保持适当的弹性,才能实现有效的动态管理。

第四节　护理院管理的主要内容和管理职能

一、护理院管理职能和过程

（一）管理的职能和过程

是指管理的职责和功能,是管理活动的具体形式,是实现管理目标的手段,是管理者按管理规律办事的具体体现。

（二）管理五要素

1916 年法国的法约尔(Henvi Fayol,1841—1925)在其名著《工业管理与一般管理》中首次把管理活动分为计划、组织、指挥、协调、控制五项基本职能,称为管理活动的五要素。

（1）计划。计划有赖于对有关事的预测,并以预测结果为依据,拟定一项作业方案。这是管理的首要职能。

（2）组织。指建立工作机构规定权责和工作关系,以及人员配备、考核和培训。为实现计划目的,必须有组织地开展工作。

（3）指挥。指推动活动计划的指定和执行、落实工作等在科学决策基础上做出的决定及发布的命令,具体包括做什么、谁来做、什么时间做、做到什么程度;合理使用人、财、物;解决工作中出现的问题和偏差。

（4）协调。协调是一种起平衡作用的行为。目的是为了使工作能顺利进行并取得成功,必须协调各方面的活动。

（5）控制。控制是指执行情况与计划、指示和方针是否相符,且要及时发现偏差,及时纠正。控制的工作应贯穿各个领域。

二、护理院管理主要内容

（一）目的

目的是明确办院的方向和指导思想,从理论高度认识护理院的地位和作用。

（二）内容

根据系统论的原理,护理院是一个系统。护理院管理既要从整体上研究它的内在联系,又要研究每项专业管理的特点和规律,还要研究整体系统中诸要素的优化组合形式和最佳运行效能。护理院各构成要素,均为护理院管理研究的内容。

（三）具体内容

（1）组织结构和与人员编配。包括决策领导层、机关职能层、科室执行层和后勤保障层的编设与人员的合理编配。总的原则是做到能级对应，围绕中心工作，保证系统高效运行。

（2）政治工作和职业道德。护理院的思想政治工作和各类人员的职业道德修养是护理院精神文明建设的重要组成部分，主要解决服务方向和服务思想问题。

（3）护理质量管理。医疗护理质量是护理院管理的一项重要内容。管理内容有质量管理的范围、评价指标、质量控制和评价方法等。目前注重全方位的质量管理，即全员、全程、全面的管理。

（4）规章制度和各级人员职责。规章制度是对人们行为的具体规定，是实现管理目标的各种工作规则。各级人员岗位职责，是管理科学中整分合原理、能级原理和封闭原理的具体运用。制度和职责管理属法规管理范畴，目的是保证护理院各项工作的正常运行。

（5）业务工作管理。业务工作是护理院的中心工作。它包括护理员制度的研究和制订；诊疗技术、临终关怀及生活照料护理的管理等。

（6）医疗设备管理。各种仪器设备的优劣与状态，既反映技术支持系统的功能情况，也是专业服务水平高低的主要标志。护理院仪器设备管理包括设备的购置、使用、维修、保管和更新等。

（7）后勤物资管理。护理院的物资品种繁多。除仪器设备外，凡属后勤供应和院务保障的各种用具和物品，一般都是物资管理的对象，如被服、水电、车辆、通信设备、房产等。管理内容包括各种物资的计划、采购、分配、保管、使用、维修等。

（8）经济与财务管理。经济与财务含义不同，但两者又有许多内在联系。护理院的经济管理，主要指合理使用人力、物力、财力，严格成本核算，注重经济效益。护理院的财务管理是指财务计划、财务制度、资金的分配、周转和财务监督等。

（9）药事与设备管理。事务管理包括制度管理、岗位责任制。物件和设备管理。药品采购和供应管理。

（10）经营管理。经营管理包括经营效益分析和绩效管理。医疗服务综合管理包括流程管理、品牌管理和服务项目管理。

护理院管理内容如图5-1所示。

三、护理院管理职能

（一）护理院技术管理

护理业务技术管理是衡量护理院护理管理水平的重要标志，其核心是质量控制。护理业务技术管理内容，包括制订贯彻各项规章制度，技术操作规程，基础护理技术操作和专科护理技术操作常规，疾病护理常规；制订新业务、新技术的管理方法和防止护理院感染管理。护理部应加强对护理业务技术管理的领导。在本院护理人员中

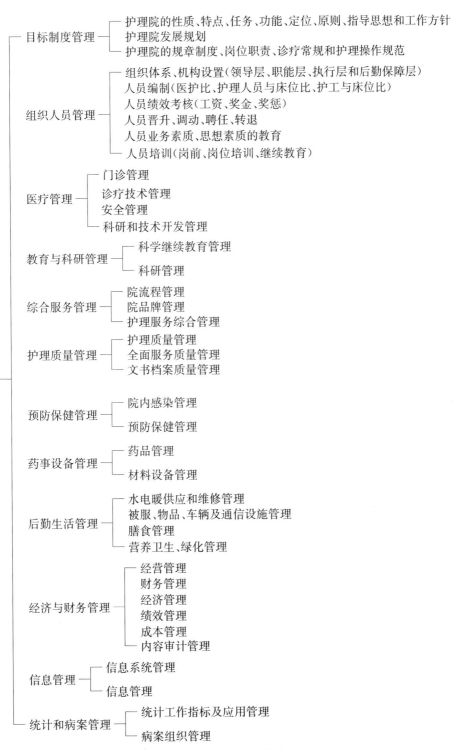

图 5-1　护理院管理内容

选择知识面广、理论水平较高、经验丰富、技术精湛的中高级职称的护士数名,组成一个护理业务技术咨询指导小组,协助护理部做好护理技术管理工作。护理业务技术管理的措施:制订各项护理工作规章制度,护理常规和各项技术操作规程,有计划有组织培训各级护理人员掌握并贯彻执行。制订统一的技术质量标准,按标准贯彻执行,定期检查、分析,提出改进工作的具体措施。做好各级护理人员技术考核,按照不同技术职称和相应要求,定期进行技术考核和学术论文的评定学习和运用先进医学和护理学知识,现代化管理方法,提高管理水平。培养护理技术骨干,抓好在职护理人员教育。

(二)护理院护理医疗质量管理

护理医疗质量管理主要包括工作质量管理、技术质量管理、护理缺陷管理、护理表格和病历书写管理以及病房管理。

(1)全面落实护理医疗质量管理,首先要对护理人员进行全面质量管理的教育,树立全面质量管理的观点,将质量管理从事后检查转移到预防上来,使护理人员能够自觉执行各项质量标准,严格要求自己,从而实施优质护理。

(2)制订规范的质量标准,进行严格训练。规范的质量标准既要根据上级要求,也要根据实际工作经验,使标准切实可行便于推广。

(3)定期开展护理质量检查评定,实施护理质量控制,使护理质量对任何执行标准的员工都有约束力。质量控制管理包括自我控制、同级控制、逐级控制、越级控制等。

(4)推行"PDCA"工作循环法,按照计划、执行、检查、处理的顺序进行管理并且循环往复。从而使各级的"PDCA"循环大环套小环,环环相扣,形成互相促进的有机联系。

(5)数据评价质量进行反馈。全面质量管理用事实和数据阐述客观事实及变化规律,按照规范的收集整理方法,将计数值、计量值和评比值三种数据进行统计分析,从而指导和改进工作,不断提高护理质量。

(三)护理院组织管理包括护理院组织体制

(1)护理院应设置分管护理业务的副院长、护理部主任、病区护士长等职位。护理副院长职责以领导业务为主,可以由院长兼任。

(2)护理部主任应当在院长的领导下,负责全员的护理业务和行政管理工作,制订护理部长短期计划,并定期总结;不断对全员护理工作整顿、提高,解决存在问题,改善管理办法。制订全员护理规章制度、操作规范、护理常规、质量标准,使各项工作制度化、标准化;培养护理人员剧本良好的素质,热爱专业;负责护理人员的培训和科研工作,组织领导新进员工的教学和实习。

(3)病区护士长应在上级的领导下开展工作,落实护理院工作计划,负责本病房护理人员的思想工作,树立热爱专业的思想,负责本病区护理人员业务学习、实习等个工作,负责检查护理质量,负责科内人员排班分工,负责了解住院人群需求和对护理工作的意见。

（四）护理院制度管理

（1）护理院护理制度，是使各项工作在相对稳定的情况下常态运行，达到工作规范化、管理制度化、操作常规化的目的。

（2）护理院制度一般包括岗位责任制、查对制度、交接班制度、抢救工作制度、分级护理制度、消毒隔离制度、护理文件物品器材管理制度、卫生宣教制度、患者管理制度。

（五）护理院教育培训管理

（1）护理学是由社会科学和自然科学相结合的应用学科，护士必须掌握基础医学、护理专业、临床医学、人文科学及边缘学科的知识与技能。护理队伍还要有高中初三级合理的知识结构，才能保证护理院护理工作正规化。培养一支数量充足、职业素质和业务技术好的护理队伍，必须从两方面着手。一方面应该加强入职和实习教育，注重专业素质培养，提高思想意识；另外一方面加强在职的素质教育和三基训练，通过进修、讲座等各种形式提高护士的能力。

（2）按照年资和职称，制订业务技术培训计划，对于低年资护士，巩固专业知识，逐步掌握和熟悉护理技术；中年资护士则熟练掌握护理技术，掌握应急处理，可以总结护理经验，并能够指导新员工实习；高年资护士则要起到业务骨干作用，尤其是高职称的护士，应当在科研、学术和护理院发展方面发挥自己的作用。

（六）护理院人员管理

（1）护理院人员管理首先要确定编制，应当按照护理院规模大小、患者类别、教学科研任务多少而有所区别，同时要考虑到护理人员孕产期、哺乳期等多方面因素。

（2）护理院内部要进行合理分工，通过优质护理的要求，进行责任制分工护理。同时按照科学的排班、派班原则继续分工，要有利于工作顺利进行，分清主次、缓急，使各班工作量均衡，同时有机动护士可随时调度。

（七）护理院科研管理

（1）护理院中凡是与提高护理质量，加强科学管理有关的问题，均属于研究的范围。如护理理论、护理技术、护理工具革新、精神护理、常见病多发病护理、护理管理学、中西医结合护理等。

（2）护理院应当建立健全科研的组织领导机构，由分管科研副院长分管科研工作，组成护理科研领导小组，制订年度全员护理科研计划，召集会议对课题进行可行性研究，分配科研经费，了解科研进度并协助解决工作中存在的问题，鉴定科研成果，组织学术交流等。建立科研课题的审批制度，科研成果的鉴定与奖励方案，科研档案的保管制度，科研论文学术交流制度。

（八）护理院安全管理

护理院安全管理，是指患者在护理院接受护理过程中，不发生法律和法定规章制度允许范围以外的心理、机体结构或者功能上的损害、障碍、缺陷或者死亡。

护理安全系统主要由八个关键要素组成,即护理安全文化、护理安全管理组织体系、开展全面全员全程护理安全工作、护理安全管理规章制度及质量考核标准、护理安全事件主动报告和处理规范流程、护理安全持续改进及可追溯机制、鼓励患者主动参与护理安全。八个关键要素互相关联,为患者提供安全护理及护理安全管理,避免护理差错和不良事件发生。

（刘　登）

第六章 护理院领导

第一节　概　　述

一、领导的基本概念

领导定义

1. 定义

领导是指引和影响个人、群体或组织在一定条件下实现目标的行动过程。

2. 领导的含义

(1) 在一定组织或团体内,统领和指导人们实现一定目标的高层次的社会管理活动。

(2) 影响和支持他人为了达到目标而富有热情地工作的过程。

(3) 领导者在各种环境中系统地影响组织成员行为以达到组织目标的过程,领导是与组织成员之间相互影响关系的确立过程。

(4) 领导是一种说服他人热心于一定目标的能力。

二、领导者与管理者

(一) 领导者

(1) 领导者必须有下属和追随者。

(2) 领导者要有影响追随者的能力,这种能力和力量包括正式的权力和个人拥有的影响力。

(3) 领导者实施领导的唯一目的就是达到组织的目标。

(4) 在组织的活动中,领导者是主体,被领导者是领导行为的客体,组织的一切活动都是在一定的环境中进行的。

(二) 管理者

管理者是被任命的,其影响力来自他们所在职位所赋予的正式权力。

(三) 领导者与管理者的区别

(1) 领导者主要处理变化的问题。

（2）管理者主要通过制订与实施计划而处理复杂的问题。

三、领导体制

（1）领导体制是领导意图能借以实现的组织机构形式，具体指护理院领导机构的设置和权限的划分制度。

（2）领导体制的内容包括护理院管理者结构、方式和层次的划分以及科学的规定各管理者层次的职能分工与协调等。

四、领导结构

领导结构，又称领导层结构或领导集体结构，具体是指护理院领导班子的组合搭配形式。包括成员的数量、质量的配备、职务的分工、顺序的排列和领导成员的年龄、知识、专业、智能、气质等组合状况。

五、领导权力

（一）权力定义

领导权力是一种控制力又是一种影响力。权力是制度化的一种特殊形式的职位影响力，具有单向支配性。

（二）领导权力的主要表现

（1）用人权。领导者有权对下属按德勤能绩进行考察，聘任或免去其职务。

（2）决策权。就是行动的选择权。领导者有权确定组织目标和实现目标的途径。

（3）指挥权。领导者在日常工作和突发事件中，有权调度人财物时间和信息，以达到最有效的利用。

（4）经济权。领导者有权支配自己范围内的财物，以求更合理的使用物力财力，达到开源节流，减少消耗，增加效益的目的。

（5）奖罚权。是指领导对下属拥有奖励和处罚的权力。

六、领导者的影响力

（一）影响力的定义

（1）影响力就是一个人在与他人交往中，影响和改变他人心理和行为的能力。

（2）领导者的影响力在人际交往中表现得更为突出和重要，领导者影响力的大小是由许多因素决定的。

（3）一个领导者实现有效的领导，关键在于他的影响力如何。

（二）领导者影响力的来源

（1）法定影响力。即职权，是自主管理者体系中规定的正式影响力。

（2）强制影响力。是领导者强制他人服从的一种影响力，是惩罚性的，应当慎用。

（3）奖惩影响力。是指给予或取消他人报酬的影响力。

（4）专家影响力。是对个人掌握知识的信赖程度产生的影响力。

（三）领导者影响力的种类

（1）权利性的影响力。由传统因素、职位因素和资历因素所构成。

（2）非权利性影响力。由领导者的品格、才能、知识和感情几方面因素构成，属于自然性影响力。

七、领导的作用

（一）领导者应建立与组织协调一致的宗旨和方向

（1）领导的主要作用是：指挥、带领、引导和鼓励下属为实现目标而努力协作。

（2）协调组织内部的关系，鼓励员工协同合作。

（3）领导的作用就是指挥作用、协调作用和激励作用。

（二）领导的工作的作用就在于产生一种影响力

（1）有利于更有效、更协调地实现组织目标。

（2）有利于调动人的积极性。

（3）有利于把组织目标和个人目标相结合。

八、领导与管理

领导与管理的关系是既有区别，也有联系，相互渗透，在诸多方面存在着相融性和关联性。

（一）领导与管理的联系

（1）领导离不开管理，否则，领导目标的实现就会成为一句空话。领导有力而管理不足则会导致重视长期远景目标，轻视近期规划与预算；产生一个强大群体文化，不分专业，缺乏体系和规则。

（2）管理也离不开领导，否则管理的行动方向就会迷失。有领导但领导不力也易出现问题。管理有力但领导不够会导致更多强调眼前而忽视长远，过分注重细节问题而很少注意宏观战略。

（二）领导与管理的区别

（1）领导需具有前瞻性，管理具有当前性。领导活动致力于组织发展愿景的创造，通过结合组织成员的不同需要，确立组织期望达成的未来景况，并使其发展成为一种可行的构想。管理活动则侧重于当前工作的落实以及现实问题的解决。

（2）领导具有整体性，管理具有局部性。领导活动中的计划、协调和控制等环节多是以组织各个组成部分的有效整合为目的，注重整体效益。管理活动的计划、协调和控制等环节多是以提高组织某一项的工作效率为目的，注重局部效率。

（3）领导具有超脱性，管理具有操作性。领导活动多注重驾驭全局，从宏观上把握过程，强调从根本上解决问题。管理者多注重微观细节问题，注重组织资源的合理配置和具体性事务的科学安排。

第二节 领导理论及应用

一、领导的特质理论

又称领导的品质理论。领导者的特性是实践中形成和发展的,具有六项特质不同于非领导者,即进取心、领导愿望、正直与诚实、自信、智慧和工作相关知识。

二、领导作风理论

领导作风是领导进行活动时对待下属态度行为的表现。

(1)专权型。独裁型领导方式,是指领导个人决定一切,下属只管执行。其特点是:权力定位于领导,很少听取下属的意见。

(2)民主参与型。该型领导注重对团队成员的工作加以鼓励和协助,关心并满足团队成员的需要,努力营造一种民主与平等的氛围,大家各尽所能,各施所长,分工合作。

(3)自由放任型。是指领导给予每个成员高度的自主权,支队下属提出工作目标,但对下属完成任务的各个阶段不加干涉,除非下属要求,不做主动指导。

三、领导的行为理论

1945 年,美国俄亥俄州立大学教授斯多基尔、沙特尔在调查研究基础上把领导行为归纳为"抓组织"和"关心人"两大类。

(1)"抓组织"。强调以工作为中心,是指领导以完成工作任务为目的,为此只注意工作是否有效地完成,只重视组织设计、职权关系、工作效率,而忽视部属本身的问题,对部属严密监督控制。

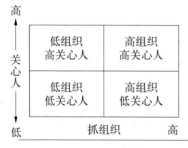

图 6-1 领导行为四分图

(2)"关心人"。强调以人为中心,是指领导强调建立领导与部属之间的互相尊重、互相信任的关系,倾听下级意见和关心下级。

(3)"抓组织"和"关心人"这两类领导行为在同一个领导身上有时一致,有时并不一致。因此,他们认为领导行为是两类行为的具体结合,分为四种情况,用两度空间的四分图来表示(见图 6-1)。

① 低关心人、高组织的领导,最关心的是工作任务。

② 高关心人、低组织的领导大多数较为关心领导与部属之间的合作,重视互相信任和互相尊重。

③ 低组织、低关心人的领导,对组织、对人都漠不关心,一般来说,这种领导方式效果较差。

④ 高组织、高关心人的领导,对工作、对人都较为关心,一般来说,这种领导方式效果较好。

四、管理方格理论

(一) 概念

美国德克萨斯大学的行为科学家罗伯特·布莱克(Robert R. Blake)和简·莫顿(Jane S. Mouton)在 1964 年出版的《管理方格》一书中提出的。管理方格理论提出:改变以往各种理论中"非此即彼"式(要么以生产为中心,要么以人为中心)的绝对化观点,指出在对生产关心和对人关心的两种领导方式之间,可以进行不同程度的互相结合。

(二) 经典管理者方格理论中的五种管理者

(1) 贫乏的领导。既不关心生产又不关心员工,实际上他们自己放弃自己的职责,只想保住自己的职权和地位。

(2) 专制式领导。很关心生产,但不关心员工,一切从绩效出发,属于生产推动型管理者。

(3) 俱乐部式领导。不关心生产,很关心员工。这类管理者往往会被替换,因为没有绩效的企业是无法生存的。

(4) 小市民式领导。一半关心生产,一半关心员工,为中庸之道管理者。

(5) 理想式领导。既十分关心生产,又关心员工,为卓越团队管理者。

五、生命周期理论

(一) 生命周期理论的产生

生命周期理论由卡曼(A. K. Karman)于 1966 年首先提出,后来赫塞(Hersey)与布兰查德(Blanchard)于 1976 年发展了这一理论。也称情景领导理论,是一个重视下属的权变理论。领导方式的选择依据下属的成熟度,包括两项要素:工作成熟度与心理成熟度。

(二) 生命周期理论的构型

根据工作成熟度和心理成熟度的高低结合,形成多种下属成熟度的构型。

(1) 高工作、低关系的领导对不成熟的下属采取指令性工作,并加以指导、督促、检查。

(2) 高工作、高关系的领导对初步成熟的下属给予说明、指导和检查;除安排工作外,还必须重视对下属的信任和尊重,增加关系行为的分量。

(3) 低工作、高关系的领导对比较成熟的下属,要与其共同决策,采取适当授权、参与管理者的方式。

(4) 低工作、低关系的领导对成熟的下属,采取高度信任、充分授权提供极少的指导与支持,使下属人尽其才,才尽其用。

(三) 生命周期理论的领导方式

根据不同成熟度构型,生命周期理论确定了四种相对的领导方式。

（1）命令型领导方式。领导告诉下属应该干什么、怎么干以及何时何地干。

（2）说服型领导方式。领导同时提供指导性的行为与支持性的行为。

（3）参与型领导方式。领导与下属共同决策。

（4）授权型领导方式。领导提供极少的指导和支持。

六、领导工作的基本原理

（一）目标统一性原理

在领导工作中，一切工作的最终目的是指向总目标。领导管理、组织设计及人员的选用都要服从和满足组织目标的实现的需要。

（二）统一指挥原理

领导的指挥链是下属只执行来自一个上级的权力和决策并对他负责。指挥链从上到下不能中断，但是上级应授予下级必要的临时处理权。

（三）管理宽度原理

又称为控制跨度，指上级直接控制下属的数目，数目越多表示控制跨度越大，数目越小则表示控制跨度越小。领导的管理宽度取决于诸多影响宽度的因素，如工作类型、领导者个人能力、下属人员素质等。

（四）最少层次原理

是指领导组织结构尽可能做到合理、有效地运转，其管理层次就要尽可能少。在有效的领导宽度内，管理层次越少越好。

（五）授权原理

授权是指领导者通过员工和下属提供更多的自主权，以达到组织目标的过程；授权过程是科学化和艺术化的过程，在授权中也要做好权责对等原则。

（六）决策原理

决策是领导者的一项基本职能。是为了实现一定的目标，借助一定的手段和方法，从两个或两个以上方案中进行选择，并将选择的结果组织实施的全部过程。

（七）分工原理

（1）分工，意味着明确要负的责任、要尽的义务。

（2）为了实现领导目标，提高效率，领导组必须实行劳动专业化，对各项任务和工作进行分工，并做到彼此间协调。

（3）核心的问题要分工合理，使人尽其才、才职相称。

第三节 领导素质与能力

一、概念

领导素质是指领导应具有的，在领导活动中起作用的基本条件和内在因素。领导的良好素质需要在实践中不断积累和提高,并在实践中接受锻炼和考验。

二、领导素质的分类

素质分为政治素质、知识素质和品德素质,这些素质对领导的能力、魄力、作风、风格、威信都有重要的影响。

三、领导素质的要求

(一)德

即道德,它是依靠社会舆论和内心信念调节人们之间以及个人和社会之间关系的行为规范及其相应的心理意识和行动总和。

(二)进。即进取精神

要在事业上取得成功和创新,应具有进取精神。领导应具有远大的抱负,重视和关心组织发展和自己所从事的工作,带动和鼓舞组织成员的干劲,增强组织的凝聚力。

(三)学

业务素质是领导对完成本职工作所需要的业务知识和技能的精深程度和造诣的反映,直接影响着领导工作和领导艺术。

(1)勤奋好学。要有强烈的求知欲望,对周围事物保持好奇心和探索欲,对追寻事物的本质有着浓厚的兴趣,进而深入思考组织中发生的问题,不断产生新的创意并掌握最新的科学技术知识。

(2)学习能力。不但要有不断获取最新知识的愿望,还要有吸收、转化和综合这些不同门类知识的实际能力。

(四)作风。即科学与民主的作风和态度

科学的作风表现为尊重客观规律,诚实地对待现状,不弄虚作假,不投机取巧。民主的态度表现为充分相信组织成员,鼓舞组织成员积极参与,在创新活动中广征博采、集思广益,将众人的力量集中在一起,增强组织的凝聚力。

(五)识

远见卓识的大局观。

(1)大局观。领导要对整个组织负责,因此其思维出发点必须是组织整体,而不能从个人、小集体或者部门出发。

(2)未来导向的思维方式。这种思维是动态的、跳跃性的,在准确分析预测的基础上,将注意力集中在环境的变动及其趋势上。

(3)对最新知识、信息的掌握和及时更新创意,提出更具创造性、突破性的设想和创意。

(4)丰富的想象力。

（六）才

是通过实践而形成的技能。领导的才能主要包括如下几点：

（1）开拓创新的能力。具有创意能力，运用创造性思维，提出突破性想法。

（2）掌握应用能力。综合、吸收、容纳组织成员的各种创意、意见、设想，将其中各种合理的成分系统地综合成一个方案。对方案进行不断改造、重新组合，根据实际情况进行不断地调整，形成新的方案，并在其中融入新的因素和新的意见，将其迅速地付诸实施。

（3）应变能力或环境适应能力。迅速地把握环境中的变动因素，及时采取措施，调整组织的运行和创新的过程，是一种快速应对能力。

（七）体

领导除要保持良好的身心健康外，还要特别重视公众形象的修养，注重礼仪礼节，优雅的衣着和仪表以及得体的言谈举止。

四、领导能力

（1）具有统帅全局能力。将护理院作为一个整体来管理，从有提高掌握全局能力。

（2）具备多谋善断的决策能力。

（3）增强计划和实施计划的能力。

（4）增强控制和评价能力。

（5）提高人事组织的才能。

第四节　护理院院长

一、护理院院长定义

护理院院长是护理院管理中的一个特定位置，它被赋予院长的领导权利、责任和义务，在院管理工作中，又是管理者的角色。在护理院工作中是具体的领导者和组织者，需要领导、指导和带领全院员工共同完成护理院的任务和目标，处理院内各种危急和突发事件。

二、护理院院长管理作用

护理院自身的基础和条件不同，院长的资历、阅历、个性和风格个体差异大。护理院院长应"一切从实际出发，实事求是"，根据自身护理院的特点和条件，采取适合自己护理院发展的办法和策略。作为护理院的管理者有以下作用。

（1）指挥作用。指挥是领导者的一项基本工作。实现正确指挥，领导者必须用好手中权力。要大胆谨慎、坚持原则。院长在指挥过程中要积极进取，指挥果断、明确、有魄力。善于听取他人意见,集思广益,使指挥正确。

(2)协调作用。院长在引导组织成员达到共同目标的过程中,要把院内员工的利益融合在一起,使院内建立合作的人际关系。

(3)沟通作用。院长正确的领导可以促成上下级之间的有效沟通,良好的沟通促使员工积极交流思想和信息,认识组织的共同目标,增强组织的凝聚力,提高护理院工作效率。

(4)激励作用。院长的职能可以使院长充分了解员工的需要,提高工作兴趣,激发和鼓励员工的工作热情,调动工作的积极性,实现组织目标。

三、护理院院长职责与权限

(1)依照国家和政府的有关法律与政策,负责全院的全面工作。在上级主管部门或卫生行政部门领导下,根据党的方针、政策及卫计委对护理院的总体要求,做好行政业务工作。

(2)在主管部门的领导下,负责完成上级主管下达的各项目标管理和本院的工作计划,并向有关领导请示汇报本院的工作。组织制订护理院发展规划、工作计划,并贯彻实施,做好管理检查及总结工作。

(3)负责全院的财务管理和使用工作,坚持财务开支一支笔审批制度。

(4)主持院长办公会议、院务会议,研究和讨论决定重大问题。制订本院的长远规划和年度计划,并组织实施。对工作要有布置、有检查、有汇报。

(5)加强学习,不断提高管理水平和业务能力,检查并落实全院的精神文明、综合治理、消防、计划生育工作。督促各项医疗工作制度和治疗常规的执行,定期检查,不断提高医疗质量,减少医疗缺陷,防范医疗事故,保证护理院工作正常有序进行。

(6)关心员工福利,了解掌握全院人员的思想、工作及生活情况,发现问题及时解决。

(7)贯彻民主集中制原则,搞好领导班子建设,不以权谋私,办事公道,执行制度纪律严明。负责加强行风政风建设以及规范化精神文明建设。

四、护理院院长管理艺术

(一)授权

(1)授权的概念。授权是领导通过员工和下属提供更多的自主权,以达到组织目标的过程;实质就是让别人去做原本属于自己的事情,自身仍有监督和最终的责任。授权过程是科学化和艺术化的过程。

(2)授权的原则。授权的基本依据是目标责任,要根据责任者承担的目标责任化的大小授予一定权力。在授权时应遵循下列原则:

① 视能授权。这是授权中最根本的一条准则。

② 合理合法。通过合理的程序和合法的途径进行授权,坚持"大权集中,小权分

散"的原则。

③ 监督控制。领导在下授权力的同时不能逃避责任,否则授权便丧失了应有的激励功能。

④ 权责对等。组织中的权利和职责必须保持对等。领导的职权、职责、职务三者应是对等的。

(3) 授权的步骤。授权由六个步骤组成:

① 分析、确定什么工作需要授权。

② 选择授权的对象。

③ 明确授权内容。

④ 为被授权者排除工作障碍。

⑤ 形成上下沟通的渠道。

⑥ 评价授权效果。

(二) 决策

(1) 决策的概念。决策是为了实现一定的目标,借助一定的手段和方法,从两个或两个以上方案中进行选择,并将选择的结果组织实施的全部过程。决策是领导的一项基本职能。

(2) 决策的原则。

① 经济效益和社会效益相结合。

② 可能性和现实性相结合。

③ 定量分析和定性分析相结合。

④ 领导与专家相结合。

⑤ 局部和全局相结合。

⑥ 近期利益和远期利益相结合。

⑦ 决策工作的规范性和灵活性相结合。

(3) 决策的程序。

① 确定决策目标。必须达到目标,希望完成目标和不予重复的目标。

② 拟定备选方案。在决策过程中,往往是对多方案进行取长补短的重新组合,形成两个以上新的备选方案。

③ 评价优选方案。

④ 组织实施方案。

(三) 激励

(1) 激励的概念。"激励"本身是一个心理学的一个术语,指的是激发人动机的心理过程,即通过激发人的动机,是被激励者产生一种内在的动力,像所期望的目标前进的心理活动过程。将激励这一概念放在管理者中就是通常所说的调动人的积极性。

(2) 激励的作用。美国哈佛大学教授威廉·詹姆斯(William James)通过对员工激励的研究,提出以下公式:

$$工作绩效 = f(能力 \times 激励)$$

这一公式表明,在能力不变的条件下,工作绩效的大小,取决于激励程度的高低,激励程度不断提高,工作绩效就会越来越大;激励程度低,工作绩效也会随之下降。

(3) 激励的过程。

① 洞察需要。这是激励机制的源头,也是激励的切入点。

② 明确动机。这是激励的前提,动机是人们进行各种活动的直接原因。

③ 满足需要。这是激励的核心,就是将个人目标和组织目标统一起来。

④ 激励与反馈、约束相互补充。激励必须与约束相结合,才能有效地发挥其作用。

五、护理院管理者的主要内涵和要求

(一)管理者内涵

(1) 管理护理院的目的是明确办院的方向和指导思想,从理论高度认识护理院的地位和作用。

(2) 管理的对象包括人、财、物。人是医院管理者中最重要的对象,作为医院管理对象中的人包括管理者、医务职工和工勤人员。医院对财务的管理者,即是对资金的管理者,要求要对资金的利用率达到最优化。

(3) 组织机构与人员编配包括决策领导层、科室职能层、执行层和后勤保障层的编设与人员的合理编配。各司其职,围绕护理院中心工作,保证系统高效运行。

(4) 职业道德与行风政风。护理院各类人员的职业道德修养都是精神文明建设的重要组成部分,内容包括各类工作人员职业道德准则、行为规范和培养途径等。

(5) 医疗护理质量管理者。医疗护理质量是护理院管理者工作的一项重点内容。目前注重全方位的质量管理者,即全员(参与服务的全体人员)、全程(患者从入院到出院的各个环节)、全面(与质量有关的各种因素)的管理者。

(6) 规章制度和各级人员岗位职责是保证护理院各项工作的正常运行。

(7) 医护业务管理者的工作是护理院的中心工作,是护理院的生命线,是管理者工作的重点。它包括护理院制度的研究和制订,护理院诊疗技术、临终关怀及长期照料护理的管理等。护理院应坚持科技兴院,形成老年护理技术服务特色。

(8) 医疗设备管理者的工作包括设备的购置、使用、维修、保管和更新等。

(9) 后勤物资管理者的工作包括各种物资的计划、采购、分配、保管、使用、维修等。

(10) 管理者的环境。管理者要适应环境变化。管理者环境分内外部环境。护理院管理者的内部环境,包括护理院管理者的一些基本要素,如人财物等。护理院管理者的外部环境,包括政治、经济、社会文化、科学教育等一般外部环境以及社会人群健康状况、医疗需求、卫生服务系统等特殊外部环境等。护理院管理者是随着内外环

境的变化而不断发展的。

（11）经济与财务管理者。其工作主要指合理使用人力、物力、财力，严格成本核算，注重经济效益。护理院的财务管理者的工作是指财务计划、财务制度、资金的有效运转、财务监督等。

（二）管理者要求

（1）行政方法是实施护理院管理的重要手段。它是依靠行政组织的权威，运用命令、规定、指示或条例等手段，按照行政系统层次管理模式来直接指挥下属工作的，因此行政方法的强制性是管理者所必须采用的。护理院不同于其他医疗卫生单位，在采用行政方法实施管理时，必须考虑护理院自身的特点。

（2）经济方法。指运用内部分配诸如工资、奖金、罚款以及目标责任考核制等一系列经济手段来组织、调节和影响职工的活动，以提高其工作效率、社会效益和经济效益。

（3）目标管理者的工作是采用非营利为目的的行业或单位的主要管理模式，将整体任务的总目标层层分解、明确责任、逐级落实。责任制的各项指标，是考核和评价工作的依据，具有一定的指令性和法律性，正确实施责任制，将有效地提高管理者效能。护理院院长为保证其工作目标任务的完成而制订的规章制度、实施的法规管理者应注意三个问题：一是有法必依；二是执法必严；三是功过分明，奖惩分明。

（4）思想方法。管理好护理院，必须要有科学的思想方法。实事求是，一切从实际出发的思想方法；整体的、系统的、发展的思想方法；具体问题具体分析的思想方法；相信和依靠群众的思想方法。在运用这些思想方法时，应该是相互联系和密不可分的。

六、护理院院长任职程序

（1）根据公立护理院领导班子和干部队伍建设的需要，调整和任免的岗位和干部，由上级党组织提出拟调整的意见。

（2）经民主推荐、评议，广泛听取意见，提出选拔任用或调整对象。

（3）按规范对拟任公立护理院长实施全面考察，写出考察材料，向上级党组织汇报。

（4）上级部门召开党政联席会议集体讨论决定，每个党工委委员充分发表意见，获得到会委员半数以上通过有效。

（5）采用党工委委员表决的方式决定任免事项。

（6）上级党组织书记、副书记或分管领导找任免干部谈话。

（7）组织见面、干部任免谈话时应有两个以上同志参加，并做好记录，以备考查。组织见面和谈话后经公示无异议后，由卫生局党工委统一发文。

（8）新提任职位的均实施一年试用期，试用期满经考核合格后正式任职。

（9）任职。

第五节　当好护理院院长指南

一、护理院院长特点

（1）护理院是基层医疗机构，管理者体制是横宽纵短、层次少、事情杂、头绪多。

（2）护理院又是小社会，"衣食住行，生老病死"，院长样样都要管。尤其是在新医改和医养结合形势下，护理院又面临着新的问题，即医疗保险制度改革和护理保险制度新探索，供需矛盾巨大，护理工作繁杂以及院内安全等很多事情需要院长自己想办法。

（3）护理院院长大多是超负荷工作，其工作的特点决定了院长很容易被事务缠身，事无巨细都要院长解决。

二、护理院院长角色

（一）基本概念

（1）角色是描述一个人在某种位置状况下被他人期望的行为总和。每一种角色只是一个人的某一个方面，一个人可以同时担负着多种角色。但在一定场合中，一个人只能充当一种角色，否则会发生角色冲突。

（2）护理院院长角色。护理院长角色是护理院管理者中的一个特定位置，它被赋予院长的领导权利、责任和义务。护理院院长在管理工作中，主要是管理者的角色，在护理院工作中是具体的领导和组织者，需要领导、指导和带领全院员工共同完成护理院的任务和目标，处理院内各种危急和突发事件。

（3）护理院长角色期望。院长角色期望的来源主要有院领导班子、职能部门、临床科室、后勤财务等组织，以及患者、全院员工群体等。从组织角度来说，期望和要求主要反映在院长的岗位职责、规定、工作细则中。

（二）护理院院长工作的规律

护理院自身的基础和条件不同，院长的资历、阅历、个性和风格个体差异大。护理院院长应"一切从实际出发，实事求是"，根据自身护理院的特点和条件，采取适合自己护理院发展的办法和策略，做好护理院长角色。

（三）护理院院长的自我管理者

（1）院长在日常生活管理者工作中，要注意培养个人的慎独精神及对全院员工的行为影响力，注意从思想上重视个人素质的提高。

（2）一个优秀的护理院院长所具备的素质和修养不是天生的，而是来源于坚持不懈的学习与长期积累；增强学习意识，理论联系实际，创造性开展工作。

（3）在护理院管理者中，院长还要重视在不断的实践中形成自己独特的管理风格，以带领全体员工形成积极向上、技术优良、服务优质的一支队伍。

三、护理院长领导作用

（1）指挥作用。指挥是领导的一项基本工作。实现正确指挥，领导必须用好手中权力。要大胆谨慎、坚持原则。院长在指挥过程中要积极进取，敢于争胜，指挥果断、明确、有魄力。善于听取他人意见，集思广益，使指挥正确。

（2）协调作用。院长在引导组织成员达到共同目标的过程中，要把院内员工的利益融合在一起，使院内建立合作的人际关系。

（3）沟通作用。院长正确的领导可以促成上下级之间的有效沟通，良好的沟通促使员工积极交流思想和信息，认识组织的共同目标，增强组织的凝聚力，提高护理院工作效率。

（4）激励作用。院长的职能可以使院长充分了解员工的需要，提高工作兴趣，激发和鼓励员工的工作热情，调动工作的积极性，实现组织目标。

四、如何当好护理院院长

（一）要抓护理院大事

（1）大事的概念。大事就是在全局中处于主导地位，带有方向性、决定性、关键性的事情。

（2）要知道哪些是大事。在工作中，首先要正确区分大事和小事。一般来说，大事是指牵动护理院全局的，具有政策性、普遍性和倾向性的事。小事则是指只影响院内局部的事务性、偶然性和个别性的事。

（3）要避免大小事不分，院长要抓主要矛盾和区分责任。

（二）怎样抓好护理院的大事

（1）院长要以主要精力抓主要矛盾。要抓住那些影响护理院建设和发展的重点、难点和热点问题去分析研究，善于广泛听取各方面意见，注重调查研究，及时综合归纳，理出头绪，抓住主要矛盾。

（2）院长要抓好护理院规划的制订。

① 规划是领导的首要任务。院长是护理院的领导，必须把主要精力放在确定护理院的发展战略规划上，要从宏观上把握有关护理院总体目标的目标管理者上。

② 规划的制订是一个学习论证、调查研究的过程，是群众集体智慧的结晶。切实可行的护理院规划，是指导一个时期护理院建设的总纲。

③ 根据护理院的性质、任务和特点，确定护理院规划。规划的制订，反映护理院建设长期（5～10年）、中期（3～5年）和近期（年度计划）的目标。

④ 把规划和目标落到实处。规划和计划要落实到具体工作中，从每一项具体工作抓起，做到"三定"即定人、定时间、定任务，做到任务和责任到人，把各项工作落到实处。

（3）院长要抓制度落实。

① 完善的规章制度是实现护理院目标的基础,也是实现护院工作稳定、有序、协调运行的有效手段。

② 抓好"职责、制度、常规"的落实。制度、职责和常规是护理院多年的经验和总结,护理院基础医疗护理工作表现形式是基本的护理和医疗活动,其体现的内容与管理者依据就是"职责、制度、常规"。科室间的分工协作、医护环节的有序衔接,都要依靠制度保障。

③ 抓好规范化管理。护理院院容院貌、工作人员行为举止、制度落实、病区管理者等方面都要做到规范化。

④ 护理院应抓好各项制度的落实。护理院结合自身的特点制订完善的规章制度,避免烦琐,特别要注意规章制度的可行性和可操作性。

(4) 院长要抓好效益管理者。

① 经济是基础,经济状况是院长最关心的大事,经营状况是一个护理院综合实力的反映,经济管理者对院长显得尤为重要。

② 增强效益意识。通过成本核算,逐步降低成本,减少浪费,提高效益,实行"收支两条线"。院长对护理院的经济运行状况做到心中有数。

③ 完善经济管理者制度。建立护理院经济管理者细则、奖惩细则,发挥绩效管理者的经济杠杆作用,调动工作人员的积极性。

(三) 院长抓大事应注意的问题

(1) 领导必须干领导的事。善于授权是院长的主要素质,也是评价一个院长领导能力和水平高低的标准。院长要充分发挥副职的作用,副职职权范围内的事情要放手;而副职要加强请示报告。

(2) 院长不要干预下级的事。层级管理者是管理者学的法则。上级对下级,不能越级指挥,但可以越级检查。下级对上级,不能越级请示,但可以越级反映情况。

(3) 院长抓大事而不是小事样样管,事必躬亲等都是现代院长应力求避免的。

(4) 院长不要颠倒工作的主次,首先要明确院长的主要职责,院长的责任是带领全院职工前进,而不是代替职工前进。

五、提高护理院院长工作效率

(一) 院长必须认识的问题

(1) 三个"能不能"。一个院长要提高工作效率,就要学会对自己的工作进行衡量,即处理任何工作的时候都自问:① 能不能取消;② 能不能与别的工作合并;③ 能不能用更简便的东西代替。这就是说,可做可不做的坚决不做;与别的工作合并,节约人力、物力,无形中提高了效率;更简便的方法包含着更高的效率。

(2) 总结经验教训。

① 院长应善于从自己工作实践中去总结经验教训,这是提高工作效率的一个重要方法。

② 总结经验教训就是总结规律性的东西,用以指导护理院以后的工作实践。

③ 一个护理院长不仅要善于总结大事,对日常工作也要注意总结,找到提高效率的线索,排除浪费,提高工作效率。

(二) 院长提高效率的方法

(1) 提高会议效率。

① 在现代护理院管理者中,利用会议互通信息,安排、协调、咨询、决策等是经常性的,也是十分必要的。

② 院长召开会议要有目的、有准备、有计划、有控制,首先弄清是否有必要开会,可开可不开的会就不开。

③ 会议作风:发言准确,只谈与议题相关的事情,力求准确,以便迅速、精干地解决各种问题;要使会议的结果与会议目的相符;要说短话、开短会,不搞"疲劳战术"。

(2) 关于运筹时间。

① 时间管理者。指在同样的时间消耗情况下,为提高时间的利用率和有效率而进行的一系列活动,它包括对时间进行计划和分配,以保证重要工作的顺利完成,并留出足够的余地处理突发事件或紧急变化。

② 院长有效管理时间,就可以最小的资源投入,获得最大的效益,做到事半功倍。院长在有限工作时间内通过合理安排,可以保证最重要的工作得到及时落实,并有充分时间处理其他问题,提高时间的使用效率。

③ 时间管理的基本程序:(a) 评估时间的利用情况;(b) 制订时间管理者计划;(c) 实施时间管理者计划;(d) 回顾和总结。

④ 时间管理者的方法。

● ABC 时间管理者法,就是以事项的重要程度为依据,将待办的事情从重要到轻的顺序排序划分为 A、B、C 三个等级,然后按照事项的重要等级完成任务。运用 ABC 时间管理者法的核心抓住关键因素,以解决主要矛盾,保证重点工作,兼顾一般,有效利用时间,提高工作效率;

● 拟定时间进度表法;

● 时间管理者统计法,目的是对时间进行记录和总结,并可分析浪费的原因,评价时间的应用情况以采取适当的措施节省时间;

● 确定优先工作的方法,根据时间管理者的原理,院长要达到良好的工作努力/工作效益比率,则必须优先处理最有价值,最紧的任务;

● 养成良好的工作习惯,避免浪费时间的主客观因素。

(三) 调动下属的积极性

院长调动下属的积极性、主动性和创造性以提高工作效率,直接关系到护理院管理者成功与否。

(1) 合理设置目标。

① 调动员工的积极性取决于能力和动力;② 能力的发挥在很大程度上取决于动

力,也就是他有多大的愿望去贡献自己的能力;③ 个人动力的公式:个人动力=目标价值×达到目标的可能性。

(2) 注意院长的工作作风。

① 院长对下属的态度和言行,对调动下属的积极性非常重要;② 对员工要公正,赏罚分明;③ 对员工的指示要明确,决断要及时;④ 对下属平时要求严格,但一旦出现了问题院长要首先承担责任;⑤ 不要轻易许诺,既许诺就要切实做到,切勿失信于下属;⑥ 不要强迫下属做理所不能做的事情;⑦ 既用下级,就要充分信任。

六、院长要有激情的标准

(一) 院长的激情工作会振兴护理院发展

(1) 在群众面前院长要显得朝气蓬勃、劲头十足和精力充沛。

(2) 对下属要有热情、有感情、有激情和干事务实。

(3) 说话有激情,在员工面前不说泄气话;用进步的、光明的、清新的鼓舞,引导员工往前看。

(二) 优秀院长的三条标准衡量

(1) 护理院团结、稳定、有正气。

(2) 护理院有优势、有效益、综合实力强。

(3) 有解决大问题和危机的能力。

(罗 维 陈 琦)

第七章

护理院质量管理

第一节　质量基本概念

一、质量

（一）质量的定义和概念

（1）定义。GB/T1 9000—2000 idt ISO 9000：2000《质量管理体系 基础和术语》标准关于"质量"的定义是：一组固有特性满足要求的程度。

（2）原联邦德国质量协会（DGQ）的定义是：质量是一种商品或一项服务工作适合于完成预定要求的属性，预定要求取决于使用目的。这一定义也适合了医疗护理质量管理。

（3）质量概念既可以用来描述产品和活动，也可以用来对过程、体系甚至组织进行描述。这个概念突出反映了质量概念的广泛包容性。

（4）"固有的"就是指某事物或某物中本来就有的，尤其是那种永久的特性；"特性"是指"可区分的特征"，如具有物理特征的特性、感官的特性、行为的特征、时间的特性、人体工效的特性和功能的特性。

（5）质量概念的关键是"满足要求"，作为评价检验和考核的依据。

（二）质量的含义

（1）质量这个词常用于两个不同的范畴，一个是指产品、工作或服务优劣的程度；一个是指物体的物理质量。

（2）质量是某一事物区别于其他事物的一种内部规定性，由事物内部的特殊矛盾规定的。

（3）质和量两种规定的统一。质的稳定性是以一定量的活动限度为必要条件的；量是事物存在的规模和发展的程度，是可以用数量表示的规定性，其又受质的制约。

二、质量特性

GB/T1 9000—2000 idt ISO 9000：2000《质量管理体系基础和术语》标准关于

"质量特性"的定义是"产品、过程或体系的要求有关的固有特性。"

对于产品来说,质量特性通常包括:性能、寿命、可靠性、安全性和经济性。质量特性可以引入物理量的概念分为四类。

(1)可以进行定量分析的特性,如长度、重量、流量等,可以进行计量质量管理。

(2)可以计数的质量特性,如个数、次数、频数等,可以进行计数质量管理。

(3)还有一些质量特性只能进行定性分析(分类),如转归、分型、可达范围等,也要采用相应的管理方法。

(4)医疗、护理质量主要是定性分析和计数判断的质量特性。

三、质量的范围

某事物质量要素和管理因素能决定的内容,均属于质量范围。

(一)质量范围的分类

可分为绝对质量范围和相对质量范围:

(1)绝对质量范围是指质量要素所决定的特性,是绝对不变的。

(2)相对质量范围指质量管理所确定的范围,这种范围是可变的。

医疗、护理质量范围应根据医疗、护理特性进行客观判断,是按其绝对质量范围进行判断,而不应与非质量因素混同起来,医疗护理质量范围不应超出医疗、护理质量特性范围。

(二)护理院质量范围

(1)护理院质量范围是一个较复杂的问题,凡是与护理院质量要素和管理因素所包括的工作服务内容均属质量范围。

(2)护理院质量控制范围重点是护理、医疗质量,其范围包括护理、医疗质量的特性和医学服务质量决定要素。

(3)护理院非质量控制范围是因护理、医疗科学技术尚未能控制的因素导致的疾病预后,不属于护理、医疗质量范围。

(4)分清质量范围和非质量范围,是明确护理院质量概念的重要问题。

四、质量缺陷

(一)概念

(1)质量缺陷是指不符合技术规定的一种特征表象,缺陷的制订标准就是技术标准。

(2)有没有质量缺陷是认识质量的基本标志,是质量是否合格的分界线。

(3)一切不符合质量标准的现象都属于质量缺陷。

(二)质量缺陷程度的分类

(1)危险缺陷(危及人的生命)。

(2)重要缺陷(可使用性严重降级)。

(3) 次要缺陷(可使用性降低不多)。

（三）护理院质量缺陷判断

(1) 质量控制是控制质量缺陷的发生的关键方法。

(2) 一切不符合护理院质量标准的现象都属于质量缺陷。质量缺陷的大小、多少及其影响使用价值和服务效果的程度不同,严格判断护理院质量缺陷是明确质量概念的关键。

(3) 护理院医疗护理工作中的差错、事故也是一种质量缺陷。但是质量缺陷不能完全由质量决定的功能(可使用性)或后果形成绝对的联系来判断质量缺陷。

五、护理院服务的质量特性

（一）服务质量特性是服务产品具有的内在的特性

(1) 服务的质量特性具有一定的特殊性。

(2) 服务质量是患者可以直接观察或感觉到的,如护理服务态度和服务设施完好程度等。

(3) 服务质量反映服务业绩的特性。

（二）护理、医疗质量服务特性

(1) 功能性。功能性是护理院服务质量中最基本的特性,是指护理院护理、医疗服务所发挥的效能和作用。

(2) 安全性。安全性是指患者在护理、医疗服务过程中的生命健康和人的尊严不受到伤害和损失的特性,如护理院护理医疗各项制度、职责和操作常规健全以及生活设施设备、防火和防盗措施的健全等。

(3) 文明性。文明性是患者在接受服务过程中满足精神需要的程度。护理院服务以人为本,患者期望得到爱心、热心、贴心的服务,在尊严、温馨、友好和家庭式自然和谐的气氛中。

(4) 舒适性。患者在服务过程的舒适程度,包括护理院服务设施的完备和适用,方便舒服,环境整洁、美观和有序。

(5) 经济性。患者在护理、医疗服务中得到合理费用的程度,如不发生过度医疗和不必要的费用。

六、顾客(患者)满意

（一）护理院质量

(1) 质量是以患者要求为始点,质量又以患者满意度为终点。

(2) 护理患者是护理院所提供护理、医疗产品的对象,为了确保护理患者服务接受者的满意,护理、医疗服务产品必须是优质的。

(3) 护理院必须在整个护理、医疗和后勤膳食等服务质量全过程中听取护理患者意见,了解他们的需求,并使患者对服务满意。

（二）顾客（患者）

（1）顾客。GB/T1 9000—2000 idt ISO 9000：2000《质量管理体系基础和术语》标准关于"顾客"的定义是：接受产品的组织和个人。顾客可以是组织内部的或外部的。

（2）护理院的顾客是指接受护理院护理、医疗服务的对象，即护理患者；护理患者对服务需求的掌握和患者满意度的测量与评价是关键。

（3）护理院的所有员工和科室都直接或间接地服务于患者，为患者提供护理、医疗和后勤服务。

（4）护理院中的每一个部门、每一个服务环节都应树立"患者至上"和"质量第一"的服务观念，在服务过程之间的衔接和协调，护理院才能成为一个真正的整体，组织的机构才能保持在一种最佳的状态。

（三）顾客（患者）满意

1. 顾客满意的定义

GB/T1 9000—2000 idt ISO 9000：2000《质量管理体系、基础和术语》标准关于"顾客满意"的定义是"顾客对其要求已被满足的程度的感受"。

2. 患者满意的三种感受

患者对服务满意与否，取决于患者接受护理、医疗服务或对服务的感知同患者在接受之前的期望相比较后的体验。通常情况下，患者的这种比较会出现三种感受（见图 7 - 1）。

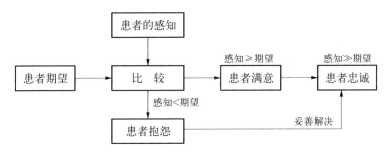

图 7 - 1 患者满意期望与患者感知比较后的感受

（1）当感知低于期望时，患者会感到不满意，甚至会产生抱怨或投诉。

（2）当感知接近期望时，患者就感到满意。

（3）当感知远远超过期望时，患者就会从满意产生忠诚。

由此可见，患者满意度是指患者事后可感知的结果与事前的期望之间作比较的一种差异函数。

3. 患者满意度和基本特征

（1）主观性。

① 患者的满意程度是建立在其对护理、医疗和后勤产品和服务的体验上，感受

的对象是客观的,而结论是主观的。

② 患者满意的程度与患者的自身条件,如知识经验、收入状况、生活习惯、价值观念和疾病程度等有关。

(2)层次性。处于不同层次需求的患者对服务产品和服务过程的评价标准不同,因而不同地区、不同阶层、不同疾病的患者或一个患者在不同条件下对护理、医疗服务的评价不尽相同。

(3)阶段性。患者对护理、医疗和服务的满意程度来自过去的经验,服务也有时间性,因而呈现出阶段性。

第二节　护理院质量管理

一、概念

（一）质量管理

(1)狭义的护理院质量管理概念。护理院的传统质量管理即医疗质量管理。狭义的质量管理概念的主要特征:一是以科室作为主要的质量管理单位;二是主要由医生通过执行医疗制度、常规和自我评价进行医疗质量管理控制;三是以传统的医疗指标作为医疗终末质量管理统计评价指标;四是局限于医疗技术和医疗效果的质量管理,基本不涉及服务质量管理及医疗费用。这种狭义的质量管理范围,虽然逐渐地扩展到护理部门和各医技科室,但仍是医疗业务部门分别进行的局部质量管理控制,而不是系统化的质量管理概念。

(2)广义的护理院质量管理概念。广义的质量管理是包含基础质量管理、环节质量管理和终末质量管理,以及医疗技术质量管理和服务质量管理的全方位系统化的质量管理管理概念。这种概念应包含以下基本观点:

① 把护理院质量管理作为护理院管理的首要职能,作为与经营、医疗、科技同等重要的专业。

② 质量管理由院长亲自领导,行使质量管理决策职能,而不只是推给其他领导干部或行政职能部门去管。

③ 各级、各部门管理者承担各自相应的质量管理职责。

④ 质量管理与每一位职工密切相关,他们的工作都直接、间接地影响着服务质量管理。

⑤ 护理院以医疗质量管理为重点,还必须十分重视服务质量管理和降低质量管理成本;以护理院各项工作质量管理保证总体服务质量管理。

⑥ 护理院质量管理应成为全院整体的系统性活动,必须在质量管理体系建设下功夫,通过质量管理策划、质量管理控制、质量管理保证、质量管理改进,开展质量管理可持续提高的管理活动。

⑦ 护理院质量管理不是满足于现已达到的某些质量管理指标,而应该树立质量管理永无止无境的信念。

（二）护理院质量管理的发展趋势

我国已经确定了提高人民健康水平两大方面的内容,其基本内涵就是提高人民群众生活质量和生命质量。护理院作为卫生体系的重要组成部分和医疗卫生服务和组织机构,要适应新时期卫生工作奋斗目标的要求,并在新时期不断发展,必须以患者为中心加速完善护理院质量管理体系,加强全面质量管理,使我国护理院质量管理逐步进入世界先进行列。新时期护理院质量管理发展的总趋势是向全方位、多层次管理方向发展。

二、护理院质量管理的原则

（1）分级管理原则。上级部门定期对护理院工作质量进行检查指导,护理院经常抓好本院的各项工作质量,科室抓好本科的工作质量,个人保证自己的工作质量。

（2）分层管理的原则。指标反映的问题,要在工作质量上找原因,工作质量的问题,要在基础质量上下功夫,不论多么现代化的管理,护理院还是从一个人、一份病历、一个操作、一部仪器、一项制度抓起。

（3）制度管理原则。护理院管理中大量的是技术管理,对日常医疗操作、医疗活动的管理。各级领导必须深入医疗第一线,严格执行各项职责、制度和常规,保证医疗安全,保证质量要求,并争取逐步实现护理院各项工作管理制度化。

（4）动态管理原则。必须实施医疗全过程管理。从入院到出院,以至随访,都列入质量管理之内。工作有连贯性,按照一计划、二落实、三检查、四总结（即 PDCA）的步骤去做。大的方面这样做,解决一个具体问题也这样做。

（5）利益管理原则。不吃大锅饭,奖惩分明,每个人、每个科室的工作质量要定期公布,激发荣誉感,并在评功、授奖、晋职、调级中体现出来。可以试订质量管理奖惩办法,以利工作的深入开展。

（6）思想管理原则。质量是人来完成的,管理工作必须从人的思想入手,主要依靠提高政治觉悟,建设社会主义精神文明,以白求恩为榜样,把提高工作质量作为全心全意为人民服务的自觉行动。

三、护理院质量管理的特点

护理院质量管理必须从护理院工作的实际出发,参照现代质量管理的一些思想和方法,结合护理院医疗工作的特点进行。

（一）为患者服务

用医疗技术医治疾病,为患者服务,是护理院工作的基本特点。护理院质量是属于医疗服务工作质量性质,核心是医疗质量。护理院各项工作质量,不论是直接的或间接的都是为患者服务。

（二）质量控制，预防为主

护理院服务对象是患者，任何工作疏忽和处理不当，都会给患者造成不良甚至严重的后果。同时，医疗质量有其自身形成的规律，应按照规律进行管理，而不仅仅靠事后的检查评比，即强调质量控制，预防为主。

医疗质量控制的特点是"双向作用"因素反馈控制。由于医疗质量要素各自存在着质量差异，特别是它们的管理状态（结合状态）有差异，当它们作用于患者机体的时候，一般都同时具有有利于患者的作用和不利于患者的作用，这就是护理院工作的"双向作用"。医疗质量控制就是最大限度地限制和阻断医疗服务措施对患者不利的作用，充分发挥和强化医疗服务措施对患者有利的作用。

（三）系统管理

医疗质量的形成是护理院各方面工作综合的结果。系统质量管理就是将有关质量的相互联系又相互区别的诸要素全面地进行管理，并进行质量反馈的动态过程，也就是全过程的、全院性的质量管理。

现代护理院是一个完整的医学服务体系，它以医疗工作为中心，同时，围绕着医疗工作的一切服务工作都应该符合医学科学要求。例如对患者的生活服务就是整个护理院医学服务的重要组成部分。护理院不仅要针对每个患者的特殊疾病相应地采取完善的诊断、治疗、护理措施，从而形成特异性的医学服务（医疗服务），同时，还需要对所有服务对象从卫生学、营养学、护理学、医学心理学、护理院工程学等各方面，采取完备的医学服务措施，这是共性的、非特异性医学服务。

总之，护理院是一个系统，从它的运行过程分析，护理院工作质量是以医疗质量——特异性医学服务质量为中心，同时，非特异性（共性）的医学服务质量也是与医疗质量有机结合的重要组成部分。广义的护理院工作质量还应该包括人员质量、领导决策质量、教学质量、科研质量，预防保健质量、社会服务质量等。

（四）标准化管理

标准化是科学管理的基础。质量标准化是质量管理的基础工作，也是质量管理的依据，没有标准就无从进行质量管理。应把每个工作环节的质量要求及其检查评定制订成标准，形成标准化体系进行管理。制订质量标准应从客观实际出发，特别是医生诊疗工作是一项随机性很强的业务，每个患者的治疗对策不同，每次均需做出判断。诊疗常规标准是必要的，但只能是诊疗疾病的基本程序和原则，这种医疗工作的特殊性不可不注意。

（五）数据化

没有数量就没有准确的质量概念，现代质量管理要求"用数据说话"。分析判定医疗质量也应讲求数据化，多采用统计学的方法。但是当前医学科学尚未达到定量的水平，医疗工作与工业生产不一样，医疗信息的特点是定量的直读信息少，判断信息量大。因此对医疗质量的定量分析除少部分以外是困难的。目前的医疗统计指标以及一些病例数学模型方法，虽然是以数据为依据的，但就其性质说仍是定性的方法,往往不是精确的定量的东西。要认识这种数据的局限性,才能科学地对待这些数据。

（六）科学性、实用性

质量管理必须讲究实际效果,在护理院主要是保证和提高医疗服务效果。因此管理方法必须有科学性和实用性。科学性是指质量控制方法要从医疗工作实际出发,合乎医疗工作规律,反映事物的本质;实用性是指方法要可行,而且能见实际效果,要避免烦琐,力求简化。

四、护理院质量管理的过程

针对护理院的质量管理可以分为两大部分:第一部分主要是质控组对医疗护理各阶段的过程及服务的监控与评审;第二部分主要是完善质控组内部的管理机制,使其对业务实现有效管理。

（一）面向医疗护理过程及服务质量管理

（1）制订质量保证计划。质量保证计划与整个医疗护理计划和配置管理计划相一致,在医疗护理计划阶段予以确定,由分管院长及质控组长审批。

（2）过程质量检查。质控组按计划周期性或定期根据检查表检查医疗护理执行过程是否符合既定规范,如发现不一致,应分析原因并协助改进。

质控组记录检查中发现的问题,总结经验教训,通报给临床医务人员、上级领导及相关人员。

（3）问题跟踪与质量改进。对于发现的问题,建立问题日志,跟踪问题解决的过程,记录问题状态,直至问题解决为止。日志由质控员负责维护和跟踪。

质控组识别出在业务内难以解决的质量问题,将问题递交给上级领导,由上级领导给出解决措施。

质控组分析护理院内共性的质量问题,给出质量改进措施。

（二）面向质控组的管理规程

（1）质量管理培训。质控组成员对质量的了解是过程能得以贯彻的保证,因此对所有参与者实施培训是保证实施质量的关键。为此质控组成员都要接受有关质量管理工作的培训,培训的内容是质量管理过程和业务质量管理计划。

（2）质量状况监督。质量管理状况监督的目的在于改进质量保证过程,提高医疗护理质量。

第三节 护理院质量管理的基本方法

一、质量管理的工作程序——PDCA 管理循环及应用

此法是美国质量管理专家、统计学家戴明（Deming）于 20 世纪 50 年代提出来的,

所以又称戴明循环,简称戴明环,或 PDCA 循环,是计划(plan)、实施(do)、检查(check)、处理(action)四个英文单词的缩写。PDCA 循环最初用于工业产品的质量管理,继而逐渐用于医院质量管理,并成为医院质量管理的基本方法。

(一)循环管理法的内容及步骤

(1)计划阶段。分析现状,找出存在的质量问题;分析产生质量问题的各种原因或影响因素;从各种原因中找出影响质量的主要原因;针对影响质量的主要原因,制订措施,提出行动计划。

(2)实施阶段按预定计划和措施分头执行。

(3)检查阶段调查了解执行计划的结果,找出差距。

(4)处理阶段总结经验,把肯定的成绩、成功的经验都纳入相应的标准或订入规章制度,惯性运行;找出差距和尚未解决的问题,在此基础上再转入下一个循环(见图7-2)。

(二)循环管理法的主要特点

(1)大循环套小循环,小循环保大循环,并推动大循环。

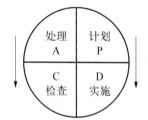

图 7-2　PDCA 循环管理示意图

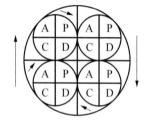

图 7-3　大循环套小循环示意图

作为一种科学的管理方法,PDCA 循环适合于各项管理工作和管理的各个环节。整个大系统要按 PDCA 循环开展工作,而各子系统、各环节要按照 PDCA 循环开展工作,即各个环节、各个层次都有小的和更小的循环,直至个人。大循环要通过各子系统、各环节的小循环具体落实,各子系统、各环节的小循环要保证整体系统大循环的实现。大、小循环把各部门的工作有机地联系在一起,彼此协调,相互促进(见图7-3)。

(2)循环往复,阶梯上升,动态发展,步步提高。PDCA 循环不是一种简单的周而复始,不是同一水平上的重复,每循环一次,都解决一些问题,使医疗质量提高一步,接着又制订新的计划,开始在较高基础上的新循环,这种螺旋式的逐步提高,使管理工作从前一个水平上升到更高的一个水平(见图7-4)。

(3)PDCA 循环的关键在于"A"处理。能否使 PDCA 循环上升,不断前进,不断发展,关键在于本次循环的最后阶段——处理阶段,因为只有重视这个阶段,才能形成经验,吸取教训,制订出标准、规程、规章和制度,作为下一循环的重要组织内容,保证质量管理稳步提高,避免同类质量问题发生。

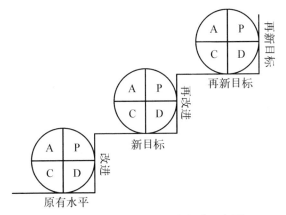

图 7 - 4   PDCA 循环螺旋式上升示意图

二、标准化管理及应用

在护理院管理实践中,标准化管理逐渐形成了较完整的理论和方法,并得到广泛应用。国家卫生部 1989 年印发了《综合医院分级管理办法(试行草案)》,这是全国范围内所进行的一次大规模的医院标准化活动,也是分层次地实施医院标准化管理和目标管理。

一定范围的护理院标准、护理院群体或项目标准,体现了标准的层次维、领域维、对象维,分别表示标准的波及深度、覆盖面、项目种类。随着时间的推移,护理院管理的实践将对原标准体系构成形式进行变动或予以否定,完善新的标准体系,制订新的标准。

标准化工作将由单一的强制性改为强制性标准与推荐标准相结合的体制,其中强制性标准占有较大比例。随着护理院分级管理评审工作的深入,护理院标准化工作将呈现崭新形势。

护理院标准化管理给电子计算机在护理院管理中的应用开辟了广阔的前景。标准的统一,使在一个地区、一个省甚至全国范围内护理院电子计算机统一管理成为可能。电子计算机的普及,使护理院管理手段现代化,必将更有利于护理院标准化管理的发展。

护理院标准本身也属耗散结构,护理院标准化管理随着社会环境的变化而不断深化,在无序的工作循环中谋求有序。有序不是永存的,无序才是经常的。标准设计后,不仅要在应用前修订,而且还要在使用中修改,不能只停留在过时的标准上徘徊。要选用有效的标准,淘汰过时的标准,以及时反映标准化管理的阶段效益。护理院的标准制订要在借鉴社会标准化工作经验的基础上,加速护理院标准化的进程。整个标准化是一个系统工程,在护理院标准体系构成中,有的还未配套,其支持系统,保障能力还很薄弱,有赖于社会物资的丰富,社会人群精神文明的提高。因此,护理院标准化管理与社会标准化是相辅相成的。

三、全面质量管理

21世纪的护理院质量管理,将突破单纯医疗技术和生物医学效应的全面质控(TQC),发展为质量管理与经营管理、科技管理、业务管理有机结合的全面质量管理(TQM),从而使全面质量管理提高到护理院发展战略的高度。

(一)全面质量管理是护理院管理的发展方向

(1)医疗质量管理是护理院质量管理的重点。医疗质量全面质控,包括以临床各科和医技科室技术项目和医疗功能达标、"三基"培训、系统化整体护理等医、护、技基础质量管理;以"四严"为前提的规范化三级医师查房、护理查房、急救等医疗护理技术全过程的质量控制及医技专业的室内质控等。

(2)优质服务是护理院全面质量管理的重要方面。《中共中央关于加强精神文明建设若干问题的决议》提出以服务人员奉献社会为宗旨,开展创建文明行业活动。这也是对护理院全面质量管理的一项要求。过去强调以医疗护理质量管理为重点是必要的。护理院工作以患者为中心,就要坚持一切为患者的办院宗旨,这个宗旨的核心是保证服务质量,其中医疗护理技术质量是内在质量,优质服务则是医疗服务的外在质量。如果只有医疗护理技术的全面质控,而忽视医疗护理服务作风、服务态度的重要性,是不能实现以患者为中心的办院宗旨的。因此,必须将优质服务作为 TQM 的基本内容。

(3)保证医疗安全、防范差错事故、减少医疗护理纠纷是护理院全面质量管理不可缺少的重要方面。尽管严重医疗护理差错和事故是极为少数,但其不良影响甚大,而且在背后必然潜藏着大量的质量问题。因此,不能因为多数护理院严重医疗差错、事故发生频率不是很高,而把医疗安全管理作为与质量管理不相干的个别问题。过去的护理院全面质量管理中,一般未突出地强调医疗护理安全的特殊重要性,而且对待严重医疗护理差错和医疗事故主要着眼于事件发生后的处理,缺乏经常有效的防范措施,因而成为护理院全面质量管理中的一个弱项。全面质量管理要求将医疗安全管理放在首要位置上来。

(4)医疗护理质量控制与成本控制并行不悖是护理院全面质量管理的基本内涵。护理院全面质量管理要适应社会主义市场经济体制,适应新时期卫生工作奋斗目标的客观要求,适应社会医疗保障体制的发展,就必须注重经营质量。其含义:一是护理院经营必须坚持以社会效益为最高准则,杜绝片面追求护理院自己的经济效益,而忽视质量和社会效益的错误行为。否则服务质量必然全面滑坡。从这个意义上来说经营质量是影响医疗服务质量的根本性问题。二是控制成本,就是在保证医护服务质量的前提下,降低医疗消耗和医疗费用,用较少的医疗费用为患者提供优质服务。

（二）宏观管理与微观质控相结合的多层次质量管理

新时期护理院质量管理的发展途径宏观的护理院质量管理与微观质控主要有以下五个层次：

（1）护理院临床科室及护理单元是服务质量管理的第一线。医疗技术质控、服务质量管理、医疗安全防范和医疗成本控制等，都必须落实到科室，才能够取得实际效果。因此。科室是微观质控的关键层次。在这个层次，首先是科主任、护士长及医技科室负责人的技术水平、质量意识和质量管理能力，代表、决定着整个科室的质量水平和管理水平。因此，必须依靠他们把好质量关，认真实施全面质量管理，实现以科室为单位的组织管理严密性、规章制度的严肃性、技术操作规程的严格性和临床思维的严谨性，加强科室基础质量、医疗工作环节质量和终末医疗质量的全面质量管理，使每个科室都建设成具有立体网络结构的基层质量体系。所谓立体网络结构就是科室质量体系的"三维结构""两类质控方法和技术""三级质量结构"的质量体系。

① 科室质量管理的"三维结构"：一是医、护、技的高、中、初三级技术职务之间自上而下的技术指导、质量监督和组织管理；二是医、护、技横向技术工作环节之间相互协调或协同作业的质量要求相互衔接及横向的相互质量检控；三是医、护、技人员个体化的技术操作的自我质控和自我约束。

② 在上述"三维结构"中，医、护、技各级人员充分运用适合各自专业特点的质控技术和质量管理方法：一是质控技术的充分运用，如临床药学技术、重症监护技术、医学检验质控技术等；二是常规的医疗质量检控制度和方法，如三级医师查房的诊疗质量检控、病案质检、医嘱查对、手术质量管理、院内感染控制等。

③ 医疗服务质量控制的特点之一，是在卫生技术人员的技术操作过程中，必须强调个体化的自我质控。这种自我质控力量首先取决于人员素质和技术水平的提高；同时，还必须通过加强质量教育强化质量意识。

（2）院级领导和管理职能部门的护理院质量的决策层和综合管理层次。我国护理院在以集权管理为主的管理体制下，院级领导和管理职能部门质量管理职能的发挥，决定着整个护理院的医疗质量管理水平和医疗服务水平。

首先院长的质量决策职能是十分重要的。包括质量管理战略决策、质量方针目标决策、质量管理方案决策、质量体系建设决策等。其次，院长还应该率先强化质量意识，深入科室抓质量、建立以院长质量查房为龙头的质量工作循环体系。医疗、护理及后勤等管理职能部门不仅应该成为院长抓质量工作的参谋、助手，而且必须建立健全本专业、本部门的综合性质量管理系统。充分发挥质量管理职能。

（3）省、市级各医、药行业质控中心是准行业性质量管理层次。各地区已有生化检验质控、血液采集供应、药品检验等专业质控中心。随着护理院质量管理的社会化发展。将逐渐显示这一质量管理层次的重要性。

（4）社会监督将对护理院质量管理加大制约力度。随着市场经济的发展和社会进步，国家针对服务行业的质量问题建立社会监督、制约机制。医疗服务业也不例外。这种监督、制约将逐渐从软制约(一般性群众监督、新闻媒体监督)向硬性制约发展(法律和经济制约),从而使这一社会制约层次具有群众性、法制性和经济赔偿的性质。尽管护理院为患者提供服务的质量问题与一般工业产品及其他服务行业的服务质量问题有所不同,它具有质量判断特殊复杂性。但是,随着市场经济的发展,特别是社会医疗保障制度改革,护理院质量管理的社会制约层次将日渐形成,并日益强化。

(5) 国家卫生部及各级卫生行政部门对护理院质量的宏观管理是护理院质量管理的高层次。这一宏观管理层次将进一步向规范化、标准化、法制化方向发展。

(蔡静芳)

第八章

护理院计划管理

护理院是向社会提供卫生服务的专门机构,现代护理院已成为社会必要的组成部分,越是进步的社会,人们越有可能更为珍惜其生命和健康,对卫生服务需求的标准也越高。尽管医院所提供的医疗服务消耗资源较多,而得到健康保障的成效远低于预防;但人们仍然不断追求着更高的医疗服务标准。为使投入卫生的资金转化为向社会提供有效、合理而又公平的服务,护理院的发展必须加强计划工作。

第一节　护理院计划管理概述

一、计划的基本概念

(1)"计划"一词是指在一段时期内,对所进行的工作预先制订一套办法和步骤,包括目标、目的、政策、预算、规划、方案、日程、标准、方法、程序等。所谓护理院计划,就是根据护理院发展的客观规律,有意识、有目地对未来发展所做的部署与安排。

(2)计划属于管理的范畴。计划管理有两层意思:一层是指人们通过或借助计划管理方式达到预期的目标;另一层含义是指通过一系列管理手段,使计划顺利执行,以保证计划所要求达到的目的得以实现。

二、护理院计划管理概念

护理院计划管理是指护理院在努力提高医疗服务质量、护理院工作效率和不断满足社会人群对医疗保健需求的基础上,科学地编制计划,组织实施和检查评估,指导本单位各构成部分的全部医疗服务和经济活动,充分利用护理院人力、物力和财力资源,为社会提供优质、高效、低耗和适量的医疗保健服务,提高社会效益、工作效益和经济效益。

三、护理院计划的意义

护理院是一个技术密集,知识密集和劳动密集的单位。随着现代医学诊断治疗科学的发展,要求更多的掌握现代高水平、新技术的部门和更多的掌握不同医学专业技术的医务人员互相协作,配合诊断,治疗护理。

四、护理院计划的类型

（1）医疗护理业务计划。医疗护理业务计划是护理院计划的中心计划。医疗护理业务计划规定护理院在计划年度内所要完成的主要业务指标，包括医疗护理服务所要达到的数量和质量。它是编制其他计划的依据，是护理院计划的核心。

（2）医技服务计划。医技服务主要是指医疗技术部门为临床第一线提供的各项检查、检验，提供各项治疗手段。医技服务计划是护理院计划的主要计划之一。根据医疗业务计划的规模和要求，编制医技服务计划，为医疗第一线提供服务，保证医疗业务计划的实施，它是医疗业务计划的辅助计划。广义的医疗业务计划包含医技服务计划。

（3）设备维修更新计划。为了使医护手段始终保持良好的术状态，必须对医疗仪器设备进行必要的维护修理。其主要内容包括：计划期内仪器设备的维护、保养和大修理的期限、工作量及备用配件的准备任务等。同时，为了使护理院设备经常保持先进水平，还必须用工作效率高、性能好的新仪器设备，去更换已经陈旧、报废或虽可使用，但不能保证医疗质量、在经济上又极不合理的设备。这类设备维修及更新计划一般由设备科制订。

（4）基建和零星土建计划。为改善护理院建筑状况，对新建或改建装修项目，要根据基建技术管理程序，从护理院业务特点出发全面考虑，综合规划，编制基本建设和零星基建计划。此计划一般由基建科或总务科编制。

（5）后勤服务与物资供应计划。根据在计划期内为完成医疗业务计划、仪器设备更新维修计划等的需要，提供后勤服务及全部医用卫生材料、燃料、动力、外购件、配套件等的数量和供应来源、期限以及合理的储备量等，它从后勤保障及物力方面为完成医疗业务等计划提供保证。此计划由总务科负责编制。

（6）劳动组合与人员工资计划。这是护理院综合计划中的重要组成部分。它为合理使用人才，形成较好的劳动组合，完成护理院年度计划提供人力方面的保证。其主要内容包括：职工人数需要量计划，专业技术设置计划，工作定额计划，医疗服务劳动生产率的提高计划，工资及奖金分配计划和职工培训计划等。由人事部门负责编制。

（7）财务计划。这是护理院一切货币收支的计划，反映护理院全部经济活动所需要货币资金的来源和用途。其主要内容包括：预算收入计划，预算支出计划，大修理大购置计划，专项资金计划，医疗成本计划和护理院流动资金周转计划等。它以货币形式反映护理院全部经济活动和财务成果，从财力方面保证医疗服务任务的完成。它由财务部门负责制订。

五、护理院计划的原则

护理院在制订计划时，必须遵循以下原则。

（一）整体性原则

计划的制订要具有整体性，不仅要有主干计划、综合计划，还要有各层次的支持计划、专项计划；不仅要有计划目标，还要有执行措施，还要进行考核评价。真正的计划，要形成目标-手段的封闭链，才能保证计划的完整和科学。

（二）可行性原则

计划是未来行动的蓝图，计划一经下达，就会变成具体的行动。因此，计划的制订必须符合客观实际，而且要容易执行。制订计划时一定要考虑对执行有影响的各种限制性因素，如市场供求变化、生产技术与成本状况、资金实力等主客观条件，要进行充分的可行性研究，才能使计划能够执行，否则，计划将起副作用。

（三）挑战性原则

计划是对组织未来活动预先进行的行动安排，因而总是面对可能发生的新变化和要解决的新问题，这就决定了计划工作必须能够激发人们的创造力和创新精神，管理者要针对新情况。通过努力提出一些分析和解决问题的新思路、新方法和新措施，只有这样，才能制订出具有挑战性的计划，才能使组织不断向上，稳步前进。

（四）适应性原则

适应性原则也称为灵活性原则。计划的范围和种类、计划期限的长短、计划指标的繁简选择等，都要视组织的需要和环境的变化状况灵活决定，否则就会出现"计划赶不上变化"的情况，失去计划工作的意义。为此，一方面，部分计划目标与期限的确定要留有余地，制订好针对可能发生的意外情况的紧急预案；另一方面，在计划执行中要随时监测不确定因素，对原计划做出必要的修改和调整。

六、计划的步骤

（1）环境分析。内外环境的分析是编制计划的真正起点。环境分析是在一定的时间和资源的限制下，计划制订者收集、整理并分析所有与计划相关的内外部的信息。完整的环境分析要研究过去、分析现在并对未来趋势进行预测。分析着重于内部与外部保持一致，检查来自外部环境的影响，这一步骤的结果是对计划假设、存在的问题与机会进行确认和诊断。

（2）确立目标和计划方案。在制订重大计划时，第二个步骤是要确定整个组织的目标，然后确定每个部门的目标，以及确定长期的和短期的目标，目标规定预期结果，并且说明要去做哪些工作。目标确定后，下一步就应制订为达到这些目标的可供选择的多个计划方案。可行方案的确定具有很强的创造性，应鼓励计划者对其工作进行大胆的设想。

（3）目标与计划评估。这一步计划者必须对每一个可选择目标和计划的优势、劣势和潜在的效果进行评估。

（4）目标与计划甄选。评估过程对优先次序进行识别，并在各种目标和计划之间进行权衡，并做出选择。就做出决策来讲，计划工作还没有完成，还需要制订派生计划来支持基本计划。

（5）实施。实际上，制订计划是手段，其最终目的是解决问题、实现目标。管理者一旦做出选择，就必须实施计划以实现既定目标，计划再好，如果不去实施也是没用的。

（6）监督与控制。这是正式计划的最后步骤，尽管有时会被忽略，但却是基本的步骤。因为计划是进行中的、不断重复的过程，管理者必须依据各个工作单位不同的目标和计划对他们进行持续的监督，以及在计划没有被很好执行或情况发生变化时采取更正行动。

第二节　护理院计划管理预测

现代护理院管理不仅要求管理工作者对护理院的过去做出正确评价，对护理院的现状做出科学决策，而且要对护理院的未来做出准确的预测。

一、概念

护理院预测是指根据过去和现在的实际数据，通过定性分析和定量计算等科学手段，推测护理院未来的发展趋势，并做出估计，以指导护理院未来的行动方向，减少对未来事物的不确定性。预测不仅关系到一个护理院、科室的发展，而且已成为护理院工作必须研究的一个领域。

二、预测的意义

护理院要想在市场竞争中立于不败之地，就必须掌握"鉴往知来"的本领，不仅要了解医疗市场的过去和现在，而且能够根据护理院的现实状况及经济环境对护理院未来的发展趋势做出科学的预计和推测，以促进护理院的发展，更好地满足人民群众对医疗护理的需求。

三、预测原理

从护理院管理会计领域看，护理院的预测是根据过去和现在的多元化信息资料，通过科学的定性和定量分析，预测在既定的环境和条件下，护理院医护服务的各个方面在未来一定期间内可能实现的运营目标，为护理院的运营决策提供客观的依据。

四、预测总体原则

护理院管理会计函数关系或不确定型的统计相关关系，为做出正确的预测结果提供条件。事物的因果关系在一定的条件下可以相互转化，在发展过程中存在着互为因果，一因多果、一果多因、多因多果等多种复杂的情况。因此，在进行预测时，要对护理院预测的因果关系进行具体、深入、全面的分析，正确把握主要原因与次要原因，必然趋势和偶然趋势，从而采用正确的因果分析法，使护理院的预测结果更为准确。

五、预测的动态性原则

医疗市场是在不断发展与变化的，护理院经济管理既有其历史的现状，也有其未来的发展。作为护理院管理者应采用科学合理的市场调研及预测方法、程序、技术，特别应注意应用各种现代化的手段如信息技术及时调整更新计划，确保目标实现。

六、经济性原则

任何一项工作都应考虑经济效益，护理院的预测工作也必须遵循经济性原则。护理院在预测工作中，尤其是对医疗市场信息资料的收集、处理、分析和提供等都必须符合经济核算的要求，力争以最少的预测费用，形成尽可能多的信息资料，以提高护理院的经济及社会效益。遵循经济性原则，还必须考虑投入与产出之间的对比关系，一般而言，对产出的预测信息的数量、质量要求越高，花费的人力、物力、财力也越高。

七、预测的方法

在上述预测原理、原则的指导下，护理院就可以采用一定的方法进行预测活动。护理院预测分析所采用的方法种类较多，随分析对象和预测期限不同而各有所异，但其基本方法一般可归纳为定量分析法和定性分析法两大类。定量分析法运营预测的定量分析法，又称数量分析法，主要是指在充分占有历史资料的基础上，运用特定的数学方法（包括运筹学、概率论、微积分等）及各种现代化的计算工具，对有关预测对象的未来发展趋势进行预计和推测的一种分析方法。护理院在实际工作中，预测的定量分析法和定性分析法是相互联系、相互补充、相辅相成的，应根据具体情况，把它们正确地结合起来运用，才能达到良好的结果。在预测工作中，倘若护理院具有完备的历史资料，应选用一定的数学方法进行加工处理，找出有关变量之间的规律性的联系作为预测未来的一个重要依据，但即使具有完备历史资料，尽管可以应用数量预测方法建立经济预测模型，进行数量推断，但非数量预测仍具有不可忽视的作用。

第三节 护理院计划管理内容

一、护理院工作计划管理内容

（1）任务项目。
（2）要求达到的质和量的指标。
（3）完成任务的主要方法和措施，以及投入人力物力和时机安排。

（4）执行计划的责任者以及检查、总结评定的办法。

二、护理院工作计划的两种分类

（1）从时间上，可分为长远规划和年度、季度、月份等近短期工作计划或工作安排。

（2）从性质上，可以分为全面工作计划和专项工作计划。全面工作计划是整个护理院包括各项工作在内的总计划，而专项工作计划是在护理院整体规划或全面工作计划基础上某一方面的具体计划，如基本建设计划、科研计划、业务建设计划等。

三、护理院工作计划制订方法

护理院要按上级卫生行政部门规定的任务，结合本院具体情况，确定业务建设目标，制订长远发展规划和具体实施的年度计划，按计划安排工作，并积极采取措施，付诸实施，使护理院办成有自己特色的护理院。

护理院的工作计划是党的方针、政策和上级指示在护理院工作中的具体体现，关系到护理院的方向、管理水平以及工作效率的好坏和正确与否。因此，在制订计划时，要有正确的指导思想，反复学习党和卫生行政机关的有关方针政策指示，领会其精神实质，结合本院的实际提出全院的任务项目的总要求和具体要求，并对各项任务的相互关系、轻重缓急，认真地进行可行性论证研究。同时要深入科室与群众商量，广泛听取群众意见，密切结合护理院的实际情况制订出重点突出而又切实可行的工作计划。

四、计划制订后的检查和总结

一项计划制订后，在执行中要不断地进行检查，用实践来检验计划的可行性。一般来说在各科室要每月进行一次小结，护理院每季度进行一次全面检查或抽查，每半年进行一次总结，年终要做出全面总结。总结时必须占有大量数据和情况资料，还要对这些材料进行归纳、分析、判断，从中找出哪些是经验，哪些是应该吸取的教训，使总结能够真实地反映工作实际情况。这样的总结，必然成为制订下一步工作计划的参考依据。

（蔡静芳）

护理院目标管理

护理院管理中的"目标"贯穿于整个管理活动的始末。活动的开始是确定护理院的组织目标,执行过程是以组织目标为导向,实施结果还是按照既定的组织目标进行评价。

利用建立组织的方针及目标,变目标为护理院系统、子系统和各管理层次以及每个成员的责任,使护理院整体内部形成行动统一的目标体系,从而发挥出更大的效应,取得最佳的效益。

第一节　护理院目标管理概述

目标管理(management by objectives,MBO)在 20 世纪下半叶是世界上公认的一门新兴的管理技术。目标管理是以美国管理学家泰勒的科学管理学说和管理心理学家梅奥的行为科学理论为基础而形成的一套管理制度。其实质是一种以"人"为中心、以"物"为辅佐的管理激励技术。它从整体组织的效益出发,明确组织的方针和目标,经过组织系统内各分系统、子系统及每个人订立相应的分目标和实施保证计划,使目标转化成为各自的工作责任;通过全体成员的自我激励、自我控制,并按照各项工作标准来检查目标的实施活动,最终达到组织的管理目的。所以,它又是一种全体成员参与式的民主管理方法。目前,这种管理方法已在美国、英国、日本等国家广泛地应用于企事业管理,并取得了成效。

一、目标管理的概念

根据大系统的要求和本系统情况制订一定时期内的整体组织目标,并将其展开落实到各管理层次、各部门和每一个工作人员,然后为实现这一目标开展一系列组织、激励和控制等管理活动。它以制定目标为起点,以实施目标为导向,以考核评价目标为终结,又以该终结为新循环的起点,从而使整体组织的管理目的不断提高。

二、目标管理的必要性

(1) 有利于提高计划工作水平。

(2) 有利于调动下级的积极性和责任感。

（3）有利于进行有效的控制。

三、目标管理的基本过程

目标管理过程可划分为三个阶段。三个阶段形成循环周期，下一周期可提出更高的目标，周而复始。

（1）第一周期：制定目标。此阶段主要任务是建立一套完整的目标体系。包括院部管理层制订总目标、下属及个人制订分目标，并对每个具体目标进行审核。

（2）第二周期：组织实施。主要由执行者自我管理，自行解决完成目标的方法和手段。

（3）第三周期：检验结果。在完成目标预定期限达到后，应及时检查和评价目标完成结果。程序是：① 自检；② 上下级商谈；③ 评价；④ 制订新目标，进入目标管理另一循环。

四、护理院目标管理的基本方法

一是确立目标（决策目标），确立目标是护理院组织系统的总体行动导向及行动方案的设计。是全体成员的意志的体现，也是目标管理活动能否取得成效的关键的第一步。这个阶段的主要工作内容：① 设立目标，制订计划草案；② 论证目标及计划草案，制订考评标准；③ 建立组织保障体系、考评体系和信息传递体系，并展开工作。

二是展开目标（又称目标分解），是将组织总体目标转变为下一级管理层、执行层的分目标的过程。这一过程的意义在于使组织目标变成各自的工作任务，使人人了解到组织统一在一定时期内行动目标，以便调动全体成员的积极性，使上下协同，保证护理院组织目标的实现。这一阶段的工作内容：① 目标按管理能级层次向下分解，形成系统的目标体系。② 在上下协商的基础上，层层签订目标责任书。③ 依据目标责任书，实行管理权限对应。④ 制订各级的目标实施保证计划。

三是实施目标就是抓目标落实，保证目标实现的具体管理活动。通过这些管理活动，意在保障护理院组织目标不至于偏移既定的行动轨迹，使组织目标按预期计划实现。

五、建立护理院目标管理体系

护理院管理制度具有特定的组织形式。组织结构的科学性、合理性、有机性及组织职能的鲜明性，直接决定着护理院管理功效的大小和管理目的的实现。因而，护理院在推行目标管理时，为保证目标的实现，必须建立一个目标管理体系（或称目标保证体系）。实际上，目标管理体系是由以下几个要素所组成：

（1）目标保障体系。其职能为：① 掌握护理院总目标的进度，修正目标的偏差，督促实施活动；② 按照医疗工作标准、技术操作常规、护理院规章制度及各种管理方式进行质量的控制;③ 加强实施过程中护理院内部的协调,使目标能按预期计划全面达成。该体系的中心任务就是做"怎样干好"的工作。

(2)目标信息工作体系。其职能为:① 收集、整理、加工资料,为确立、修正或完善目标项目提供信息资源;② 通过对实施活动中的信息处理及反馈,达到及时纠偏的控制作用;③ 利用科室信息反馈作用,起到指导科室目标管理工作及督促后进科室的作用;④ 为护理院考核评价目标提供准确的数据,以便能顺利地公正评价绩效。

(3)目标考核体系。其作用为:① 确定目标的考评原则及考评标准,以便作为考评成果客观检验的依据;② 按照考评标准评价达标的目标成果;③ 根据成果达标的情况进行奖惩兑现;④ 发布目标成果及总结经验,为新的"PDCA循环"铺设道路。

(4)目标体系。实质上是护理院内部由上至下的多科室目标组合而成的函数体系,它是伴随着总体目标的分解和科室分目标的确立而构成的一种组织体系。其作用为:① 共同确立护理院总目标及围绕总目标制订机关、各临床科室、医技科室及每个医护人员的分目标或子目标;② 负责论证、修订护理院目标及各科室目标;③ 根据各科室目标制订对应的实施保证计划及措施;④ 负责搞好护理院管理教育及培训骨干的工作。

六、设立护理院目标的依据

设立护理院目标的依据主要来源于四个方面:

(1)方针政策、上级指示和工作计划。党和国家的有关方针政策和省、地区、市卫生主管部门在某一时期对卫生工作的要求,有关指示及工作计划是制订护理院目标的重要依据之一。它能确保护理院目标的正确方向,因此,在设立护理院目标时,一定要认真学习有关方针、政策,准确领会上级的指示精神,了解上级的卫生工作计划及安排。这不仅对于护理院目标的设立是重要的,而且对于确定护理院目标管理的指导思想(方针)也是一项重要依据。

(2)相关的科学理论和信息。相关的科学理论和信息是护理院目标设立的理论依据。比如,护理院的医疗业务目标要根据医学科学理论;制订护理院的技术发展规划目标时,要研究有关的医学技术进展动态及医学模式转化趋势;制订一项有价值的科研目标时,要具有大量的相关信息,查阅和检索大量文献、综述,找出充分的科学论据。这种相关的科学理论和信息是重要的科学依据,对于设立护理院目标具有不可忽视的参照价值及指导意义。

(3)对未来的科学分析和预测。目标总是指向未来的,掌握事物的发展趋向,就能使目标具有预见性及先进性,因此,护理院在目标的设立时,要尽可能多收集各种信息,分析各种情报、资料,力求从众多的信息资源中,筛选找出具有实际价值的信息,把握未来的发展趋势,并将这种未来的预测作为设立目标的重要依据。不做科学的预测、没有信息基础而设立的目标,是危险的目标,不仅容易导致护理院管理活动前功尽弃,还会给护理院建设带来严重的危害及损失。所以,科学分析和预测是设立护理院目标必不可少的依据。

（4）护理院主客观条件。目标指向未来，但要立足于现实的基础上。设立目标要从本护理院、本科室现有的主客观实际条件出发，这才是唯物主义的目标观。因为体现护理院发展方向的目标，绝不是护理院主管领导者的主观愿望，而是护理院全体人员共同的意志。只有立足于现实基础、面向着未来的目标，才具有指向和推动作用，才具备可行性的实用价值。目标不能设立过高、过低，以经过全体人员的努力能达到为原则。过高、过低的目标都不能达到预期的管理效果。因此，在制订护理院目标时，要注意加强两方面的工作。一方面要客观地总结过去的工作，即围绕目标已做了些什么工作？做到了什么程度？还需要做些什么工作？与拟定的目标要求相比尚有多大差距？等等。另一方面，要认真地调查研究，科学地分析人力、物力、财力等现实条件和有关的制约因素与选择的目标所提出的任务、要求、指标是否相称？哪些部门、科室已具备了完成目标任务的基本条件？哪些部门、科室还需要创造条件？护理院、机关或科室的主要薄弱环节是什么？影响目标实现的主次要环节在哪里？需要哪些条件？要做哪些努力？对于这些问题一定要客观地分析透彻。总之，目标的设立，一定要以本护理院、本部门及科室的主客观条件作为依据，才能避免决策失误。

七、护理院确立目标的基本程序及方法

确立护理院目标的程序和方法，实质上是采用一般的决策程序及运用常规的决策方法。决策技术是比较复杂的，它所涉及的范围很广。一般来说，确立护理院目标的程序及方法是：集体摆明问题和提出预案，评价预案（个别协商及广泛征求），修订预案，综合论证，方案优选及形成目标决策。

八、集体摆明问题及提出目标预案

集体摆明问题及提出预案的过程是在决策层与管理层中间进行，这可以说是护理院确立目标的第一步。摆明问题就是让机关和各科室充分地发表各自的意见阐明自己所选择的目标及其理由，排列出本医院、本部门和科室与发展建设有关的重大问题，上级指示的精神和各级人员反映最强烈的问题。在摆出问题的基础上，逐一地分析各个问题的要点。可采用分类排列法把各类问题分类比较，判明问题的主与次、紧与缓及发展的趋向，这样可以缩小研究的范围，把焦点集中到几个突出问题上。

九、加强控制护理院目标

确立、展开目标只是医院目标管理的开始，主要的、大量的复杂工作还在目标的实施管理活动中。而目标实施管理活动的中心任务就是抓好目标的控制，防止或纠正偏差。我们知道，目标管理是一种以"自我控制"为主的管理。自我控制并不是不需要其他控制，相反，为了强化自我控制，还要采取形式多样的控制，以保证目标的顺利实现。

十、目标管理的局限性

（1）明确目标管理的意义方能有效。
（2）部分考核的目标较难确定。
（3）目标管理缺乏灵活性。
（4）限制管理者水平的发挥。

第二节　护理院目标管理的特点

护理院目标管理具有以下特点：

一、目标管理是参与管理的一种形式

目标管理是以各层次参与设定的目标取代自上而下的强制性目标。护理院各部门主管与医护人员一起拟订、分解和实施目标，以获得各层次管理者和所有成员对组织目标的认同，体现了参与式管理的精神。

二、目标管理强调组织成员的自我激励

目标管理不是单纯把目标作为控制手段，而是把目标当作一种自我激励的方法。目标管理的重点在于使医护人员通过参与制订目标，从而对目标产生认同感。通过这种认同感，使他们产生一种自我激励与自我管理。因为组织成员自己就是目标的制订者，对他们来说，目标是明确的，责任也是明确的，每个人都可以评价自己的工作。所以，每个人都可以用目标指导自己的行动，实现自我管理。

三、目标管理是一种系统的管理方法

目标管理通过完整的目标体系，指导和安排工作，有利于明确工作的重点，同时又能统筹兼顾，达到整体协调，提高管理绩效的目的。

四、目标管理是一种重视成果的管理方法

目标管理有一套完整的目标考核体系，能够按组织成员的实际贡献，客观地评价个人绩效。目标管理强调绩效反馈，是一种成果管理。

第三节　护理院时间管理

一、时间管理的概念

时间管理（time management）是指在同样时间的消耗下，为提高时间利用率和有

效率而进行的一系列的控制工作。时间管理包括对时间进行的计划和分配,保证重要工作的顺利完成,并留有足够的余地处理某些突发事件或紧急变化。

二、护理院时间管理的基本程序

时间管理是一个由"评估—计划—实施—评价(反馈)"组成的动态过程,包括评估利用时间的情况;确定工作目标和优先顺序;选择利用时间的策略;列出时间安排表并实施;评价时间花费的有效性。

三、护理院时间管理的方法

（一）ABC 时间管理分类法

美国企业管理顾问艾伦·莱金提倡编制每天工作时间表。他认为管理者每天的事情很多,可将事情分成 A、B、C 三类。A 类事情最重要,B 类次之,C 类可以放一放。如果把 A、B 两类事情办好就完成了工作的 80%;若有人电话催问 C 类的事,可将此事列入 B 类;若有人亲自上门催问,可把此事划入 A 类。如果 A 类事件太复杂或工作量过大,可将部分工作授权别人或采取逐步解决的办法。管理者要将时间用于最重要的工作上,要有勇气并机智地拒绝不必要的事。

ABC 时间管理法的核心是抓住主要问题,解决主要矛盾,保证重点工作,兼顾全面,有效利用时间,提高工作效率。

ABC 时间管理法的步骤为:

（1）每日工作开始前,列出全天的工作清单。

（2）对清单上的工作进行归类,清单上的工作如是常规的,就按程序办理,如召开交班会、核对医嘱。

（3）根据工作内容的特征、重要性及紧急程度进行分析,确定 ABC 类别。

（4）按 ABC 事件设定时间分配方案,做出全日工作分类表。

（5）按工作分类表进行工作,首先要抓紧做完 A 类,A 类全部完成后再做 B 类,C 类在大多数情况下可暂时搁置,不必理会,或委派他人去做。

（6）每天循环进行自我训练,并不断总结评价。

（二）"四象限"法

著名管理学家史蒂芬·科维提出了一个时间管理的理论,把工作按照重要和紧急两个不同的程度进行了划分,基本上可以分为四个"象限":紧急又重要、重要但不紧急、紧急但不重要、既不紧急也不重要。

（1）（重要而且紧急）:需要护理院管理者马上去处理,如抢救患者、人员短缺、资源缺乏等。

（2）（重要但不紧急）:包括那些对于完成工作目标很重要,但可能不会引起即刻注意的工作,如制订计划、训练下属、定期检查工作质量、建立人际关系等,需要好好规划。在这上面花费时间可以减少紧急状态下需花费的时间,科维指出主要的精力和工作时间应有重点地放在此类工作上。这样可以做到未雨绸缪,防患于未然。

（3）（不重要但很紧急）：常常占有管理者大部分的时间,如按照上级要求书写报告、建议、计划、电话铃声、不速之客等,这对于单位或管理者的目标却非必需。管理者可采取：① 马上办,但只花一点时间;② 请人代办;③ 集中处理。

（4）（不重要也不紧急）：常是时间浪费的主要原因。如组织不完善的会议、电话漫谈、重复性公文等,可等有空再做。

四、护理院时间管理的策略

（一）评估浪费时间的因素,采取相应的控制措施

1. 浪费时间的因素

浪费时间是指花费了时间但未取得任何对完成组织或个人目标有益的行为。很多管理者都存在浪费时间的现象。

2. 消除浪费时间的策略

（1）要缩短电话谈话时间,谈重要的事情,手边准备纸、笔,可随时记录。

（2）尽量不要在办公室接待顺道来访者,以缩短谈话时间,必要时可预约下次拜访。

（3）有计划、有选择地参加会议及社交活动。

（4）保持上下沟通的渠道畅通、有效倾听、管理指示明确等。

（5）学会拒绝非职责范围内的工作及责任。

（6）改变犹豫不决的性格。

（7）制订具体而切合实际的计划。

（8）列出管理活动的先后次序。

（9）应用备忘录,以提醒自己应首先完成的事情。

（10）合理而实际地安排管理活动,及时完成各项工作,避免拖拉。

（11）决策果断,处理问题得当,工作有条不紊。

（12）留出自由时间以处理突发事件,并设定突发事件或危机处理机构及预案。

（13）利用5S技巧(整理、整顿、清扫、清洁、养成习惯),及时清理办公桌和办公室,丢弃无用的文件。

（14）文件、案卷及时整理入卷、入柜,并编好目录。

（15）适当的授权。

（二）时间消耗的计划性、标准化、定量化

要做出合理的时间安排和达到目标的计划,对自己的时间使用要有标准分配,对自己实际的时间支出要按标准进行有效控制。

（三）充分利用自己的最佳工作时区

人的最佳工作年龄时区通常在20～50岁,对管理者而言,一般35～55岁是效益最佳时区。另外,由于每个人的生物钟不同,在每个季度、每周、每日不同时间的脑

力、体力都有所不同,每个人都有自己最佳的工作时区。如有些人的最佳工作时间是清晨和上午,而另一些人则可能是晚上。因此,应掌握自己身体机能的周期性,在效率最高的时段,管理者可以集中精力从事处理棘手或困难的问题、创造性思考、复杂的工作、讨论或制订工作计划。在效率中等的时段,可以与他人交换意见、处理回信、规划行程表等;在效率最差的时段,可以处理例行性事务、电话联络事情、接待访客、基本行政工作等。

(四)保持时间利用的相对连续性和弹性

心理学研究认为,人们专心做一件事或思考一个问题时,最好能连续完成,不要间断。如果出现间断,需要有一段时间集中注意力,有时甚至在间断后再也达不到间断前的效果。因此,在处理关键工作时,要排除各种干扰,让精力完全集中。护理院管理过程中容易出现突发事件,在计划时间时要留有余地,并需注意劳逸结合,有利于工作的持久性。

(五)学会授权

在时间管理上,授权是一个重要的方法。作为一个主管或一个部门的负责人,得到一个任务后一定要把它分出去,让最擅长的人来负责部门内的一部分工作。授权的方法等于延长管理者的工作时间,在具体操作中要注意:

(1)找出哪些工作可以授权他人去做。

(2)选择有能力的下属承担授权工作,并在授权中培养提高其工作能力,使之受益,从而产生一定的动力。

(3)信任对方,尊重对方。

(4)清楚地说明你对工作的要求、方式与时间限制。

(5)赋予下属相应的权力,以便于开展工作。

(6)授权不是推卸责任,在下属执行中应当进行督促、指导。

(六)学会拒绝

作为护理院管理者必须明确一个人不可能在一定的时间范围内完成所有的任务,达到所有人的期望,满足所有人的要求。因此,护理院管理者应学会拒绝。以下几种情况应予以拒绝:

(1)不符合个人的专业或职务目标的事情。

(2)不属于自己职责范围内的事情。

(3)自己不感兴趣或感觉无聊的事情。

(4)非自己能力所及,且需花费业余时间的事情。

(5)会影响到自己正常职责范内的工作的事情。

护理院管理者要巧妙果断地说"不",不要怕拒绝别人而影响同事间的关系,以更好地完成工作目标。

(七)学会避免"时间陷阱"

为了有效地运用时间,管理者必须学会避免几个常发生的"时间陷阱",如活动轮回、欠缺计划、事必躬亲、会议病、电话及不速之客干扰、文件满桌、做事拖拉等。其中最危险的是活动轮回,即漫无目的的行为反复循环出现,对此宜采取的措施是：明确列出有价值的工作目标和事项,并为之安排适当的完成时间,按照计划实施,并定期进行阶段性的评估。

（蔡静芳）

第十章

护理院管理机制

第一节 护理院管理机制概述

一、机制的概念

指有机体的构造、功能及其相互关系；在社会学中的内涵可以表述为"在正视事物各个部分的存在的前提下，协调各个部分之间关系，以更好地发挥作用的具体运行方式。"

二、管理机制

（1）管理机制是加强护理院科学管理的依据，它以客观规律为依据，以组织的结构为基础，由若干机制有机组合而成。

（2）管理机制是指管理系统的结构及其运行机理，本质上是管理系统的内在联系、功能及运行原理，它决定了管理功效的核心问题，具有内在性、系统性、客观性、自动性、可调性五大特征。

三、护理院管理机制

护理院管理机制主要包括运行机制、动力机制以及约束机制三方面内容。具体来说有构建精简高效的护理院管理体系，加强财务管理和成本控制，实行有竞争活力的人事管理制度，强化医疗护理质量和安全管理，创新医疗护理服务模式，加强信息化建设和管理，积极推动护理院文化建设。

第二节 护理院管理机制内容

一、护理院运行机制

（一）概念

运行机制概念是引导和制约决策并与人、财、物相关的各项活动的基本准则及相应制度,是决定行为的内外因素及相互关系的总称。

（二）内容

护理院运行机制是指护理院生存和发展的内在机能及其运行方式,是引导和制约护理院开展护理工作并与人、财、物相关的各项活动的基本准则及相应制度,是决定护理院医疗行为和非医疗行为的内外因素及相互关系的总称。护理院在实际运作过程中包含以下基本要素:

（1）护理院的性质、特点、任务和工作方针。目的是明确办院的方向和指导思想,从理论高度认识护理院的地位和作用。

（2）管理的对象。护理院管理的对象主要包括人、财、物,其中人是最重要的对象,因为护理院的一切活动都靠人来完成。除了对人、财、物的管理外,还对工作的时效和各种信息进行管理。

（3）管理者的素质和工作方法。路线、方针确定后,关键就在于管理者。管理者的素质通常包括思想品德素质、业务知识素质、工作作风素质等。工作方法主要指科学管理的办法。

（4）组织机构与人员编配。包括决策领导层、机关职能层、科室执行层和后勤保障层的编设与人员的合理编配。总的原则是做到能级对应,围绕护理院中心工作,保证系统高效运行。

（5）思想政治工作和职业道德。护理院的思想政治工作和各类人员的职业道德修养是护理院精神文明建设的重要组成部分,主要解决服务方向和服务思想问题。

（6）医疗、护理质量管理。医疗护理质量是护理院管理的一项重要内容。管理内容有质量管理的范围,评价指标,质量控制和评价方法等。目前注重全方位的质量管理,即全员、全程、全面的管理。

（7）规章制度和各级人员职责。规章制度是对人们行为的具体规定,是实现管理目标的各种工作规则。各级人员岗位职责,是管理科学中整分合原理、能级原理和封闭原理的具体运用。制度和职责管理属法规管理范畴,目的是保证护理院各项工作的正常运行。

（8）业务工作管理。业务工作是护理院的中心工作。它包括护理员制度的研究和制订;诊疗技术、临终关怀及生活照料护理的管理等。

（9）医疗设备管理。各种仪器设备的优劣与状态,既反映技术支持系统的功能情况,也是专业服务水平高低的主要标志。护理院仪器设备管理包括设备的购置、使用、维修、保管和更新等。

（10）后勤物资管理。除仪器设备外,凡属后勤供应和院务保障的各种用具和物品,一般都是物资管理的对象,如被服、水电、车辆、通信设备、房产等。管理内容包括各种物资的计划、采购、分配、保管、使用、维修等。

（11）经济与财务管理。护理院的经济管理,主要指合理使用人力、物力、财力,严格成本核算,注重经济效益。护理院的财务管理是指财务计划、财务制度、资金的分配、周转和财务监督等。

（12）经营管理。对护理院的医疗护理、康复促进、临终关怀等各种业务活动进行决策、计划、组织、控制、协调，并对工作人员进行激励，以实现护理院经营任务和目标的一系列工作的总称。经营是对外的，追求从护理院外部获取社会资源和建立影响；管理是对内的，强调对护理院内部资源进行有效整合以及建立秩序。

二、护理院动力机制

（一）概念

护理院管理中的动力机制是使护理院和其职工都有应获利益和应负责任，通过一定的经济利益机制，充分调动与发挥护理院的积极性、主动性和创造性，推动护理院护理质量的不断提升。

（二）作用途径

动力机制作用主要通过以下途径发挥：

（1）决策机制。作为一种机制建设，关键是要解决护理院管理决策权的分属问题。一元决策结构指过分集权的组织架构，是将护理院管理工作按职能划分为若干个部门，各部门只有很小的独立性，权力集中在护理院院长手中。多元决策结构的特点是使护理院院长在管理中处于"决策者"与"指挥者"的地位和作用，护理院实行经营决策民主化，全体成员都有参议权，专家参谋咨询或负责设计，护理院院长决断并全权负责。

（2）竞争机制。1907年德国法学家罗伯在其著作中对竞争作过这样的解释：竞争是各方通过一定的活动来施展自己的能力，为达到各方共同的目的而各自所作的努力，而且竞争行为仅存在于同类商品的供应之间。在护理院管理中引进竞争机制，倡导和规范成员之间为达到共同的目的而作的较量，能够激发活力，各尽其能。

（3）收入分配机制。优化护理院薪酬结构，在按劳分配的基础上，与市场机制要求相结合。以增加知识价值为导向进行分配，着力体现护理院医务人员技术劳务价值，规范收入分配秩序，逐步实现护理院收入分配的科学化和规范化，调动医务人员积极性，不断提高护理服务质量和水平。

（4）人才开发机制。注重人才培养，为各种专业技术人才创造良好的发展空间是护理院得到可持续发展的终极源泉。

三、护理院约束机制

（一）概念

约束机制主要用于规范护理院职工行为，便于护理院各项工作有序运转，充分发挥其作用而经法定程序制订和颁布执行的具有规范性要求、标准的规章制度和手段的总称。按照约束形成的机制，约束机制可以分为外生性和内生性两种。

（二）外生性约束机制

包括资本市场约束、各种法律规则、文化及社会伦理道德等。

（1）资本市场约束。我国护理院多由政府主导，因此不存在资本市场的约束，近年来，随着鼓励社会资本参与医疗体制改革和投资医疗行业的政策不断出台，进一步推动了医院行业走向市场，一些经营绩效差、经营面临困难的护理院，在未来不能排除受到来自资本市场的冲击以及约束的可能。

（2）监管。这里所说的监管主要指对护理院及与他们发生关联的机构的监管，包括会计和审计等。这种监管机制主要有两种，一种是规则监管，二是道义监管，其中规则监管是最主要的。但是我国对护理院行业监管力度是不够的，多数护理院是政府办的，或者由政府主导办的，再由政府来监管，身份的重叠决定了其不可能是一个公正的监管者。同时护理院监管对政府来说是个新课题，监管的方式和能力都有待提高。

（3）社会伦理与道德。社会伦理道德的约束是一个国家或者社会主流的价值准则、伦理、理念等对利益相关者态度、行为等的影响及约束，它通过根植于一个社会文化之中的、具有广泛社会认同和潜在月苏丽的道德标准体现出来，而非相关法律制度。它与监管和法律约束的不同在于其约束力是潜在的和无强制力的。

（三）内生性约束机制

包括医院内部的管理机制医院的文化建设。

（1）以市场为导向的医院内部管理机制主要以经济杠杆形成护理院内部的硬约束。包括需求决策机制、绩效激励机制、竞争淘汰机制、量化监控机制、特色形成机制以及资金运作机制。

（2）以患者为中心的医院文化建设是护理院内部以观念支撑形成的软约束。包括树立"以患者为中心"和"以人为本"的观念，制度建设和干部文化建设等。

第三节　护理院管理机制方法

一、选好科室主任(科长)

（1）科主任是护理院最基础、最重要的管理者，是实施护理院科室管理的带头人，是科室管理有效程度的关键。

（2）在选拔过程中，要坚持发扬民主，走群众路线，采用群众推荐、竞聘上岗、组织考察、综合考核的办法。将优秀中青年人才作为重点推荐到科室领导岗位，成为科室主任。

（3）科室主任应具备以下素质：

① 思想素质。具有强烈的责任感和使命感，勇于奉献、严于律己、宽以待人、有较高的群众威信。

② 职业道德。有高尚的职业道德,对自己高标准、严要求,保证医疗护理质量。

③ 心理素质。科室主任要有良好的心理素质,能正确认识自己,情绪稳定,胸怀宽广,容人长短;有勇敢、果断、坚韧、顽强的意志;敢于拍板和科学决策等。

④ 技术素质。科室主任应具备丰富的知识和较高的技术水平,在指导科室业务技术的同时,具备相关学科知识。

⑤ 管理素质。科室主任要有一定的管理知识,较强的筹划和组织能力,能调动全科室人员的工作积极性,稳妥处理各种人际关系和突发事件。

⑥ 身体素质。包括精力和体力,根据科室主任特点和任务,年龄一般在 35 岁~55 岁。

二、组织管理培训

(一)概念

科室是护理院管理系统工程中的子系统,是护理院整体结构中最基本、最重要、最有活力而又相对独立的部门。

(二)特点

护理院科室管理的特点是组织科主任管理培训,以中青年科主任为主要培养对象。培训需要与以下几方面相结合:

(1)新医改和卫生改革与护理院中心任务相结合。

(2)医院管理学等理论知识与科室质量管理实践相结合。

(3)岗前培训与定期培训相结合。

(4)介绍经验与管理经验的教授或管理者相结合。

(三)内容

培训工作要短期、精炼、系统、有效,特别是要有针对性和实用性。培训内容如下:

(1)针对不同科主任,选择补充现代医院管理基础理论、技能及方法等知识。

(2)新医改形式及护理院发展趋势方面的信息。

(3)科主任在护理院管理中的地位、职责、作用,结合科室管理的时间。强化科主任的管理意识,提高科主任管理水平,推动护理院管理工作的规范化和科学化。

三、权力与职责

(一)作用

调动科主任管理科室的积极性,应当充分授权予科主任,使其对科室实施有效的管理。保障科主任责、权、利一致,通过行政和多种激励措施,为科主任履行职权创造条件,时刻主任在护理院院长的宏观控制下,独立自主,积极主动、创造性地开展工作。

（二）科室行政管理权

（1）科主任负责制订与修改科室工作计划和以岗位责任制为核心的规章制度以及绩效管理考核。

（2）负责组织实施并监督、检查执行情况。

（3）科主任应积极做好科室员工思想政治工作，同时应以身作则，率先垂范。

（三）科室业务管理权

（1）科主任对科室的各项业务工作拥有领导权，同时负责制订业务发展规划和计划及相应配套措施并组织实施。

（2）按照护理院有关规定决定外出学术活动与进修学习。

（3）对科室员工绩效管理进行检查和考评。

（4）负责协调科室多项临时工作。

（四）科室经济管理权

（1）按照多劳多得的分配原则，运用绩效考评的方法，决定科室人员的多种奖惩与津贴、奖金等金额。

（2）科主任负责制订与修改本科室员工工作数量与质量标准及奖励津贴发放细则。

（3）"科主任基金"是科室奖励津贴的5％，用于科室业务活动经费及科室各种单项奖励，在支出公开的前提下，由科主任自主支配。

（4）科室医德医风与精神文明领导权。

（五）绩效考评

（1）目的。绩效考评是护理院绩效管理中的一个环节，它把护理院行政、医疗、护理、后勤等系统的工作目标综合起来，围绕护理院总目标层层分解，使科室有科室的目标，个人有个人的指标，以达到目标一致、分工明确、责任清楚、调动科室人员的工作积极性，增强科室活力为目的。

（2）基本条件。要想有效地开展绩效考评，必须具备以下三个基本前提条件：

① 要有明确的绩效考评标准。

② 要有能够全面、准确反映实际情况的信息。

③ 负责绩效考评的人员应作风严谨、坚持原则、精通业务，公正公平，定期培训绩效考评人员。

（3）要点。开展绩效考评要注意以下八个要点：

① 完整理解绩效考评内容。在对职工进行绩效考评时，应该同时关注两方面的内容：职工的工作结果（任务绩效）以及职工在工作过程中所表现出来的行为（周边绩效）。

② 科学设计绩效考评指标。绩效考评的一级指标一般包括"德""能""勤""绩"等方面，设计考评指标时既应注意科学性，也要兼顾可操作性。

③ 合理确定绩效考评周期。绩效考评周期是指多长时间进行一次考评。这与

考评的目的、被考评职位以及考评指标类型有关。

④ 分层设定绩效考评维度。护理院院长一般应由其聘用者或直接上级考评。护理院中层管理者发挥承上启下及横向沟通的作用,是绩效考评工作的关键,宜采取全方位的考评,包括考评者自评、同级同事互评、直接下级考评和直接上级考评。护理院医技人员、一般管理人员和一线职工可采取自我考评和直接主管考评相结合。

⑤ 清晰界定绩效考评重点。绩效考评的具体目的决定了考评内容与考评重点的差异。其根本目的是通过对职工的工作品德、工作能力、工作态度、工作业绩和工作潜力等的正面评价,结合人事调配、晋升、报酬以及教育培训等管理手段,提高每个职工的能力、素质和士气,实现护理院工作目标。

⑥ 认真组织绩效考评面谈。考评面谈时考评结果反馈和营造考评氛围十分重要的一种方式。绩效考评面谈包括面谈准备、实施面谈和面谈效果评价三个步骤。

⑦ 修正完善绩效考评方法。除了在指标设计时尽可能通俗地解释各指标含义和科学地对指标进行归档分级外,还可以结合考评实际,在考评程序和方法上想办法。

⑧ 不断营造绩效考评氛围。科学合理的绩效考评对护理院和职工都具有十分重要的意义。坚持考评,不断完善和修正考评方案,在护理院文化中揉进考评内容,营造协调和谐的考评氛围无疑是搞好绩效考评的好办法。

（顾竞春）

第十一章 护理院科室管理

第一节 概 述

一、管理的定义

（1）管理是指在一定环境下管理主体为达到一定的目的，运用一定的职能和方法对管理客体施加影响和控制的过程。

（2）现代管理之父彼得·德鲁克（Peter F. Drucker）认为："管理是一种工作，它有自己的技巧、工具和方法；管理是一种器官，是赋予组织以生命的、能动的、动态的器官；管理是一门科学、一种系统化的并到处适用的知识，同时管理也是一种文化"。

（3）史蒂芬·罗宾斯（Stephen P. Robbins）给管理的定义是："所谓管理，是指同别人一起或通过别人使活动完成得更有效的过程。"

二、现代管理的含义

指把管理科学、行为科学及电子计算机结合起来应用，并注重企业经营战略、经营决策，进行全面、系统管理的一套理论和方法。

现代管理是指为了有效地实现组织目标由专门的管理人员利用专门的知识、技术和方法对组织活动及其参与要素进行决策、组织、领导、控制与创新的过程。它是一个专门的职业，有自己的一整套系统的方法和理论，其本身不是目的而是手段。管理的职能具体包括计划、组织、领导、控制以及创新。

三、科室的概念

科室是组成护理院的基本单位，是发挥护理院整体功能的基本结构。

四、科室管理的概念

护理院实行院、科两级领导体制，科室管理是护理院管理基础，它以护理医疗为中心、以护理质量为核心、依靠科学技术和科学管理、提高科室的管理效能。

护理院科室管理的主要内容包括业务建设、人才培养、质量管理、信息管理、医疗管理、护理管理、卫生经济管理、科研管理等。

五、科室管理的特点

护理院的科室管理工作要通过计划、组织、领导、控制等一系列活动体现和完成，其重点在于对组织（包括人力、财力、物力、信息、技术、时间等）的有效整合。管理活动是在一定的环境中进行的，环境给管理创造了一定的条件和机会，同时也对管理形成一定的约束和威胁，有效的管理必须充分考虑组织内外的特点条件。

六、护理院科室管理作用与意义

（一）作用

护理院科室管理的价值是确保"有效"实现护理院组织目标，提高护理院服务团队效率，是护理院团队建立持续的以人为本的理念。同时，管理还具有预测和计划、组织和指挥、监督和控制、挖潜和创新作用。

（二）意义

护理院科室管理意义包括以下四个方面：

（1）计划。计划就是确定护理院未来一定时期的目标以及如何实现目标。

（2）组织。是为实现护理院预定目标，护理院组织工作的具体程序和内容（包括组织设计、人力资源管理、组织变革与护理院文化）。

（3）领导。管理的领导是指通过指导、沟通和激励等工作，为实现护理院组织目标而努力。

（4）控制。是指护理院管理者根据护理院计划要求，检查组织活动，并根据新的情况对原计划作必要调整，保证计划与实际运行相适应。

七、护理院科室管理体制与机制

（一）护理院体制与体系

（1）护理院体制是指护理院组织体系的结构、组成方式以及相互协调联动的制度、规范、准则等。护理院体系反映的事先关于组织体系、机构设置、管理权限的划分以及其相互关系，存在一种层级关系。

（2）护理院体系则是相互联系的组织所构成的整体，在护理院组织或活动内部各要素的相互作用及其功能。

（二）护理院行政管理体制

护理院行政管理体制构建主要包括四个方面：① 建立功能清晰、职责明确的各级卫生行政管理机构，形成上下联动，区域协调的护理院管理网络；② 建立和完善护理院从业人员和护理院适宜技术应用的准入制度；③ 建立和完善护理院各项规章制度，健全护理院服务规范；④ 加强护理院服务监督管理，成立护理院服务监督管理组织来加强宏观管理。

（三）护理院机构机制

（1）护理院机构机制概念。是在护理院工作体统的内部组织或活动之间相互影响、相互作用的过程和方式，重在反映护理院事物内部各组成要素的内在工作关系及运动规律。

（2）护理院管理机制分类：① 护理院机构管理机制；② 卫生人员管理机制；③ 护理院投入管理机制；④ 护理院机构设施与管理机制；⑤ 护理院姑息医疗技术管理机制；⑥ 护理院管理机制；⑦ 护理院机构监督管理机制。

（3）护理院供求机制。是调节市场供给与需求矛盾，使之趋于均衡发展的机制。

（4）护理院机构人事管理与分配机制。

（5）护理院机构补偿机制。补偿是指政府或医疗保险部门对护理院机构主体已经发生和预计必然发生的已知成本和经济损失所做的经济支持和投入，其目的是补足成本或损失和避免资金风险。护理院机构的补偿机制通常分为两种，分别是财政补偿机制和双重补偿机制。

第二节　护理院科室分类和主要特点

一、科室分类

（1）护理院科室分为职能科室、临床科室和医技科室及财务信息科四大类。职能科室是院长领导下的参谋机构，其直接参与护理院组织工作。在护理院的组织管理的结构系统中处于中介地位，它既参与决策，又参与执行。同时不仅是护理院领导的助手和参谋，又是临床第一线服务的保障机构。职能科室一般包括医务科、院长办公室、护理部（规模较大的护理院床位≥500张单设护理部，包括全院各部门护理岗位）、医院感染管理部门、器械科、病案（统计）室、财务科和后勤信息科。

（2）业务科室包括临床科室和医技科室。业务科室是完成护理院任务、组织实施医疗护理技术活动的基本单位，是直接对患者实施诊断、护理、治疗及康复指导的主要场所，是护理院的主体，在护理院建设和管理工作中处于举足轻重的地位。

（3）临床科室是护理院的重要技术部门，包括门诊和病房。门诊又可分为内科、外科、五官科、妇科、中医科、康复医学科及临终关怀科等；病房又可分为老年养护病区、老年康复病区和临终关怀病区。医技科室以专门技术和设备辅助诊疗进行工作，是护理院组成的重要环节，包括药房、检验、放射和超声心电室等各医技部门。

二、主要特点

（一）职能科室

（1）职能科室一般不直接参与医疗技术活动。

（2）职能科室具有：

① 服务性。是职能科室的根本宗旨和工作本质;服务对象上,不仅为领导服务,更要为临床、老年患者及社会服务。

② 政策性。职能科室的重要任务是传递信息、上下沟通,办理护理院公务,制订制度、参与管理。

③ 协调性。职能部门是各部门(科室)之间的枢纽和关节,处于中介的地位。

④ 科学性。随着护理院管理科学的不断发展以及计算机应用为标志的现代管理手段的不断应用,对职能科室要求也越来越高。

(二)临床科室

(1)临床科室直接服务于患者,在诊疗护理工作中要求高度负责,具有科学技术性、规范性、严肃性和高风险性的特点。

(2)在对患者实施医疗护理服务过程中要求高尚医德和精湛技术相结合,技术服务与生活服务相统一,具有综合的特点。

(3)临床科室必须与医技科室、护理部门、后勤总务紧密配合,具有协作性的特点。

(4)临床科室除医疗护理工作外,还承担老年保健、老年护理、临终关怀科研和人才培养等任务,具有任务重、责任大、内容多、要求高的特点。

(三)医技科室

(1)专业多,跨度大,独立性强。

(2)业务工作质量直接影响护理院医疗护理质量。

(3)医技科室在完成自身业务工作的同时,还负有指导和监督有关临床科室部分工作的职责,参与护理院管理,具有半智能性质的特点。

(4)医技科室具有服务两重性。一方面直接为患者服务;另一方面要及时、准确地为临床医生提供诊断治疗的依据,是间接服务。

(5)医技科室必须牢固树立为临床第一线服务的意识,以患者为中心,为临床提供及时、准确的诊疗支持。

(6)医技科室应以提高医疗诊治质量和效率,做到职责制度法规化、常规操作规范化和质量控制标准化。

三、主要任务

主要任务与工作职责相同,护理院科室依据职能分工不同而其任务也不同,但管理上具有以下相同的任务:

(1)协助院长制订护理院工作目标和计划,督促贯彻执行,并进行及时总结和评价。

(2)组织全科室人员认真贯彻执行国家颁发的医疗护理条例、制度和标准,保证护理医疗工作的正常运行。

(3)组织科室人员的业务学习、考核、协同有关部门,做好科室绩效考核。

（4）做好科室原始数据、资料、信息的核查、登记、分类、编目、整理和统计分析的基础管理工作，完成院部要求的各项报表。

（5）制订和修订科室的诊疗及护理技术常规，严格监督执行检查科室工作质量，按期总结汇报。

（6）协调科室内工作关系，合理调配科室人员，保证科室工作正常运行。

四、科室管理与岗位职责

（一）职责的概念

护理院人员职责，是指医护人员应尽的本分。卫生部制订的《医院工作人员职责》同样适合于护理院机构的医护人员。

（二）制订科室职责的依据

（1）按照卫生部的要求配备护士。

① 护士配备是否合理，直接关系到护理院的工作质量，更直接影响到护理质量以及老年患者的安全。

② 国家卫生部卫医政发〔2011〕21 号《护理院基本标准（2011 版）》规定，护理院配备护士数量不得低于卫生部规定的每床至少配备 0.8 名护理人员，其中注册护士与护理人员之比为 1∶2～2.5 配备标准。

③ 尚未达到卫生部护士配备标准的护理院，应当按照卫生部规定的标准配备。

（2）保障护士合法权益。

① 为护士提供卫生防护用品，并采取有效的卫生防护措施和医疗保健措施。

② 执行国家有关工资、福利待遇等规定，按照国家规定为在护理院从事护理工作的护士足额缴纳社会保险费用，保障护士合法权益。

③ 制订、实施护理院护士在职培训计划，并保证护士接受培训。

（3）加强护士管理。

① 应当按照卫生部的规定，配备专（兼）职人员负责老年护理管理工作。

② 不得允许未取得护士执业证书的人员、未按照规定办理执业地点变更手续的护士、护士执业注册有效期届满而未延续执业注册的护士在护理院理活动。

③ 应当建立护士岗位责任制并进行监督检查。

五、临床科室管理与岗位职责

（一）管理

（1）按照能级原理，建立合理的人才层次结构和知识、智能结构，以能适应临床医、教、研任务的需要。

（2）建立健全一整套严密的医疗护理常规、技术操作规程和业务工作制度。

（3）建立健全岗位责任制，各项规章制度、仪器设备使用及管理制度和后勤物资保障制度。

（4）要重视技术服务与身心服务的统一，做好医疗服务、心理服务和社会服务，保持病区安静、整洁、舒适。

（5）要不断完善人员之间、科室之间的协调与配合，如医生与医生、医生与护士、临床科室与医技部门，后勤保障部门之间要建立并形成一套行之有效的联系协作制度。

（6）临床科室直接服务于患者，与患者的生命健康息息相关，在诊疗工作中要求高度负责，一丝不苟，具有严肃性、严密性的特点。

（7）在对患者实施医疗服务中，要求高尚医德与精良技术的结合，技术服务与生活服务的统一，体现多因性和综合性特点。

（8）病情的复杂多变，使临床科室的业务工作具有连续性、应急性和时效性的特点。

（9）为求正确诊断，有效治疗，临床科室必须与医技科室、护理部门、营养部门、设备后勤部门保持密切合作，取得支持和配合，从而具有协调性的特点。

（二）科主任（科长）职责

（1）在院长的领导下，负责中心的医疗、护理、公共卫生业务管理、教学科研、成教等工作。

（2）制订和完善各科岗位职责，检查督促执行情况。

（3）负责实施和检查医护技术人员的业务训练。

（4）认真执行二级考核，及时反馈，落实整改措施，每季度组织质量讲评。

（5）对危重患者积极组织门诊抢救及转院工作，积极完成突击性院外医疗任务和技术指导。

（6）组织科室开展新业务、新技术和院外医疗业务联系工作。

（7）抓好医疗安全，排查医疗隐患，杜绝医疗差错事故的发生。

（8）对医疗纠纷、事故及时调查，组织讨论，及时向院长汇报并提出处理意见。

（9）抓好成人教育工作和科研工作，制订人才培养长远规划和短期规划，为医院人才可持续发展奠定基础。

六、医技科室管理与岗位职责

（一）管理

（1）医技科室专业多、跨度大、独立性强。

（2）业务工作质量直接影响护理院医疗护理质量。

（3）医技科室在完成自身业务工作的同时，还负有指导和监督有关临床科室部分工作的职责，参与护理院管理，具有半智能性质的特点。

（4）医技科室的管理目标应以提高医疗诊治质量和效率，做到职责制度法规化、常规操作规范化和质量控制标准化。

（二）科主任（科长）职责

（1）在院长/分管院长领导下,负责本科的医疗、教学、科研、预防、行政管理工作;科主任是本科诊疗质量与患者安全管理和持续改进第一责任人,应当对院长负责。

（2）定期讨论本科在贯彻护理院（医学影像及心电图方面）的质量方针和落实质量目标、执行质量指标过程中存在的问题,提出改进意见与措施,并有反馈记录文件。

（3）制订本科工作计划,组织实施,经常督促检查,持续改进服务品质,按期总结汇报。

（4）根据本科任务和人员情况进行科学分工和管理,保证对患者进行及时的诊断和治疗。

（5）参加诊疗工作,解决诊疗上的有关疑难问题及组织参与鉴别疑难病例分析、诊断。亲自参加临床会诊和对疑难病例的诊断治疗。

（6）参加护理院工作会议,主持科务会,经常与临床科室取得联系,征求意见,改进工作。

（7）组织本科人员的业务训练和技术考核,提出升、调、奖、惩意见。学习、使用国内外的先进医学技术,开展科学研究。督促科内人员做好资料积累与登记、统计工作。

（8）承担教学工作,搞好进修、实习人员的培训。

（9）组织领导本科人员认真执行各项规章制度和技术操作规程,严防差错事故的发生。

七、职能科室管理与岗位职责

（一）管理

职能科室一般不直接参与医疗技术活动。其管理具有服务性、政策性、协调性和科学性四个特点。

（1）服务性。是职能科室的根本宗旨和工作本质,服务对象至上,不仅为领导服务,更要为临床、老年患者及社会服务。

（2）政策性。职能科室的重要任务是传递信息、上下沟通,办理护理院公务,制订制度,参与管理。

（3）协调性。职能科室是各部门（科室）之间的枢纽和关节,处于中介的地位。

（4）科学性。随着护理院管理科学的不断发展以及计算机应用为标志的现代管理手段的不断应用,对职能科室要求也越来越高。

（二）科主任（科长）职责

（1）在质量控制部及医务科的领导下具体负责医学影像科、医学检验科、药剂科的业务及行政管理工作。

（2）督促各辅助科室制订本科工作计划,组织实施,经常督促检查,按期总结汇报。

（3）督促各辅助科室工作人员按照相关质控标准开展工作,要保质保量完成医疗任务,对医技科室质量全面负责。

（4）督促各辅助科室工作人员认真执行各项规章制度和技术操作常规,严防差错事故。

（5）负责各辅助科室工作人员的业务学习,技术培训,一级质量考核工作,做好登记。

（6）负责各辅助科室工作人员的考勤、统计、差错事故等业务登记工作。

（7）关心本科工作人员思想,生活情况。

（8）完成院部下达的各项工作。

八、财务信息科室管理与岗位职责

（一）管理

（1）正确贯彻执行各项财经政策,加强财务监督,严格财经纪律。财会人员要以身作则,奉公守法,对一切贪污盗窃、违法乱纪行为做斗争。

（2）合理组织收入,严格控制支出。凡是该收的要抓紧收回。凡是预算外的、无计划的开支应坚决杜绝。对于临时必需的开支,应按审批手续办理。

（3）根据事业计划,正确及时编制年度和季度的财务计划（预算）,办理会计业务。按照规定的格式和期限,报送会计月报和年报（决算）。

（4）加强医院经济管理定期进行经济活动分析,并会同有关部门做好经济核算的管理工作。

（5）凡本院对外采购开支等一切会计事项,均应取得合法的原始凭证（如发票、账单、收据等）。原始凭证由经手人、验收人和主管负责人签字后,方能以据报销。一切空白纸条,不能作为正式凭据。出差或因公借支,须经主管部门领导批准,任务完成后及时办理结账报销手续。

（6）会计人员要及时清理债权和债务,防止拖欠,减少呆账。

（7）财务部门应与有关科配合,定期对房屋、设备、家具、药品、器械等国家资财进行经常的监督,及时清查库存,防止浪费和积压。

（8）每日收入的现金要当日送存银行,库存现金不得超过银行的规定限额。出纳和收费人员不得以长补短。如有差错,由经手人详细登记,每月集中讨论,找出原因后报领导指示处理。

（9）原始凭证、账本、工资清册、财务决算等资料,以及会计人员交接,均按财政部门的规定办理。

（二）科主任（科长）职责

（1）在院长和分管院长领导下,负责本院的财务工作。教育本科人员树立为医疗工作服务的思想,保证医疗任务的完成。

(2) 贯彻有关财务会计的法律、制度和指示,遵守国家财政纪律。

(3) 根据事业计划和按照规定的统一收费标准,合理地组织收入。根据医院特点、业务需要和节约原则,精打细算,节约行政开支,监督预算资金正确使用。

(4) 根据事业计划,正确、及时地编制年度和季度(或月份)的财务计划,办理会计业务,按照规定的格式和期限报送会计期报和年报。

(5) 按时清理债权和债务,防止拖欠,严格控制呆账。

(6) 保证房屋及建筑物、设备、家具、材料、现金等国家财产的安全,进行经常的监督和必要的检查并经常清查库存,克服浪费和物资积压,以防止不良现象的发生。

(7) 负责护理院的经济管理及其他有关财务制度的掌握和财务管理工作。副科长协助科长负责相应的工作。

第三节　护理院诊疗科目

一、诊疗科目的基本概念

医疗机构诊疗科目是指医疗机构提供的诊疗技术服务项目。

二、护理院诊疗科目设置的依据

国务院令第 149 号《医疗机构管理条例》;
中华人民共和国卫生部令第 35 号《医疗机构管理条例实施细则》;
卫生部护理院基本标准(2016 版);
《医疗机构校验管理办法(试行)》;
上海市人民政府《上海市医疗机构管理办法》;
上海市人民政府第 39 号令《上海市医疗机构管理办法》;
《上海市医疗机构设置审批、执业登记实施意见》。

三、诊疗科目设置的原则

(1)《诊疗科目名录》依据临床一、二级学科及专业名称编制,是卫生行政部门核定医疗机构诊疗科目,填写《医疗机构执业许可证》和《医疗机构申请执业登记注册书》相应科目的标准。

(2) 医疗机构实际设置的临床专业科室名称不受本《名录》限制,可使用习惯名称和跨学科科室名称。

(3) 诊疗科目分为“一级科目”和“二级科目”。

一级科目一般相当临床一级学科,如“内科”“外科”等;二级科目一般相当临床二级学科,如"呼吸内科""消化内科"等。为便于专科医疗机构使用,部分临床二级学科列入一级科目。

(4)科目代码由"××.××"构成,其中小数点前两位为一级科目识别码,小数点后两位为二级科目识别码。

(5)《医疗机构申请执业登记注册书》的"医疗机构诊疗科目申报表"填报原则如下:

① 申报表由申请单位填报。表中已列出全部诊疗科目及其代码,申请单位在代码前的"□"内以打"√"方式填报。

② 医疗机构凡在某一级科目下设置二级学科(专业组)的,应填报到所列二级科目;未划分二级学科(专业组)的,只填报到一级诊疗科目。

③ 只开展专科病诊疗的机构,应填报专科病诊疗所属的科目,并在备注栏注明专科病名称。

④ 在某科目下只开展门诊服务的,应在备注栏注明"门诊"字样。如申报肝炎专科门诊时,申报"肝炎专业"并在备注栏填注"门诊"。

(6)《医疗机构申请执业登记注册书》"核准登记事项"的诊疗科目栏填写原则如下:

① 由卫生行政部门在核准申报表后填写。

② 一般只需填写一级科目。

③ 在某一级科目下只开展个别二级科目诊疗活动的,应直接填写所设二级科目。

④ 只开展某诊疗科目下个别专科病诊疗的,应在填写的相应科目后注明专科病名称。

⑤ 只提供门诊服务的科目,应注明"门诊"字样。

(7)《医疗机构执业许可证》的"诊疗科目"栏填写原则与《医疗机构申请执业登记注册书》"核准登记事项"相应栏目相同。

四、诊疗科目分类

诊疗科目分为"一级科目"和"二级科目"。

一级科目一般相当临床一级学科,如"内科""外科"等;二级科目一般相当临床二级学科,如"呼吸内科""消化内科"等。为便于专科医疗机构使用,部分临床二级学科列入一级科目。

五、诊疗科目执业登记程序与要求

设置护理院,须按照护理院设置规划,由区(市、县)级政府卫生行政部门根据《医疗机构管理条例》《医疗机构管理条例实施细则》进行执业登记,同时报上一级政府卫生行政部门备案。护理院登记的诊疗科目应为临终关怀科、内科、外科、妇科、康复医学科、中医科、口腔医学科医学检验科(临床体液、血液专业),临床化学检验科,医学影像科(X线诊断专业),超声诊断专业,心电图诊断专业。原则上不登记其他诊疗科目,确需登记的,须经区(市、县)级政府卫生行政部门审核批准,同时报上一级政府卫生行政部门备案。

六、护理院诊疗科目的申请效验

医疗机构效验,是指卫生行政部门依法对医疗机构的基本条件和执业状况进行检查、评估、审核,并依法做出相应结论的过程。卫生部《医疗机构效验管理办法(试行)》规定,达到效验期取得《医疗机构执业许可证》的医疗机构应当申请效验。医疗机构的效验期为1年。

医疗机构应于效验期满前3个月向登记机关申请效验,并提交下列材料:①《医疗机构效验申请书》;②《医疗机构执业许可证》及其副本;③各年度工作总结;④诊疗科目、床位(牙科诊疗椅)等执业登记项目以及卫生技术人员、业务科室和大型医用设备变更情况;⑤效验期内接受卫生行政部门检查、指导结果及整改情况;⑥效验期内发生的医疗民事赔偿(补偿)情况(包括医疗事故)以及卫生技术人员违法违规执业及其处理情况;⑦特殊医疗技术项目开展情况;⑧省、自治区、直辖市人民政府卫生行政部门规定提交的其他材料。

第四节　护理院科室管理的主要内容

一、概念

护理院实行院、科两级领导体制,科室管理是护理院管理的基础,它以护理医疗为中心,以护理质量为核心,依靠科学技术和科学管理,提高科室的管理效能。

护理院科室管理的主要内容包括业务建设、人才培养、质量管理、信息管理、医疗管理、护理管理、卫生经济管理、科研管理等。

二、护理院科室业务建设

护理院科室的业务建设是护理院持续发展的核心和动力,是护理院建设的一项长期的战略任务,主要包括科室业务、发展规划的制订、业务管理、人才培养、新技术新业务的研究与应用、信息资料管理等内涵。

(一)护理院科室业务建设的基本原则

(1)必须坚持以质量为本,确立内涵发展的新思路。

(2)必须坚持护理、基本医疗、临终关怀服务相结合,促进共同发展。

(3)必须坚持院有重点、科有特色、人有专长的思路。

（二）科室业务建设的方法

（1）护理院专业特色是核心竞争力，归根到底是人才、技术的竞争。因此，选准老年护理发展方向、抓住建设、加大投入、切实形成自身优势和特色。

（2）以护理学科重点特色为依托，建设有优势的临终关怀学科群体。护理院要在此基础上，在人才培养和经费投入上有所倾斜，并以此为抓手，以点带面、以面促点、共同提高。

（3）护理院内涵建设是两个效益并举，重在社会效益。通过现代化科学管理，使护理院出人才、出成果、出效益、出成绩、出名优特色、护理专家和老年医学专家。因此，科室管理注重挖潜，优化结构，提高质量。科室应在提高人员素质，加强业务学习和"三基"训练上狠下功夫。练好内功，才能使护理院在竞争中得到发展。

三、护理院科室思想作风建设

（一）思想作风的含义

护理院科室的思想作风，是护理院科室及其成员在思想、工作、学习等各方面表现出来的态度和行为，既是护理实践中具体表现，又是科室全体成员世界观、人生观、价值观的综合反映，其核心是医德医风。

（二）思想作风建设的主要内容

（1）爱岗敬业，恪尽职守。要全心全意投入护理事业，这种敬业精神是医务人员最根本的道德情操。

（2）极端负责，一丝不苟。要求医护人员在每次诊疗活动中各个环节都要做到一丝不苟，准确无误。

（3）一视同仁，热情周到。要尊重、热爱患者，真正视患者为亲人，做到不分贵贱贫富，不厚此薄彼。

（4）搞好团结，密切协作。团结协作是护理院生存和发展的要求，任何一个老年患者的护理医疗或临终关怀服务，都需要多部门、多专业人员密切协作，所以每个医护人员都应有团结协作的精神。

（三）思想工作的主要特点

（1）针对性。护理院科室业务性强，人员结构层次复杂，医疗护理工作的接触面广，工作压力大。因此，思想工作必须具有一定的针对性。

（2）持久性。在作风培养和医德医风方面，需要持久而艰苦的思想工作。

（3）多样性。思想工作应因时而异、因人而异、因事而异。善于应用说理方法、榜样激励方法、目标激励方法、情感激励方法、奖惩激励方法和自我教育等方法。

（4）实效性。思想工作的具体实施过程中，要有的放矢、注重实效、避免走形式和拖沓冗长。

第五节　护理院科室管理指南

一、科室人员责任要求

（一）护理人员职责的含义

（1）护理人员职责，是指护理人员应尽的本分，即老年护理人员应尽的本分。

（2）卫生部《关于进一步加强护理管理工作的通知》中指出，护士的基本职责应以整体护理观念为指导，按照护理顺序的要求，根据患者的病情、身体状况、情绪以及诊疗计划等制订和实施护理计划，在完成各项治疗工作的同时，实施心理护理，并向患者进行疾病知识、康复指导、健康及护理咨询等方面的健康教育。

（3）卫生部制订的《医院工作人员职责》规定了护理部主任（总护士长）、主任护师、主管护师、护师、各科室护士长、护士以及护理院的任务、职责范围和要求，同样适合于护理院护理人员。

（二）护理部主任（总护士长）管理与职责

（1）在院长的领导下，负责全院护理业务和行政管理工作。

（2）制订护理部工作的长短期计划，并定期总结。

（3）不断地对全院护理工作进行整顿、提高，解决存在的问题，改善管理方法。

（4）制订全院性的护理规章制度、护理常规、技术操作规程及护理质量标准，使各项工作制度化、标准化。

（5）负责全院护理人员的奖惩、晋升及调动，使医院护理人员配置合理，人尽其用。

（6）组织护理人员的在职培训、业务考核和科研工作。

（7）组织护理人员的临床教学和临床实习。

（8）培养护理人员具有热爱专业的良好素质。

（三）护士长管理与职责

（1）护士长角色。护士长角色是护理院护理管理中的一个特定位置，它被赋予护士的权利和义务。护士长在护理院护理工作中，主要是管理者的角色，在病区工作中是具体的领导者和组织者，需要指导和带领护理人员共同完成护理任务。

（2）在护理院管理指挥系统中，护士长是基层管理者，处于承上启下的中间环节。

（3）护士长职责。

① 在总护士长的领导和科主任的业务指导下，根据全院护理工作质量标准、工作计划，结合本科情况制订本科护理计划并组织实施。

② 深入本科各病房参加晨会交接班。

③ 教育全科护理人员加强工作责任心，改善服务态度，认真执行医嘱、规章制度和技术操作规程，严防事故发生。

④ 随同科主任查房。

⑤ 组织本科护理人员学习护理业务技术。

⑥ 了解本科患者的思想、病情及生活情况。

⑦ 督促检查各病房的护理工作,并提出改进措施和意见。

⑧ 负责病房管理,包括护理人员合理分工、病房环境的整洁、安静、安全、患者和陪住、探视人员的组织管理,以及各类仪器、设备、药品的管理。

⑨ 负责指导和管理实习、进修人员。

⑩ 定期召开工作座谈会,听取对医疗、护理以及饮食方面的意见,并研究改进病房管理工作。

⑪ 督促检查卫生员、护工、配膳员的清洁卫生和消毒隔离工作。

⑫ 组织拟定本科护理科研计划,督促检查计划的执行情况。

(4) 护士长的自我管理。护士长在日常护理工作中,注意从思想上重视个人素质的提高,增强学习意识,创造性地开展工作。一个优秀的护理院护士长在护理管理中,还要重视在不断的实践中形成自己独特的管理风格,以带领护理人员形成积极向上、技术优良、服务优质的护理队伍。

二、选好科主任

科主任选拔要坚持发扬民主,走群众路线,采用群众推荐、竞聘上岗、组织考察、综合考核的好方法。以优秀中青年人才为重点推到科室领导岗位。科主任应具备的素质如下:

(1) 思想素质。具有强烈的责任感和使命感,勇于奉献、出于公心、严于律己、宽以待人、有较高的群众威信。

(2) 职业道德。科主任要有高尚的职业道德,高标准、严要求,保证医疗护理质量。

(3) 心理素质。科主任要有良好的心理素质,能正确认识自己,情绪稳定,胸怀宽广,容人长短;有勇敢、果断、坚韧、顽强的意志;敢于拍板和科学决策等。

(4) 技术素质。科主任要具备较丰富的知识和较高的技术水平,指导全科业务技术,同时还具备相关学科的知识。

(5) 管理素质。科主任要有一定的管理知识,较强的筹谋和组织能力,能调动全科室人员的工作积极性,稳妥处理各种人际关系和突发事件。

(6) 身体素质。包括精力和体力,根据科主任的特点和任务,年龄一般在35～55岁。

三、如何做好科主任

(一) 科主任的地位与作用

科主任是护理院最基础、最重要的管理者,是实施科室管理的带头人,是科室管理有效程度的关键。

（二）科主任工作特点

（1）护理院实行院科二级管理制。

（2）科主任具有技术与管理双重目标，处理好角色冲突。科主任应清楚地认识技术和管理是科室发展的两个车轮，缺一不可。

（3）作为科室管理者，科主任应学习领导科学理论、管理学原理、现代质量管理和成本核算等知识，不断丰富自己的管理知识。

（三）科主任的工作方法

（1）科主任必须树立科室与护理院的关系实则上是局部和整体的关系观念，是护理院整体的一部分。

（2）科主任作为科室领导人，对护理院的建设和发展有着重要地位和作用。科主任既是决策参与者，又是执行者。其必须服从和执行全院的计划、决策和指令精神，结合科室工作的实际，提出具体意见并组织实施。

（3）科主任在科室领导和管理工作中应牢固树立整体观念。在科室工作中自觉维护好整体利益，使科室目标与护理院目标协调发展。特别是科主任应以局部利益服从整体利益，率领全科坚决执行上级决定。

四、组织管理培训

（1）科室是护理院管理系统工程中的子系统，是护理院整体结构中最基本、最重要、最富有活力而又相当独立的部门。

（2）护理院科室管理的特点是组织科主任管理培训，以中青年科主任为主要培养对象。

（3）培训需要以下几个相结合：

① 新医改形势和卫生改革与护理院中心任务相结合。

② 医院管理学等理论知识与科室质量管理实践相结合。

③ 上岗前培训与定期培训相结合。

④ 介绍经验与管理经验的教授或管理者相结合。

（4）培训工作力求短期、精炼、系统、有效，特别是要有针对性和实用性。培训内容如下：

① 根据不同科主任，选择补充现代医院管理基础理论、技能及方法等知识。

② 新医改形势及护理院发展趋势方面的信息。

③ 科主任在护理院管理中的地位、职责、作用，结合科室管理的时间。强化科主任的管理意识，提高科主任管理水平，推动护理院管理工作的规范化和科学化。

五、责、权、利相结合

调动科主任管理科室的积极性，应当充分授权予科主任，使其对科室实施有效的管理。

为了保证科主任责、权、利一致,护理院应通过行政和多种激励措施,为科主任履行职权创造条件,使科主任在院长宏观控制下,能独立自主、积极主动、创造性地开展工作。

(一)科室行政管理权

(1)科主任负责制订与修改科室工作计划和以岗位责任制为核心的规章制度以及绩效管理考核。

(2)负责组织实施并监督、检查执行情况。

(3)科主任应积极做好科室员工思想政治工作,同时应以身作则,率先垂范。

(二)科室业务管理权

(1)科主任对科室的各项业务工作拥有领导权,同时负责制订业务发展规划和计划及相应配套措施并组织实施。

(2)按护理院有关规定决定外出学术活动与进修学习。

(3)对科室员工绩效管理进行检查和考评。

(4)负责协调科室多项临时工作。

六、实行目标责任制度管理

(1)护理院综合目标责任制管理和绩效考评是一种行之有效的管理办法,它把护理院行政、医疗、护理、后勤等系统的工作目标综合起来,围绕护理院总目标层层分解,使科室有科室目标,个人有个人的指标,以达到目标一致、分工明确、责任清楚、调动科室人员的工作积极性,增强科室活力为目的。

(2)护理院目标责任制是以护理为中心,目标为主线,护理院基本标准为基础,优质服务为宗旨,质量管理为核心,经济管理为手段,安全为重点,层层负责任和岗位目标责任制以及绩效考评为特征的全方位、全过程、全员参与的管理方法。

(3)科室目标是护理院目标的子系统,制订科室目标要把握5个原则。

① 整体性原则。科室和个人目标要和护理院总目标有机结合,协调一致,保证目标网络的系统性和完整性。

② 激励性原则。科室和个人目标都要略高于现有水平,纵向性有发展,横向性有比较,以激发科室和科室人员的积极性和进取性。

③ 可行性原则。科室和个人目标要结合实际。

④ 应变性原则。科室目标既要相对稳定,又要根据变化了的情况及时调整完善。

⑤ 兑现诺言原则。目标一经确定,应具有严肃性和权威性。目标责任状一旦经院长和科主任两人签名即具有"合同"效力,按责任状双方约定的权利和义务及奖惩兑现。

(陈信耀)

护理院病区(病房)管理

第一节　护理院病区(病房)管理概述

一、基本概念

(1) 护理病区。是向患者提供住院,包括护理、医疗、康复治疗、心理护理、临终关怀、生活护理的综合性服务场所,是老年护理院的基本组成单位,一般设 30~50 张床位,也可由数个病区组成。

(2) 护理病区(病房)管理。是指老年患者在住院期间诊疗全过程的护理医疗、医技、后勤人员协同进行的组织与管理。

二、护理院病区(病房)管理

护理病区是为长期卧床患者、痴呆患者、晚期姑息治疗患者、慢性病患者、生活不能自理的老年人以及其他需要长期护理服务的患者提供医疗护理、康复促进、临终关怀等服务的医疗机构基本单位。

三、病区(病房)性质

护理病区提供的护理和必要的医疗服务属专科护理性质,是护理学中一个专业程度较高的分支,服务对象主要是老年患者,是面向社会失能和失智的老年患者的服务工作。护理病区也是一个为患者提供最佳康复护理服务的场所。

四、病区(病房)管理特点

(一) 老年病情复杂性

(1) 老年患者多为完全失去生活能力,会使老年护理工作要求高,老年护理病房要借助专用设备设施和专门技术开展业务工作。

(2) 由于老年患者状况特殊,对老年护理工作条件都有特殊要求,必须考虑老年患者实际需求,并且尽可能予以满足。

(3) 病房是护理医院护理康复和制度管理的重要环节之一。

（二）护理的专业性

（1）护理业务技术专业性较强，病房具有特定专业要求，具有相对独立性，有自身的工作规律和特点。

（2）在实施治疗和护理时，要予以高度重视。

（3）满足护理其要求的基本条件，按操作常规运转，就容易实现技术标准规范化。

（三）服务的综合性

技术管理必须依据护理康复的特色，依据护理康复功能的特点，注重社会心理、环境、营养等因素的紧密结合，规范化管理，努力提高老年患者的生活质量。

（四）工作协同性

护理院住院患者的护理服务要求各临床科室和辅助工作之间的密切配合，协同一致才能完成繁重复杂的护理工作。

（五）护理系统性

护理病区护理治疗包括诊断、治疗、康复3个过程，根据系统原则对患者的检查、观察、诊断、护理、治疗实现标准化、制度化和规范合理化。

五、病区（病房）管理主要任务

（1）护理病房是由医生、护士、护工一起来完成患者的服务工作，主要任务是提高患者的生活质量。

（2）护理病区管理不仅是指护理医疗工作的组织实施，也包括行政后勤保障及思想政治工作等。

（3）护理病区是患者医疗康复、护理治疗、卫生保健服务的实践现场。

（4）病区护理质量是医疗、护理、医技、后勤及行政管理的综合体现。

第二节　护理院病区（病房）组织与布局管理

一、病房（病区）组织管理

（一）组织管理的概念

组织管理是指通过建立组织结构，规定职务，明确责权关系等，以有效实现组织目标的过程。组织管理的具体内容是设计、建立并保持一种组织结构。组织管理的内容有三个方面：组织设计、组织运作、组织调整。

（二）病房管理是医院管理的重要组成部分

集中体现在住院诊疗管理方面。

（1）意义：医院整体医疗水平的保障；发挥医院功能的中心环节，医疗质量的基本保证；其水平是医院服务能级的一项重要标志。

（2）任务：为住院患者提供优质的诊疗服务；为住院患者提供良好的诊疗条件和环境；为医务人员和医学生提供临床实践场所；为开展临床科研提供重要基地。

（3）特点：以病房管理为中心涉及多学科多部门的协作；以三级医生结构为核心，医疗业务活动为重点的管理体系；医疗功能的连续性、协同性、系统性、综合性；信息量大，内容丰富，反馈调节作用明显。

（三）组织管理的定义

（1）设联络组织：住院处负责住院患者的联系，办理患者出入院、住院经济核算、协调解决住院中遇到的各项医务问题。

（2）中心组织：直接以护理医疗康复的病房组织及直接相关的医技科室所组成。

（3）支持组织：为护理院住院患者护理医疗服务提高药品、器械、设备、后勤生活供应等部门科室。病房是护理院运行系统的中心，为护理单元，直接接受科主任与科护士长领导并实施责任负责制。

二、病房(病区)护理特点

（一）协助做好检查工作

护理病房的患者往往需要经过实验室检查和功能试验了解疾病，因此护士应独立操作或配合医生完成各项检查，了解各项检查的目的、检查结果的正常值和临床意义。在检查前向患者详细说明检查的内容、注意事项，并给予必要的指导，帮助患者及时完成各项检查。

（二）加强心理护理和疾病咨询

老年疾病常常病情复杂，病程迁延。有的老年患者因生活不能自理导致思想压力大，经济负担重。因此，在为老年患者提供护理服务时，必须具有"整体"意识，不仅要注意老年患者的护理问题，更要注重老年患者的观点及心理感受，从社会、文化及信仰层面关注患者，了解老年患者基本需要，并根据需要有针对性地进行心理护理，同时做好老年人疾病咨询工作。

心理护理是现代护理模式的重要组成部分，是指在护理实践中，护士以心理学知识和理论为指导，以良好的人际关系为基础，按一定的程序，运用各种心理学方法和技术消除或缓解患者不良心理状态和行为，促进疾病转归和康复的方法和手段。应贯穿于内科护理过程的始终。为提高内科病房心理护理的效率和效果，使患者以较好的心态配合治疗，减少护患纠纷的发生。① 建立良好的医患关系；② 注意语言的沟通；③ 让患者自己讲出更多的真实信息；④ 提高护士的自身修养。在疾病咨询方面耐心解答，消除患者精神上的压力。

（三）及时、准确、安全的药物和康复治疗

老年患者往往多种疾病共存，大都生活不能自理或部分不能自理，需以护理服务为主，而且各种护理治疗手段主要由护士实施，护士不仅是治疗执行者，而且又是治疗效果的观察者。护士不仅要以熟练的技巧执行各种护理治疗，还要有效进行信息的反馈,起到医生与患者间的桥梁作用。

（四）新业务、新护理术学习管理

护理院病房护理人员重视新护理业务、新技术的学习和掌握,不断提高护理技术水平,保证护理品质的规范。

三、病房（病区）规范化设置

（一）病房（病区）护理与诊疗管理内容

（1）病房工作人员管理。为了使病房工作能正常运转,首先必须将病房医、护、工各类工作人员进行合理的分工和排班,使各项工作紧密配合,有分工,有合作。对护理人员要加强业务学习和培训,定期检查,考核和评价。医务人员必须按要求着装,佩戴有姓名胸牌上岗。工作人员做到走路轻、关门轻、说话轻、操作轻。定期对患者进行健康教育。定期召开患者座谈会,征求意见,改进病房工作。① 主动向新入院的患者介绍医院的有关制度和病房环境,进行入院评估,了解患者的要求,使他们尽快适应环境,接受治疗;② 工作认真负责,语言文明,态度诚恳,避免恶性刺激,对个别患者提出的不合理要求应耐心劝解,既要体贴关怀又要掌握原则;③ 注意保护性医疗制度,有关病情恶化、预后不良等情况,由负责医师或上级医师向患者进行解释;④ 尊重患者,注意保护患者隐私;在检查、治疗和处理中要严格遵守操作流程,耐心细致解释,选用合适的器械,不增加患者痛苦。进行有关检查和治疗时,如灌肠、导尿等,应用屏风遮挡患者或到处置室进行;⑤ 条件允许时,对危重和痛苦呻吟的患者应分别安置,患者死亡和病情恶化时应保持镇静,尽力避免影响其他患者;⑥ 对需行操作的患者,操作前应做好解释安慰工作,以消除患者的恐惧和顾虑;操作后要告诉患者注意事项,使其安心休养。⑦ 重视患者的心情护理,对其治疗、生活、饮食、护理等各方面的问题,应尽可能设法解决,并定时向患者征求意见,改进工作。

（2）病房管理。病房护士主动热情接待患者,向患者介绍住院规则和有关情况,协助患者熟悉环境。护士应主动了解病情以及患者的心理状态,密切护患关系,鼓励患者建立与疾病做斗争的信心。由护士长负责征求患者或家属对医疗、护理、饮食、服务态度的意见。为了保证医疗、护理工作的正常进行,并使患者得到充分的休息与治疗,严格执行陪护制度,教育家属和亲友遵守探视时间和要求。病房管理作为一个护理医院管理的缩影,强化和完善病房管理体制便显得尤为重要。病房管理不仅包括医疗、护理等技术工作的实施,还包括特有行政和生活等管理。是一项细微而复杂的工作。严格执行各项规章制度及操作流程,确保治疗、护理工作的正常进行。严格执行查对制度,坚持医嘱班班查对,每天总查对,护士长每周总查对一次并登记、签名。其目的是使病房保持一个有利于医疗、护理、科研、教学工作的正常秩序和良好环境;为患者提供一个安全舒适的就医环境,使患者安心配合治疗,尽快解除患者疾苦,早日恢复健康。内容包括以下方面:① 患者的住院管理;② 护理技术管理;③ 病房环境管理;④ 卫生隔离管理;⑤ 医务人员的工作组织管理;⑥ 病房物资装备管理;

⑦探视和陪护管理;⑧膳食调配管理。

(3)物品、器材、药品管理。为了适应医疗、护理业务的管理,病房内要经常保持一定数量的药品,如精密仪器、器械、药品、家具、被褥、餐具、医疗表格以及一般生活用品等。要求供应及时,方便医疗抢救,减少忙乱和浪费,并建立健全的管理制度。

①物品管理。物品要有计划领取,即保证需要,又做到不积压,不浪费,不丢失,不损坏。保管人员要掌握物品的管理方法,加强库房管理,建立进出登记本,物品摆放整齐,防止虫鼠咬坏。无菌物品标识清晰,保存符合要求,确保在有效期内。

②医疗器械管理。仪器设备要由专人保管,应放置在固定的位置,定期检修,并设有仪器档案,要经常保持性能完好,以适应紧急需要。各种抢救器材保持清洁、性能良好。

③药品管理。病房内常备药和剧毒药要分开管理,有专人保管,固定数量和位置,有标记有账目,发放药品要建立查对制度,保证准确无误。毒、麻、限、剧药品做到安全使用,专人管理,专柜保管并加双锁。内服、外用药品分开放置,瓶签清晰。每月两次检查科内所有药品的性质及有效期,确保使用安全。急救药品应符合规定,用过后及时补充。

(4)护理技术管理。护理技术是衡量护理院管理水平的重要标志,其核心是护理业务质量。护理业务质量会直接影响医疗效果。有了良好的护理技术管理才能保证护理质量,提高工作效率。护理技术管理内容包括:制度护理标准,技术操作规程,疾病护理常规,各项规章制度,新业务、新技术的管理方法和防止交叉感染的措施,以及护理资料档案的管理等。

①护理行政查房:重点查病房管理、岗位责任制、规章制度执行情况、专科护理质量、危重患者的护理、护理文书等情况。

②护理业务查房(包括教学查房):护理部组织,科室适时选择典型病例,做好准备,应在报告病例的基础上,针对患者和病例的特点,进行有针对性、有目的的分析与讨论,使参与者在业务上有所收获。重点查基础护理、专科护理工作及新技术、新业务的开展情况等,讨论重症护理或护理问题较多的病例。

(二)病房护理单元管理

(1)病房由护士长负责管理,科主任积极协助,全体医护人员共同参与。

(2)保持病房整洁、舒适、安全,避免噪声,工作人员做到走路轻、关门轻、说话轻、操作轻。注意通风,保持病区空气清新。

(3)统一病房陈设,室内物品和床位要摆放整齐,固定位置,精密贵重仪器有使用要求并专人保管,未经护士长同意不得随意变动。

(4)随时对患者进行健康教育。每月召开患者座谈会征求意见,改进病房工作。

(5)医务人员按要求着装,佩戴有姓名的胸牌上岗。工作人员应遵守劳动纪律,坚守岗位。病房内不准吸烟,工作时间不聊天、不闲坐、不做私事。治疗室、护士站不得存放私人物品。工作时间不接打私人电话。

（6）患者穿病员服，携带必要生活用品。

（7）病区内不接待非住院患者，不会客。严禁散发传单、广告及推销人员进入病房。

（8）注意节约水电、按时熄灯和关闭水龙头，杜绝长流水、长明灯。

（9）护士长全面负责病房财产、设备等物品的管理，可指派专人负责，建立账目，定期清点、维修保养。如有遗失及时查明原因，按规定处理。

（三）病区护理业务管理

（1）主动向新入院的患者介绍医院的有关制度和病区环境，进行入院评估，了解患者的要求，使他们尽快适应环境，接受治疗。

（2）工作认真负责，语言文明，态度诚恳，避免恶性刺激。对个别患者提出的不合理要求应耐心劝解，既要体贴关心又要掌握原则。

（3）注意保护性医疗制度，有关病情恶化、预后不良等情况，由主管医师或上级医师向患者进行解释。

（4）尊重患者，进行有关检查和治疗时，如灌肠、导尿等，应遮挡，注意保护患者隐私。

（5）在检查、治疗和处置中要严格遵守操作规程，耐心细致解释，选用合适的器械，不增加患者痛苦。

（6）条件允许时，对危重患者应单独安置。患者死亡和病情恶化时应保持镇静，尽量避免影响其他患者。

（7）护理院无手术，针对护理院实际。

（8）保持病区安静整洁，合理安排工作时间，避免嘈杂。早上 6:00 点前、晚上 21:00 点后（夏季时间晚上 22:00 点后）及午睡时间，尤其应保持病区安静，不得大声喧哗。在不影响医疗效果的情况下，有些处置可待患者醒后施行。

（9）保持病区空气流通、清洁卫生。生活垃圾、医疗垃圾分类放置、及时处理。

（10）重视患者的心理护理，对其治疗、生活、护理等各方面的问题，应尽可能设法解决。

四、住院诊疗管理

（一）病房的概念

即患者住的房间。这里指护理院患者住的房间。

（1）病房分为有护理病房、养护照料病房、康复病房、安宁病房和抢救室等。

（2）辅助护理医疗用房：有医生办公室、护士站、治疗室、处置室、医护值班室。

（3）服务性用房：有开水房、膳食房、盥洗室、更衣室、储藏室、污物间。

（4）安宁病房：安宁疗护强调"四全照顾"（全人、全家、全程、全队照顾），所以是身、心的完整照顾；不只关心患者，也关心照顾其家属；不只照顾患者到临终，也帮助家属度过悲伤；且结合医师、护理师、社工、义工、宗教人士等相关人员共同照顾患者及家属。包括：① 照顾服务中心；② 教育示范中心；③ 资讯咨询中心。可以服务患者及家属,可以对医护人员及学生做安宁疗护训练,也可以对一般民众进行生死观教育。可以当作联络与卫教、咨询及服务的基地。对安宁疗护团队而言,这是服务患者与家属的地方;对医院主管而言,则是宣扬"尊重生命"理念的地方。

（二）护理病区的布局原则

（1）实用性原则。病区布置应便于观察患者病情和照料护理患者,且有利于患者休息和护理。

（2）消毒隔离原则。严格划分无菌区、清洁区、污物区,根据实际地形建立工作人员通道、患者通道、污物通道。

（3）规范化原则。为患者创造一个安静、舒适的护理环境,病区布局应便于规范化和标准化管理。

（4）效益性原则。必须坚持效益第一,即用最短时间为患者提供最佳的护理服务,因此护理病区的利用应提高医护人员有效工时单位值。

（三）护理病区的总体布局

（1）病区应选择安静、通风、日照条件好的位置。

（2）辅助办理用房应在病区的中央位置,以缩短医护人员来往路程,降低无效工时单位值。

（3）服务性用房应设置在护理病区的次要位置。

（4）老年护理病区可安置空调,有条件的可安中央空调,室内装修色彩宜亲切清新,宜采用蓝色或白色。

（5）护理病区室内有无障碍要求。

（四）护理病区各室的布局与设备

（1）护理病室。

① 布局。依据《老年护理理论与现代老年护理院实践》进行：

- 每一护理病区床位以 30～50 张为宜,可设单人间、双人间、三人间及四人间。每个病室以 2～4 人为宜。
- 病室净高 3～3.3 米,每床净使用面积不少于 5 平方米,两床之间距离不少于 1 米,床端距离不少于 1.5 米,墙角为钝角,地面有排水孔。
- 每个病室应当设置衣物储藏的空间,并设有厕所、洗漱及淋浴间。无障碍卫生间地面应当满足清洗不渗水和防滑的要求。
- 病室的阳台设衣物晾晒架。

② 设备。多功能病床且具有床头、床位抬高功能;床上用品及备用被服;中心供氧装置;呼叫对讲系统;壁灯;输液架或输液导轨;床帘及床帘导轨;桌椅;暖瓶;空气消毒设备。

（2）护理站。

① 布局。设于病区中央,病房应扇形分布于护理站周围,视野应开阔,采光好,

便于观察患者情况和病区管理。

② 设备。办公桌椅;电脑操作台;电脑及打印机;护理病历本;患者一览表;橱柜及资料柜;悬挂式书写板;电话机;电子音控对讲机;体重计;挂钟。

（3）治疗室。

① 布局。与护士站相邻,并设一门与护士站相通,面积不应小于 12 平方米。室内设备有药柜、治疗柜、无菌物品柜和护理物品柜等。

② 设备。治疗车;药车;冰箱;药物配伍禁忌表;紫外线消毒装置;洗手设施;烘手器。

（4）医师办公室。

① 布局。邻近护士办公室,便于医护联系、为病例讨论、书写病历、学习使用。办公桌椅的摆设以方便工作、整齐为原则。

② 设备。电脑及打印机;书写板;电话机;对讲机;病历车;阅片灯。

（5）医、护值班室。设医、护值班室各一间,供值班人员休息用。设值班床、桌、椅、衣柜、厕所、洗漱水池等。

（6）更衣室。设男女更衣室各一间。宜采用由衣柜、鞋柜组合而成的壁柜,设洗手池、穿衣镜。

（7）开水房。设有烧水器、暖水瓶、微波炉、冰箱。有条件的设有公共开水供应系统。

（8）康复病房及安宁病房布局。

① 床位。应根据当地实际需求和资金情况,并兼顾发展等设置床位数,床位总数应在 50 张以上。

② 科室设置。

临床科室:至少设内科、疼痛科、临终关怀科。

病区应当划分病房、护士站、治疗室、处置室、谈心室（评估室）、关怀室（告别室）、医务人员办公室、配膳室、沐浴室和日常活动场所等功能区域。

③ 人员。可以根据实际需要配备适宜的心理咨询（治疗）师、康复治疗师、医务社会工作者及志愿服务等人员。

④ 建筑要求。设有关怀室（告别室）,考虑民俗、传统文化需要,尊重民族习惯,体现人性、人道、关爱的特点,配备满足家属告别亡者需要的设施。

⑤ 设备。

- 运动治疗:至少配备训练用垫、肋木、功率车、治疗床（含网架）、PT 凳、平衡训练设备、运动控制能力训练设备、功能性电刺激设备、功能性牵引设备等。
- 物理因子治疗:至少配备直流电治疗设备、低频电治疗设备、中频电治疗设备、高频电治疗设备、光疗设备、超声波治疗设备、传导热治疗设备、功能性牵引治疗设备等。
- 作业治疗:至少配备日常生活活动作业设备、木工作业设备、黏土或橡皮泥作业设备、编制作业设备、作业游戏设备等。

- 言语治疗：至少配备录音机或言语治疗机,言语治疗用具(实物、图片、卡片、记录本),吞咽治疗用具、非言语交流用交流板等。
- 传统康复治疗：至少配备针灸、推拿、火罐等创痛康复设备。
- 急救设备：至少配备心脏除颤器、简易呼吸器、抢救车。

第三节　护理院病区(病房)行政管理

一、住院程序管理

患者的入院均应通过门诊或转介有关科医师检查评估后决定,并填入院通知单。根据患者评估可采取选择性入院(预约登记)、收入院和转介入院 3 种形式。护理病区床位的科学管理应由相对固定的病区医师实行计划收住。选择性(预约登记)入院的患者,根据患者护理需要的不同,按等级先后合理安排。

二、出院(转院)管理

(1)护理患者经护理康复后需出院,应由病区主治医师决定,经治医师下达医嘱,通知家属,在确定的日期办理出院手续,填写出院记录和病历封面,向患者告知康复注意事项、随访的要求,征询对病区工作的意见。

(2)当老年患者病情危重转院,途中需由医护人员护送,与转入医院的医护人员做好交班。

三、死亡病例的处理

(1)住院患者死亡,负责抢救医师要认真检查心跳、呼吸、瞳孔和角膜反射等生命体征,有条件的应记录备案。

(2)确定患者死亡,抢救医师应立即通知家属,正确无误填写尸体识别卡、死亡单。

(3)尸体由护理人员按规定认真料理后,由工勤人员送"太平间"。

(4)经治医师在 24 小时内完成死亡小结,病区应及时组织死亡病例讨论会。

四、其他医疗文书证明

由于交通事故、民事纠纷、医疗保险、司法程序等需要,在住院诊疗期间所要证明者增多,为稳定医疗秩序,应与当地医疗行政、公安、交通等管理部门协同配合,做出关于病情、伤情、护理级别证明的管理规定。医护人员个人不得随意接受委托开具出院证明。

五、病房(病区)标准化管理

（一）组织形式

（1）护理病区以医护人员为主体工作单位，实行科主任领导下的主治医师、护士长分工负责制。病区的医师和护理人员都必须密切配合和相互协作。

（2）科主任领导下主治医师、护士长分工负责制，如图 12 - 1 所示。

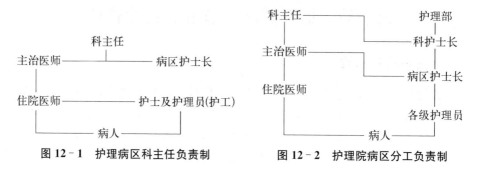

图 12 - 1　护理病区科主任负责制　　　　图 12 - 2　护理院病区分工负责制

（3）科主任、护理部领导下的主治医师、科护士长分工负责制，如图 12 - 2 所示。

（二）护理病区的标准化管理

（1）护理病区管理制度化。

（2）护理技术的规范化和操作技术的常规化。

（3）病区设置规格化。

六、护理病区行政管理的主要内容

（1）定期向患者宣传讲解卫生知识，协助做好病员思想、生活管理工作。

（2）保持病房整洁、舒适、肃静、安全，避免噪声，做到走路轻、关门轻、操作轻、说话轻。

（3）统一病房陈设。室内物品和床位要摆放整齐、固定位置，未经护士长同意，不得任意搬动。

（4）保持病房清洁卫生，注意通风，每日至少清扫 2 次，每周大清扫 1 次。

（5）医务人员必须穿戴工作服、帽，着装整齐，操作时戴口罩，病房内禁止吸烟。

（6）患者被服、用具按基数配给患者管理，出院时清点收回。

（7）护士长全面负责保管财产、设备，并分别指派专人管理，建立账目，定期清点，如有遗失及时查明原因，按规定处理，管理人员调动时要办好交接班手续。

（8）定期召开患者座谈会，征求意见，改进病房工作。

（9）病房不得接待非住院患者，不会客，患者不得擅自离开病房。

七、护理病区护理文件书写管理

护理文件包括医嘱本、医嘱单、治疗单、护理记录单、交班本等，护理文件书写一定要规范化。

(1) 护理文件书写必须用钢笔书写,内容记录一律用汉字(计量单位除外),日、中班用蓝钢笔书写,夜班用红钢笔书写。

(2) 各项记录必须按规定格式认真书写,要求内容完整,真实、重点突出、字迹清楚、医学术语准确、眉栏填写正确,不得随意删划和增补。

(3) 各种记录必须有完整日期。

(4) 各种记录结束时,必须签全名。

(5) 度量单位必须用法定计量单位。

(6) 各项记录、文件应妥善保管。

第四节 护理院病房护理与诊疗管理

一、病房(病区)护理与诊疗管理内容

(一) 病房管理制度

(1) 病房由护士长负责管理,主治或高年资住院医师积极协助。

(2) 定期向病员宣传讲解卫生知识,做好患者思想、生活、管理等工作。

(3) 保持病房整洁、舒适、安静、安全,避免噪声,做到走路轻、关门轻、操作轻、说话轻。

(4) 统一病房陈设,室内物品和床位要摆放整齐,固定位置,未经同意,不得任意搬动。

(5) 保持病房清洁卫生,注意通风,每日至少清扫两次,每周大扫除一次。

(6) 医务人员必须穿戴工作服,着装整洁,佩戴胸牌,必要时戴口罩。病房内不准吸烟。

(7) 病员被服、用具按基数配给病员管理,出院时清点收回。

(8) 护士长全面负责保管病房财产、设备,并分别指派专人管理,建立账目,定期清点。如有遗失,及时查明原因,按规定处理。管理人员调动时,要办好交接手续。

(9) 定期召开患者家属座谈会,征求意见,改进病房工作。

(10) 病房内不得接待非住院患者,不会客。

(二) 病房物品、器材管理制度

(1) 急救车、急救物品、仪器定位放置,专人管理,不得随意挪动。

(2) 急救车专人管理,车内物品定量放置,每班清点、补充、整理并登记签名。

(3) 重要抢救仪器(如呼吸机、监护仪、心电图机、除颤器等)要标牌注明:仪器名称、产地、型号、操作规程及注意事项,负责人姓名。

(4) 特殊抢救仪器如临时起搏器、食道调搏等,要每班交接有记录,保证各项用物齐全,以备随时使用。

（5）了解各种医疗器械的性能及保养方法，严格遵守操作规程，用后及时清洗、消毒。定期检查维修，保持性能良好。

（6）所有药品如发现变质、过期、标签模糊，应及时更换补充。一般物品要建立账目、分类保管、定期检查、做到账物相符。

（7）病区的固定财产由护士长负责管理，每周核对，每月清点，每半年或一年与有关科室核对一次，如有不符，查明原因并登记。

（8）借出物品必须有登记手续，经手人签名，重要物品经许可后方可借出。

（三）一次性医疗用品使用管理制度

（1）各科领用和使用前须认真核对相关证明和有效期，如有疑问，应立即向设备科核实后方可使用。

（2）各科室应计划性领取一次性医疗用品和器械，并正确存放，防止受潮、破损、过期或污染。

（3）凡使用特殊、高值一次性医疗用品和器械的科室，应建立由专人保管的一次性用品和器械使用记录本。内容包括：产品名称、型号、规格、有效期，患者姓名、住院号、诊断，使用医师须签名。此记录本必须长期保存，保管人员变动时应认真办理交接手续。

（4）各科室不得以任何理由重复对患者使用一次性医疗用品，凡使用过的一次性医疗用品，应当按照国家有关规定进行销毁，并做好记录。

（5）各科室应建立一次性医疗用品或医疗器械质量事故报告制度。若因产品质量问题发生医疗纠纷，各科室必须在积极正确处理的同时，医患双方共同封存好实物，做好详细记录，并及时报告医务处。

（6）护理院将组织人员定期或不定期对使用一次性医用材料的科室进行检查，重点是核对物品用量，患者使用情况记录，废弃物品销毁记录。

（7）违反《医疗器械监督管理条例》的个人和科室，护理院将追究科室及个人责任，情形严重者，按照中华人民共和国《医疗器械监督管理条例》有关规定进行处罚。

（四）住院患者外出管理制度

（1）患者住院期间未经医生许可不得私自外出。

（2）住院患者外出必须经医生批准，护士在体温单上相应时间内写"请假"两字，并记录在一般患者记录单上。外出期间如发生病情变化或其他意外一律由该患者本人负责。

（3）住院患者外出前护士交代注意事项，患者在"请假条"上签字，并注明返院时间。

（4）住院患者外出期间不得将机密文件、贵重物品及现金放在病房。否则后果一律由患者本人负责。

（5）住院患者外出期间，如有身体不适必须及时返回医院住院治疗。

（6）外出患者应按时返院，护士在一般患者记录单上记录返院时间。

（五）陪伴制度

为促进患者早日康复，维护正常的医疗护理工作秩序，要尽可能地减少陪伴人员。

（1）需留陪伴的患者条件：① 各种疾病导致多脏器损害，病情严重，且不在专科监护室监护者；② 病情有可能突然发生严重并发症者；③ 疾病诊断不清或病情反复、发展等情况而导致生活不能自理者；④ 各种原因造成的精神异常、意识障碍者；⑤ 语言沟通障碍、失明或失聪者；⑥ 有自杀倾向者；⑦ 临终患者。

（2）陪伴要求与规定。

① 凡需陪伴者，经主管医生、护士长同意，发放陪伴证（盖章有效）方可陪伴。停止陪伴同时收回陪伴证。

② 陪伴证只限一人/床，持证时间不得超过五天。需继续陪伴者，经主管医生及护士长同意后换发。

③ 陪伴者进入病房楼、科室，遇到有关人员检查时，必须出示陪伴证。陪伴证不得转借他人。

④ 陪伴者必须遵守下列规定：

- 严格遵守医院规章制度，在医护人员指导下照顾患者。
- 不准从事与陪伴患者无关的任何活动。
- 不准翻阅病历、不得去其他病房。
- 不吸烟、不随地吐痰、不在病房内洗澡、洗头、洗衣服。
- 不得自带折叠床、躺椅等，不得在病床上休息或与患者共卧一床。
- 不得自带家用电器、酒精炉。
- 不得在病房内烹饪食物、不吃患者饮食。

二、病房护理单元管理

（1）人员管理。

① 上班着工作服，仪表端庄，整洁大方。

② 遵守《护士守则》和"护士工作行为规范"。

③ 严格实行岗位责任制，各班工作有质量要求和考核标准，分工明确，各司其职。

④ 熟练掌握各项护理技术操作规程、熟悉专科疾病诊疗原理及护理常规。

⑤ 严格执行各项规章制度，防止不良事件发生。

（2）环境管理。

① 清洁。落实病区清洁卫生制度，定期检查考核，达到环境"五无"；即无痰迹、无蜘蛛网，卫生间及大小便器无臭味和尿垢，室内无死角，地面无积水。地板和玻璃显本色。

室内家具无灰尘、无污迹；桌面、窗帘等清洁、无破损、无污迹；室内无未及时倾倒的呕吐物、排泄物等污物。患者身体及床单位清洁。工作人员遵守卫生规范。

② 整齐。病区布局统一、陈设一致,物品定位放置,摆设整齐。

病床间距均等;床头柜用物摆放整齐,放置水杯、药杯及常用物品;床头、床下、窗台无杂物;室内空中不拉线,无悬挂衣物;鞋及脸盆放于床下架上;毛巾挂于指定位置。床单、被套铺法统一,空床铺成备用床。床头卡及床头标识统一,管道、器械、导线放置有序。库房内物品分类清楚,放置有序,清洁干燥。护士站无私人用品,抽屉、柜内物品存放有序。护士值班室整洁美观,床褥叠放整齐,个人用物入柜。

③ 舒适。病区温馨、美观,色调雅致;空气流通,光线柔和,白天以自然采光为主;睡眠时有窗帘挡光线;室温以 18～26℃为宜;湿度在 50%～60% RH。床单位被服用料对健康无害,床单位用物充足。床铺平整、干燥、清洁无渣屑,病服松软合体。患者睡眠时宜用地灯或壁灯;夜间巡视用手电筒,无特殊情况不开房灯,避免强光刺激患者。患者体位舒适,符合病情要求。护患关系融洽,言语文明、有礼貌。护理服务热情周到,对患者做到"四心":即细心、耐心、爱心及责任心,了解患者生理、心理及社会等健康需求,提供全方位的护理服务。护理技术熟练,向患者尽可能提供无痛注射、穿刺、换药等技术。加强基础护理,做到勤巡视,及时更换污染被服,保持患者皮肤、口腔洁净,无护理并发症。

④ 安静。

- 声音控制在 45 分贝以下,避免噪声过大。工作人员做到"四轻",即走路轻、说话轻、开关门窗轻及操作轻。护士上班穿软底鞋,不穿高跟鞋、响底鞋或拖鞋。

保持病区病床、治疗车、护理车、换药车、平车、轮椅车等轮子灵活,各类车轴转无响声,定期清洁车轮和润滑轮轴;椅脚、凳脚应有橡皮垫。

- 做好病区探视告知,禁止在室内大声喧哗,将收音机、电视机等电子发声设备声音调到适当大小或建议使用耳机。集中治疗和护理,尽可能避免干扰患者休息。

⑤ 安全。

- 病区走道清洁、宽敞、通畅、保证推床能通过。走道、楼梯有扶手。走道有"消防安全疏散路线示意图",消防设施完好。紧急通道及公共阳台不堆放杂物,保持畅通,便于抢救患者和紧急情况下人员疏散。有必要的警示牌,如"小心跌倒""禁止吸烟""静"等,标识清晰、醒目、规范、齐全。

病区装饰遵循不产尘、不积尘、耐腐蚀、防潮、防霉、防静电、容易清洁和符合防火要求的原则;外墙及屋面无渗漏,外窗气密性和防水性良好;地面防滑、平坦、无门槛、排水通畅无渗漏、无积水、无污垢。床号、门牌号安置位置固定合理。

- 病房内有必要的安全设备,如病房护栏、呼叫系统,卫生间有扶手等。对老、幼、昏迷、精神异常的患者有相应的安全措施;躁动患者使用保护用具;热疗和连接电极的患者防烫伤。地面保持清洁、干燥、潮湿时有防滑标志。

各类医用仪器及抢救设备如心电监护仪、输液泵、静脉注射泵、呼吸气囊等用物齐全,功能良好,有简明操作流程、使用说明及维修记录本。对抢救车内药品定期每周清点一次,用后即使补充。抢救物品管理做到"四定""三及时"和保持完好率100%。严格执行值班交接班、探陪人员管理制度,及时巡视病房,发现不安全迹象立即报告有管部门。提醒患者不要携带贵重物品及大量现金入病房,注意个人物品和公共财物的保管,防范偷盗。

- 严格落实医嘱制度,防止插队和执行各项技术操作流程,防范医疗事故和医患纠纷。一旦发生事故或纠纷,在积极救治患者的同时,按程序及时向有关部门报告和处理。严格执行医院感染护理控制制度,预防医院感染。环境消毒设施齐全,各类物品消毒、处置及保存符合规范。卫生洁具分区使用,标识清楚,用后清洗悬挂。医疗废物分类收集,垃圾分类符合要求,加强个人职业防护。

保证病区冷水、热水、开水、空调供应,有冷热标志、电源、水源、冷暖气、氧气等各项设备有专人负责检查维护。注意用电、用火、用水安全;煤气或微波炉有使用说明,患者及其家属使用时有专人指导。有停水、停电、医用气体泄漏和失火等突发意外事件应急预案,定期组织学习消防知识,确保人人能正确使用消防器材。

三、病房护理业务管理

(一)基础护理管理

(1)基础护理的概念:是临床护理必不可少的组成部分,也是发展专科护理的基础和提高护理质量的重要保证。

(2)基础护理管理的内容。

① 了解机体生理、心理信息,监测体温、脉搏、呼吸、血压等生命体征的变化。

② 维持患者身体的清洁、舒适、排除物理、化学、生物等有害因子对机体的侵袭,保证治疗护理安全。

③ 调配合理营养及膳食。

④ 改善机体的循环和代谢,及时妥善地处理机体的排泄物。

⑤ 保持重症患者合理、舒适的卧位,适时更换体位,预防发生压疮。

⑥ 改善患者的休息环境和条件,促进其睡眠。

⑦ 进行心理疏导,使之保持良好的精神和心理状态。

⑧ 指导功能锻炼,防止发生并发症,促进功能的恢复。

⑨ 协助执行治疗方案,配合医疗诊治工作,以娴熟的护理技术,解除患者疾苦。

⑩ 观察了解病情变化的信息和治疗效果,及时有效地配合急救处置。

⑪ 负责病区、患者管理,创造清洁、美观、安静、舒适、方便、有序的休养环境。

(3)一般护理技术管理:

包括患者出、入院处置;各种床单位的准备;患者的清洁与卫生护理;生命体征测量;各种注射的穿刺技术;无菌技术;给药法;护理文件书写等管理。

（4）常用抢救技术管理：

主要包括给氧、吸痰、洗胃、骨折固定。

（二）专科护理管理

（1）专科护理管理概念：世界卫生组织（World Health Organization，WHO）给护理管理的定义是："为了提高人民的健康水平，系统地利用护士的潜在能力和有关其他人员、设备、环境和社会活动的过程。"

（2）专科护理管理的主要内容：

① 疾病护理：包括各种专科疾病护理如心肌梗死、脑血管疾病、糖尿病等，以及各种手术患者的护理技术。

② 专科一般诊疗技术：包括各种功能试验、专项治疗护理技术，如机械通气气道护理技术、泪道冲洗技术等。

（3）特点：

① 专业性强：专科护理技术使用范围窄，专业性强，往往仅限于本专科，有的甚至只限于某一种疾病。

② 操作复杂：专科护理多配有仪器设备，技术复杂，操作难度大，要求高，护理人员除掌握专科基础知识和技术外，还要懂得仪器的基本原理和操作程序。

③ 高新技术多：随着科学技术的发展，大量高新尖的技术用于临床诊断、治疗和护理，这要求护理人员不断学习和掌握新的专科知识，这是专科护理技术的一个重要特点。

（4）原则：

① 科学性和先进性：制订的疾病护理常规应既具有科学性，又能反映当代临床护理的先进技术。

② 适应性和可行性：制订疾病护理常规既要切合实际，实用可行，又能满足技术发展的要求，具有一定的适应性。

③ 以患者为中心：疾病护理常规的制订应以患者为中心。

④ 专科诊疗技术管理：重点抓好技术培训和技术规程建设。

（5）措施：

① 组织对专科护理知识学习。

② 各专科应有各种疾病的护理常规，并根据护理技术的更新不断修改和充实。

③ 搞好专科病区的医护合作。

④ 护理管理者应组织专科技术培训，学习新仪器使用和抢救技术操作。

⑤ 加强专科精密贵重仪器的保养：定点、定人、定查、定修。

⑥ 贯彻落实以患者为中心的整体护理思想。

（三）护理管理的执行

执行护理院对长期卧床患者、晚期姑息治疗患者、慢性病患者、生活不能自理的老年人以及其他需要长期护理服务的患者提供医疗护理、康复促进、临终关怀等服务。

以诊疗疾病、照护患者为主要目的的医疗机构。坚持为人民健康服务的宗旨,体现了国家卫生事业的公益性和保障性,同时,还具有生产性和经营性等特点。

（四）病情观察

指对患者的病史和现状进行全面系统了解,对病情做出综合判断的过程。护理人员运用望、闻、问、切四种诊法,对患者的精神、音容、举止、言谈等情况进行细致观察,为诊断、治疗和护理提供可靠的依据。

病情观察,即指护理人员在工作中积极启动视、听、嗅、触等感觉器官及辅助工具,从患者症状到体征,从生理到精神、心理,将患者作为一个整体进行全面细致的观察来获得有关患者及其情境信息的过程。包括一般情况的观察、生命体征的观察、意识状态的观察、瞳孔的观察、心理状态的观察、特殊检查或药物治疗的观察。

（五）护理技术操作管理

护理技术操作管理是衡量护理院护理水平的重要标志,也是护理院管理中的重要组成部分。护理技术操作质量直接影响医疗效果,有良好的护理技术操作管理,才能够为患者提供正确安全的治疗和护理,也有助于临床医学的发展。

（1）专科护理技术培训是专科护理管理的重点。护理部应切合实际制订专科护理技术培训计划,并保证计划的落实,提高专科护理技术水平。

（2）制订各项专科诊疗技术规程：专科护理技术的专业性强,整理护理技术规程可由各科室根据专科特点,组织技术骨干制订流程。

四、住院诊疗管理

（一）检诊

（1）检诊是病房医护人员对新入院的患者的首诊过程,是医疗决策的首要环节,要求及时、认真、准确。检诊阶段要完成床位安排、初期诊察,急、危重病例抢救及实施诊疗前的各种准备,为继续诊疗奠定基础。

（2）通过检诊医患双方开始思想交流,医护人员以真诚热情的态度,全面细致地收集病史,详尽的物理检查,运用现代化医疗设备有目的重点检测,给患者及家属以安全、信任感。

（3）患者诉说疾病痛苦,道出就诊目的,同时适应护理院环境调整心理状态；双方协调配合使医师能够较好地判断病情演变、疾病部位、性质、病因,并提出诊治方案。

（二）查房

查房是医护人员巡视患者的通称,是基本的医疗活动。查房目的是及时了解患者病情、心理、生活情况,明确诊断,制订和调整诊治方案,提高治疗效果。查房也是医院管理者对住院诊疗质量监督检查采用的重要手段。查房是发挥三级结构功能的主要方式,应不断完善、强化。

(1) 组织方式有主任医师、主治医师、住院医师三级查房,三级医师临床业务查房是查房活动中心,由各诊疗单位主任医师负责实施。上级医师查房大体分为准备、查房、讨论处理三阶段。此外还有护理、医疗行政等查房活动。

(2) 查房内容:① 住院医师查房,包括收集病史、体格检查、提出化验及医技检查项目,病情观察,书写病案,拟定诊疗计划;② 主治医师查房,如补充修正病史,全面正确地检诊,指导病案书写,解决病例疑难问题,确定诊治方案;③ 主任医师查房,分析病例,从理论与实践的结合上解决诊疗遇到的问题,确定诊疗方案,指导下级医师并进行临床教学;④ 各级医师查房内容有层次、深度的不同,但必须是基础资料可靠准确,分析判断切合病例实际,指导具体,效果明显。

(3) 查房时限:对查房规定必要的时限,使医师的医疗活动按规律进行是查房质量的基本保证。住院医师应保证足够的时间接触患者,每天至少两次查房即晨间查房及下班前巡视。主治医师查房,应有一定的时间查阅资料,采取定期重点查房与临时查房相结合,通常每周 2~3 次。主任医师负责病房诊疗单元的查房业务指导,每周 1~2 次典型查房。

(4) 查房重点:住院诊疗以对个体诊疗活动体现对群体疾病的认识,因而查房应按入院患者所处的不同时期有所侧重。初期尤其应重视临床基础活动,了解病情,准确收集资料,及时诊断,确定治疗方案;中期集中分析推断,按照医疗诊治规律,对病例诊疗疑点难点逐个解决;后期按诊疗病例的预定诊疗目标总结评价。同时要注意对新入院、急危重、疑难病例及突发事故伤员、特殊患者的查房。

(5) 查房效果评定三级医师查房效果的考核,不仅有利于提高查房质量促进各级医师重视这一基础实践活动,而且是医疗质量的重要保证。查房效果评定内容如下:

① 查房组织形式,查房程序是否标准。

② 查房责任是否清楚。

③ 查房内容是否完整。

④ 查房指示是否及时落实。

⑤ 患者满意度如何。

查房效果评定方法:建立三级医师查房登记册,查阅查房活动内容;检查病案核实查房质量;实地考察医师对患者病情、诊疗情况的了解、掌握程度;参加主任医师查房活动,评价总体效果;调查患者对查房的意见。综合各项结果评分,并将信息反馈诊疗小组。

(三) 会诊

会诊是指对疑难重症病例、涉及多学科的综合病症、抢救危重病例及医疗技术难题等请求诊疗小组以外的医师提供诊治意见、给予指导时,所采用的诊疗方式。

(1) 会诊形式按会诊涉及学科范围分有科内会诊、科间会诊、多科系会诊、院际间会诊;按病情缓急程度,会诊时间要求有急、重危病例的急会诊,慢性病例、疑难病症的择期会诊;为教学需要或临床经验交流而设的定期会诊。

(2)会诊要求会诊目的要明确、要求具体;提出会诊科室准备好资料,会诊者认真做好准备;会诊时双方医师亲自诊察病例、分析病情,确定诊察方案,做好记录,并按时检查实施会诊意见的情况。

(3)会诊资格。科内会诊由主治医师参加,科间会诊一般由中级以上职称者担任,疑难病例由高级职称者前往。

(四)病例讨论

病例讨论为总结临床、教学经验,对具有代表性或特殊病例集中各级医师智慧,采取的集体讨论式的诊疗活动。

病例讨论由主治医师或主任医师提出并主持,与全院医疗活动相关的病例讨论由科主任提出报院里批准。按不同目的确定参加病例讨论人员范围。

(1)疑难病例讨论。虽经多次会诊仍未达到诊疗预期目的,通过讨论解决疑难问题,讨论过程对各级医护人员临床思维有启迪作用。

(2)隐患病例讨论。存在医疗缺陷但未造成严重不良后果,通过讨论总结经验教训,提高防范意识。

(3)手术病例讨论。做术前讨论,明确手术方案,起到防止医疗缺陷的效果,特别对具有高难技术要求的病例尤为重要。

(4)死亡病例讨论。为总结经验提高抢救、诊疗水平所进行的常规讨论。

(5)临床病理讨论。对罕见、少见死因不明的病例,经病理证实原因清楚,对提高临床诊治水平起重要作用的讨论。

(6)教学典型病例讨论。病例典型,能起示范作用。

(7)出院病例讨论。是终末医疗质量评价形式,病例讨论时,各级医护人员充分发表见解,提出有论据的观点,形成集中统一的意见,防止流于形式。

(五)计划诊疗

计划诊疗是医师对入院患者的诊疗过程实行的医疗质量自我监督、自我调控的方法。计划诊疗内容包括对个体病例拟定的诊治计划及病情演变估计对策,群体疾病病种诊治方案及实施过程中对诊疗措施的修正,并对诊疗效果做出判断,使诊疗在宏观控制下做到按计划进行。计划诊疗以文字表达,能描述质量指标;也可用表格式显示,具有清晰、简明的优点。

计划诊疗由住院医师拟定,主治医师修正,主任医师决策。通过各级医师查房、监督检查实施情况。

(六)医嘱

医嘱是医师以医嘱单的形式下达的必须履行的具有强制性的指令性医疗文书,必须严肃认真执行。

(1)长期医嘱。医嘱维持时间超过 24 小时,是相对稳定有规律、连续进行的诊疗措施。

（2）临时医嘱。根据病情需要所采用的临时性诊疗措施，需及时迅速执行。为保证医嘱的真实性和准确性，由经治医师亲自填写医嘱，上级医师监督检查。

（3）下达医嘱的要求。下达医嘱必须填写清楚确切时间，核对患者姓名、年龄、住院床号。内容要求按卫生部制订的医院工作制度中规定的标准执行。下达医嘱后应复核一遍，然后签字。取消、更改医嘱应有明显标志（如用红笔书写）。执行医嘱时，对医嘱表达不清楚、内容不确切的应要求重新开出并询问明白，不可马虎从事。

（七）病历书写

病历是诊疗过程中，医护人员对患者所患疾病发生、发展变化，诊治经过，治疗效果及患者心理状态、治疗反应等真实的记录；是医疗、教学、科研、医院科学管理不可缺少的资料；是评价医疗质量，考核医师技术水平，收集医疗统计原始资料的依据；还是某些人出生、死亡日期，有病休息等证明的实据档案，因此医护人员必须以认真负责的精神和实事求是的科学态度书写好病历。

（1）基本要求。真实完整，文字精练，字迹清晰，科学性强，表达准确，标点符号运用正确，层次分明，重点突出，关键性情节因果关系交代清楚，及时完成，计量单位标准。

（2）结构要求。

① 首页：熟悉首页所要求各项的意义及填写依据标准，尤其是涉及诊断、治疗、院内感染等项的判断必须实事求是，防止随意性。首页各项有问必答，不可留空项。

② 住院病历：住院患者病情，要求记载全面、内容系统完整。

③ 第1次病程记录：住院病程演变的首次记载，为诊疗过程做对比的基础资料。重点记录入病房当时病情检查情况、诊疗紧急措施，或初步诊疗计划。

④ 手术记录：术前诊断、术前讨论、术中手术方式、术后当日情况、围手术期注意事项。

⑤ 重大医疗技术操作实施经过：在诊疗过程中采取的重大医疗技术操作，关系到医疗安全、诊疗参考价值，必须写清指征、操作步骤、结果，如各种侵袭性检查、介入性治疗，各种血管造影等。

⑥ 最后一次病程记录：对入院诊疗作终结前的记录，与首次病程记录相呼应，明确出院时病情状况。

⑦ 三级医师查房记录要求：住院医师负责具体住院病历的书写，及时记录病情变化，以及诊疗业务活动内容、措施、患者治疗反应等。主治医师对重要诊疗问题及病情等应补追记录，对住院医师诊疗意见的修改及依据，不使用"同意""赞成"等语言，而应具体指出哪些应该做，如何做……对主任医师查房重点记录分析指导意见。查房时逐级监督，记录必须层次清楚，重要环节查房意见上级医师应亲自过目修改。

⑧ 出院记录：诊疗的阶段性总结，具有法律书证作用的重要文字材料。重点放在采取何种诊疗措施解决入院时诊疗问题，病程、病情演变对比清楚。

（八）晨会与值班制度

（1）晨会是医护人员交流诊疗信息，保持诊疗环节连续性而进行的医务组织形式，属病房工作例会。由病房负责人主持，全体人员参加，通常由值班医护人员报告患者流动情况，重危及手术病例、接受特殊检查前后病情变化，以及值班时间内患者情况，对需要立即解决的问题当场决定。每周利用1次晨会传达上级指示，晨会应有记录，时间一般不超过20分钟。

（2）值班制度是在夜间、节假日及集体学习、劳动和会议等时间，设值班医护人员履行巡视病房，完成新入院、危重患者及急诊会诊医疗诊治任务和急症手术。遇到重大问题及复杂疑难病例需立即解决的应及时向上级请求报告，并写好病历及病程记录。

第五节　护理院安宁疗护病区(病房)管理

一、安宁疗护病区(病房)的基本概念

安宁疗护病区(病房)是为疾病终末期患者在临终前通过控制痛苦和不适症状，提供身体、心理、精神等方面的照护和人文关怀等服务，以提高生命质量，帮助患者舒适、安详、有尊严地离世的临床机构。

二、安宁疗护病房功能与任务

（一）机构管理

（1）安宁疗护中心应当制订并落实管理规章制度，执行国家制订公布或者认可的技术规范和操作规程，明确工作人员岗位职责，落实各项安全管理和医院感染预防与控制措施，保障医疗质量和患者安全。

（2）应当设置独立医疗质量安全管理部门或配备专职人员，负责质量管理与控制工作，履行以下职责：

① 对规章制度、技术规范、操作规程的落实情况进行检查。

② 对医疗质量、医院感染管理、器械和设备管理、一次性医疗器具管理等方面进行检查。

③ 对重点环节和影响患者安全的高危因素进行监测、分析和反馈，提出控制措施。

④ 监督、指导安宁疗护中心的医院感染预防与控制，包括手的卫生、消毒、一次性使用物品的管理和医疗废物的管理等，并提出质量控制的改进意见和措施。

（3）医疗质量安全管理人员应当由具有中级以上职称的卫生专业技术人员担任，具备相关专业知识和工作经验。

（4）财务部门要对医疗费用结算进行检查，并提出控制措施。

（5）后勤管理部门负责防火、防盗、医疗纠纷等安全工作。

（二）质量管理

安宁疗护中心应当按照以下要求开展医疗质量管理工作：

（1）建立质量管理体系，保证质量管理体系运行有效，健全并执行各项规章制度，遵守相关技术规范和标准，落实质量控制措施、诊疗护理相关指南和技术操作规程，体现人文关怀。

（2）严格按照诊疗护理操作规范开展相关工作，建立合理、规范的诊疗护理服务流程，施行患者实名制管理。

（3）建立日常工作中发现质量问题逐级报告的机制，出现较多或明显的质量问题时，应当及时组织集体分析研究、协调解决。

（4）科室负责人直接负责质量管理和控制，定期组织质量评价，及时发现问题，提出改进意见，对评价结果进行分析并提出持续改进措施。

（5）按照规定使用和管理医疗设备、医疗耗材、消毒药械和医疗用品等。对医疗设备进行日常维护，保证设备正常运行。

（6）建立患者登记及医疗文书管理制度，医疗文书书写及管理应当符合国家有关规定。

（7）建立良好的与患者沟通机制，按照规定对患者及家属进行告知，加强沟通，维护患者合法权益，保护患者隐私。

（三）感染防控与安全管理

（1）应当加强医院感染预防与控制工作，建立并落实相关规章制度和工作规范，科学设置工作流程，降低医院感染的风险。

（2）建筑布局应当遵循环境卫生学和感染控制的原则，做到布局合理、分区明确、洁污分开、标识清楚等基本要求。

（3）应当按照《医院感染管理办法》，严格执行医疗器械、器具的消毒技术规范，并达到以下要求：

① 进入患者组织、无菌器官的医疗器械、器具和物品必须达到灭菌水平。

② 接触患者皮肤、黏膜的医疗器械、器具和物品必须达到消毒水平。

③ 使用的消毒药械、一次性医疗器械和器具应当符合国家有关规定。一次性使用的医疗器械、器具不得重复使用。

（4）医务人员的手卫生应当遵循《医务人员手卫生规范》。

（5）应当按照《医疗废物管理条例》及有关规定对医疗废物进行分类和处理。

（6）应当加强患者安全管理，制订各类突发事件应急预案和处理流程，并定期进行应急处理能力培训和演练，提高防范风险能力。

（7）应当严格执行查对制度，正确识别患者身份。

（8）严格执行麻醉药品、精神药品等特殊管理药品的使用与管理规定，保障用药安全。

（9）应当加强对有跌倒、坠床、自杀、压疮等风险的高危患者的评估，建立跌倒、坠床、自杀、压疮等报告制度和处理预案等，防范并减少患者意外伤害。

（10）应当按照国家有关法规加强消防安全管理。

（四）人员培训

（1）应当制订并落实工作人员岗前培训和在岗培训计划，使工作人员具备与本职工作相关的专业知识，落实相关管理制度和工作规范。

（2）应当定期组织工作人员参加培训，及时掌握和更新专业知识，不断提高服务质量。

（五）监督与管理

（1）各级卫生计生行政部门应当加强对辖区内安宁疗护中心的监督管理，发现存在质量问题或者安全隐患时，应当责令其立即整改。

（2）各级卫生计生行政部门履行监督检查职责时，有权采取下列措施：

① 对安宁疗护中心进行现场检查，了解情况，调查取证；

② 查阅或者复制质量和安全管理的有关资料；

③ 责令违反本规范及有关规定的安宁疗护中心停止违法违规行为；

④ 对违反本规范及有关规定的行为进行处理。

（3）安宁疗护中心出现以下情形的，卫生计生行政部门应当视情节依法依规从严从重处理：

① 使用不具备合法资质的专业技术人员从事诊疗护理相关活动的；

② 质量管理和安全管理存在重大纰漏，造成严重后果的；

③ 其他违反有关法律法规的情形。

三、安宁疗护病区(病房)管理要点(质控)

（一）安宁疗护病区(病房)的工作目的

（1）通过安宁疗护，使临终患者与家属接受临终事实。

（2）在安宁关怀下使临终患者有尊严地、无痛苦和无遗憾地走完人生最后一程。

（3）减轻或消除临终患者的疼痛、不适症状或心理压力。

（4）尊重临终患者的权益，满足临终患者在物质或精神方面的渴望。

（5）消除临终患者与家属之间的怨怼，享受人生的最后亲情。

（6）使家属敢于面对亲人死亡。

（二）安宁疗护病区(病房)管理的目标

（1）关心临终患者生活质量。

（2）减轻因临终末期病症所引起的痛苦与不适。

（3）帮助临终患者与家属在临终阶段增加人世亲情，去除宿怨、相互道别，使生死两相安。

（4）在为临终患者服务及其逝世后，继续为其家属提供慰藉。

（5）满足临终患者在生命最后一段日子中的需要。

（三）安宁疗护病区（病房）管理的任务

（1）及时总结安宁疗护病房经验，以便形成适合我国本土化的安宁疗护病房管理理论，做到理论联系实际。

（2）研究世界各国和地区安宁疗护病房管理的经验和技术，并消化提高。

（3）建立有中国特色的安宁疗护病房管理的特点。

（4）创造良好的安宁舒缓疗护服务条件和环境。

（5）建立安宁疗护病房质量控制系统，包括建立质量保证组织，制订质量标准，明确岗位职责，质量分析及集社会效益与经济效益相统一的综合目标评价等。

（6）完善安宁舒缓医疗为特点的安宁疗护病房管理组织，成为适应性强、人性化、多功能的诊疗单位。

（陈信耀　顾竞春）

护理院管理道德

第一节 管理道德概述

一、道德的概念

（1）道德是由社会经济关系所决定的、用善恶标准进行评价的，依靠社会舆论、风俗习惯和内心信念来维系和调节人与人、个人与社会之间关系的一种社会意识和行为活动的总和。

（2）道德是道和德的合成词，道是方向、方法、技术的总称；德是素养、品性、品质。

（3）道德是社会基本价值观一个约定俗成的表现，人们一般都会根据自己对社会现象的理解、社会认同的形态，形成与社会大多数人认同的道德观，大多数人能够知道该做什么不该做什么，哪些是道德的哪些是不道德的。

（4）道德一般可分为社会公德、家庭美德、职业道德三类。其中职业道德，是与人们的职业活动紧密联系的符合职业特点所要求的道德准则、道德情操与道德品质的总和，是从事一定职业的人在职业劳动和工作过程中应遵守的与其职业活动相适应的行为规范。职业道德是从业人员在职业活动中应遵守或履行行为标准和要求，以及应承担的道德责任和义务。

二、管理道德的概念

（1）管理道德是指组织在管理过程中自觉遵守的各种行为准则和规范的综合。

（2）管理道德作为一种特殊的职业道德，是从事管理工作的管理者的行为准则与规范的总和，是特殊的职业道德规范，是对管理者提出的道德要求，对管理者自身而言，可以说是管理者的立身之本、行为之基、发展之源。

（3）管理道德是对护理院进行管理价值导向，健康持续发展所需的一种重要资源，是护理院提高社会效益、提升综合服务能力的源泉。

第二节　护理院管理道德

一、护理伦理

（1）是研究护理道德的科学，是以马克思主义伦理学的基本原理为指导，紧密结合护理科学发展的实际，研究与探讨当代护理道德的科学。它是护理学与马克思主义伦理学、心理学、社会学、管理学、教育学等社会学科相互交叉的一门边缘学科。

（2）护理伦理道德作为一种特殊社会意识，对社会存在及医学、护理学科的发展，对提高医疗护理质量和水平等，都具有其他社会意识起不到的能动作用。

二、护理院管理道德内涵

（1）护理道德是护理人员的职业道德，是护理人员工作中的职业关系及职业行为规范的总和，也是护理人员做好一切工作的精神动力及思想保证。医院管理理论证实，在现代化管理中"人的工作热情之重要"。因此，必须科学地组织好护理人员，使之尽职尽责。

（2）道德观念是道德行为的起点，如果护理树立了良好的护理管理道德观，对于协调护士与患者、医生与患者、护士与医生及医护工作与社会之间的各种关系将起到很好的桥梁作用。因此，重视和加强医院管理道德规范研究与应用，对于促进医院管理道德规范体系建设，提高医院管理人员的道德水平和医院管理工作质量具有重要意义。

三、护理管理道德行为准则

护理管理道德借助于一系列的理念、原则和准则来规范和规定管理者的行为。具体说来，其行为准则包括如下内容：

（一）敬业准则

在护理管理系统中，管理者处于一定的工作岗位并担负相应的职责，敬业自强是首要的基本素质。所谓敬业自强，就是忠于职守、严于律己、勇于探索，具有高度职业责任感、强烈的事业心和创新精神。护理院管理系统的正常运行，是建立在管理者敬业爱业的前提下的，如果每个管理者都能做到敬业、尽职、尽责，并且自强奋进、不断创新，创造性地完成自己的工作，那么，这个管理系统就是一个高效率的系统，在正确的组织目标指引下，这种效率必将创造出高效益。

（二）信和准则

"信"即诚实守信，"和"即和谐团结。人无信用则不立，管理者在行使职权过程中，必须要讲诚信，要言必行、行必果。一个管理者如果不讲诚信、弄虚作假，在被管理者中根本无威信可言，也就不可能实施有效管理。团结协作，发挥团队作用，是护理院经营成功的基础，护理院的管理者与被管理者能够同心同德、齐心协力，相互之间理解、协作、配合是实现管理目标的首要条件。因此尊重员工、宽容大度、充分肯定他人成绩，是管理者应有的道德修养。

（三）公正准则

管理者的举止好恶对管理系统的良好风气有着决定性影响，管理者能否廉洁奉公、主持公正、维护正义是被管理者最为关注的。对于管理者来说，公正、廉洁应该是他们基本的价值取向，而对被管理者来说，这些价值取向则决定他们的待遇是否公平、能力能否得到发挥、基本需要能否合理地实现，进而对于管理系统，则直接关系到全体员工的积极性和创造性能否充分发挥。一个有道德的管理者应以大局为重、不以权谋私，平等公正地对待下属，公正地分配权利义务，公正地调节利益关系，公正地给每个员工发展自己的机会。此即为公正原则。

四、改善护理院管理道德的主要方法

改善管理道德行为、提升管理道德水平是综合性的、长期的工作，其主要方法可以包括道德评价、道德培训、自我完善几个方面。

（一）护理管理道德评价

这是对管理者的管理活动是否合乎道德性所进行的价值评价，用以帮助管理者树立道德观念，培养管理者的道德责任感，影响管理者的行为。道德评价是具体的、也是复杂的。具体是指，针对具体的管理行为一方面应有一定的评价标准，另一方面也应具体情况具体分析，不能拿单一的标准到处乱套；复杂的是指，评价来自方方面面，如有护理院内部的，也有外部的，也指形式的多样性。如舆论监督就是一个很重要的形式。在许多情况下舆论监督能够对管理者的行为和观念产生强有力的影响。总之，道德评价的目的是促进管理者道德水平的提高，因此在评价过程中，对评价客体要考虑动机与效果的统一、目的与手段的统一以及选择自由和道德责任的统一。

（二）护理院管理道德培训

（1）可针对护理院的特点，有目的、有组织、有计划地开展一些思想宣传、研讨会、竞赛、讲座等活动，以对管理者进行道德教育，增强管理者的道德意识。

（2）不能用管理技能培训代替道德培训，不能用思想政治工作代替道德教育。

（3）道德对于个体而言，总是后天养成的品性，离开社会教育和自我教育的途径，道德就无法成为个体所拥有的精神价值，离开社会和自我的道德教育的长期熏陶和培养就无所谓道德的养成。管理道德培训的目标重在培养管理者自我控制、自我协调的内在力量和内心信念机制，使管理者在平时不是被动地遵守外界施加在自己身上的行为规范，而是根据基本的价值信念和社会认可的道德方式处理事情，这样在逆境中才不至于忽视、甚至背离道德原则。良好的教育能够促使管理者加强道德意识、提升道德水准，从而带动整个企业的发展。

（三）护理院管理道德的自我完善

（1）管理道德的作用与功能是通过管理者内心信念的建立和健全来发挥的。管理道德对管理者行为的善恶要求和价值导向,都必须反映在管理者的意识和观念上,然后才能外化为有道德的行为。现代企业管理者都具有一定的专业知识,但是,仅仅具有专业知识是无法适应现代管理工作的。

(2)随着市场经济的不断深化,各种诱惑增加,各方面情况也在发生变化,管理者会遇到许多来自自身的心理、情感和意志障碍,只有排除障碍,征服自我,才能提高人生的境界和管理水平。要做到这些,需要在道德上不断追求自我的完善,强化道德意识和信念。

(3)自我完善是管理者个人人生修养的过程,具体说来就是要不断学习、磨炼意志和陶冶情操。学习他人良好的品质,培养自觉克服困难、克服某些个人欲念和排除某些个人情绪干扰做出正确行为抉择的主观力量和坚毅精神,是个人道德完善和健全管理道德的必由之路。

第三节　护理院文化建设

一、文化与护理院文化

广义的文化,是人类在社会历史实践过程中所创造的物质财富和精神财富的总和。狭义的义化指社会的意识形态以及与之相适应的制度和组织机构。就是在历史上一定的物质生产方式的基础上发生和发展的社会精神生活形式的总和。

护理院文化一般指护理院中长期形成的共同理想、基本价值观、作风、生活习惯和行为规范的总称,是护理院在经营管理过程中创造的具有自身特色的精神财富的总和,对护理院成员有感召力和凝聚力,能把众多人的兴趣、目的、需要以及由此产生的行为统一起来,是护理院长期文化建设的反映。包含价值观、最高目标、行为准则、管理制度、道德风尚等内容。它以全体员工为工作对象,通过宣传、教育、培训和文化娱乐、交心联谊等方式,以最大限度地统一员工意志,规范员工行为,凝聚员工力量,为护理院总目标服务。

二、护理院文化建设

护理院文化建设是建立在医护人员与老年患者关系基础上的意识形态,是一种护理保健服务的行业文化,是护理人员在长期实践过程中形成的一种行为规范,一种群体意识。护理院的文化来自医务人员的集体合作。

三、护理院文化建设策略

(一)健全落实护理院规章制度

文化有制度,守制度,工作程序才会正规化,护理院队伍才会有向心力,有朝气,同时也为患者提供了安全稳定的护理环境。护士自觉遵守护理制度是建设护理文化的基础,而健全完善护理制度是根本。修订下发护理质量管理控制标准、护理文书书写规范、护理技术操作标准、健康教育制度、护理工作制度、护理服务规范等,加大检查督促力度,切实将制度落于实处。

（二）加强护理语言的运用

语言是人与人之间相互沟通和表达感情的工具,是建设护理院文化的重要组成部分。古希腊名医希波克拉底曾断言:医务工作者有两件东西能治病,一是药物,二是语言。因此,护士在工作中要注意语言的规范性、感情性、道德性。护理院的患者来自不同地方,文化层次、民族习惯、健康状况、心理因素等各不相同,护士在与他们沟通前应了解每个个体的情况,善用沟通技巧,语言规范而易懂,注意语速、语调、语气,避免使用地方方言,尊重患者的各种习惯。

（三）提高护士的形象素质

护士被人们称为"白衣天使",在人们心目中护士是美好与爱心的结合。提高护士形象素质是护理院文化建设的主体部分,为患者营造和谐、温馨的文化环境。

（1）注重护士礼仪。护士礼仪可从护士的仪容仪表、举止言谈、礼节等各方面展现出来,美好的仪容仪表给人以赏心悦目的感觉,大方得体的言谈举止给人以优雅端庄的感觉,礼节周全给人以备受尊重的感觉。可通过礼仪专题讲座、星级宾馆观摩学习、礼仪比赛等方式,规范和加强护士的礼仪行为。

（2）实施美学教育,培养护士的道德情操。有针对性地向护士灌输美学及社会心理学知识,并把美学的思想体现在日常平凡工作中,以此提高护士的美学素质,自觉完善自身形象,在工作中不断为老年患者们创造美,给他们的身心都带来美的感受。

（3）确立"以患者为中心"的服务理念。护士首先应确立"以患者为中心"的服务理念,才能真正为他们带来人性化的服务。发自内心的关怀最能打动人心,想他们所想,急他们所急,视他们为亲人,以一句关心的问候、一个关切的眼神、一次及时的看望来赢得老人们的信任。

（4）护理人员应具有的素质

① 爱业、敬业、自尊、自爱、自强、自制的情操。

② 良好的语言修养,学会使用礼貌性语言、安慰性语言、治疗性语言、保护性语言。

③ 得体的行为举止。

④ 端庄的仪表。

⑤ 态度认真、技术求精。

⑥ 尊重患者、同情关心患者。

⑦ 廉洁奉公、遵纪守法。

⑧ 互尊互学、团结协作。

（四）开展特色护理文化

充分利用特色护理因子来开展好特色护理文化,以满足患者日益增长的健康需求。开展生动有趣的脑动力康复游戏,提高患者的动手能力,提升他们主动参与的积极性,促进脑力活动。

（五）提高专业技能素质

精湛娴熟的技术是护士应具备的基本素质,是构建良好护理文化的重要条件。由于高新技术向护理学的渗透,要求护理人员具有更加广泛的边缘学科知识,适应和掌握高新知识、技能的应用与操作。护理院的临床操作实践较少,应经常性地加强"三基"训练,还可通过开展业务技术培训考核、治疗医院短期进修、收看新技术新业务远程教学等形式,提高护士的技术操作水平,拓宽知识面。

（王　峥）

护理院整合管理

第一节　护理院整合管理概述

一、护理院整合管理的概念

（1）整合管理是指两个或两个以上的要素通过相同点或相异点的有效结合、重组直至融合、共生，使现存共有资源达到良性组合的最优状态，即通过动态的综合使其系统更加完整与和谐。

（2）护理院整合服务是以患者为主要服务对象，以医疗护理技术为基本服务手段，向社会提供满足老人护理医疗保健需求，为患者带来实际利益的医护产出和非物质形态的服务。不仅仅是一种活动，而且是一个过程，同时还是一种结果。

（3）护理院整合服务包括护理服务、医疗服务、保健服务、康复服务、药学服务、后勤保障服务以及其他非物质形态服务等。非物质形态的服务主要包括服务态度、承诺、护理形象、公共声誉等。

二、整合管理内容

（一）核心服务

（1）核心服务是护理院服务的最基本层次，也就是护理院患者需求的物质或服务的利益。

（2）核心服务为患者提供最基本的效用和利益，向老年患者表明了护理院服务的实质。

（3）护理院在经营过程中，特别是医护人员在为患者提供护理服务的时候，最主要的是让患者了解护理院服务的实质。

（二）形式服务

形式服务是护理院护理服务的第二层次，即护理院服务的形式，也是患者需求的护理服务实体或外在质量。形式服务向患者展示的是核心护理服务的外在质量，能满足患者对护理的不同需求。

（三）附加服务

附加服务是在核心服务基础上各种附加利益的总和，是患者需求的护理服务延伸部分与更广泛的护理服务。它能带给患者更多的利益和更大的满足。如护理院医务人员对护理知识的介绍,患者对自己病情的咨询,护理服务的承诺,护理院的就医环境,生活方便舒适程度等。

（四）护理院服务包

由于护理院服务的无形性,患者很难识别护理服务产品。为了更好地理解护理院服务的含义,在此引入护理院服务包的概念,这是指护理院所提供的综合服务组合。主要包括以下内容。

（1）支持性设施。具体体现在服务地点是否方便,是否易于辨认,服务环境是否高雅舒适,科室布局是否合理,服务设施是否无障碍等。

（2）显性服务。显性服务是指护理院的患者用感官察觉到的和构成医疗服务本质特征的利益,主要指护理服务产出。具体体现在护理院医护人员的护理医疗服务技术水平,提供护理服务的可靠性、全面性、科学性和便利性等方面。

（3）隐性服务。隐性服务使护理院的患者能模糊感受护理服务带来的心理、精神上的收获,是护理服务的非本质特性或非物质形态的服务。具体体现在服务态度、环境、氛围、方便性、安全性和舒适感等。

（4）辅助物品。辅助物品是指护理院老年患者需要购买或消费的药品、食物、器具等,具体体现在辅助物品是否准备充足、档次是否齐全等。

（5）护理院患者感知。护理院为患者提供与他们所期望的服务包一致的整个经历。包括护理院地理位置适中、环境优美、康复设备齐全、医务人员服务细致耐心等。

三、对护理院服务期望

（一）患者期望

护理院患者期望获得的优质服务,包括规范综合管理,良好服务态度,有安全感、可信赖等。

（二）社会期望

社会期望护理院能够发扬"救死扶伤,实行革命人道主义精神",提供给患者尊严保障和创造更多的社会价值等。

（三）护理院管理者期望

护理院管理者希望吸引更多患者,减少护理风险,降低不必要的成本支出,提高效益,规范管理,提高患者满意度。

第二节　护理院流程管理

一、流程的概念

流程是为达到特定的价值目标而由不同的人分别共同完成的一系列活动。活动之间不仅有严格的先后顺序限定,而且活动的内容、方式、责任等也都必须有明确的安排和界定,以使不同活动在不同岗位角色之间进行转手交接成为可能。活动与活动之间在时间和空间上的转移可以有较大的跨度。

（一）护理院流程的概念

护理院流程是指护理院实现基本功能的过程,通常可分为行政管理流程、护理服务流程和后勤保障流程。其中行政管理流程是战略流程,护理服务流程是核心流程,而后勤保障流程是支持流程。主要体现为医护人员向患者提供各种护理服务的前后（或先后）次序。加强护理院的流程管理,减少不必要的中间环节,为患者提供便捷的服务。

（二）加强护理院流程管理

减少不必要的中间环节,为患者提供便捷、周到、安全、有效的服务。

二、护理院流程管理

（一）目的

护理院流程管理的目的就是规范护理院服务流程,不断提高护理院管理绩效。

（二）优化护理院流程的内容与方法

（1）以患者为中心,以超越患者期望作为流程优化的导向。医务人员把患者从"求医"对象转变为"服务"对象,努力营造医务人员与患者零距离接触的人文环境。要学习和借鉴服务行业的服务礼仪,进行规范化培训等。

（2）以护理服务流程为核心,优化护理院服务流程的目标与步骤。了解护理院患者的诊疗流程,并绘制护理流程图,此流程图还应包括医疗、后勤系统。确定护理流程目标,提高患者满意度,降低患者的护理服务成本和老年护理院的经营成本。确定流程优化组织机构的人员和实施整合的方法。建立目前护理流程模型,并对其进行分析,找出流程的瓶颈,按照轻重缓急进行排序。明确解决办法,建立护理院流程管理模式,并组织实施新的护理院流程管理方法。

（3）需寻找关键环节作为突破口。在对护理院原有服务流程进行优化与整合时,需寻找关键环节作为突破口。关键环节主要包括：与患者关系最密切的流程,如门诊流程、出入院流程等；不合理的、对整个流程优化阻碍的最大的流程,如病房的功能设置、空间布局等。

（4）以信息网络系统为纽带,高起点地优化和整合资源。信息系统可以使出入院手续办理时间缩短,有效地整合资源,使护理院经营者的控制能力得到较大幅度的提升。

（5）健全机制,强调制度落实,更要强调任务的完成,以强有力的组织措施和合理的激励机制保障流程优化的顺利进行。护理院流程管理规范化,可使护理院的运营成本和患者的护理成本降低,效益增加。故改善或优化护理院流程管理势在必行。

第三节 护理院品牌管理

一、品牌的概念

（1）品牌是指与客户间的关系，其中起作用的不是在广告或其他的宣传中向客户许诺了什么，而是客户反馈了什么以及如何对此做出反应。品牌就是客户私下里的评价，也就是口碑。

（2）护理院品牌即护理院口碑就是患者及其家属的评价，像人一样有个性，需要用三维方式展示出来，必须同老年患者建立亲密关系才可以生存；必须植根于老年患者的生活中才可以使护理院品牌维持和成长。

二、护理院品牌维护和发展

（1）品牌维护，是指针对外部环境的变化给品牌带来的影响所进行的维护品牌形象、保持品牌的市场地位和品牌价值的一系列活动的统称。品牌发展指品牌不断成长的过程。品牌发展主要包括品牌量的扩张和素质发展的两个方面。其中"量的扩张"主要是：品牌数量的增加、合理品牌结构确定以及每个品牌规模的扩大。品牌素质的发展主要是：产品质量水平的提高、服务质量的提高、品牌技术含量水平的提高、综合营销策略水平的提高与整体优化。

（2）护理院品牌主要由品牌知名、品牌认知、品牌联想和品牌忠诚组成。由于护理院护理产品的无形性，患者主要是通过人际交流来获取所要购买的护理服务信息。在护理市场中，患者更多的是依靠口中说出来的话，而不是物质产品本身。护理的工作之重就是提高患者的就医满意度，使患者产生愉快的就医和护理经历，从而他们会向其他患者传播护理院美誉。护理院的品牌形象和对外宣传以及护理技术水平等因素构成了护理院品牌。

三、护理院品牌忠诚的策略和方法

（一）护理院的服务品牌价值模型

使患者满意处于模型的中心，感知质量、感知价值和患者期望共同决定患者满意，而患者满意决定其抱怨多少和患者的忠诚度。当患者满意时，会减少抱怨和增加忠诚度。患者感知服务质量与感知价值存在于患者护理医疗的各个环节。在护理院的服务中，每一个环节都是非常重要的。在护理服务过程中患者与护理院各种资源之间相互作用，也是患者与护理院发生各种接触的关键时刻。

（二）医德形象塑造策略

医务人员的医德形象不仅是个人医德素质外在的表象，而且它与老年护理院的信誉息息相关。护理院良好的医德形象和优质服务可在患者心中和社会上树立良好的形象,同时也可扩大护理院社会影响,提高护理院的知名度和社会效益,给护理院带来更多的经济效益。

（三）公共关系策略

让大众了解护理院,通过各种信息传播媒介和渠道,向公众传播关于护理院的各种信息,从而更快、更好地了解护理院,并通过报刊、电视新闻等渠道进行传播,提高护理院知名度。护理院开展社会公益活动,如举行义诊宣传,不仅能创造良好的社会效益,还能展现良好的医德医风,从而树立护理院良好的品牌形象。

（四）患者满意策略

通过护理质量、服务和价值实现患者满意是护理院服务所追求的目标。患者对护理服务是否满意取决于患者实际感受到护理效果与期望的差异,是患者主观感受与客观护理的综合反映。可以用满意理论很好诠释。满意理论认为患者对于护理院的满意由理念满意(M1)、行为满意(B1)和视觉满意(V1)3个系统构成。患者护理服务满意是指将这3个要素协调,全方位促使患者满意的整合过程。如图14-1所示。最高决策层次：实施CS战略和执行CS;经营指导思想：动态沟通与执行层次;CS战略的操作重心：静态识别与动态层次;具体化、视觉化的CS信息传达形式：项目最多、范围最广、对患者影响最直接。

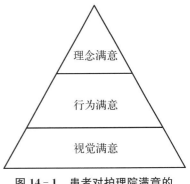

图14-1　患者对护理院满意的全程(CS)系统结构

（1）理念满意。是指护理院理念带给患者的心理满足感。包括质量经营理念和信条;护理院质量目标和精神,护理院质量文化与风采等;理念满意是患者满意的核心。

（2）行为满意。是指护理院的全部运行状况带给患者的心理满足状态。包括行为机制满意、行为规则满意和行为模式满意等。在行为满意系统中,一是员工对于护理院的满意;二是患者对于护理院的满意,包括护理质量满意、医疗水平满意、护理服务价格满意;三是患者对护理院服务的满意,包括服务质量满意、绩效满意、服务完整性和方便性以及对环境满意等。

（3）视觉满意。是指护理院所具有的各种可视性的显现形象带给患者的心理满足状态。是护理院具体化、视觉化、信息传递形式和患者对护理院这种表达信息方式认同之间的一种有效的协调和沟通。

四、护理院品牌维护和发展中品牌的策略和方法

（1）护理院的服务品牌价值模型。

使患者满意处于模型的中心,感知质量、感知价值和患者期望共同决定患者满意,而患者满意决定其抱怨和患者忠诚。当患者满意时,会减少抱怨和增加忠诚。

（2）患者感知服务质量与感知价值存在于患者护理医疗各个环节。

在护理服务过程中患者与老年护理院各种资源之间相互作用，也是患者与老年护理院发生各种接触的关键时刻。

（3）在老年护理院的服务中，每一个环节都是非常重要的护理服务的关键时刻有：

① 护理或不护理的关键时刻，患者做出选择的过程，是一个心理机制过程。

② 医疗服务关键时刻有：就医或不就医的关键时刻；进行价值评价的关键时刻；反馈关键时刻；坏消息的关键时刻；永远重复的关键时刻。

（王　峥）

第十五章　护理院医疗服务管理

第一节　护理院医疗服务管理概述

一、护理院医疗服务的概念

（1）医疗服务的基本含义是：医疗属于服务行业，医疗服务就是医院以患者和一定社会人群为主要服务对象，以医学技术为基本服务手段，向社会提供满足人们医疗保健需要，为人们带来实际利益的医疗产出和非物质形态服务。

（2）护理院医疗服务：指护理院及其医务人员运用各种卫生资源为患者提供的医疗活动和医疗活动的结果。

（3）卫生资源包括支持性设施、辅助物品、显性服务、隐性服务

① 支持性设施指在提供服务前必须到位的基础物质，如场所、基础设施等。辅助物品指患者消费所必需的物质产品，如药品、卫生材料、诊疗设备等。

② 显性服务指患者能用感官感觉到的服务本质。

③ 隐性服务指患者能模糊感到服务带来的精神上的收获或服务的本质特性。

二、护理院医疗特征

（1）不可分离性：医疗服务与护理服务、专业康复服务、药物服务、后勤保障服务、社会心理支持等密不可分。

（2）公益性和伦理性：护理院作为医疗机构，首先强调社会效益，做到社会效益与经济效益的有机统一。

（3）专业性：护理院医疗服务的提供者是相应的医师、护师、药师、技师、临床营养师、康复治疗师等专业技术人员。

（4）高风险性：在护理院的医疗服务中，医患双方同样要承担较高的风险。

（5）医患关系的特殊性：提供医疗服务时以医患关系为主导。

三、护理院医疗服务管理

（一）对象与核心内涵

按照国家医疗服务相关法律法规及有关规定，由政府对护理院医疗服务的提供

及其相关领域进行监督与管理的过程,以确保服务质量和服务安全,包括护理院机构的管理、护理院医疗服务专业技术人员的管理、医疗工作的管理。

(1)主体:是医政管理机构、医疗服务监管机构。其中医政管理机构起定标准、定职能、定责任的作用;而医疗服务监管机构则是对服务的行为进行监管。社会各界和人民群众通过知情权、满意度等方式参与到护理院医疗服务的管理中。

(2)对象:是护理院中提供医疗服务的从业人员和执业活动。

(3)核心内涵:是保证医疗质量和医疗安全。

(二)性质

护理院医疗服务管理具备法制强制性、社会公益性、职业人道性和时效性。

(三)原则

正确处理社会效益和经济效益的关系,公平性、公有制主导原则、中西医并重原则、整体效益原则。

(四)护理院医疗服务管理方式

(1)计划方式:方向性、指令性、指导性。

(2)行政方式:集中统一、灵活具体。

(3)法律方式:概括性、规范性、强制性、稳定性。

(4)经济方式:经济规律、经济杠杆。

(5)社会监督方式:社会组织监督、群众监督。

(6)宣传教育方式:提高医务人员思想觉悟。

第二节 护理院医疗服务准入管理

一、护理院医疗服务准入管理

卫生部《护理院基本标准(2011版)》是地方各级卫生行政部门进行护理院执业登记和校验的主要依据。对于申请执业登记和校验的护理院,卫生行政部门应当按照《护理院基本标准(2011版)》进行现场检查。达不到该标准要求的,卫生行政部门不得予以登记和校验。

二、护理院医疗从业人员准入管理

护理院从业人员具体包括管理人员(如院长),专业技术人员(如医生、护士、康复师、心理咨询师、社工),技能人员(如护理员)。

(一)医师准入管理

是指受过正规化医药卫生教育或培训,掌握医药卫生知识,经过相关资格考试取得相应资质,并经注册后从事医疗、预防、保健、药剂、护理、医技、卫生技术管理等专业的专业技术人员。准入管理依据《中华人民共和国执业医师法》。

护理院至少有 1 名具有副主任医师以上专业技术职务的医师,至少有 3 名具有 5 年以上工作经验的医师。除按照上述要求配备专职医师以外,还可以根据工作需要配备兼职医师。至少有神经内科、心血管内科、呼吸内科、肿瘤科、老年病科等专科的专职或兼职医师负责定期巡视患者,处理医疗问题。每增加 10 张床位,至少增加 1 名专职或兼职医师。

（二）护理人员准入管理

每床至少配备 0.8 名护理人员,其中,注册护士与护理员之比为 1∶2～2.5。每 10 张床或每病区至少配备 1 名具有主管护师以上专业技术职务任职资格的护士。每病区设护士长 1 名。2008 年 5 月 12 日起施行的《护士条例》(中华人民共和国国务院令第 517 号)可作为护士准入管理依据。

（三）其他人员

应当配备与开展的诊疗业务相应的药师、技师、临床营养师、康复治疗师等医技人员。

三、护理院医疗技术准入管理

（一）护理院医疗技术概念

护理院医疗技术是指护理院及其医务人员以诊断和治疗为目的,对疾病做出判断和消除疾病、缓解病情、减轻痛苦、改善功能、延长生命、帮助患者恢复健康而采取的诊断、治疗措施。

护理院医疗技术准入管理管理指国家为促进护理院医学科学发展和医疗技术进步,提高医疗质量,保障医疗安全,促进人类健康,而制订的有一定强制性、规范性的医疗卫生技术评估、医疗卫生技术准入和医疗卫生技术应用的规章制度。

（二）护理院医疗技术分类

第一类:安全性、有效性确切,指护理院通过常规管理能够保证其安全、有效的医疗技术。

第二类:安全性、有效性确切,但涉及一定伦理问题或者风险较高的医疗技术。

第三类:指安全性、有效性尚需进一步验证或者安全性、有效性确切,涉及重大伦理问题或者高风险的医疗技术。

四、护理院医疗设备准入管理

（一）基本设备

至少配备呼叫装置、给氧装置、呼吸机、电动吸引器或吸痰装置、气垫床或具有防治压疮功能的床垫、治疗车、晨晚间护理车、病历车、药品柜、心电图机、X 光机、B 超、血尿分析仪、生化分析仪、恒温箱、消毒供应设备、电冰箱、洗衣机、常水热水净化过滤系统。临床检验、消毒供应与其他合法机构签订相关服务合同,由其他机构提供服务的,可不配备检验和消毒供应设备。

(二)急救设备

至少配备心脏除颤仪、心电监护仪、气管插管设备、呼吸器、供氧设备、抢救车。

(三)康复治疗专业设备

至少配备与收治对象康复需求相适应的运动治疗、物理治疗和作业治疗设备。

(四)信息化设备

在住院部、信息科等部门配置自动化办公设备,保证护理院信息的统计和上报。

(五)病房每床单元基本装备

应当与二级综合医院相同,病床应当设有床挡。

(六)其他

应当有与开展的诊疗业务相应的其他设备。

(七)护理院医疗设备

护理院医疗设备如表 15-1 所示。

表 15-1 护理院医疗设备明细表

功能室	序 号	设备名称	单 位
病 房	1	专用床	张
	2	床单元被单被褥	套
	3	氧气瓶推车	辆
	4	移动紫外线灯	台
	5	治疗车	辆
	6	病历柜	辆
	7	担架车	辆
	8	换药车	辆
	9	药品柜	个
	10	超声雾化器	个
	11	电动吸引器	个
	12	胃肠减压器	个
	13	床旁便合器	个
	14	床旁洗头器具	个
	15	心电图机	台
	16	输液泵	个
治疗室	17	处置台	个
	18	输液架	个
	19	落地灯	个
	20	药品(器械)柜	个
医务人员办公室	21	观片灯	台
	22	电脑及打印机	台
	23	档案柜	个

（续表）

功能室	序　号	设　备　名　称	单　位
评估室	24 25 26 27 28 29 30	沙发 书柜 展示柜 电脑 电视机 DVD 录音笔	张 个 个 台 台 台 支
家属陪伴室	31 32 33	沙发 电视 简易家具若干	张 个 个
沐浴室	34 35 36 37	淋浴设备* 全自动升降沐浴推床装置 衣柜 按摩仪	台 台 个 台
关怀室（告别室）	38 39 40 41	病床 椅 电视 DVD	台 个 台 台
配膳室	42 43 44	冰箱 微波炉 饮用水柜	张 张 台 台
日常活动场所	45 46 47	沙发 家具 电视机	台 台 个
康复治疗场所	48 49 50	PT 床 辅具 理疗设备	张 个 台

五、护理院安宁病房药品管理

护理院安宁病房药物配备如表 15 - 2 所示。

表 15 - 2 护理院安宁病房药物配备明细表

类　别	序号	通　用　名	部分商品名	单位	规　格	备　注
强阿片类镇痛药物	1	吗啡即释片	吗啡	片剂	5 毫克	
	2	吗啡即释片	吗啡	片剂	30 毫克	
	3	硫酸吗啡控释片	美施康定	片剂	10 毫克	
	4	硫酸吗啡控释片	美施康定	片剂	30 毫克	
	5	盐酸吗啡缓释片	美菲康	片剂	10 毫克	
	6	盐酸吗啡缓释片	美菲康	片剂	30 毫克	
	7	芬太尼透皮贴剂	多瑞吉	贴剂	8.4 毫克	
	8	芬太尼透皮贴剂	多瑞吉	贴剂	4.2 毫克	
	9	羟考酮控释片剂	奥施康定	片剂	5 毫克	二线强阿片类药物
	10	羟考酮控释片剂	奥施康定	片剂	20 毫克	二线强阿片类药物
	11	纳洛酮		注射剂	0.4 毫克	适用吗啡过量中毒解救
弱阿片类镇痛药物	1	曲马朵缓释片		片剂	100 毫克	非基药,仅用于开展舒缓疗护(临终关怀)工作的社区
	2	非甾体类镇痛药物				
	3	对乙酰氨基酚	扑热息痛、百服宁	片剂	500 毫克	
	4	双氯芬酸	双氯灭痛、扶他林	片剂	75 毫克	
	5	布洛芬		片剂	300 毫克	
	6	吲哚美辛	消炎痛	栓剂	100 毫克	三线用药,由于本药不良反应发生率高,且较严重,故不作为镇痛药物首选,且不能长期应用
	7	阿米替林		片剂	25 毫克	镇静作用较明显,适用于神经病理性癌痛患者
其他药物	1	加巴喷丁片		片剂	300 毫克	非基药,仅用于开展舒缓疗护(临终关怀)工作的社区,适用于癌症脑转移者或神经病理性癌痛患者,需要配备
	2	盐酸氯丙嗪	冬眠灵	片剂	25 毫克	镇静药
	3			针剂	50 毫克	

第三节　护理院医疗服务提供过程管理

一、医疗服务质量概念

美国医学研究所(IOM)：医疗服务质量是利用已有的最新医学技术和知识，为个人和居民提供医疗服务，并达到理想医疗结果可能性的程度。

护理院医疗服务质量：指护理院及其医务人员所提供的医疗服务与医疗服务利用者的需要和需求的符合程度。包括医疗质量和工作质量。

二、医疗质量定义

(1) 狭义定义。主要是指医疗服务的及时性、有效性和安全性，又称诊疗质量。

(2) 广义定义。它不仅涵盖诊疗质量的内容，还强调患者的满意度、医疗工作效率、医疗技术经济效果(投入产出关系)以及医疗的连续性和系统性，又称医院(医疗)服务质量。

三、工作质量定义

包括基础质量和过程质量。

基础质量指医务人员的职业道德、医疗工作作风、事业心、责任感和服务态度；基础知识、基本技术、基本操作的熟练程度；医疗药品、医用试剂、一次性医用消耗材料、卫生被装和生活物资供应保障的程度；诊断治疗设备、医疗器械、后勤机械装具、管理仪器装具的保证程度；诊疗处理观察的及时性、准时性的时限保证程度；各项医疗文书书写的及时性、准确性、科学性与规范性的程度。

过程质量指某项医疗服务提供全过程的具体步骤、经过和结果。根据护理院不同部门的分工科分为诊断质量、治疗质量、护理质量、医技科室工作质量、药剂管理质量、后勤保障质量。

四、护理院医疗服务质量监管

(一)卫生行政部门质量监管

卫生行政部门应该代表公众对医疗服务机构行使监督权，当医疗服务机构发生损害人民利益时，卫生行政部门应该维护公众的正当利益。公立医疗机构是提供医疗服务的事业单位，卫生行政部门与公立医疗机构应该是制约与被制约、管理与被管理、监督与被监督的关系。卫生行政部门不应该是医疗机构的经营者和运营者，不需要担心医疗机构的运营状况，而应该仅仅是卫生领域的行业管理者，对卫生领域的所有医疗机构进行行业监管。

（二）医疗机构内部质量监管

2016 年 9 月 25 日国家卫生计生委颁布了《医疗质量管理办法》，护理院应当参照此管理办法，成立专门的质控科，管理自身医疗服务质量。具体包括下面几项：

（1）按照国家医疗质量管理的有关要求，制订本机构医疗质量管理制度并组织实施。

（2）组织开展本机构医疗质量监测、预警、分析、考核、评估以及反馈工作，定期发布本机构质量管理信息。

（3）制订本机构医疗质量持续改进计划、实施方案并组织实施。

（4）制订本机构临床新技术引进和医疗技术临床应用管理相关工作制度并组织实施。

（5）建立本机构医务人员医疗质量管理相关法律、法规、规章制度、技术规范的培训制度，制订培训计划并监督实施。

（6）落实省级以上卫生计生行政部门规定的其他内容。

（三）社会公众医疗服务质量监管

公众参与卫生服务质量管理具有卫生服务民主化的政治意义，同时也是优化卫生服务管理、提高服务绩效和质量的途径之一。

护理院作为以公有制为主要形式的存在，是为人民服务的机构，应当接受人民群众的监督。

五、护理院医疗服务质量控制

（一）重要性

护理院医疗服务质量是护理院管理工作的核心，也是护理院管理工作的重点，不仅关系到患者的生命与健康，同时也关系到护理院在社会公众中的形象。

（二）细则

（1）质控网络：在医疗质量、医技质量、护理质量、后勤行政质量等方面构建三级质控质量控制网络。一级质控——护理院质量控制委员会，二级质控——各专项质量控制组，三级质控——科室质控小组。

（2）质量考评。

① 上级医（护）师通过查房、病例讨论、检查病历等方式，随时对下级医（护）师进行检查和控制。

② 科主任（护士长）和科医疗质量管理小组通过查房、病例讨论、检查病历、检查工作和平常掌握情况，定期或不定期对全科的医疗护理质量进行检查。

③ 护理院质量控制部门通过平常掌握、随机抽查、定期检查相结合对各科进行检查。

④ 检查是质量控制手段，通过发现问题、分析、评价、促进整改，达到质量改进，从而提高和确保质量。

⑤ 采取缺陷管理，并予登记。医疗质量控制统计到科室，科室统计到人头。

⑥ 严格管理,科学化的基础上做到人性化管理,以教育纠正、整改为目的,促进质量提高。

⑦ 环节管理为主,平时掌握与随即抽查为主,终末质量管理与定期检查为辅。

(3) 行政处罚。

① 医务人员在直接或间接为患者服务时,如违反了相应的规章制度或技术操作规程,未满足患者或院内其他科室及工作人员的需要或期望,引起投诉、医疗纠纷,甚至医疗事故,或被质量控制人员检查发现为不合格医疗服务。

② 不合格医疗服务处理程序:(a) 科主任、护士长、科室质控人员、上级医(护)师发现不合格医疗服务,应及时指出当事人的错误,提出批评教育,并予以纠正,防止不合格医疗服务的扩大和造成不良后果;(b) 对不合格医疗服务予以登记,按《差错事故登记报告处理程序》处理;(c) 护理院质量控制部门和临床、医技及其他部门应对不合格原因进行分析,查找影响因素,防止再次发生;(d) 对不合格医疗服务当事人和科室,按照有关规定处理;(e) 当护理院质量控制部门收到病员投诉,应要求科室责任人立即调查,查找原因,确定纠正,处理办法后 3 日内交回,对纠正和处理办法的执行情况由质控部门追踪;(f) 患者提出的医疗纠纷,医务科负责接待,予以登记,对投诉内容责成相关科室调查核实,查找原因,给投诉者解释,并做出调查处理。

(4) 单病种质量控制。

① 确定单病种:能反映护理院、科室医疗工作重心,选常见多发病疾病顺位排列前 5 种疾病作为单病种,如脑梗死、肺炎等。

② 规范诊疗方案,建立临床路径。

③ 制订治愈好转率、死亡率、平均医疗费用。

第四节　护理院医疗服务安全管理

一、护理院医疗安全的概念

护理院医疗安全是指在向患者提供医疗服务的过程中,不发生允许范围以外的心理、机体结构或组织器官功能障碍、缺陷或死亡。

二、护理院医疗安全的影响因素

护理院医疗安全的影响因素主要有两类:一是医源性因素,主要指医疗缺陷;二是非医源性因素主要指药源性不安全因素和护理院环境不安全因素。

三、护理院医疗安全管理

(一) 概念

护理院医疗安全管理是指围绕医务人员在实施诊疗行为,患者接受医疗服务过程中不受任何意外伤害所进行的全部管理活动。

（二）必要性

护理院医疗安全是实现优质医疗服务的基础，是保障患者权利的重要条件，医疗安全关系到护理院的信誉和健康发展。

（三）主要内容

1. 护理安全管理

护理安全是指当患者在接受护理的全过程中，不发生法律和法定的规章体系允许范畴以外的心理、机体结构或功能上的损害、障碍、缺陷或死亡。而护理安全管理是指应用技术、教育、管理这三大策略，采纳有效举措将隐患消除，将差错事故降低到最低限度，进而创造一个安全有效的护理环境，保证患者的生命安全。护理安全是护理高质量的前提条件，也是护理优质服务的核心，护理安全与患者的生命是紧密相连的，也是护理院生存与发展的重要基础，这对维护护理院正常工作运行起了关键的作用。

2. 药品安全管理

（1）掌握临床药物相关知识：药物化学名、商品名、用法、剂量、途径、药理作用、不良反应、配伍禁忌等，熟练掌握各类常用抢救药物的相关知识。

（2）参加医务科、药剂科的药物知识讲座。

（3）科室建立约物说明书与配伍禁忌表，便于查询。

（4）严格执行临床新药首次使用流程。

3. 医技安全管理

各医技科室制订规范的工作制度、工作流程、操作规范。设备运行监测、维护、报修等情况必须有详细的记录，落实人员的准入标准，持证上岗。

4. 仪器设备安全管理

（1）使用科室要指定专人负责使用管理，使用人员要尽快熟悉仪器的原理、构造、使用方法等，并要建立仪器设备操作规程、使用记录、保养维修登记制度。

（2）仪器设备发生故障（或损坏时），修理人员应及时查找原因，并做详细记录（属正常使用发生的故障或操作不当使仪器损坏的，要实事求是地做出鉴定），重大故障科室要及时报告器械科，属异常损坏，科室主任要写出书面报告，并报请院领导研究处理。

（3）大型仪器设备要采用专管共用，有些则要集中在某个中心，以便充分发挥仪器的效能。

（4）仪器设备概不外借，不经主管科室及院领导批准，科室不得私自拿出院外使用，若发现有拿出者，将进行罚款处理。

5. 后勤安全管理

护理院后勤服务对象有两个，一是护理院中的医护人员及其他员工，二是在护理院中的患者。护理院后勤工作有其自身的特点，主要体现在：一是工作在基层临床一线,直接面对医生、护士、病患者,提供物质和服务保障,工作人员非常辛苦,工作环境往往又脏又差;二是后勤工作突发性较强,医疗临床一线急需什么,就要第一时间提供什么,不能拖缓、怠慢;三是工作层面比较广,而且烦琐,大至基建维修工程,小至一针一线,包罗万象。所以,在护理院的安全管理中,应充分认识后勤工作的重要性和复杂性,加强领导和指导。

四、护理院感染的控制

（一）概念

（1）护理院感染管理是指护理院及医务人员针对诊疗活动中存在的院内感染、医源性感染及相关危险因素进行的预防、诊断和控制活动。

（2）院内感染是指住院患者在护理院内获得的感染,包括在院期间发生的感染和在院内获得出院后发生的感染。

（3）院内感染分为外源性和内源性感染两类。① 外源性感染也称交叉感染是指:患者遭受护理院内非本人自身存在的各种病原体侵袭而发生的感染。这种感染包括从患者到患者、从患者到护理院职工和从护理院职工到患者的直接感染,或通过物品对人体的间接感染。病原体来自患者身体以外的地方,如其他患者、外环境等。② 内源性感染又称自身感染,感染的病原体来自患者自身体内和体表。

（二）护理院感染的控制方法

应注意以下几个方面:加大宣传力度;空气消毒;工作制度的落实;重复使用的诊疗器械、器具及物品用后的处理标准;医务人员手的消毒;严格落实监测制度。

第五节　护理院医患关系管理

一、护理院医患关系定义

护理院医患关系医患关系有广义、狭义之分,广义医患关系是指在医疗过程中同医疗活动有关的医务人员包括医护人员、医疗管理人员、卫技人员、后勤人员等与患者的特定关系。狭义的医患关系就是医务人员与患者在医疗过程中产生的特定医治关系。

二、护理院医患关系的重要性

（1）良好的医患关系是医疗活动顺利开展的必要基础:从诊断、治疗到预防措施的实现,没有患者的合作是极难做到的。而患者的合作来自对医务人员的信任,来自良好的医患关系。

（2）融洽的医患关系会造就良好的心理气氛和情绪反应:良好的医患关系本身是一种治疗的手段,它不仅可以促进患者的康复,而且对医护人员的心理健康也是必需的。

三、护理院医患关系特征

（一）早期医患关系

具有平等性、双向性、直接性、主动性、稳定性的特征。

（二）近期护理院医患关系主要有下列特征

（1）由以医生为中心转向以患者为中心。

（2）由以疾病为中心转为以满足患者需要为中心。

（3）由主动与被动的"需求关系"转为互补的积极的互动关系。

（4）由缺乏感情的"商业关系"转为朋友式的互助关系。

（三）护理院的医患关系的三种基本模式

（1）主动-被动型：医师完全主动，病员完全被动；医师的权威性不受任何怀疑，病员不会提出任何异议。

（2）指导-合作型：医师和病员都具有主动性。医师的意见受到尊重，但病员可有疑问和寻求解释。

（3）共同参与型：医师与病员的主动性等同，共同参与医疗的决定与实施。医师此时的意见常常涉及病员的生活习惯、方式及人际关系调整，病员的配合和自行完成治疗显得尤为重要。

四、医患关系管理

（一）概念

医患关系管理的概念尚未形成权威的认识，多借用客户关系管理理论进行阐述，认为是医疗机构及政府部门以患者为中心，在了解患者对医疗服务的满意程度和意见基础上，应用现代化管理理论有目标、有计划、有制度、有监督的持续改进医疗服务质量和水平。旨在改善医务人员与患者之间关系，满足患者最大化的利益，促进医患关系和谐发展，实现护理院经济效益和社会效益的管理机制。

（二）医患关系管理主要内容

（1）患者权利与义务管理：西方各国对患者的权利与义务很早就进行立法规定。美国各州设立"患者权利宪章"并对权利做出规定。我国患者缺乏维护权利的意识，护理院缺乏规范患者权利与义务的制度。然而患者义务意识的缺失以及过度强调自身权利，也容易导致医患关系的紧张。

（2）医生权利与义务管理：虽然国内法律对医生的权利与义务做出了相应的规定，但没有明确规定医生过失豁免权以及报酬权的价值，容易引起医生义务的行为化与患者追求权利结果化之间的冲突。

（3）投诉管理：加强对医疗纠纷的投诉管理是改善医关系的突破口，护理院应当重视并规范的投诉处理。

（4）医患关系危机管理：对于处理医患危机建议由政府、法律、媒体等社会多层面共同参与，建立处理医疗纠纷的危机管理团队，健全多元化第三方调解机制，国内研究常忽视对危机预防和善后的管理，同时缺乏对医患冲突危机案例的深入研究，并且没有量化医患冲突风险评估和管理的工具。

（蒋良华）

第十六章

护理院护理管理

第一节 护理管理的概念和任务

一、护理管理的概念

（一）护理管理定义

（1）护理管理是以提高护理工作质量为主的工作过程。世界卫生组织（WHO）指出：护理管理是为了提高人们的健康水平，系统的利用护士的潜在能力和有关其他人、设备和社会活动的过程。

（2）护理院护理管理是以提高护埋院护理质量和工作效率为主要目的的活动过程。

（二）护理管理含义

（1）指针对护理院护理专业领域里的一种管理活动，它是通过行政管理、业务管理和教育管理，以达到提高护理质量和工作效率的目的。

（2）研究护理工作的特点，找出其规律性，对护理工作的诸要素，如人员、技术和信息等进行科学的计划、组织、控制、协调，从而使护理院护理工作达到最优运转、放大护理工作的效能，以保证和提高护理工作质量，为患者提供优质护理服务。

（三）护理管理文件依据

为了加强护理管理、提高护理质量，做到依法执业、科学管理，卫生部《关于加强护理工作领导，理顺管理体制的意见》《关于进一步加强护理管理工作的通知》，制订了《护理管理标准及评审办法（试行）》。《护士条例》的颁布实施，以及《全国医院工作条例》《医院工作制度》，特别是《护理院基本标准》等规章，为护理院提供了基本的法律依据。

二、护理院护理管理工作存在的突出的问题

（1）护理管理的职能尚未得到充分发挥。护理院护理管理工作需要围绕保障患者安全，建立健全规章制度、岗位职责和工作标准，调动护士工作的积极性、创造性和临床护理质量。

（2）护理管理人员职责需要根据组织层次科学划分和界定，建立责、权、利统一的护理管理组织，优化组合，提高效率。

三、护理院护理管理的目的和任务

（一）目的

护理院护理工作的服务对象和任务决定了护理管理应是以提高护理质量为主要目的。护理质量的高低取决护理管理的水平，所以，护理管理是保证、协调、提高护理工作的关键。

（二）任务

护理管理是护理院重要组成部分。它的任务是研究护理院护理工作的特点，找出其规律性。

第二节　护理院护理管理的特点和作用

一、护理管理的特点

（一）护理管理要适应护理学科的特点

（1）适应护理功能的发展。随着医学发展和护理模式的转变，护理功能还独立地进行护理诊断，解决患者现存的、潜在的健康问题，提供可靠的保健服务，以满足患者生理、心理和社会的需求，维持患者最舒适的心理和生理状态，帮助患者提高生命质量。因此，护理管理始终围绕"服务"两字，坚持以患者为中心的根本宗旨，为患者提供各方面优质、高效服务作为根本要求。

（2）适应护理专业素质的要求。护理工作的特性决定了护理人员必须具有特殊的专业素质；护理管理要适应、支持和有利于护理人员与患者及其家属的交流合作；有利于与护理院其他各类人员的交流合作；要把规范和提高护理人员的专业素质的重要性、紧迫性作为有别于其他行业管理的重要特征。

（3）适应护理工作的职业特点。护理工作的连续性和整体性很强，护理技术操作较多，劳动强度大；护士接触病最密切，精神负担比较重。因此，护理管理要适应这种特点，教育、帮助和鼓励护理人员热爱本职工作，自觉献身于护理事业。

（二）护理管理具有很强的综合性和实践性

（1）护理管理基础是一般管理学原理，管理学是一门综合性应用学科。

（2）护理管理的实践性表现为其具有可行性。护理管理的理论能够应用于实践。

（3）护理管理的可行性标准可通过社会效益和经济效益来衡量。

（三）护理的广泛性

护理院护理工作涉及多学科、多部门、多人员的综合的应用学科。因此，护理管理的广泛性主要表现在管理对象和范围广泛及参加管理的人员广泛两方面；护理管理不仅要求管理人员掌握更多的管理理论和知识,也要求管理知识更加普及。

（四）护理管理的科学性和先进性

（1）护理管理是一门科学,也是一门艺术。

（2）在护理管理过程中,坚持改革创新,运用科学的知识与方法管理工作的各方面。

（3）管理的艺术虽然与一位管理者的性格、作风有关,还与随着经验的积累,与学习别人而逐渐培养成为管理者的性格。

二、护理管理作用

（一）预测和计划

在了解护理院护理工作现状调查的基础上,提出存在的问题,总结分析经验及教训,制订工作方案,实现护理工作目标。

（二）组织和指挥

明确护理管理工作责、权、利,将护理院护理工作各要素,各环节组织协调起来按照常规运转状态保持良好运行。

（三）监督和控制

制订和完善护理院护理管理规范,包括规章制度、岗位职责、操作规程、护理常规、工作流程等。根据护埋质量标准对护理工作进行监督、监测检查和指导。

第三节　护理院护理组织管理

护理院护理管理组织结构主要由两大部分组成:护理院外的护理管理组织和护理院内的护理管理组织,并且分别在"宏观领域"和"微观领域"对护理工作实施管理。

一、护理院外的护理管理组织

（1）护理院外的护理管理组织以护理行政管理为主,主要在"宏观领域"上对护理院护理工作实行管理。

（2）护理管理结构是:国家卫生和计划生育委员会医政司护理处→各省（市）自治区卫生和计划生育委员会分管医疗和护理工作的主任→地（市）卫生和计划生育委员会在医政处（科）配备护理管理干部负责本地区护理工作（包括护理工作）→市、县、区卫生和计划生育委员会配备护理管理干部。

（3）各级护理行政管理部门负责护理行政管理工作,并与中华护理学会及各分会相互协调和合作,共同做好工作。

二、护理院内的护理管理组织

（1）护理院的护理管理组织以护理业务管理为主,主要在"微观领域"对护理工作实行管理。

（2）卫生部颁发的医院工作人员职责规定，护理部主任→科护士长→护士长为直线领导。

（3）根据护理院规模，护理管理组织机构应建立由护理部主任、总护士长、护士长三级负责的"垂直"形态的护理指挥系统（见图16-1）。

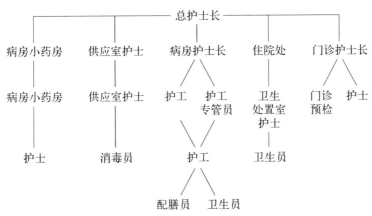

图 16-1　护理院护理管理指挥系统

三、护理院组织工作

（一）基本职能

护理院组织工作作为管理的基本职能是指设计合理的护理组织结构，为实现既定目标而采取行动的全过程。

（二）具体内容

（1）根据组织目标设计出合理的护理组织结构和职位系统。

（2）确定职权关系。

（3）保证组织结构的有效运作。

（4）适时调整组织结构。

（三）工作特点

（1）组织工作是一个过程。

（2）组织工作是动态的。

第四节　护理院护理管理制度与标准

一、概念

（1）标准的定义：为了在一定范围内获得最佳秩序，经协商一致制订并由公认机构批准共同使用和重复使用的一种规范性文件。

（2）标准化：为了在一定范围内获得最佳秩序，对现实问题或潜在问题制订和重复使用的条款活动。

二、护理院管理标准

（1）有护理管理目标，年计划目标达标率≥85%。

（2）有护理工作年计划、季安排、月重点及年工作总结。

（3）有护理人员培训、进修计划、年培训率≥5%。

（4）护理人员考核制度和技术档案、年度考核合格率≥85%。

（5）有护理质量考评制度，定期组织考评。

（6）定期组织护理业务查房，有条件的护理院组织护理查房。

（7）有护理工作例会制度。

（8）有护理差错、事故登记报告制度，定期分析讨论。

（9）做好护理资料的登记、统计工作。

（10）护理院护理管理达到各省、自治区、直辖市国家卫生和计划生育委员会的标准要求。

三、护理院护理管理制度

根据卫生部《全国医院条例》《医院工作制度》《医院工作人员职责》的规定，各项护理技术操作规范和疾病护理常规等，护理院护理管理制度主要有以下几类。

（一）护理管理规章制度的重要性

（1）护理管理规章制度是使管理能够有效进行的重要保障，是护理人员进行护理活动的准则，而且是保护患者利益的重要措施。护理管理规章制度对于维护护理院正常工作秩序，保证医疗护理工作正常进行，提高医疗护理质量，防止护理差错事故发生，改善服务态度都起到重要的保证作用。护理管理规章制度是检查护理工作的重要依据，也是培养医护人员的重要内容。

（2）护理院护理管理规章制度是护理工作的规范，其对护理工作和护理人员具有约束力，没有这种约束力，规章制度就失去了存在的意义。

（3）护理管理规章制度是管理制度化、操作化常规化、工作规范化和设置规格化的基础。

（二）人力资源管理制度

包括临床科室护理人员编制原则与标准、紧急状态下护理人力资源调配方案、护理人力资源弹性排班制度、护士管理制度、特殊岗位护士管理制度、护士长管理制度、科护士长管理制度、护理人员准入制度、护理人员教育培训制度、护理人员专业技术职务聘任制度、护理人员考核制度、各级护理人员岗位职责、技术能力要求及工作标准以及护理人员请假制度。

（三）护理教学、科研管理制度

包括临床护理教学制度、护理实习生管理制度、进修护士管理制度、新护士（护理员）岗前培训制度、护士规范化培训管理制度、护理人员继续教育管理制度、临床护理教师的资质和培训管理规定、护理教学质量考评制度、护理科研基金管理制度、护理科研论文管理制度以及护理新技术、新业务管理制度。

（四）一般护理管理制度

一般护理管理制度是指护理院与各科室护理人员需要共同执行的有关制度。主要包括：患者入、出院制度，分级护理制度，值班与交接班制度，查对制度，消毒隔离制度，抢救工作制度，探视与陪伴制度，差错管理制度，报表制度，会议制度，护理文件管理制度，检查制度，护理查房制度，药品及仪器管理制度，健康教育制度等。

（五）业务部门工作制度

业务部门工作制度是指护理院具体部门的管理人员共同遵守和执行的有关工作制度。主要包括：病房工作制度、出诊工作制度、供应室工作制度、治疗工作制度、换药室工作制度和监护工作制度等。

（六）护理安全管理制度

护理风险管理制度，包括跌倒和坠床风险管理制度、压疮风险管理制度、管道滑脱风险管理制度、患者走失风险管理制度、约束具使用管理制度以及静脉血栓栓塞症护理制度等。

护理关键环节的安全管理制度与流程，包括护理操作安全管理制度、并发症预防处理规定与流程、用药安全管理制度、使用重点药物观察制度、危急值班记录管理制度、标本采集制度、标本运输管理制度、患者交接核对制度、患者身份识别制度、手腕识别带管理制度、患者转科交接制度以及患者转运管理制度。

护理重点对象的安全管理制度与流程，包括危重患者的护理管理制度、诊断不明患者的护理管理制度、生活不能自理患者的护理管理制度以及易受伤患者的护理管理制度等。

护理紧急风险预案，包括医院突发事件的应急预案以及住院患者紧急状态时的应急预案。

（七）护理院护理管理规章制度的建立与实施

（1）建立护理院护理管理制度的注意事项。

① 掌握护理工作程序、目的及要求。

② 护理管理规章制度要文字简明扼要，易于理解记忆。

③ 护理管理规章制度要在护理实践的基础上不断修订，不断完善。

④ 规章制度的制订，要有各级护理人员参加。

⑤ 新开展的护理业务技术应有相应的制度保证。

（2）护理规章制度的贯彻实施。

① 要加强组织领导。

② 提高护理队伍的素质和业务水平。

③ 护理院各部门的科室(班组)密切配合。

④ 加强检查、监督和指导。

第五节　护理院护理质量管理

一、护理质量管理的概念

(1) 护理质量管理是指为了达到护理质量目标所进行的组织、协调、控制工作的总和,是对护理质量实行有目的的控制的过程。

(2) 护理质量管理的关键,首先是确立护理质量标准。有了标准,管理才有依据,才能鉴定管理的成效。然后,按标准组织、协调各项护理工作,就是检验实际的质量结果,与标准对比并对其差异采取措施的调节过程。因此,质量控制是护理质量管理的核心。

(3) 2002 年,美国护理学术中心(ANAC)把护理质量定义为护理服务的优良程度。

二、护理质量管理作用和意义

(1) 护理质量是通过护理工作实现的。护理质量是护理院护理工作的集中表现,是对护理工作效果的评价,是衡量护理人员业务技术水平和护理管理水平的重要标志。所以,护理质量管理是一项综合性的管理,是护理管理的核心。

(2) 护理是以护理技术为患者服务,其质量直接影响到医疗护理质量。每一位护理人员必须树立"质量第一"的思想,只有不断提高护理质量,才能真正做到全心全意为患者服务。

三、护理质量标准制订与管理原则

(一) 护理院质量标准制订原则

(1) 全员性护理院全体医护人员都应了解标准化管理的意义,了解标准化管理与护理工作的关系,使护理质量标准化管理具有可靠的群众基础。

(2) 科学性、先进性。每项护理质量标准必须真实地反映护理工作的客观规律。标准既要基于护理院的现实,又要高于现实,使所制订的标准切实可行。制订标准时,必须注重科学性和先进性相结合,各项标准和现有水平要相适应。

(3) 严肃性、稳定性。凡标准一旦确定实施,就具有法规的效应。

① 在实施标准化管理过程中,要做到工作有标准,标准有控制,控制有程序,程序有信息,信息有反馈,反馈有落实,落实有结果。

② 标准一经制订实施就应该力求保持相对的稳定,有利于总结和提高。

③ 标准化管理是一种动态的管理,随着医学技术水平和管理水平的提高,护理质量管理标准也相应地发展。因此,标准的稳定性是相对的,需不断完善,以提高护理质量。

④ 简明扼要、繁简相宜。恰当地处理标准的简繁是一个方法的问题。制订标准时,要做到实事求是、突出重点、主次分明、简明扼要。

（二）护理质量管理的原则

（1）以患者为中心的原则:患者是护理技术服务的中心,必须坚持患者第一的原则。

（2）预防为主的原则:坚持预防为主,对护理全过程的各个环节防患于未然。

（3）系统管理的原则:护理质量管理的范围广泛,是护理院系统管理中的一个重要组成。

（4）标准化的原则:质量标准化是护理质量管理工作的基础,使护理人员有章可循,有据可依。

（5）用数据说话的原则:事实和数据是判断质量和认识质量形成规律的重要依据。

（6）以人为本的管理原则:人是管理的第一要素,重视人的作用,调动人的主观能动性和积极性。

（7）持续改进的原则:质量改进是质量管理的灵魂。不断发现、提出和解决问题以达到持续质量改进的目的。

四、护理质量管理标准

（一）护理部管理的质量标准

（1）护理工作的科学管理。主要是通过护理部主任、科护士长、护士长实行三级管理。病房、门诊、供应室是护理基本单位,这些部门的质量直接关系到全院的护理质量,因此对护理院各护理单位及护理人员岗位责任应制定质量标准,以达到卫生部提出的组织管理科学化、工作制度化、操作规范化的要求。

（2）护理部管理的质量标准。

① 组织体系健全,实行三级管理或二级管理。

② 有明确的管理目标,有计划,总结并执行落实。

③ 护理管理制度健全,有各级人员岗位责任制和职责标准。

④ 质控体系完善,有专人负责,定期检查。

⑤ 有全院护理人员继续教育计划,有目标的培养护理人员。做好护理队伍的知识更新。

⑥ 建立健全护理科技档案,每年进行1~2次技术和护理理论考核。

⑦ 会议制度健全,如护士大会、护士长会议每月举行1~2次,举办各类专题会议、学术报告会等。

⑧ 各项登记制度完善,可以掌握全院护理信息,有条件的医院逐步应用计算机进行护理管理。

⑨ 有关制度操作常规标记、质量标准等应全院统一规定。

(二)病区护士长工作质量标准

(1)思想品德:热爱专业,模范遵守组织纪律,大公无私,是非分明,勇于承担责任,以身作则,团结同志,当好带头人,要有群众观点。关心群众生活,遇事同群众商量,服务态度好。

(2)工作作风:踏实肯干,实事求是,理论联系实际,具有一丝不苟的工作精神。

(3)组织领导:要有一定组织领导能力,根据医院的任务、人力、物力和护理人员思想及业务水平妥善安排;具有预见性和计划性,工作做到有领导、有计划(年度、季度、月度要有计划,每日工作要有要点)、有措施、有检查、有总结;抓住中心环节,按顺序进行,做到忙而不乱,事事有人管。

(4)业务技术:具有一定的医学基础、护理和专科理论、业务技术水平及教学能力。有计划地组织本病房护士及护工进行业务学习,并安排好临床学习。经常督促检查规章制度和技术操作常规的执行情况,做到无事故、无差错、无并发症、无交叉感染发生。经常督促检查对危重患者的护理,按时制订护理计划,开展护理查房,努力提高护理质量,并不断总结护理经验。开展护理科研,书写护理论文。

(5)病区环境管理:经常督促、检查病区环境管理和陪客管理,使病区经常保持清洁、整洁、安静、舒适。

(6)护工管理:抓好护工的业务培训和指导,检查护工生活护理质量,定期进行考评,提高患者生活护理质量,从而提高患者生活质量、延长患者的生命。

(三)病区主班护士工作质量标准

(1)办公室管理:督促工作人员执行办公室制度,保持办公室整洁、安静,并做好医疗文件、办公室用物的保管工作。

(2)掌握病情:全面了解患者的病情、治疗、饮食及护理,对重危、抢救、新入院的患者和手术及特殊检查治疗的患者接班工作做到细致、全面、准确。

(3)处理医嘱:做到及时、准确、书写正规、填写完整、整洁无涂改,与医生、治疗护理护士联系好,无差错事故。

(4)书写交班报告:内容完整,重点突出,语言精练,用医学术语描写病情,字迹端正。

(5)其他工作:当好护士长得力助手,认真做好内外联系。督促有关人员及时递送各种通知单,检查手术患者的术前准备工作。对外来联系工作的人接待热情,办事及时。

(四)发药护士工作质量标准

(1)认真查对,准确无误。

（2）药柜清洁，药品排列有序，按药品管理制度执行。无积压、过期、变质、毒、麻、剧药加锁保管，账药相符。

（3）了解病情。熟悉药物性能、配伍禁忌和服药方法，并能准确执行。

（4）发药到口，准确无误，及时观察药效及不良作用。

（5）发药用具用后清洁消毒。

（五）治疗护士的质量标准

（1）认真查对，准确无误。

（2）治疗室工作：用物齐全，存放定位，排列有序，标记清楚，分类保管，药品无积压、过期、变质，毒、麻、剧药加锁，物品用后及时清理归还原处，无菌物品定期检查，定期清洁、消毒灭菌，空气消毒合乎要求，一次性医疗卫生用品定点摆放，定期检查，无积压、过期、损坏。

（3）技术操作：严格遵守无菌原则，了解病情和用药目的、药物性能和配伍禁忌，合理安排用药顺序。各种操作及时、正规、准确、熟练，做好记录。静脉注射要求一针见血，不合作患者注射后适当保护。输液随时排除故障，注射无硬结、无感染、输血无溶血反应。

（4）疗效观察：观察细致、及时，无因护理不当引起不良后果。

（5）治疗及抢救物品齐全，保持功能良好，工作配合及时、敏捷、熟练、准确。

（六）换药护士工作质量标准

（1）换药器械及用物准备齐全，严格遵守无菌操作原则。

（2）了解各类伤口情况，合理选用外用药，按无菌原则操作熟练，特殊感染伤口严密执行隔离消毒制度。

（3）特大感染性褥疮应及时做好清理，按医嘱给予特殊处理换药。

（4）换药用物用后初步消毒后清洗、灭菌。

（5）参照治疗护士工作质量标准。

（七）责任护士护理工作质量标准

（1）对分管患者要掌握病情并了解患者的心理状态，做好精神护理和随时满足患者的需要。

（2）认真执行护理计划制度，对新入院患者24小时内完成护理计划，随时修改计划，经常巡视患者，严密观察病情，发现异常及时报告，并做好应急处理和抢救配合工作。

（3）做好各项技术操作和基础护理，保持患者口腔、皮肤、指甲及全身清洁，卧位舒适；关心患者进食与大小便情况，保持各种导管通畅，准确记录各种护理记录，防止褥疮、摔伤、烫伤、并发症或交叉感染。检查病房环境，防止患者出走，预防消极自伤和伤人的意外事件。

（八）中班护士工作质量标准

除按发药、治疗、责任护士工作质量标准执行外，还应做到以下几点：

（1）交接班时做到病情、护理、特殊治疗、检查及物品交接清楚，还应交接患者数。交班报告书写要求见主班护士工作质量标准。

（2）认真细致地做好晚间护理，清查患者数，按时督促患者休息和熄灯，保持病房安静，关心患者的睡眠情况，及时采取帮助患者入睡的措施。

（3）按分级护理巡视患者，严密观察病情，发现问题及时报告，并作应急处理。

（4）做好对护工的管理，检查护工是否坚守岗位，晚间生活护理是否到位。

（九）夜班护士工作质量标准

（1）按晚班护士工作质量标准。

（2）做好因作检查而需禁食患者的禁食工作，各项检查标本的留取做到及时、全面、准确。

（3）晨间督促检查护工为患者穿衣、洗漱及进食。对危重、一级护理患者做好晨间护理。

（十）护工工作质量标准

（1）服务态度好，安心本职工作。

（2）积极配合护士搞好临床护理，尤其是危重、一级患者及两便的护理，送便器到床边。

（3）关心、协助、帮助患者饮食，送饭送水到床头，及时喂水喂食。

（4）做好生活护理，做到患者五清（皮肤会阴、口腔、指趾甲、衣裤、头发）。

（5）保持床单平整、干燥、无皱无迹。

（6）协助护士帮助卧床被动体位的患者定时翻身，做好褥疮预防护理，做到无因护理不当而发生的褥疮。

（7）协助护士观察补液情况，对不合作的患者注意保护，防止针头拔去或滑出，不可随意调节滴速，保持无扭曲，确保滴注通畅。

（8）保持各种导管无扭曲、无受压，如在护理时导管脱落及时通知护士。

（9）协助护士观察病情变化，有情况及时通知护士。

（10）患者如有意外（如跌跤、出走、烫伤等），及时向护士汇报。

（11）搞好病室清洁卫生，执行周期工作，保持病区整洁。

五、重点护理制度标准管理

（一）交接班制度管理标准

交接班制度标准要做到 11 个不交不接：

（1）衣帽不整齐不交不接。

（2）本班工作未完成不交不接。

（3）为下班准备工作未做好不交不接。

（4）输液不通畅不交不接。

（5）医疗器械物品不齐不交不接。

（6）各种引流不通畅不交不接。

（7）医嘱不查对不交不接。

（8）危重患者床铺不整齐不交不接。

（9）抢救物品不齐不交不接。

（10）治疗室、办公室不整洁不交不接。

（11）患者数未点清不交不接。

（二）查对制度管理标准

（1）严格落实有关差错事故及查对制度。

（2）做到无差错，无护理事故。

（3）发生问题及时汇报，及时登记，及时处理。

（三）差错事故管理制度标准

（1）成立差错事故审定小组，听取各级护士长汇报。定期检查各项规章制度落实情况，根据检查结果，抓住苗头，进行教育，提出预防措施。对预防差错事故做得好的部门及个人予以奖励。

（2）各科室建立差错事故缺点登记本，指定专人负责。每月小结一次并上报护理部。

（3）对已发生的较大问题，进行检查、分析，根据其性质做出结论，提出处理意见，并写好书面汇报，必要时向全院护士进行教育，以吸取教训。

（四）护理抢救制度标准

（1）组织健全，分工周密，制度严格，信号明确。

（2）急救药品器械归类配套，齐全适应，标志鲜明，认真执行五定制度：① 定时核对，查数量及质量；② 定点放置；③ 定人保管；④ 定量供应；⑤ 定期消毒。

（3）急救人员团结合作，技术熟练，动作敏捷，配合准确，操作正规。执行医嘱，查对严谨，所用安瓿应予保存。

（4）护理工作计划周全，观察仔细，记录完整，交接认真，态度和蔼，体贴亲切，环境安静、整洁、清洁、安全、舒适，无并发症。

（五）分级护理制度管理标准

（1）根据病情决定护理等级。

（2）有医嘱、有标记。

（3）按分级护理要求做好护理。

（六）隔离消毒制度管理标准

（1）认真执行隔离消毒制度。

（2）发现传染病及时分类隔离，并做好善后消毒工作。

（3）污染物品器械按规定处理，防止交叉感染。

（七）病区环境管理制度管理标准

病区是患者治疗休息场所，也是医务人员工作基地，因此，必须创造一个清洁、整齐、安静、舒适的环境,以利于促进身心健康。

(1) 清洁卫生标准:病区走廊、室内外、楼梯做到无灰尘、无蜘蛛网、无杂物,无死角,并有制度要求。

① 实行分片包干,定期打扫形成制度,每日 1 小扫,每月 1 大扫。

② 门窗、玻璃保持清洁、明亮,每周擦一次。

③ 走廊、楼梯、墙角每周擦一次,无污垢,无痕迹,无臭味。

④ 厕所每天至少大扫 2 次,随脏随扫。每周消毒 2 次,便器及时倒清,保持无臭味、无尿垢,每周定期消毒 2 次;有条件的,每日消毒一次。

⑤ 地面每日至少扫 2 次,随脏随扫,无积水,病室每日消毒 1 次。

⑥ 病区经常保持整洁,定期进行督查。

(2) 安静标准。噪声作为一种刺激,能使大脑皮质细胞发生兴奋作用,影响患者生理机能,因此病区要严禁噪声,保持安静。

① 一般病区噪声应控制在 50 分贝以内。

② 全体医务人员及患者和家属保持病区肃静,做到五轻:走路轻、说话轻、操作轻、拿放物品轻,关闭门窗轻。

③ 病区要有防噪声设备,如门窗上油、凳子钉胶皮等。

④ 所有人员一律穿软底鞋。

⑤ 尽量减少不必要的巡回路线,减少陪客和探视时间。

(3) 整齐标准。病区所有物品定点放置,陈设力求简单、统一、朴素、大方,墙壁除规定外不张贴宣传品等。病室、办公室、治疗室等陈设应有统一规范要求。设施是个体在环境中一种平静的精神状态,包括患者衣着适中,无长指(趾)甲,按时理发、刮胡须,室内光线柔和,色调合适,被褥适宜,有条件的病房可摆设盆花。

(八) 供应室质量管理标准

(1) 有健全的岗位责任制以及物品的洗涤、包装、灭菌、存放、质量监测、保管等制度,并认真贯彻执行。

(2) 所供应的无菌物品均写明灭菌日期,无过期物品。确保医疗安全。

(3) 高压灭菌达到无菌要求。每锅均有指示剂监测灭菌效果,并定期抽样作细菌培养。对无菌物品存放室、包装室及高压灭菌消毒室,定期做空气培养。

(4) 无菌和有菌物品,已灭菌和未灭菌区严格分开。传染患者使用过的物品另行处理,按要求进行双蒸灭菌。

(5) 各种物品下收下送,收发无差错。

(6) 各种注射器配备合适,按洗涤操作规程及质量检查要求,做到光亮、干净、灭菌、无致热原。

(7) 各种治疗包、检查包、敷料包物品齐全,质量合格。

(8) 急救物品供应齐全,备足数量,保证临时医疗、抢救时应用。

(9) 物资保管好,定期清点、维修,杜绝浪费和丢失。

（九）基础护理技术管理标准

护理技术操作包括基础护理技术和专科护理技术操作。总的标准为：

（1）严格执行三查七对（三查：操作前、操作中、操作后的检查。七对：对床号、姓名、药名、浓度、剂量、方法和时间。患者还应核对脸）。

（2）正确、及时、确保安全，省力、省时、省物。

（3）严格执行无菌操作原则及操作程序，动作熟练。标准值 $90\%\sim95\%$。

计算公式为：

$$护理技术操作合格率 = \frac{考核护理技术操作合格数}{考核护理技术总次数} \times 100\%$$

（十）危重患者护理质量管理标准

对危重患者的护理，是医院护理工作的重点，患者病情变化快，临床反应差，主述能力差或无主述能力，因其病情重，如护理观察不细致，易发生并发症，也易使患者失掉抢救时机。危重患者护理标准如下：

（1）抢救工作组织严密，分工明确，药品器材准备齐全，抢救技能熟练，配合及时准确。于 24 小时内订出护理计划，病情变化时及时修改。各班护士能认真执行护理计划。

（2）病史环境管理，根据疾病需要布置环境，应调节湿度、温度，光线要适宜。

（3）精神护理服务态度好，能了解患者的心理状态，做好心理护理，体贴安慰患者，解除患者的思想顾虑，避免恶性刺激。

（4）加强危重患者的临床护理病情观察，做到及时、细致，要求做到八个必须、八个熟悉、八个保持。

① 八个必须：态度严肃、观察严密、汇报及时、器械齐备、分秒必争、技术过硬、配合协调、记录准确。

② 八个熟悉：疾病诊断、病情变化、检查结果、治疗计划、护理重点、执行医嘱、正确操作、饮食禁忌。

③ 八个保持：环境安静、空气新鲜、床铺整洁、皮肤干燥、口腔湿润、饮食得当、情绪稳定、安全舒适。

（5）护理记录及时、细致、准确，文字简练，书写完整无涂改。病情记载运用医学术语，有价值的要总结护理经验。

（6）基础护理应精心，做到患者口腔、皮肤、会阴、指（趾）甲清洁无臭味。患者床单清洁、平整、无皱折，无因护理不当所致的角膜溃疡、肺炎、泌尿系统感染、静脉炎及交叉感染等。各种导管道畅，位置正确。注意电解质平衡及热量供给充足，准确记录出入量。

（十一）护理文件记录质量管理标准

一般要求包括做到用钢笔按规定及时、准确、逐项填写齐全（包括姓名、性别、年龄、床号、住院号、入院日期等），整洁美观，通顺易懂，字体端正，不可出格，无涂改。运用医学术语，英文药名要写齐全或按标准缩写，记录病情，文字简练，要签全名。

（1）体温图。体温、呼吸、心率（TRP）绘制，要求点圆、线直、粗细均匀。42℃以上，项目逐项填写齐全。40～42℃内，写入院、出院、转科、死亡等项。34℃以下，填写大小便、尿量、输入量、痰量、血压、体重等。

（2）医嘱单。

长期医嘱：内容正规，排行整齐，写起止时间，填写完整。转抄医嘱时，药名、剂量、用法、时间等按顺序逐项填写，转科、整理医嘱均按规定处理。

临时医嘱：要求同上，并有执行时间和签全名。

（3）护理计划及护理记录。内容正规，项目齐全，用医学术语。准确记录出入量，记录按顺序，与病情相符，总结要签全名。

（4）医嘱本检查标准。逐项填写日期、时间、住院号、床号、姓名、药名、剂量、用法、时间，均应正确无误。医嘱内容正规、字迹端正、清楚无涂改。临时医嘱应记录执行时间，包括下达医嘱者、执行者、查对者应签全名。

（5）护士交班报告检查标准。患者流动数字要齐全、准确。

体温、脉搏、呼吸、血压（T. P. R. BP），书写要整齐、正规。书写内容用医学术语，无错别字，危重患者的病情应根据患者主述、临床症状前后衔接，特殊用药以及有关的事项交代要清楚，字迹端正、整洁、无涂改、签全名。

（十二）普通病区护理管理质量管理标准

（1）病房整洁、安静、舒适、安全。

（2）病房工作实行规范化管理，各项工作制度化、技术操作常规化、陈设规范化（适应人生活行动）。

（3）护理人员、护工遵守病房工作制度，不擅离职守。

（4）床单位整洁，床上无积物。床头柜内食品、用品分开，柜面物品放置不影响整洁、美观。

（5）传呼系统完好，患者应用方便。

（6）各种护理标记齐全，全院统一。

（7）病房有全院统一的护理盘、治疗盘，盘内用物齐全。

（8）新入院患者在病情允许的情况下做好个人卫生。危重病酌情做好清洁卫生及更衣。及时做好入院介绍并有书面材料。新入院患者当日应供应饮食。

（9）定期进行卫生科普宣教，有专科卫生宣教材料。

（10）患者出院前做好出院指导。出院或死亡床单位进行终处理。

（十三）治疗室管理标准

（1）布局合理，陈设整洁。无菌物品专柜放置。非治疗用品不进入治疗室。

（2）小药柜药品摆放有序，标签清楚，内服药和外用药分开放置，有定期清点交接班制度，账物相符。毒、麻、剧药专人专柜管理，双人双锁。

（3）每日及每周清毒制度,空气细菌监测符合要求。

（4）医护人员进入治疗室衣帽整洁,操作前洗手戴口罩。严格无菌技术,各项操作正规。

（5）合理使用冰箱,冰箱内物品放置有序,有冰箱管理制度,无私人存放物品。

（十四）分级护理质量管理标准

（1）特别护理质量标准。

① 护士必须 24 小时护理,严密观察病情变化。

② 急救药品器材齐全,随时准备急救。

③ 根据病情实施护理程序,针对护理问题采取切实可行的护理措施,做好心理护理。

④ 各项护理记录及时准确,符合要求。

⑤ 做好基础护理和生活护理,积极预防护理并发症的发生。

（2）一级护理质量标准。

① 卧床休息,卧位舒适,生活上给予全面照顾。

② 密切观察病情变化,每 30 分钟巡视 1 次。

③ 全面掌握患者的病情,了解患者的姓名、床号、年龄、治疗、饮食、护理等,并做好心理护理。

④ 认真做好基础护理。严防护理并发症的发生。患者个人卫生符合要求。

⑤ 各项护理记录准确及时,符合要求。

（3）二级护理质量标准。

① 生活上给予必要的协助。

② 注意观察病情变化,每 1～2 小时巡视 1 次。

③ 做好心理护理。各项护理记录符合要求。

（4）三级护理质量标准。注意观察病情变化,每班巡视 1～2 次,按时治疗。督促清洁卫生和按时休息。

六、护理院优质护理管理

通过护士为患者提供主动、优质的护理服务,强化基础护理,使患者感受到护理服务的改善,感受到广大护士以爱心、细心、耐心和责任心服务于患者的职业文化,感受到护理行业良好的职业道德素养和高质量的护理服务。优质护理服务内容如下。

（一）入院护理

（1）建立良好的护患关系。护士面带微笑、起立迎接新患者,给患者和家属留下良好的第一印象。

（2）备好床单元。护送患者至床前,妥善安置,并通知医生。完成入院体重、生命体。

（3）主动进行自我介绍,入院告知。向患者或家属介绍管床医生、护士及病区护士长,介绍病区环境、呼叫铃的使用、作息时间及有关管理规定等。通知师傅送第一瓶开水。

(4)了解患者的主诉、症状、自理能力及心理状况。

(5)如急诊入院,根据需要准备好心电监护仪、吸氧装置等。

(6)鼓励患者和家属表达自己的需要和顾忌,建立信赖关系,减轻患者住院的陌生感或孤独感。

(二)晨间护理

(1)采用湿扫法清洁并整理床单元,必要时更换床单元。

(2)整理、理顺各种管道。必要时协助患者洗漱,对不能自理的患者进行口腔护理。

(3)晨间交流。询问夜间睡眠、疼痛、通气等情况,了解肠功能恢复情况及患者活动能力。

(三)晚间护理

(1)整理床单元,必要时予以更换。整理、理顺各种管道。对不能自理的患者进行口腔护理、睡前排便护理。

(2)应注意周围环境安静、便于入睡。病室内电视机按时关闭,要求家属离院。

(3)病重、病危的病室保留廊灯,便于观察患者。

(四)饮食护理

(1)根据医嘱给予饮食指导,告知其饮食内容。

(2)积极主动协助患者打饭,护士做好肠内营养患者的饮食指导、调配温度及速度等知识。

(3)根据病情观察患者进食后的反应。

(五)排泄护理

(1)做好失禁的护理,及时更换潮湿的衣物,保持皮肤清洁干燥。

(2)留置尿管的患者进行膀胱功能锻炼。每日会阴护理2次。

(六)卧位护理

(1)根据病情选择合适的卧位,指导并协助患者进行床上活动和肢体的功能锻炼。

(2)按需要给予翻身、拍背、协助排痰,必要时给予吸痰,指导有效咳嗽。

(3)加强巡视压疮高危患者,有压疮警报时,及时采取有效的预防措施。

(七)舒适护理

(1)患者每周剪指、趾甲一次,胃肠手术患者每天协助泡脚1次。

(2)生活不能自理者协助更换衣物。

(3)提供适宜的病室温度,嘱患者注意保暖。

(4)经常开窗通风,保持空气新鲜。

(5)保持病室安静、光线适宜、操作要尽量集中,以保证患者睡眠良好。

（6）晚间夜间要做到三轻：走路轻、说话轻、操作轻。

（八）患者安全护理

（1）按等级护理要求巡视病房，了解患者情况，有输液巡视卡并及时记录。

（2）对危重、躁动患者予约束带、护栏等保护措施，危重患者使用腕带。

（3）患者外出检查，轻患者由护工陪检，危重患者由医务人员陪检。

（九）出院的护理

（1）针对患者病情及恢复情况进行出院指导（办理出院结账手续、各类注意事项、用药指导、饮食及功能锻炼、换药、发放爱心联系卡）。

（2）听取患者住院期间的意见和建议。护送患者至电梯口，做好出院登记。

（3）对患者床单、被褥进行消毒。

第六节　护理院护理人员准入与职责管理

一、护士执业注册管理

（一）护士执业注册条件

（1）护士，是指经执业注册取得护士执业证书，依照法律规定从事护理活动，履行保护生命、减轻痛苦、增进健康职责的卫生技术人员。

（2）申请护士执业注册，应具有完全民事行为能力。

（3）在中等职业学校、高等学校完成国家教育主管部门和国务院卫生主管部门规定的全日制 3 年以上的护理专业课程学习，包括在教学、综合性医院完成 8 个月以上护理临床实习，并取得相应学历证书。

（4）通过国家卫生和计划生育委员会（原卫生部）组织的护士执业资格考试。

（5）符合下列健康标准：

① 无精神病史。

② 无色盲、色弱，无双耳听力障碍。

③ 无影响履行护理职责的疾病、残疾或功能障碍。

（6）提交材料：

① 护士执业注册申请审核表。

② 申请人身份证明。

③ 申请人学历证书及专业学习中的临床实习证明。

④ 护士执业资格考试成绩合格证明。

⑤ 省、自治区、直辖市人民政府卫生行政部门指定的医疗机构出具的申请人 6 个月内健康体检证明。

⑥ 医疗卫生机构拟聘用的相关材料。

（二）护士执业注册申请

（1）执业注册。

① 护士执业注册申请,应当自通过护士执业资格考试之日起 3 年内提出。

② 逾期提出申请的,还应当提交在省、自治区、直辖市人民政府卫生行政部门规定的教学、综合医院接受 3 个月临床护理培训并考核合格的证明。

③ 护士执业注册有效期为 5 年。

（2）延续注册。护士执业注册有效期满需要继续执业的,应当在有效期满 30 日,向原注册部门申请延续注册。

（3）变更注册。护士在其执业注册有效期内变更执业地点等注册项目,应当办理变更注册。护士跨省、自治区、直辖市变更执业地点的,收到报告的注册部门还应当向其原执业地注册部门通报。

（4）注销注册。护士执业注册后发生以下情形者:

① 注册有效期满未延续注册。

② 受吊销《护士执业证书》处罚。

③ 护士死亡或者丧失民事行为能力。

二、护士执业规则

（一）护士执业规则规定

包括执业权利、义务和执业标准。护士执业权利,是指取得护士执业资格,依法注册后在执业活动中依法所享有的权利;护士执业义务,是指护士在职业过程中必须履行的责任。

（二）我国护士执业规则的规定

（1）护士的权利。

① 有按照国家有关规定获取工资报酬,享受福利待遇,参加社会保险的权利。

② 有获得与其从事的互利工作相适应的卫生防疫、医疗保健服务的权利。

③ 有按照国家规定获得与本人业务能力和学术水平相应的专业技术职务、职称的权利;有参加专业培训、从事学术研究和交流,参加行业协会和学术团体的权利。

④ 有获得疾病诊疗、护理相关信息的权利和其他履行护理职责的权利。

（2）护士的义务。

① 护士执业应当遵守法律、法规、规章和诊疗技术规范的规定。

② 护士应当尊重、关心、爱护患者,保护患者的隐私。

③ 护士有义务参与公共卫生和疾病预防控制工作。

④ 护士在职业活动中,发现患者病情危急,应立即通知医师;发现医嘱违反法律、法规、规章或者诊疗技术规范规定的,应当及时向开具医嘱的医师提出。

（3）护士执业记录。《护士条例》规定,县级以上地方人民政府卫生主管部门应当建立本行政区域的护士执业良好记录和不良记录,并将该记录记入护士执业信息系统。

三、护理人员编制要求

(一)护理人员编配依据

(1)卫生和计划生育委员会护理院护理人员编制要求。

国家卫生和计划生育委员会发《护理院基本标准(2011版)》中规定:住院床位总数50张以上的,全院至少有1名具有副主任医师以上专业技术职称的医师,至少有3名具有5年以上工作经验的医师。每床至少配备0.8名护理人员。其中,注册护士与护理员之比为1∶2~2.5。每10张床或每病区至少配备1名具有主管护师以上专业技术职称的护士。每病区设护士长1名。

(2)护理工作量:根据护理院护理工作量进行护理人员编配。

(二)护理人员编配的计算方法

(1)护理人员编配依据主要参照国家卫生和计划生育委员会发《护理院基本标准(2011版)》中编制表进行。参阅本书前章。

(2)根据护理工作量计算编制方法如下:

① 应编护士数 $= \dfrac{\text{病房床位数} \times \text{床位使用率} \times \text{平均护理时数}}{\text{每名护士每日工作时间}}$

② 床位使用率 $= \dfrac{\text{占用床位数}}{\text{开放床位数}} \times 100\%$

③ 平均护理时数 $= \dfrac{\text{各级患者护理时数总和}}{\text{该病房患者总数}}$

各级患者护理时数:指各级护理中每名患者在24小时内所需的平均护理时数。分别为:一级护理5.5小时、二级护理3小时、三级护理1小时。如按一个病房40张床测算,一级护理9人;二级护理16人;三级护理15人。一日间接护理项目所需时间为20小时。总数为$=5.5 \times 9 + 3 \times 16 + 1 \times 15 + 20 = 132.5$小时。

四、护理人员岗位职责

(一)护理管理职责

(1)按照国家卫生和计划生育委员会的要求配备护士。

① 护士配备是否合理,直接关系到护理院的工作质量,更直接影响到护理质量,患者安全。

②《护理院基本标准》规定,护理院配备护士数量不得低于国家卫生和计划生育委员会规定的每床至少配备0.8名护理人员,其中注册护士与护理人员之比为1∶2~2.5配备标准。

③ 尚未达到部护士配备标准的护理院,应当按照国家卫生和计划生育委员会规

定的标准配备。

（2）保障护士合法权益。

① 为护士提供卫生防护用品，并采取有效的卫生防护措施和医疗保健措施。

② 执行国家有关工资、福利待遇等规定，按照国家规定为在护理院从事护理工作的护士足额缴纳社会保险费用，保障护士合法权益。

③ 制订、实施护理院护士在职培训计划，并保证护士接受培训。

（3）加强护士管理。

① 应当按照卫生部的规定，配备专（兼）职人员负责护理管理工作。

② 不得允许未取得护士执业证书的人员、未按照规定办理执业地点变更手续的护士、护士执业注册有效期届满未延续执业注册的护士在护理院从事护理活动。

③ 应当建立护士岗位责任制并进行监督检查。

（二）护理部主任岗位说明书

护理部主任岗位说明如表 16-1 所示。

表 16-1　护理部主任岗位说明书

一、基本资料	
岗位名称	主任
所属部门	护理部

二、工作内容	
（一）工作概述	
在院长的领导下，全面主持护理部工作，主要负责全院护士的管理和护理质控工作	
（二）工作职责	
管理职责	（1）遵守护理院规章制度，执行院长办公室决议和院长的决定。 （2）根据护理院发展情况，制订护理院护理工作计划和总体目标，并督促检查落实，检查护理工作质量，定期总结汇报。 （3）负责院内护理人员调配的责任。 （4）协助院人事部门共同做好护理人员考核，晋升，奖惩等工作。 （5）协助人事部门做好招聘护理人员的面试及实际能力的考核工作
质控管理	（1）深入门诊和病房，督促检查各项护理工作落实，防止护理事故，减少护理差错和协助控制院内感染。 （2）主持召开全院护士长会议，定期组织护士长相关检查，学习和交流经验，不断提高护理质量。 （3）注重于护士长进行沟通，定期分析护理质量，及时提出改进措施，严防差错事故发生。 （4）建立全院护理人员业务技术档案进行技术考核与评价工作
（三）工作关系	

（续表）

岗位工作关系	内部关系	监督带教	副主任护师
		请示上报	院长
	外部关系		各业务科室及相关的职能科室

三、任职资格

（一）基本要求

性别年龄要求	性别：女性 年龄：符合人事科具体年龄规定
教育要求	学历要求：大专或以上学历 专业要求：全日制护理专业
从业资格要求	执业资格：护士执业证书，在有效期内并获主管护师及以上职称 工作经验：具备三年以上的科护士长工作经验

（二）应知法规

基础法规	《医疗机构管理条例》《全国医院工作条例》《医疗事故处理条例》《医院感染管理办法》等凡属于国家有关卫生政策法规和卫生行政部门颁布的规章以及护理院制度的本岗位职责和工作制度等
专业法规	《中华人民共和国护士管理办法》《护理条例》《护理文书书写规范与管理规定》《护士守则》《基础护理服务规范》《常用临床护理技术服务规范》《住院患者基础护理服务项目》《卫生部关于实施医院护士岗位管理指导意见》

（三）基本素质要求

（1）掌握护理院管理、护理管理知识及相关技能。
（2）身体健康，恪尽职守，具有良好的职业道德素质和团队合作精神。
（3）较强的领导管理、组织管理能力、决断能力，良好的沟通、协调能力和人际关系

（四）培训要求

（1）护理部，护理人员管理知识培训。
（2）护理业务知识及相关技能的培训。
（3）相关法律法规知识培训

四、工作权限

（1）本部门行政管理指挥权。
（2）全院护理工作监督、检查权。
（3）护理人员岗位调配权。
（4）部门及护理人员奖、惩、升、降建议权

五、协调关系

（1）本部门与院内其他部门之间的关系协调。
（2）部门内部的职工关系协调。
（3）与上级有关部门和有关单位的关系协调

(续表)

六、绩效考核要点

(1) 护理院各项措施的贯彻执行能力,工作规划能力,工作综合协调能力。
(2) 护理院护理工作质量与工作效率。
(3) 全院护理差错及事故发生情况。
(4) 全院护理工作检查评价情况。
(5) 护理服务投诉率,患者满意度。
(6) 本部门总体工作效率,实际完成任务与年度计划任务目标完成情况

(三)科护士长岗位说明书

科护士长岗位说明如表 16 - 2 所示。

表 16 - 2　科护士长岗位说明书

一、基本资料

岗位名称	科护士长
所属部门	护理部

二、工作内容

(一)工作概述

在护理部主任和科主任的领导下,全面负责本科室的行政、业务、教学、科研工作

(二)工作职责

管理职责	(1) 根据护理部及科内护理工作质量标准、工作计划,负责制订本病区具体工作计划,组织实施、检查与总结。 (2) 督促护理人员严格执行各项规章制度、职业道德规范和技术操作规程,加强护理安全管理。 (3) 检查、指导病区护理工作。帮助护理人员提高管理与业务能力,充分调动其主观能动性,积极支持护士履行职责。 (4) 负责病区护士的排班及工作分配,制订各班工作流程、护理常规、技术操作流程、护理质量标准和康复宣教内容。 (5) 严格执行护士的准入制度,督促检查科室护理人员严格执行消毒隔离及无菌操作技术,保持病房清洁、规范。 (6) 掌握本病区护理人员的思想动态和工作表现,关心护士的生活及学习情况,增强凝聚力,提高工作效率。 (7) 合理利用医疗资源,做好仪器、设备、药品等物品的管理,减少易耗材料的浪费,降低成本,提高效益。 (8) 负责管理好病房,为患者提供整洁、安静、舒适、安全的病房环境,督促检查卫生员工作,并向主管部门反馈。 (9) 做好患者、陪同人员及探视人员的管理,利用"五常法"管理,保持病区、治疗室、办公室的整洁、舒适、安静

（续表）

业务职责	（1）掌握全病区护士的工作情况，参加并知道本病区危重、抢救、特殊检查及重点患者的护理。 （2）组织疑难病例护理查房，指导护士制订护理计划，审定修正护理记录。 （3）对各病房发生的护理差错、事故进行分析、鉴定，并提出防范措施。 （4）亲自执行或指导护士操作复杂的技术，严防差错事故发生。 （5）对本病区复杂的技术或新开展的护理业务应亲自指导并参加实践。 （6）参加科主任查房、疑难病例、死亡病例的讨论。 （7）加强医护沟通，充分了解医生对护理工作的要求	
教研职责	（1）负责指导和管理实习、进修人员，并指定有经验、有教学能力的护理人员担任带教工作。 （2）组织科护士进行业务学习，认真落实各级护理人员规范化培训与继续教育计划。 （3）组织技术操作考核、业务考试，提高护理人员理论水平和技能。 （4）审报科内护士进修，参加学术活动。 （5）组织护理进修人员和护士的临床实习，负责讲课和评定成绩。 （6）了解科室护理新进展，积极开展护理科研及组织技术革新工作，总结经验，撰写学术论文	

（三）工作关系

岗位工作关系	内部关系	监督带教	主管护师、护师、护士、见习护士
		请示上报	科主任、护理部主任
	外部关系		各业务科室及相关的职能科室

三、任职资格

（一）基本要求

性别年龄要求	性别：不限 年龄：符合人事科具体年龄规定
教育要求	学历要求：大专或以上学历 专业要求：全日制护理专业
从业资格要求	执业资格：护士执业证书，在有效期内，并获主管护师及以上职称 工作经验：具备三年以上的主管护师工作经验和一定的管理经验

（二）知识技能要求

基础技能要求	（1）熟练掌握本科常见疾病的临床表现、基础护理学、解剖学、病理生理学、临床药理学相关知识。 （2）掌握整体护理和护理程序理论，主要护理诊断和相关护理措施。 （3）熟悉与专科护理学密切相关学科的理论。熟悉诊断学相关理论知识、专科常用诊疗技术原理及临床应用

（续表）

其他要求	（1）能维护与执行医院的重大决策，并动员和带领病区护理人员共同遵守。 （2）具备较强的管理意识，被公认为有较高的管理能力。 （3）具有良好的亲和力和人际关系，很强的判断能力和应急处理能力。 （4）兼顾职业发展与个人生活，鼓励健康的生活习惯，良好的家庭关系，并承担社会责任，为科室护理人员树立榜样

（三）应知法规（同护理部主任）

（四）基本素质要求

（1）身体健康，恪尽职守，具有良好的职业道德素质。

（2）具有良好的团队合作精神，工作踏实肯干、认真负责、细心周到，有一定的创新性，具有较强的服务意识和奉献精神。

（3）较强的组织管理能力、决断能力，良好的沟通、协调能力和人际关系

（五）培训要求

（1）护理学知识与操作技能培训。

（2）医院和护理管理培训。

（3）护理服务技能及沟通技能培训。

（4）相关法律法规知识培训。

（5）心理学知识培训

四、工作权限

（1）护理进修、实习人员的带教权。

（2）护理工作质量的监督检查权。

（3）科室护理员工的管理考核权和奖、罚、升、降、调的建议权。

（4）医院授予科室内护士进修、学术活动、外出或请假审批权和其他权限。

（5）领导交给的其他权限

五、协调关系

（1）医护、护患间工作关系的配合与协调。

（2）护理人员内部关系的协调。

（3）与院内相关科室人员、部门的关系协调

六、绩效考核要点

（1）医院各项指令贯彻执行情况，各种护理规章制度执行、检查与落实情况。

（2）科室护理工作量、护理质量与工作效率，护理差错与护理事故发生情况。

（3）工作规划能力，工作综合协调能力，院领导及员工对本人管理能力的评价。

（4）有关科室对本科室护理工作检查评价情况，本护理组总体工作效率，任务目标完成情况。

（5）较全面了解科室护理工作的新理论、新技术，并用于护理实践和科学研究的能力。

（6）本人的业务技术水平和服务能力，对门诊护理学专业知识和操作技能的掌握程度

（四）安宁护士岗位说明书

安宁护士岗位说明如表 16-3 所示。

表 16-3　安宁护士岗位说明

一、基本资料

岗位名称	安宁护士
所属部门	临终关怀病房

二、工作内容

(一) 工作概述

在护士长的领导下,为患者实施临终护理,提供人性化护理服务

(二) 工作职责

管理职责	在护士长的领导下,做好病房管理、消毒隔离、药品管理、物资材料、请领、保管等工作
专业职责	(1) 安宁护士要 24 小时提供患者全方位的服务。 (2) 做好新患者的入院宣教,24 小时内建立《安宁护理计划书》,并与家属签订协议书,予 48 小时内完成生活质量评估,患者生存期评估。 (3) 每日完成各类评估表的填写,如《生理问题评估计划及护理记录表》《疼痛评估表》等,及时记录患者的动态变化,有异常情况及时与床位医师联系,告知家属。 (4) 每日深入病房,加强与患者交流,及时解决患者心理、生理需求,不得以任何理由推诿、冷落患者。 (5) 患者处于濒死状态时,及时告知家属,转移到告别室并做好临终护理。 (6) 安宁护士每天必须完成患者基础护理,生活护理,心理护理工作。 (7) 能对答切题患者,要对其完成一份录音谈话记录,并把录音制到电脑上。 (8) 患者离世后,提供家属哀伤辅导。 (9) 24 小时完成死亡小结及《家属对安宁护理工作的评估》的填写。 (10) 参与死亡患者的死亡讨论。 (11) 负责对志愿者组织及志愿者进行人员标识,建立志愿者个人档案、统一管理;定期对志愿者进行培训教育;组织与协调志愿者服务,对服务情况进行登记;定期总结和完善志愿者对安宁护理的作用与功能

(三) 工作关系

岗位工作关系	内部关系	监督带教	护师、护士、见习护士
		请示上报	护士长
	外部关系		各业务科室及相关的职能科室

三、任职资格

(一) 基本要求

性别年龄要求	性别:不限 年龄:符合人事科具体年龄规定
教育要求	学历要求:大专或以上学历 专业要求:全日制护理专业

（续表）

从业资格 要求	执业资格：执业护士，有安宁护士岗位资格证 工作经验：具备两年以上的临床护理工作经验

（二）知识技能要求

基础技能 要求	（1）熟练掌握常见疾病的临床表现、基础护理学、解剖学、病理生理学、临床药理学 　　相关知识。 （2）掌握整体护理和护理程序理论，主要护理诊断和相关护理措施。 （3）熟悉与专科护理学密切相关学科的理论
专业要求	（1）系统接受临终关怀知识与技能培训，三年内临终关怀知识与技能培训时间不 　　少于80学时。 （2）掌握评估患者生命质量的技能，掌握临终关怀科常见病种的基本护理知识和 　　方法，掌握临终关怀科护理常规和护理技术操作规程。 （3）具有良好的沟通能力，提供具有临终关怀特色的咨询指导

（三）应知法规

（同护理部主任）

（四）基本素质要求

（1）身体健康，恪尽职守，具有良好的职业道德素质。
（2）具有良好的团队合作精神，工作踏实肯干、认真负责、细心周到，有一定的创新性，具有强的
　　服务意识和奉献精神。
（3）较强的组织管理能力、决断能力，良好的沟通、协调能力和人际关系

（五）培训要求

（1）临终关怀、姑息医学专业相关知识与技能的培训。
（2）护理服务技能及沟通技能与心理学知识培训。
（3）护理管理与相关法律法规知识的培训

四、工作权限

（1）分管病房和患者的管理权。
（2）护理教学和科研的参与权。
（3）合理化建议权

五、协调关系

（1）与患者及其家属关系的协调。
（2）护理人员内部关系的协调。
（3）与院内相关科室人员、部门的关系协调

六、绩效考核要点

（1）护理院和科室各项指令贯彻执行情况。
（2）本岗位护理工作量、护理质量与工作效率，护理差错与护理事故发生情况和任务完成情况。
（3）本人业务知识和技能水平及服务能力，医生和护理人员的评价情况

（五）门诊护士岗位说明书

门诊护士岗位说明如表 16-4 所示。

表 16-4　门诊护士岗位说明书

一、基本资料	
岗位名称	门诊护士
所属部门	门诊护理部

二、工作内容	

（一）工作概述	
在门诊护士长的领导下,完成各项门诊分配工作	

（二）工作职责		
管理职责	在护士长的领导下,做好门诊预检、肠道、输液管理以及消毒隔离、药品管理、物资材料、请领、保管等工作	
专业职责	(1) 落实首问负责、首句普通话。 (2) 先预检后挂号,正确分诊,使预检秩序良好。掌握各种就诊时间。 (3) 对病重患者,直接与医生联系,并护送到诊室。提供便民服务措施,协助患者进行各类电脑查询。 (4) 认真核对药物,耐心解答患者疑问,合理安排输液座位。 (5) 严格执行三查八对制度。做好各类消毒隔离工作。 (6) 密切观察就诊及输液患者,发现异常立即通知医生,进行配合抢救。 (7) 在预检中发现发热患者、传染病患者或疑似患者,指导患者外院就诊并做好随访登记。 (8) 掌握各种疾病抢救流程及各种仪器使用。做好抢救物品清点。进行健康教育资料发放	

（三）工作关系			
岗位工作关系	内部关系	监督带教	护师、护士、见习护士、导医
		请示上报	门诊护士长
	外部关系		各业务科室及相关的职能科室

三、任职资格	

（一）基本要求	
性别年龄要求	性别:不限 年龄:符合人事科具体年龄规定
教育要求	学历要求:具有中专、大专及以上学历 专业要求:全日制护理专业
从业资格要求	执业资格:护士执业证书在有效期内 工作经验:经过岗前培训考核合格者

(续表)

<table>
<tr><td colspan="2" align="center">（二）知识技能要求</td></tr>
<tr>
<td>基础技能
要求</td>
<td>（1）熟练掌握护理学专业理论及临床护理技能。
（2）掌握门诊部常见疾病的临床表现，主要护理诊断和相关护理措施。
（3）掌握整体护理和护理程序理论，熟悉门诊部常见疾病的护理程序</td>
</tr>
<tr>
<td>专业要求</td>
<td>（1）掌握门诊部常见疾病相关的基础护理学、解剖学、病理生理学以及临床药理学
　　的相关知识。
（2）熟悉与护理学密切相关学科的理论。
（3）熟悉诊断学相关理论知识、门诊部常用诊疗技术原理及临床应用。
（4）具有良好的亲和力和人际关系，较强的判断能力和应急处理能力。掌握各种
　　抢救流程及抢救仪器的使用</td>
</tr>
</table>

（三）应知法规（同护理部主任）

（四）基本素质要求

（1）身体健康，恪尽职守，具有良好的职业道德素质。
（2）具有良好的团队合作精神，工作踏实肯干、认真负责、细心周到，有一定的创新性，具有强的
服务意识和奉献精神。
（3）较强的组织管理能力、决断能力，良好的沟通、协调能力和人际关系

（五）培训要求

（1）护理学知识与操作技能培训。
（2）护理服务技能及沟通技能培训。
（3）相关法律法规知识培训

四、工作权限

（1）分管门诊患者的管理权。
（2）护理教学和科研的参与权。
（3）合理化建议权

五、协调关系

（1）医护、护患之间协调。
（2）护理人员内部关系的协调。
（3）与院内相关科室人员、部门的关系协调

六、绩效考核要点

（1）护理院和科室各项指令贯彻执行情况。
（2）本岗位护理工作量、护理质量与工作效率，护理差错与护理事故发生情况和任务完成情况。
（3）本人业务知识和技能水平及服务能力，医生、护理人员、患者的评价情况

（六）病房护士岗位说明书

病房护士岗位说明如表16-5所示。

表 16 - 5　病房护士岗位说明书

一、基本资料			
岗位名称	病房护士		
所属部门	病房护理部		

二、工作内容

（一）工作概述

在病区护士长的领导下，完成病区各项护理、教育、科研等工作

（二）工作职责

管理职责	在护士长的领导下，做好病房管理以及消毒隔离、药品管理、物资材料、请领、保管等工作
专业职责	(1) 在护士长和责任组长领导下负责分管患者的各项护理工作。 (2) 对所管患者做到七知道(床号、姓名、诊断、病情、治疗、护理和饮食)。 (3) 对新入院患者做好安排及介绍、评估患者、制订护理计划及护理措施，并认真书写护理记录单。 (4) 负责整理床单位，保持病区清洁、整齐。 (5) 认真执行各项规章制度和技术操作规范。执行医嘱，认真核对，负责患者服药、各种注射、治疗及临床护理。 (6) 负责患者的被服更换、病室定时通风，做好隔离患者的消毒隔离工作。 (7) 落实患者的基础护理工作，在患者需要时提供洗头、温水擦浴、排泄等生活护理。 (8) 随时巡视患者，密切观察危重患者的生命体征及病情变化，发现问题及时报告医师，解决患者的需求。 (9) 协助患者进食，了解饮食情况。 (10) 分发留验尿、便、痰等标本容器，负责标本收集、记录出入量及护理记录，监测生命体征。 (11) 经常和患者交谈，帮助患者了解自己的疾病情况和为恢复健康所采取的各项措施，鼓励患者发挥主观能动性战胜疾病。 (12) 定期参加护理查房，了解所负责的病情及特殊治疗，对所分管的患者提出护理措施。 (13) 参加临床教学工作，负责实习学生的临床教学。 (14) 负责出院、转科、死亡患者的床单位清洁、终末消毒。 (15) 做好患者的健康教育及出入院的指导工作

（三）工作关系

岗位工作关系	内部关系	监督带教	护师、护士、见习护士
		请示上报	病房护士长
	外部关系		各业务科室及相关的职能科室

三、任职资格

(续表)

<table>
<tr><td colspan="2">（一）基本要求</td></tr>
<tr><td>性别年龄
要求</td><td>性别：不限
年龄：符合人事科具体年龄规定</td></tr>
<tr><td>教育要求</td><td>学历要求：具有中专、大专及以上学历
专业要求：全日制护理专业</td></tr>
<tr><td>从业资格
要求</td><td>执业资格：护士执业证书在有效期内
工作经验：经过岗前培训考核合格者</td></tr>
<tr><td colspan="2">（二）知识技能要求</td></tr>
<tr><td>基础技能
要求</td><td>（1）掌握基础护理学专业理论。
（2）了解全科常见疾病的临床表现、注意点、护理诊断和相关护理措施。
（3）了解整体护理和护理程序理论</td></tr>
<tr><td>专业要求</td><td>（1）熟悉老年疾病相关的基础护理学、解剖学、病理生理学及药理学的相关知识。
（2）了解与老年护理学密切相关学科的理论。
（3）了解老年康复护理知识及心理学知识。
（4）对病情有较好的观察能力。
（5）有较好的判断能力和应急处理能力</td></tr>
<tr><td colspan="2">（三）应知法规</td></tr>
<tr><td colspan="2">（同护理部主任）</td></tr>
<tr><td colspan="2">（四）基本素质要求</td></tr>
<tr><td colspan="2">（1）身体健康，恪尽职守，具有良好的职业道德素质。
（2）具有良好的团队合作精神，工作踏实肯干、认真负责、细心周到，有一定的创新性，具有强的
　　服务意识和奉献精神。
（3）较强的组织管理能力、决断能力，良好的沟通、协调能力和人际关系</td></tr>
<tr><td colspan="2">（五）培训要求</td></tr>
<tr><td colspan="2">（1）老年护理学知识与操作技能培训。
（2）护理服务技能及沟通技能培训。
（3）相关法律法规知识培训。
（4）心理学知识及康复护理学培训</td></tr>
<tr><td colspan="2">四、工作权限</td></tr>
<tr><td colspan="2">（1）分管病房患者的管理权。
（2）护理教学和科研的参与权。
（3）合理化建议权</td></tr>
<tr><td colspan="2">五、协调关系</td></tr>
<tr><td colspan="2">（1）医护、护患之间协调。
（2）护理人员内部关系的协调。
（3）与院内相关科室人员、部门的关系协调</td></tr>
</table>

(续表)

六、绩效考核要点
(1) 护理院和科室各项指令贯彻执行情况。 (2) 本岗位护理工作量、护理质量与工作效率,护理差错与护理事故发生情况和任务完成情况。 (3) 本人业务知识和技能水平及服务能力,医生、护理人员、患者的评价情况

第七节　护理院护理业务技术管理

一、概念

(1) 护理业务通常是指临床护理专业范围内为实现目标和完成任务所开展的各项专业活动的总称。

(2) 护理技术管理则是按照护理技术工作的特点和规律,对技术工作的建设进行计划、组织、协调和控制,达到标准、及时、安全、有效,不断提高效益和技术水平的活动过程。

(3) 护理院护理业务技术管理的研究对象是护理院基础护理工作和各不同专业护理工作的工作任务、工作特点、主要内容、技术要求和组织实施方法。

二、护理业务技术管理的特点

(1) 技术性护理技术不是简单的生产工序,它是在全面掌握医学护理知识的基础上,经专门训练、反复实践而获得的一种技能。因而,管理上要由懂技术的人负责。

(2) 责任性护理技术工作的对象是患者,护理人员对维护、促进和恢复患者的健康负有责任。管理上要加强护理人员的责任心教育,健全各种责任制。

(3) 服务性护理工作是为患者提供护理服务的,应当树立以患者为中心和全心全意为患者服务的思想。

(4) 社会性医疗护理技术管理受社会环境、人际关系等各方面因素影响。护理业务技术管理必须协调好内部和外部、上下和横向的联系。

三、护理技术管理的范围

(一) 基础护理技术

(1) 概念及特点基础护理技术又称为一般护理技术,是护理人员在实施护理服务过程中常用的基本知识和基本技能,具有技术成熟、操作简单、应用广泛的特点。

(2) 主要内容。

① 一般护理技术:包括患者的清洁卫生、饮食与营养、病情观察、各种注射技术、

输液输血技术、消毒隔离技术、配药技术、各种标本采集等。

② 常用抢救技术：如给氧、吸痰、胸外心脏按压、止血包扎、骨折固定等。

（3）管理要点。

① 加强教育，提高认识。

② 履行职责，落实标准。

③ 普及理论，训练技能。

④ 管理者深入实践，查找薄弱环节和共性问题。

（二）专科护理技术

（1）概念及特点。专科护理技术是临床各专科特有的基础护理知识和技术。具有专科性强、操作复杂、新技术多等特点。

（2）主要内容。

① 疾病护理技术：包括专科疾病如糖尿病、皮肤病、心肌梗死等护理技术。

② 专科一般诊疗技术：包括各种功能试验、专项治疗护理技术等，如机械通气。

（3）管理要点。

① 掌握专科基本理论知识和专科疾病特点及护理要求。

② 抓好疾病护理常规制度的制订和执行，严格检查执行情况。

③ 进行人员培训和开展科研，提高专科护理技能。

（三）新业务新技术

（1）概念。本单位尚未开展过的项目可视作为新业务、新技术。

（2）主要内容。新业务、新技术是护理专业不断向前发展的源泉，引进国内外先进的理论、业务技术，提高护理业务技术水平。

（3）管理要点。

① 成立护理学术组织或建立质量管理小组，开展业务攻关和新业务引进工作。

② 鼓励创新意识，引导护理新业务、新技术的开发。

第八节　护理院护理安全管理

一、概念

（一）护理安全

（1）狭义的概念是指在护理服务全过程中，不因护理失误或过失而使患者的机体组织、生理功能和心理健康受到损害，甚至发生残疾或死亡。

（2）广义的概念除包含狭义概念的内容外，还包括因护理事故或纠纷而造成医院及当事人所承担的行政、经济和法律责任等，以及在医疗护理场所因环境污染、放射性危害、化疗药物、血源性病原体、针头刺伤等对护理人员造成的危害。

（二）护理安全管理

护理安全管理是指：尽一切力量运用技术、教育、管理三大对策，从根本上有效地采取预防措施防范事故，把事故隐患消灭在萌芽状态，确保患者安全，创造一个安全和优质的医疗护理环境。

（三）护理院护理安全管理

是护理院运用技术、教育、管理等，从制度入手采取有效预防措施，防范护理差错事故，确保患者安全和提高护理服务质量。

二、保证护理安全的预防措施

（一）提高护理人员的素质

（1）需要从事护理人员安心护理工作，把重要精力放在护理工作上。

（2）应有正确观察患者病情变化、熟悉药物剂量及掌握各类数值换算方法等过硬的专业技术水平。

（3）严格遵守护理常规和技术操作规程，杜绝护理安全隐患，必须有较强的工作责任心。

（二）加强护理安全管理

（1）强化安全工作意识，把安全教育管理纳入护理管理的议事日程。

（2）建立健全各项规章制度，督促职责、制度、常规的落实。

（3）重视护理业务技术训练，尤其是要加强对新护士业务培训，及时开展新业务、新技术方面的培训。

（4）严格管理和督促，对护理工作的各个不安全环节要有预见性，及时采取有效的补救措施。

（三）提供有力的物资保障

（1）配备齐全的设备设施，保障质量，特别是急救物品及器材。

（2）保障护理用具及物品质量，尤其是输液器、注射器等，质量不过关就有可能造成输液反应。

（3）管理好药品，防止破损、变质、失效等现象的发生。

（四）提供安全舒适环境

（1）确保基础设施安全，病区物品配备和布局合理，防止患者跌倒、坠床、烫伤等。

（2）严格落实消毒隔离制度，防止院内交叉感染。

（3）注意医用危险品管理，如氧气、煤气等，防止发生责任事故。

（4）加强病区安全，如防火、防盗等。

（五）保证患者安心护理

护理工作的正常开展离不开患者的密切配合，加强心理护理，建立和谐的护患关系，也是保证护理安全的重要内容。

三、护理安全的管理方法

（一）建立健全护理安全管理组织、完善护理安全管理制度

（1）建立护理安全管理网络，明确护理部主任、科护士长和质量控制护士的职责。

（2）管理者要善于发现问题，研究解决存在的问题，并做好预案，防止问题发生。

（二）强化安全意识，加强监督检查

（1）通过安全教育，使每个护理人员都明确维护护理安全的重要性。

（2）经常分析能发现的不安全因素以及产生的原因。

（3）管理者要善于认识和处理关键性问题，并进行重点的监督和管理，及时整改。

（三）严格执行多项操作规程及规章制度

（1）每个护理人员必须遵循护理操作规范。

（2）严格遵守各项规章制度，是正常护理活动的基本保障。

（四）加强业务知识，提高专业技术水平

（1）各级护理人员都要精通护理基础理论和专业知识，熟悉掌握本专业的技术操作。

（2）认真学习并掌握专业知识与技能，提高技术水平，保障护理安全，防止差错事故。

（五）增强法律意识，提高护理文书的书写质量

（1）护理人员要深刻认识护理文书的重要性，认真学习《医疗事故处理条例》《病历书写规范》及护理院护理文书的书写规范。

（2）护理人员要及时将所做的和所观察到的真实情况记录下来，保护好法律性文件。

第九节　护理院护工管理

一、护工的概念

在各医疗机构、护理院、社会福利院、养老院等机构中照料陪护患者的人员称为护工。护理院护工其工作是代替家属做好患者的生活照料和陪护工作，尽量配合医护人员做好必要的病情观察，服务好生活不能自理的病员，使他（她）们得到良好的生活和治疗保障。

二、护工的角色功能

（1）负责照顾好护理对象的生活起居。如洗脸、洗头、洗脚、洗澡、进食、进水、大

小便、翻身、消毒护理对象的脸盆、茶具、便盆等。

（2）护送护理对象进行检查、治疗、理疗等康复活动。

（3）保护护理对象的安全。

（4）不能从事护理专业性操作。

三、聘用形式

（1）由医疗机构与经工商或社团登记的有资质的中介机构签订聘用合同。

（2）由病家直接与经工商或社团登记的有资质的中介机构签订聘用合同。

四、培训和体检

护工进病区前必须经过《国家职业资格培训（医院护工）》《养老护理员国家职业培训》或《健康照顾护员培训》，并获得合格证书和相关部门的考评合格后才能使用。

（一）岗前培训的目的

（1）为提高劳动者素质服务，为促进就业服务。

（2）推动国家职业标准的贯彻与实施。

（3）通过培训使培训对象能够达到相应职业级别国家职业标准中的知识与技能要求，胜任相应的工作岗位。

（4）通过培训使培训对象能够通过相应的国家职业技能鉴定考试，取得执业资格证书。

（5）通过岗前培训能帮助护工转换角色，尽快熟悉医院与工作环境，使之尽快投入护工工作，并成为一名合格的护工。

（二）职业等级

本职业共设四个等级：初级（国家职业资格五级）、中级（国家职业资格四级）、高级（国家职业资格三级）、技师（国家职业资格二级）。

（三）培训要求

岗前培训是护工持上岗证后，进入岗位工作之前开始。

（1）培训期限：全日制职业学校教育和上岗前培训形式。

（2）晋级培训期限：初级不少于 180 标准学时；中级不少于 150 标准学时；高级不少于 120 标准学时；技师级不少于 90 标准学时。

（3）岗前培训可采取集中式或分散式。

（四）培训内容与方法

1. 主要内容

（1）职业道德基本知识。

（2）患者护理基础知识。

（3）相关法律、法规基础知识。

（4）护理基本技能（饮食、睡眠、排泄物清洁、用药照料、冷热敷和康复护理、临终舒缓照顾、心理照顾)。

(5)用人场所的规章制度、医疗废弃物处理、安全教育、防范措施。

2. 上岗前培训方法

(1)采用学徒式教学模式,由专业护士长和高年资护士手把手教学,主要为理论知识,时间14天,通过考试合格后进病室试用2月,与老护工结对子进行临床护理实践学习,最后经护理学会培训考核合格,发放证书后方可录用。

(2)个体与全体护工培训相结合。

个体:利用查房,对每位患者护理要点进行针对性指导、培训。

全体:每年进行基础护理知识培训如:饮食安全、骨折防护。

(五)体检

护工应当每两年进行一次健康检查。患有精神分裂症、严重皮肤病、严重的药物过敏及处于传染病活动期的人员,不得从事护理员或护工工作。

五、护工管理主要内容与方法

(一)主要内容

(1)加强护工队伍建设,培训新护工,培养素质好、技术好的护工,使护工有敬老爱老、服务第一、爱岗敬业、遵纪守法、自律奉献的职业守则。

(2)教育护工学习和运用人权益保障法和劳动法及劳动合同法相关知识,维护人合法权益和劳动者的自身权利。

(3)教育和培训护工了解患者安全防护和环境保护及居家整理及消毒隔离知识,特别是消防安全知识。

(4)把护工执业须知、服务礼仪和个人防护知识列为对护工日常考核的主要内容。

(5)护工在陪护期间,应统一着装,统一佩戴胸卡并严格遵守医疗机构及其科室的各项规章制度。原则上一名护工不能陪护3名以上的患者,对于在聘用合同中约定为专护的,必须做到专人专护。

(6)严禁护理员或护工代替护士从事护理技术性操作工作。

(二)方法

(1)建立护工管理制度、操作流程,每年学习2次,使护理行为有章可循,违者必罚。

(2)每月有重点项目检查和随机抽查,坚持每病室、每患者查,做到公正公平。

(3)善诱的教育,通过月会、考核会,借鉴他人事例进行全体教育,同时进病室个别谈心,发生问题及时教育,决不过夜。

(4)"护工工作质量动态"留言本,让全体医生、护士共同参与,使护工的工作状态有24小时追踪。与家属、患者多渠道沟通,在院了解、出院回访,及时反馈护工质量,听取合理的护理要求,使护理质量不断提高。

第十节　上海市护理院分级护理管理标准

一、基本概念

护理院分级护理是指患者住院期间,医护人员根据患者病情和日常生活活动能力,确定并实施不同级别的护理。

二、分级原则及标准

(一)分级原则

根据患者病情和日常生活活动能力。由医生确定病情,护士通过 Barthel 指数评定量表对患者日常生活活动能力(ADL activities of daily living)进行评估。

(二)评估方法

(1)医生对患者病情做出判断:

重度:

① 病情危重,随时可能发生病情变化需要抢救。

② 昏迷、休克、惊厥等。

③ 慢性疾病急性发作且伴有并发症。

④ 骨折后且伴有严重并发症。

⑤ 临终患者。

中度:

① 慢性疾病急性发作期。

② 病重期急性症状消失。

③ 骨折后的第一个。

④ 肿瘤病情不稳定。

轻度:

① 慢性病稳定期。

② 疾病康复期。

(2)护士的工作。

护士采用日常生活活动能力(ADL activities of daily living)量表 Barthel 指数,对患者进行评估。

Barthel 指数(the Barthel index of ADL)是由美国 Florence Mahoney 和 Dorothy Barthel 设计并应用于临床,是国际康复医学界常用的方法。该量表是目前临床应用最广、研究最多的一种评定 ADL 的工具,具有良好的信度和效度。

① 评定内容(见表 16-6)。

表 16 - 6　巴塞尔(Barthel)指数

ADL 项目	自　理	稍依赖	较大依赖	完全依赖
进食	10	5	0	0
洗澡	5	0	0	0
修饰	5	0	0	0
穿衣	10	5	0	0
控制大便	10	5	0	0
控制小便	10	5	0	0
上厕所	10	5	0	0
床椅转移	15	10	5	0
行走	15	10	5	0
上下楼梯	10	5	0	0

② 评定标准：总分为 100 分。

③ 结果分析：100 分表示日常生活活动能力良好，不需要依赖他人。

>60 分评定为良，表示有轻度功能障碍，但日常基本生活基本自理。

60～41 分表示有中度功能障碍，日常生活需要一定的帮助。

40～21 分表示有中度功能障碍，日常生活明显需要依赖他人。

<20 分为完全残疾，日常生活完全依赖他人。

PS：>40 分的患者治疗效益最大。

(3) 综合评估。护士根据 ADL 的分级下达护嘱，将医嘱的病情观察级别和护嘱的 ADL 分级相结合，得出护理级别，指导护士对患者进行相应的护理。患者住院后一段时间，责任护士再一次对患者进行评分，如评分有变化，则以后一次评分为准并调整相应的护理措施。

（三）分级类别

以患者病情和 ADL 量表 Barthel 指数评分为依据，将护理级别分为 A 级、B 级、C 级和 D 级；当患者病情发生变化时，在原有的级别基础作相应调整。

A 级护理病情为重度者。

B 级护理：

(1) 评分≤40 分，且病情为中度者；

(2) 评分<20 分，且病情为轻度者。

C 级护理：

(1) 评分 45～60 分，且病情为中度者；

(2) 评分≤40 分，且病情为轻度者。

D 级护理：

（1）评分＞60 分，且病情为中度者；

（2）评分＞40 分，且病情为轻度者。

三、内容与方法

（一）A 级护理

（1）每小时巡视患者，严密观察患者病情变化。

（2）根据患者病情，测量生命体征，及时准确、逐项填写护理记录单。

（3）根据医嘱，正确实施治疗、给药措施。

（4）加强基础护理、生活护理，防止并发症。

（5）实施安全措施。

（6）实施心理护理。

（二）B 级护理

（1）每两小时巡视患者，观察患者病情变化。

（2）根据患者病情，测量生命体征。

（3）根据医嘱，正确实施治疗、给药措施。

（4）执行基础护理、生活护理，满足患者身心需要。

（5）实施安全措施。

（6）实施心理护理。

（7）帮助患者功能性锻炼，最大限度保护患者残存功能。

（三）C 级护理

（1）每四小时巡视患者，观察患者病情变化。

（2）有异常变化及时记录。

（3）执行相应的基础护理、生活护理，满足患者身心需要。

（4）实施安全措施。

（5）实施心理护理。

（6）协助患者功能性锻炼，最大限度保护患者残存功能。

（四）D 级护理

（1）每日巡视患者两次，掌握患者病情变化。

（2）协助完成基础护理。

（3）实施安全措施及心理护理。

（4）实施康复指导。

分级护理工作要求如表 16－7 所示。

表 16 - 7　分级护理工作要求

名　称	分级标准	工作内容与方法
A级护理	病情为重度者	(1) 晨、晚间护理：① 整理床单位；② 面部清洁和梳头；③ 口腔护理；④ 会阴护理；⑤ 足部护理
		(2) 饮食护理：① 鼻饲护理；② 定时喂饭、喂水
		(3) 卧位护理：① 帮助患者翻身及有效咳嗽；② 必要时帮助床上移动；③ 压疮预防及护理
		(4) 排泄护理：① 失禁护理；② 留置导尿管护理
		(5) 床上擦浴
		(6) 其他护理：① 帮助更衣；② 床上洗头发；③ 指/趾甲护理
		(7) 密切观察生命体征,需要时随时报告医生
		(8) 做好安全评估及护理措施
		(9) 做好患者及家属心理护理
		(10) 帮助留取化验标本
		(11) 做好尸体护理
B级护理	(1) 评分不大于40分,且病情为中度者 (2) 评分小于20分,且病情为轻度者	(1) 晨、晚间护理：① 整理床单位；② 面部清洁和梳头；③ 口腔护理；④ 会阴护理；⑤ 足部护理
		(2) 饮食护理：① 协助患者饮水、进食；② 鼻饲护理
		(3) 卧位护理：① 帮助患者翻身及有效咳嗽；② 协助床上移动；③ 压疮预防及护理
		(4) 排泄护理留置导尿管护理
		(5) 帮助床上沐浴
		(6) 其他护理：① 帮助更衣；② 帮助指/趾甲护理
		(7) 随时观察病情,需要时随时报告医生
		(8) 做好安全评估及护理措施
		(9) 做好心理护理
		(10) 帮助留取化验标本
C级护理	(1) 评分45～60分,且病情为中度者	(1) 晨、晚间护理：① 整理床单位；② 协助做好个人卫生
		(2) 饮食护理协助患者饮水、进食
		(3) 卧位护理：① 协助床上移动；② 帮助患者床边活动；③ 压疮预防及护理
		(4) 排泄护理协助床上使用便器

（续表）

名　　称	分级标准	工作内容与方法
C级护理	（2）评分不大于40分，且病情为轻度者	（5）帮助沐浴或协助床上擦浴
		（6）其他护理：① 协助更衣；② 协助患者康复锻炼；③ 帮助指/趾甲护理
		（7）随时观察病情，需要时随时报告医生
		（8）做好安全评估及护理措施
		（9）做好心理护理
		（10）指导进行化验标本留取
D级护理	（1）评分大于60分，且病情为中度者（2）评分大于40分，且病情为轻度者	（1）晨、晚间护理：① 整理床单位；② 协助做好个人卫生
		（2）饮食护理协助患者饮水、进食等
		（3）卧位护理协助上、下床
		（4）排泄护理协助患者如厕
		（5）其他护理：① 督促患者康复锻炼；② 协助指/趾甲护理；③ 协助沐浴
		（6）督促患者服药，随时观察病情，需要时随时报告医生
		（7）做好安全护理措施评估
		（8）做好心理护理
		（9）指导自行留取化验标本

（吴玉苗）

第十七章

护理院药品管理

第一节　护理院药品管理概述

一、药品的基本概念

（一）药品的定义

根据《中华人民共和国药品管理法》第一百〇二条关于药品定义：药品是指用于预防、治疗、诊断人的疾病，有目的地调节人的生理功能并规定有适应证或者功能主治、用法和用量的物质，包括中药材、中药饮片、中成药、化学原料及其制剂、抗生素、生化药品和诊断药品等。

（二）药物的概念

药物是预防、治疗及诊断、疾病的物质。在理论上，凡能影响机体器官生理功能及细胞代谢活动的化学物质都属于药物的范畴，也包括避孕药及保健药。

（三）中药的概念

中药是我国传统药物的总称。凡是以中医药理论为指导，有着独特的理论体系和应用形式，用于预防和治疗疾病并具有康复与保健作用的天然药物及加工代用品，主要包括植物药、动物药、矿物药。

（四）药品的特殊性

药品不同于一般商品，它直接作用于人体，是一种特殊意义上的商品，表现为：

（1）药品使用的两重性。

（2）药品的医用专属性。

（3）药品质量的严格性。

（4）药品鉴定的科学性。

（五）基本药物的概念

指的是能够满足基本医疗卫生需求，剂型适宜，保证供应，价格合理，基层能够配备并能够保障供应，国民能够公平获得的药品，主要特征是安全、必需、有效、价廉。

二、国家基本药物制度

（一）概念

（1）由世界卫生组织于 1977 年提出，2009 年 8 月 18 日中国正式公布《关于建立国家基本药物制度的实施意见》《国家基本药物目录管理办法（暂行）》和《国家基本药物目录（基层医疗卫生机构配备使用部分）》，这标志着中国建立国家基本药物制度工作正式实施。

（2）国家基本药物制度是对基本药物目录制订、生产供应、采购配送、合理使用、价格管理、支付报销、质量监督、监测评价等多个环节实施有效管理的制度。

（二）制度设计目标

基本药物制度设计生产、供应、供用各个环节，是国家药物的核心内容。国家基本药物制度可以改善目前的药品供应保障体系，保障人民群众的安全用药。

（三）国家基本药物目录

2013 年 3 月，2012 年版《国家基本药物目录》正式发布，目录包括化学药品和生物制品 317 种，中成药 203 种，补充了抗肿瘤和血液病用药等类别，优化了结构，规范了剂型、规格，初步实现标准化，能够更好地适应群众基本用药需求，推动各级各类医疗机构全面配备、优先使用基本药物。

三、药品的零差率

（一）概念

药品的零差率就是取消医院药品销售的批零差价，使医院销售药品的过程不再直接产生利润，将药品价格降低，让利给患者，而医院损失的利润由政府给予补贴。

（二）作用与意义

过去，药品从生产厂商到销售终端要经过众多中间环节层层加价，进入销售终端医院之后，国家允许医疗机构可以再加价 15％销售给患者。而取消加价的药品"零差率"政策，则是探索"医药分家"、化解药价贵的一种积极尝试。

（三）主要内容

护理院销售的所有药品均应实行零差率，按照护理院的购进价出售，不得加价出售。

第二节　护理院药品管理

一、护理院药事管理的概念

护理院药事管理，是指护理院以患者为中心，以临床药学为基础，对临床用药全过程进行有效的组织实施与管理，促进临床科学、合理用药的药学技术服务和相关的药品管理工作。

二、护理院药事管理的意义

（1）规范用药行为，保障用药安全。

（2）有利于提高护理院整体服务质量。

（3）有利于巩固医疗保险制度。

三、护理院药事管理制度

（一）药品管理组织机构设置

（1）护理院应成立药品管理小组，由药学、医务、护理、临床科室等部门负责人和具有药师、医师以上专业技术职务任职资格人员组成。

（2）护理院负责人担任药品管理小组组长，药房和医务科负责人任药品管理小组副组长。药品管理小组应当建立健全相应工作制度，日常工作由药学部门负责。

（二）药品管理岗位职责

（1）贯彻执行医疗卫生及药事管理等有关法律、法规、规章。审核制订本机构药事管理和药学工作规章制度，并监督实施。

（2）制订护理院药品处方集和基本用药供应目录。

（3）推动药物治疗护理院诊疗指南和药物临床应用指导原则的制订与实施，监测、评估护理院药物使用情况，提出干预和改进措施，指导临床合理用药。

（4）分析、评估用药风险和药品不良反应、药品损害事件，并提供咨询与指导。

（5）建立药品遴选制度，审核护理院临床科室申请的新购入药品、调整药品品种。

（6）监督、指导麻醉药品、精神药品、医疗用毒性药品及放射性药品的临床使用与规范化管理。

（7）对医务人员进行有关药事管理法律法规、规章制度和合理用药知识教育培训；向患者与家属宣传安全用药知识。

（三）药品管理制度的主要人员要求

（1）人员要求。

① 护理院药学部门负责人应当具有高等学校药学专业专科以上或者中等学校药学专业毕业学历，以及药师以上专业技术职务任职资格。

② 从事药品采购验收、养护、计量、保管、处方调配和审核等工作的人员，应具有药士以上药学专业技术职称或执业药师资格。

③ 护理院药学专业技术人员应符合《护理院基本标准》。

（2）人员管理。

① 护理院每年应组织直接接触药品的人员进行健康检查，并建立健康档案。发现患有精神病、传染病或者其他可能污染药品疾病的患者，应调离直接接触药品的

岗位。

② 护理院定期对各类药学人员进行药品法律、法规、规章和专业技术、药品知识、职业道德等教育或培训,并建立档案,加强对药学专业技术人员的培养、考核和管理,制订培训计划,组织药学专业技术人员参加毕业后规范化培训和继续医学教育,将完成培训及取得继续医学教育学分情况,作为药学专业技术人员考核、晋升专业技术职务任职资格和专业岗位聘任的条件之一。

四、护理院药品管理设施设备

护理院应有与其规模相适应的药房、仓库及辅助、办公用房。

（一）药房

药房应明亮、整洁,地面平整,卫生,无污染源,并做到:

（1）药品发放储存区、办公生活区分开一定距离或有隔离措施。

（2）有适宜药品分类保管和符合药品储存要求的房间、货架、货柜。库房内墙壁、天花板和地面光洁、平整,门窗结构严密。

（3）药房有符合规定要求的消防、安全设施。

（二）药库

仓库应划分待验区、合格品区、发货区、不合格品区、退货区等专用场所,各区均应设有明显标志。仓库应有以下设施和设备:

（1）保持药品与地面之间有一定距离的设备。

（2）避光、通风和排水的设备。

（3）检测和调节温、湿度的设备。

（4）防尘、防潮、防霉、防污染以及防虫、防鼠、防鸟等设备。

（5）符合安全用电要求的照明设备。

（6）适宜拆零及拼箱发货的工作场所和包装物料等的储存场所和设备。

（7）储存麻醉药品、一类精神药品、医疗用毒性药品、放射性药品的专用仓库应具有相应的安全保卫措施。

（8）配备与护理院规模相适应、符合卫生要求、必要的验收和养护用工具及仪器设备。

五、护理院药房调剂工作制度

（一）采购与验收管理

（1）采购管理。护理院应当制订本院药品采购工作流程,建立健全药品成本核算和账务管理制度,根据《国家基本药物目录》《处方管理办法》《国家处方集》《药品采购供应质量管理规范》等制订本院的《药品处方集》和《基本用药供应目录》,参考同期和以往药品使用量编制药品采购计划,按规定购入药品。购进药品应以质量为前提,从合法的企业进货,对供货企业应确认其合法资格,索取合法资格证明材料,购进药品应有合法票据，并按规定建立购进记录，做到票、账、货相符，购进票据和记录应保存至超过药品有效期一年，但不得少于两年。不得购入和使用不符合规定的药品，购进的药品应符合以下基本条件：

① 合法企业所生产或经营的药品。

② 具有法定的质量标准。

③ 除国家未规定的以外，应有法定的批准文号和生产批号。进口药品应有符合规定的、加盖了供货单位质量检验机构原印章的《进口药品注册证》和《进口药品检验报告书》复印件。

④ 包装和标识符合有关规定和储运要求。

⑤ 中药材应标明产地。

⑥ 经药事管理与药物治疗学组审核同意。

护理院临床使用的药品应当统一采购供应，其他科室或者部门不得从事药品的采购、调剂活动，不得在临床使用非药学部门采购供应的药品。

（2）验收管理。严格执行药品购入检查、验收制度，药品质量验收的要求是：

① 严格按照法定标准和合同规定的质量条款对购进药品、销后退回药品的质量进行逐批验收。

② 验收时应同时对药品的数量、包装、标签以及有关要求的证明或文件进行逐一检查。

③ 验收抽取的样品应具有代表性。

④ 验收应按有关规定做好验收记录。验收记录应保存至超过药品有效期一年，但不得少于三年。

⑤ 验收应在符合规定的场所进行，在规定时限内完成。

（二）储存与养护管理

（1）储存管理。护理院应当制订和执行药品保管制度，药品库的仓储条件和管理应当符合药品采购供应质量管理规范的有关规定，化学药品、生物制品、中成药和中药饮片应当分别储存，分类定位存放。易燃、易爆、强腐蚀性等危险性药品应当另设区域单独储存，并设置必要的安全设施，制订相关的工作制度和应急预案。麻醉药品、精神药品、医疗用毒性药品、放射性药品等特殊管理的药品，应当按照有关法律、法规、规章的相关规定进行管理和监督使用。储存中应遵守以下几点：

① 药品按温度、湿度要求储存于相应的库中。

② 在库药品均应按质量状态实行色标管理。其统一标准是：待验药品、退回药品为黄色，合格药品为绿色，不合格药品为红色。

③ 搬运和堆垛应严格遵守药品外包装图式标志的要求，规范操作。堆码高度应适宜，避免损坏药品及包装。

④ 药品与仓库地面、墙、顶、散热器之间应有相应的间距或隔离措施。

⑤ 入库后应按照先进先出、近期先出、易变先出的原则，按生产批号堆码。对接

近有效期限的药品,应按月填报近效期药品汇总表,发至药房各部门,相互调剂使用,以免药品过期而造成不必要的浪费。

⑥ 药品与非药品、内用药与外用药、处方药与非处方药之间应分开存放;易串味的药品、中药材、中药饮片以及危险品等应与其他药品分开存放。

⑦ 麻醉药品、一类精神药品、医疗用毒性药品、放射性药品应当专库或专柜存放,双人双锁保管,专账记录。

⑧ 拆零药品应保留原包装及说明书,拆零药品应集中存放于零星药品的储存区(柜)。

⑨ 定期清洁药品储存区,存放药品的货架、底垫等设施设备应保持清洁,无杂物。

药品调剂部门货架(柜)应标志醒目,类别标签放置准确、字迹清晰,陈列药品应整齐有序:

- 药品与非药品、内用药与外用药应分开摆放;
- 特殊管理的药品不应陈列;
- 不得将药品存放、摆放于架(柜)以外的地方;
- 拆零药品应集中存放于拆零柜台,需冷藏的拆零药品应存放于冷藏设备;销售期间,应保留原包装和说明书;拆零药品的批号做到批批清,不能混批分装。

(2) 养护管理。

① 护理院药房应定期对库存药品进行养护与质量检查,养护应设专职或兼职管理人员,制订管理计划,建立养护记录,做好库房温湿度检查记录、冷藏库(柜)检查记录,发现问题及时处理。

② 药品的有效期是指药品在规定的储藏条件下能保持其质量的期限,其表示方法为:

- 直接标明有效期:有效期 2021 年 10 月,意味着可以使用到 2021 年 10 月底,2021 年 11 月 1 日之后便不可再继续使用。
- 从生产批号推算有效期:如某药品的批号为 190908 - 113,注明有效期 3 年,则可推算出该药品可以用到 2019 年 9 月 7 日。
- 直接注明失效期:某药品包装上注明失效期为 2019 年 6 月,表示该药品合法使用的截止时间为 2019 年 5 月 31 日。

③ 检查发现药品存在破损、变质、过期等质量问题的,应清点登记,列表上报,必要时监督销毁,由监销人员签字备查,不得随意处理。检查时发现药品质量有疑问,要及时送检上级相关部门,在没有检验结论之前,对有疑问的药品应暂时停用。

(三)调配和用药教育

(1) 调配管理。护理院门诊和病房药品调剂室应当实行大窗口或者柜台式发药,药房应对内设置。病房药品调剂室对注射剂按日剂量配发,对口服制剂药品实行单剂量调剂配发。肠外营养液、危害药品、静脉用药应当实行集中调配供应。

药学专业技术人员应当严格按照《药品管理法》《处方管理办法》，药品调剂质量管理规范等法律、法规、规章制度和技术操作规程，认真审核处方或者用药医嘱，经适宜性审核后调剂配发药品，处方所列药品不得擅自更改或者代用，对有配伍禁忌或者超剂量的处方，应当拒绝调配，必要时，经处方医师更正或者重新签字，方可调配。拆零分装药品，应在清洁的药品分装室内分装，分装时应经两人核对、签名、登记。除用于住院患者的拆零药品外，拆零药品包装袋上必须注明品名、规格、服法、用量、有效期、批号，并保留原包装标签至药品使用完为止。

（2）护理院用药教育。发出药品时应当告知患者用法用量和注意事项，指导患者合理用药。药师应向患者交代：

① 药物名称是什么，治疗什么疾病？

② 在什么时间，怎样服用药物？

③ 在服药期间，其他药物、食物、饮料或活动是否应该避免？

④ 是否会发生不良反应，一旦发生，如何应对？

六、药物不良反应监测与报告

（一）药物不良反应的定义

（1）世界卫生组织对药物不良反应的定义：在预防、诊断、治疗疾病和调节生理过程中，给予正常剂量的药物时出现的任何有害的和与作用目的无关的反应。

（2）是指合格药品在正常用法、用量下发生与用药目的无关的或意外的有害反应。包括：副作用、毒性反应、变态反应和特异质反应等。

（二）药物不良反应监测

法律法规要求报告药品不良反应是护理院医护人员应尽的法律义务。药品不良反应监测的意义：① 减少不良反应的危害；② 促进合理利用药；③ 弥补药品上市前研究的不足。

第三节　护理院合理用药

一、世界卫生组织的合理用药定义

合理用药是以当代的、传统的、综合的医药学、管理学等知识来指导用药，使药物治疗达到安全、有效、经济的基本要求。世界卫生组织的定义是：患者能得到适合于他们的临床需要和符合他们个体需要的药品以及正确的用药方法（给药途径、剂量、给药间隔时间和疗程）；这些药物必须质量可靠、可获得而且可负担得起（对患者和社会的费用最低）。

二、合理用药的基本原则

（1）正确的疾病诊断和正确的药物选用，防止误诊误治。

（2）注意病史和用药史，明确用药指征。

（3）用药个体化。

（4）严格掌握适应证。

（5）注意药物相互作用（包括体内的及体外的）。

（6）注意药物不良反应。

三、合理用药的监督评价

药物的合理使用如何进行监督评价，目前可以借助于药效学、药动学、药剂学方法以及临床疗效给予实施，介绍如下：

（一）基本概念

（1）药效学。药效学研究是对药物客观评价的重要组成部分。对一个药物的药效观察研究越深入全面，对药物作用机制的认识就越清楚，对药物临床应用的指导作用就越大。

（2）药动学。药品产生效应是一个极其复杂的过程，其影响因素甚多，由于患者机体存在个体差异，药物的效应常常不能根据给药剂量简单地预测机体反应。

（3）药物剂量。药物的不同用量会引起不同的疗效。所谓用量就是"剂量"，即每次用药的量。

（4）药物的效价强度。指药物作用达到一定强度时所需的药物剂量，同类药物中某种药物达到同等效应强度所需的药量越小，其在同类药物的效价强度越大。

（二）有效性和安全性结合评价原则

药品产生效应是一个极其复杂的过程，其影响因素甚多，由于患者机体存在个体差异，药物的效应常常不能根据给药剂量简单地预测机体反应。同时，影响药物应用的因素不仅仅是其是否具有很好的治疗价值，其安全性也是一个重要因素。

四、抗菌药物的合理使用

（一）抗菌药物临床应用的基本原则

抗菌药物是临床应用做广泛的一类药物。促进抗菌药物合理利用在护理院工作中尤为重要。

抗菌药物是指治疗细菌、支原体、衣原体、立克次体、螺旋体、真菌等病原微生物所致感染性疾病病原的药物（不包括治疗结核病、寄生虫病和各种病毒所致感染性疾病的药物以及具有抗菌作用的中药制剂）。

抗菌药物应用的基本原则如下：

（1）诊断为细菌性感染者，方有指征应用抗菌药物。根据护理院患者的症状、体征及血、尿常规等实验室检查结果,初步诊断为细菌性感染者以及经病原检查确诊为细菌性感染者方有指征应用抗菌药物;由真菌、结核分枝杆菌、非结核分枝杆菌、支原体、衣原体、螺旋体、立克次体及部分原虫等病原微生物所致的感染亦有指征应用抗菌药物。缺乏细菌及上述病原微生物感染的证据,诊断不能成立者,以及病毒性感染者,均无指征应用抗菌药物。

(2)尽早查明感染病原,根据病原种类及细菌药物敏感试验结果选用抗菌药物。

抗菌药物品种的选用原则上应根据病原菌种类及病原菌对抗菌药物敏感或耐药,即细菌药物敏感试验(以下简称药敏)的结果而定。因此有条件的护理院,住院患者必须在开始抗菌治疗前,先留取相应标本,立即送细菌培养,以尽早明确病原菌和药敏结果;门诊患者可以根据病情需要送验细菌培养及药敏试验。

危重患者在未获知病原菌及药敏结果前,可根据患者的发病情况、发病场所、原发病灶、基础疾病等推断最可能的病原菌,并结合当地细菌耐药状况先给予抗菌药物经验治疗,获知细菌培养及药敏结果后,对疗效不佳的患者根据药敏结果调整给药方案。

(3)按照药物的抗菌作用特点及其体内过程特点选择用药。护理院医师应根据各种抗菌药物的特点,按临床适应证正确选用抗菌药物。

(4)抗菌药物治疗方案应综合患者病情、病原菌种类及抗菌药物特点制订。

(二)抗菌药物应用注意事项

抗菌药物的局部应用宜尽量避免:皮肤黏膜局部应用抗菌药物后,很少被吸收,在感染部位不能达到有效浓度,反易引起过敏反应或导致耐药菌产生,因此治疗全身性感染或脏器感染时应避免局部应用抗菌药物。

(三)抗菌药物使用疗程

疗程:抗菌药物疗程因感染不同而异,一般宜用至体温正常、症状消退后 72～96 小时。

五、护理院抗菌药物应用管理

(一)抗菌药物实行分级管理

抗菌药物实行分级管理,抗菌药物分为分限制使用、限制使用和特殊使用三类。护理院选用抗菌药物应遵循《抗菌药物指导原则》。临床医师可根据临床诊断和患者病情开局非限制使用抗菌药物处方。

(二)管理与监督

护理院需加强抗菌药物的临床应用管理,依据《抗菌药物临床应用指导原则》,结合本单位实际情况,制订《抗菌药物临床使用实施细则》。护理院应按照《医疗机构药物委员会》规定建立完善药物组织,履行其职责。开展合理用药培训,进行监督检查,进行处方点评。建立药物不良反应监测与报告制度。

六、护理院基本药物目录

护理院应配备 80 种以上基本药品。包括：

（一）抗微生物药

青霉素、阿莫西林、头孢拉定、头孢呋辛、头孢曲松、庆大霉素、红霉素、阿奇霉素、克拉霉素、克林霉素、诺氟沙星、左氧氟沙星、甲硝唑、阿昔洛韦、利巴韦林。

（二）镇痛、解热、抗炎、抗风湿、抗痛风药

芬太尼、吗啡、对乙酰氨基酚、阿司匹林、布洛芬、双氯芬酸钠、吲哚美辛、别嘌醇。

（三）神经系统用药

多巴丝肼、卡马西平、丙戊酸钠、苯妥英钠、尼莫地平、甘露醇、倍他司汀、氟桂利嗪、胞磷胆碱钠、尼可刹米、石杉碱甲。

（四）治疗精神障碍药

氯氮平、利培酮、帕罗西汀、地西泮、艾司唑仑、阿普唑仑。

（五）心血管系统用药

硝酸甘油、硝苯地平、美托洛尔、胺碘酮、地高辛、缬沙坦、氨氯地平、吲达帕胺、肾上腺素、辛伐他汀。

（六）呼吸系统用药

氨溴索、复方甘草、氨茶碱、沙丁胺醇、异丙托溴铵。

（七）消化系统用药

法莫替丁、奥美拉唑、多潘立酮、甲氧氯普胺、开塞露、双歧杆菌三联活菌、小檗碱。

（八）泌尿系统用药

呋塞米、氢氯噻嗪、螺内酯、坦洛新、特拉唑嗪。

（九）血液系统用药

琥珀酸亚铁、维生素 B12、叶酸、腺苷钴胺、氯吡格雷。

（十）激素及影响内分泌药

地塞米松、胰岛素、二甲双胍、格列苯脲、阿卡波糖、左甲状腺素钠、阿法骨化醇、维生素 D2。

（十一）抗变态反应药

氯雷他定。

（十二）维生素、矿物质类药

维生素 B2、维生素 B6、维生素 C、葡萄糖酸钙。

（十三）调节水、电解质及酸碱平衡药

氯化钠、葡萄糖、氯化钾。

（十四）皮肤科用药

咪康唑、尿素、炉甘石。

（十五）专科用药(眼耳鼻喉妇)

左氧氟沙星、阿昔洛韦、氧氟沙星、克霉唑。

第四节 护理院特殊药品使用管理

一、特殊药品的概念

特殊药品是指法律规定的必须特殊管理的 4 类药品即麻醉药品、精神药品、医疗用毒性药品、放射性药品,简称为"麻、精、毒、放"。《中华人民共和国药品管理法》第三十五条规定：国家对麻醉药品、精神药品、医疗用毒性药品、放射性药品,实行特殊管理。管理办法由国务院制订。在护理院的日常工作中会使用到的特殊药品一般为麻醉药品和精神药品。

二、麻醉药品的定义和范围

（一）定义

麻醉药品是指连续使用后易产生生理依赖性,能成瘾癖的药品。

（二）范围

2013 年版的麻醉药品品种目录共列有 121 个品种,包括天然、半合成、合成的阿片类,可卡因类,大麻类等。临床常用的有吗啡、哌替啶、芬太尼等药品,区别于只具有全身或局部麻醉作用的麻醉药,一般麻醉药品都是有依赖性的药物,而只具有全身或局部麻醉作用的麻醉药不会成瘾,不产生依赖性。

三、精神药品的定义和范围

（一）定义

精神药品指直接作用于中枢神经系统,能使之兴奋或抑制,连续使用能产生精神依赖性的药品。

（二）范围

依据精神药品对人体的依赖性和危害人体健康的程度将其分为第一类精神药品和第二类精神药品。2013 年版的精神药品品种目录共列有第一类精神药品 68 种、第二类精神药品 81 种。包括兴奋剂、致幻剂、镇静催眠剂等。

四、特殊药品的管理制度

根据 2005 年国务院《麻醉药品和精神药品管理条例》中使用管理方面的规定,护理院应在印鉴管理、储存管理两个方面着力进行管理。

（一）印鉴管理

护理院需要使用麻醉药品和第一类精神药品,应当按规定经所在地设区的市级卫生主管部门批准,取得《麻醉药品、第一类精神药品购用印鉴卡》(简称《印鉴卡》)。护理院的药品管理部门凭《印鉴卡》向本省、自治区、直辖市行政区域内的定点批发企业购买麻醉药品和第一类精神药品。其有效期为 3 年。有效期满前 3 个月,护理院应当向市级卫生行政部门重新提出申请。

（二）储存管理

护理院应当设立专库或者专柜储存麻醉药品和第一类精神药品。专库应当设有防盗设施并安装报警装置;专柜应当使用保险柜。专库和专柜应当实行双人双锁管理,应当配备专人负责管理工作,并建立储存麻醉药品和第一类精神药品的专用账册。药品入库双人验收,出库双人复核,做到账物相符。专用账册的保存期限应当自药品有效期期满之日起不少于 5 年。

五、特殊药品处方管理

（一）医师资质管理

护理院的执业医师需经培训、考核并被授予麻醉药品和第一类精神药品处方资格后方可在本医疗机构开具麻醉药品和第一类精神药品处方,并不得为自己开具该种处方。

（二）处方质量管理

（1）麻醉药品、精神药品处方格式由三部分组成:

① 前记:医疗机构名称、处方编号、患者姓名、性别、年龄、身份证明编号、门诊病历号、代办人姓名、性别、年龄、身份证名编号、科别、开具日期等,并可添列专科要求的项目。

② 正文:病情及诊断;以 Rp 或者 R 标示,分列药品名称、规格、数量、用法用量。

③ 后记:医师签章、药品金额以及审核、调配、核对、发药的药学专业技术人员签名。

（2）麻醉药品和第一类精神药品处方的印刷用纸为淡红色,处方右上角分别标注"麻""精一";第二类精神药品处方的印刷用纸为白色,处方右上角标注"精二"。

① 麻醉药品、精神药品处方由护理院按照规定的样式统一印制。

② 护理院具有麻醉药品和第一类精神药品处方资格的执业医师,应根据卫生主管部门制订的临床应用指导原则为需要使用的护理院患者开具麻醉和精神药品专用处方。首次开具处方的患者,医师应当亲自诊查,在其病历中做好记录,同时要求患者或其家属签署《知情同意书》。

（3）麻醉药品、第一类精神药品注射剂处方为 1 次用量;其他剂型处方不得超过 3 日用量;控缓释制剂处方不得超过 7 日用量。第二类精神药品处方一般不得超过 7 日用量;为门(急)诊癌症疼痛患者和中、重度慢性疼痛患者开具的麻醉药品、第一类精神药品注射剂,每张处方不得超过 3 日常用量;控缓释制剂,每张处方不得超过 15 日常用量;其他剂型,每张处方不得超过 7 日常用量。为住院患者开具的麻醉药品和第一类精神药品处方应当逐日开具,每张处方为 1 日常用量。对于某些特殊情况,处方用量可适当延长,但医师应当注明理由。对于需要特别加强管制的麻醉药品,不得在护理院内使用。

精神药品处方至少保存 2 年。

(三)处方调配、核对

调配麻醉药品和第一类精神药品处方时,处方的调配人、核对人应当仔细核对,签署姓名,并予以登记;对不符合规定的,处方的调配人、核对人应当拒绝发药。护理院对麻醉药品和精神药品处方进行专册登记。麻醉药品处方至少保存 3 年。

六、知情同意书

麻醉药品、第一类精神药品使用知情同意书

为了提高疼痛及相关疾病患者的生存质量,方便患者领用麻醉药品和第一类精神药品(以下简称麻醉和精神药品),防止药品流失,在首次开具麻醉药品、第一类精神药品处方前,请您认真阅读以下内容:

(一)患者所拥有的权利

(1)有在医师、药师指导下获得药品的权利;

(2)有从医师、药师、护师处获得麻醉和精神药品正确、安全、有效使用和保存常识的权利;

(3)有委托亲属或者监护人代领麻醉药品的权利;

(4)权利受侵害时向有关部门投诉的权利。

受理投诉卫生行政主管部门: 电话:

(二)患者及其亲属或者监护人的义务

(1)遵守相关法律、法规及有关规定;

(2)如实说明病情及是否有药物依赖或药物滥用史;

(3)患者不再使用麻醉和精神药品时,立即停止取药并将剩余的药品无偿交回建立门诊病历医院;

(4)不向他人转让或者贩卖麻醉和精神药品。

(三)重要提示

(1)麻醉和精神药品仅供患者因疾病需要而使用,其他一切用作他用或者非法持有的行为,都可能导致触犯刑律或其他法律、规定,要承担相应法律责任。

(2)违反有关规定时,患者或者代办人均要承担相应法律责任。

以上内容本人已经详细阅读,同意在享有上述权利的同时,履行相应的义务。

医疗机构(章): 患者(家属)签名:

经办人签名:

年 月 日 年 月 日

第五节　护理院处方管理

一、处方的概念

处方是指由注册的执业医师和执业助理医师在诊疗活动中为患者开具的、由取得药学专业技术职务任职资格的药学专业技术人员审核、调配、核对,并作为患者用药凭证的医疗文书。处方包括护理院病区用药医嘱单。

二、处方权审核流程

（一）资质

医师取得执业医师证后,在执业地点注册后取得相应的处方权。

（二）办理流程

经注册的执业助理医师在护理院开具的处方,应当经所在执业地点执业医师签名或加盖专用签章后方有效。同时医师应当在注册的护理院签名留样或者专用签章备案后,方可开具处方。

（三）范围

按照有关规定,护理院对本机构执业医师和药师进行麻醉药品和精神药品使用知识和规范化管理的培训。执业医师经考核合格后取得麻醉药品和第一类精神药品的处方权,药师经考核合格后取得麻醉药品和第一类精神药品调剂资格。医师取得麻醉药品和第一类精神药品处方权后,方可在本机构开具麻醉药品和第一类精神药品处方,但不得为自己开具该类药品处方。药师取得麻醉药品和第一类精神药品调剂资格后,方可在本机构调剂麻醉药品和第一类精神药品。

三、处方的规定

（一）处方标准格式

处方标准、格式严格按国家、省级卫生主管部门的规定进行设计和印制。

（二）处方书写规则

处方书写应当符合下列规则:

（1）患者一般情况、临床诊断填写清晰、完整,并与病历记载一致。

（2）每张处方限于一名患者的用药。处方用法中不得使用"遵医嘱"等字句。

（3）字迹清楚,不得涂改;如需修改,应当在修改处签名并注明修改日期,每张处方修改不得超过两处,否则应重新开具。

（4）药品名称应当使用规范的中文名称书写,没有中文名称的可以使用规范的英文名称书写;不得自行编制及使用药品缩写名称或者使用代号;书写药品名称、剂量、规格、用法、用量要准确规范,药品用法可用规范的中文、英文、拉丁文或者缩写体书写,但不得使用"遵医嘱""自用"等含糊不清字句。

（5）处方中有规定作皮试的药品时,医师需在相应药品名称前注明皮试结果,或"续用"。

（6）患者年龄应当填写实足年龄,新生儿、婴幼儿写日、月龄,不能填写"成""婴""幼""新生"等,必要时要注明体重。

（7）西药和中成药可以分别开具处方,也可以开具一张处方,中药饮片应当单独开具处方。

（8）开具西药、中成药处方,每一种药品应当另起一行,每张处方不得超过5种药品。

（9）中药饮片处方的书写,一般应当按照"君、臣、佐、使"的顺序排列;调剂、煎煮的特殊要求注明在药品右上方,并加括号,如布包、先煎、后下等;对饮片的产地、炮制有特殊要求的,应当在药品名称之前写明。

（10）药品用法用量应当按照药品说明书规定的常规用法用量使用,特殊情况需要超剂量使用时,应当在"诊断"栏注明原因并在剂量右上方再次签名。

（11）处方应当注明临床诊断。对于涉及患者隐私或者可能对患者的身心带来伤害的情况,临床诊断可以使用标准疾病代码。对某些暂时不能确诊的,可写"××待查",如"发热待查""腹痛待查"。不能写"体检""购药"等字样。

（12）开具处方后的空白处画一斜线以示处方完毕。处方已达5种药物且正文无空白处时可省略斜线。

（13）处方医师的签名式样和专用签章应当与药房留样备查的式样相一致,不得任意改动,否则应当重新登记留样备案。

（三）处方剂量

药品剂量与数量用阿拉伯数字书写。剂量应当使用法定剂量单位:重量以克（g）、毫克（mg）、微克（μg）、纳克（ng）为单位;容量以升（L）、毫升（ml）为单位;国际单位（IU）、单位（U）;中药饮片以克（g）为单位。以克（g）为单位时可以略去不写,液体剂型或注射剂以容量为单位时,需注明药物浓度。片剂、丸剂、胶囊剂、颗粒剂分别以片、丸、粒、袋为单位;溶液剂以支、瓶为单位;软膏及乳膏剂以支、盒为单位;注射剂以支、瓶为单位,应当注明含量;中药饮片以剂为单位。

四、处方管理制度

（一）处方管理的概念

护理院处方管理包括处方开具、调剂和存储的管理。

（二）处方的开具管理

（1）医师应当根据医疗、预防、保健需要,按照诊疗规范、药品说明书中的药品适应证、药理作用、用法、用量、禁忌、不良反应和注意事项等开具处方。

（2）医师开具处方应当使用经药品监督管理部门批准并公布的药品通用名称、

新活性化合物的专利药品名称和复方制剂药品名称,也可以使用由卫生部公布的药品习惯名称开具处方。

（3）处方开具当日有效。特殊情况下需延长有效期的,由开具处方的医师注明有效期限,但有效期最长不得超过 3 天。

（4）处方一般不得超过 7 日用量;急诊处方一般不得超过 3 日用量;对于某些慢性病、老年病或特殊情况,处方用量可适当延长,但医师应当注明理由。

（5）医师利用计算机开具、传递普通处方时,应当同时打印出纸质处方,其格式与手写处方一致;打印的纸质处方经签名或者加盖签章后有效。药师核发药品时,应当核对打印的纸质处方,无误后发给药品,并将打印的纸质处方与计算机传递处方同时收存备查。

（6）未取得处方权的人员及被取消处方权的医师不得开具处方。未取得麻醉药品和第一类精神药品处方资格的医师不得开具麻醉药品和第一类精神药品处方。

（7）护理院应当根据本机构性质、功能、任务,制订药品处方集,按照经药品监督管理部门批准并公布的药品通用名称购进药品,同一通用名称药品的品种,注射剂型和口服剂型各不得超过 2 种,处方组成类同的复方制剂 1~2 种,因特殊诊疗需要使用其他剂型和剂量规格药品的情况除外。

（三）处方的调剂管理

（1）取得药学专业技术职务任职资格的人员方可从事处方调剂工作。药师在护理院取得处方调剂资格的,其签名或者专用签章式样应当在护理院留样备查。

（2）药师应当凭医师处方调剂处方药品,非经医师处方不得调剂。

（3）药师应当按照操作规程调剂处方药品:认真审核处方,准确调配药品,正确书写药袋或粘贴标签,注明患者姓名和药品名称、用法、用量,包装;向患者交付药品时,按照药品说明书或者处方用法,进行用药交代与指导,包括每种药品的用法、用量、注意事项等。应当认真逐项检查处方前记、正文和后记书写是否清晰、完整,并确认处方的合法性。调剂处方时必须做到"四查十对":查处方,对科别、姓名、年龄;查药品,对药名、剂型、规格、数量;查配伍禁忌,对药品性状、用法用量;查用药合理性,对临床诊断。

（4）药师应当对处方用药适宜性进行审核,审核内容包括:

① 规定必须做皮试的药品,处方医师是否注明过敏试验及结果的判定;

② 处方用药与临床诊断的相符性;

③ 剂量、用法的正确性;

④ 选用剂型与给药途径的合理性;

⑤ 是否有重复给药现象;

⑥ 是否有潜在临床意义的药物相互作用和配伍禁忌;

⑦ 其他用药不适宜情况。

（5）药师经处方审核后,认为存在用药不适宜时,应当告知处方医师,请其确认或者重新开具处方。发现严重不合理用药或者用药错误,应当拒绝调剂,及时告知处方医师,并应当记录,按照有关规定报告。

(6)药师在完成处方调剂后,应当在处方上签名或者加盖专用签章。

（四）处方的存储管理

处方由调剂处方药品的护理院妥善保存。普通处方、急诊处方、儿科处方保存期限为1年;医疗用毒性药品、第二类精神药品处方保存期限为2年;麻醉药品和第一类精神药品处方保存期限为3年。处方保存期满后,经护理院主要负责人批准、登记备案,方可销毁。

（五）特殊处方登记管理

护理院应当根据麻醉药品和精神药品处方开具情况,按照麻醉药品和精神药品品种、规格对其消耗量进行专册登记,登记内容包括发药日期、患者姓名、用药数量。专册保存期限为3年。药师应当对麻醉药品和第一类精神药品处方,按年月日逐日编制顺序号。

五、处方点评的监督管理

（一）处方点评的定义

处方点评是一种用药监管模式,护理院将医生处方用药过程中对临床处方进行综合统计分析,从不同层面和不同角度反映护理院处方工作的整体和细分情况,为护理院管理层进行决策提供科学的数据支持,以达到合理用药,用药监测、管理的目的。

（二）处方点评的目的

为加强护理院持续医疗质量改进和药品临床应用管理,提高临床药物治疗水平,规范医师处方行为,促进合理用药,保障医疗安全。

（三）处方点评的依据

根据卫生部《处方管理办法》《抗菌药物临床应用指导原则》《医院处方点评管理规范(试行)》《医疗机构药事管理规定》的要求,对处方点评实施相应的监督管理。

（四）处方点评的内容

处方点评是根据相关法规、技术规范,对处方书写的规范性及药物临床使用的适宜性(用药适应证、药物选择、给药途径、用法用量、药物相互作用、配伍禁忌等)进行评价,发现存在或潜在的问题,制订并实施干预和改进措施,促进临床药物合理应用的过程。

（五）处方点评的方法

(1)依照原卫生部要求,每季度抽取50~100张处方,根据处方管理方法,对处方合理性、抗菌药物使用情况等内容进行评价。

(2)按照《处方点评工作表》对门诊和病房处方进行点评,并做完整、准确的书面记录。在处方点评过程中发现不合理处方,应及时通知医务科和药房负责人。处方点评结果分为合理处方和不合理处方(包括不规范处方、用药不适宜处方及超常处方)。

（3）护理院应逐步建立健全专项处方点评制度，对特定的药物或特定疾病的药物（如抗菌药物、中药注射剂等临床使用及超说明书用药）使用情况进行专项处方点评。药剂科会同医务科和各临床科室根据处方点评结果对医院在药事管理、处方管理和临床用药方面存在的问题，进行汇总和综合分析评价，提出质量改进建议。

（六）处方点评的管理

（1）护理院将处方点评结果纳入相关科室及其工作人员绩效考核和年度考核指标，根据相关奖惩制度进行处理。

（2）对开具不合理处方的医师，采取教育培训、批评等措施。

（3）对于开具超常处方的医师按照《处方管理办法》的规定予以处理，出现超常处方3次以上且无正当理由的医师提出警告，限制其处方权；限制处方权后，仍连续2次以上出现超常处方且无正当理由的，取消其处方权。

（4）一个考核周期（一年）内5次以上开具不合理处方的医师，应当认定为医师定期考核不合格，离岗参加培训。

（5）对患者造成严重损害的，按照相关法律、法规、规章给予相应处罚。

（6）药师未按规定审核处方、调剂药品、进行用药交代或未对不合理处方进行有效干预的，采取教育培训、批评等措施；对患者造成严重损害的，按照相关法律、法规、规章给予相应处罚。

（刘　辉）

第十八章

护理院医疗纠纷与
事故处理及防范

第一节　护理院医疗纠纷与事故处理及防范概述

一、基本概念

（一）护理纠纷

（1）护理纠纷是指护理人员在为患者服务过程中以护理人员为主体的人群与患者位中心的人群之间发生争执。即护患双方在护理活动中产生的一切分歧，包括患者及其家属对医疗机构及其护理人员的护理工作或诊疗护理结果不满，或者由于护理人员护理工做出现失误，导致患者痛苦增多及人身损害引起的纠纷。

（2）护理纠纷属于医疗纠纷的一个组成部分，但常常与医疗纠纷交织在一起。

（二）医疗纠纷

（1）医疗纠纷是指医护人员在为患者服务过程中，医护人员与患者之间发生的争执，包括医患双方对诊疗护理后果及其原因的认定发生争议。

（2）医疗纠纷不一定是医疗事故，医疗事故也非都形成医疗纠纷。医疗纠纷大多数发生在诊疗护理工作终结之后，但也有的发生在诊疗护理工作的过程中。医患纠纷的原因错综复杂。

（三）医患纠纷

医患纠纷指医疗机构及其医务人员与患者之间因医疗、护理等执业行为发生的争议。医患纠纷包括基于医疗过错争议产生的医疗纠纷，也包括与医疗过错无关的其他医患纠纷（如欠付医疗费的纠纷、对疗效不满等）。

（四）医疗事故

（1）概念。医疗事故是指医疗机构及其医务人员在医疗活动中，违反医疗卫生管理法律、行政法规、部门规章和诊疗护理规范、常规，过失造成患者人身损害的事故。

（2）构成要件：

① 主体是医疗机构及其医务人员。医务人员是指依法取得相应资格证书和执

业证书的医疗卫生专业技术人员。

② 行为的违法性。医疗机构及其医务人员因违反医疗卫生管理法律、法规和诊疗护理规范、常规而发生的事故。

③ 主观上存在过失。医疗事故的直接行为人在诊疗护理中存在主观过失；所谓过失是指行为人行为时的主观心理不是故意伤害患者，即行为人在进行时，并不是追求或希望损害结果的发生。

④ 必须对患者造成了损害的后果；违法行为与损害后果之间存在因果关系。

（3）等级划分：

① 由国务院 1987 年 6 月 29 日颁布的《医疗事故处理条例》中，根据患者人身造成损害的程度，将医疗事故划分为 4 个等级。

② 医疗事故分责任事故和技术事故。责任事故是指责任人因玩忽职守，违反规章制度或操作规程等失职行为而造成的医疗事故。技术事故是指责任人因专业技术水平和经验不足为主要原因造成的医疗事故。

③ 一级医疗事故：系指造成患者死亡、重度残疾的医疗事故，一级医疗事故分为甲、乙两等。

④ 二级医疗事故：系指造成患者中度残疾、器官组织损伤导致严重功能障碍的医疗事故，二级医疗事故分为甲、乙、丙、丁 4 等。

⑤ 三级医疗事故：系指造成患者轻度残疾、器官组织损伤导致一般功能障碍的医疗事故，三级医疗事故分为甲、乙、丙、丁、戊 5 等。

⑥ 四级医疗事故：系指造成患者明显人身损害的其他后果的医疗事故。

（4）不属于医疗事故的情形。《医疗事故处理条例》规定，在护理过程中，有下列情形之一，不属于护理医疗事故。

① 紧急医学护理处置。在紧急情况下为抢救垂危患者生命而采取的紧急医学处置措施而造成不良后果的。

② 医疗意外。在医疗活动中由于患者病情异常或者患者体质特殊而发生的医疗意外情形的。

③ 猝死或并发症。在现有医学科学技术条件下，发生无法预料或者不能防范的不良后果的。

④ 因患方原因延误诊疗导致不良后果的。

⑤ 因不可抗力造成不良后果的。

（五）医疗损害责任

（1）2009 年 12 月 26 日第十一届全国人大常委会第 12 次会议通过的《中华人民共和国侵权责任法》，自 2010 年 7 月 1 日正式实施。是我国第一次对医疗损害责任设立专章进行规范，并统一采用了医疗损害的概念。

（2）是指医疗机构及其医务人员在医疗活动中，违反了法定义务因过错造成患者心身损害或者财产损害的行为。这里的过错既包括故意、也包括过失，实践中主要是过失。

（3）定义：医疗损害是指医疗活动中有过错的诊疗行为或者有缺陷的产品以及不合格的血液造成的患者损害。

（4）原因：① 过错。在民法上指因故意或过失而损害他人的违法行为。故意即行为人明知其行为将侵害他人的权益而有意而为之或听任损害的发生；过失即行为人能注意、应注意而不予注意的主观心理状态。② 缺陷。在产品质量法上指产品存在危及人身、他人财产安全的不合理的危险；产品有保障人体健康和人身、财产安全的国家标准、行业标准的，是指不符合该标准的情况。

二、护理院医疗损害的原因

（1）违反医疗卫生法律、法规、规章实施诊疗活动。

（2）违反相关诊疗技术规范实施医疗行为。

（3）未尽与当时医疗水平相应的诊疗注意义务。

（4）未尽法定告知义务及知情同意义务。

（5）未尽法定的病历管理义务。

（6）未尽使用合格医疗产品实施医疗活动的义务。

（7）未尽合理检查义务。

（8）未尽保护患者隐私义务。

三、护理院医疗损害责任

患者在护理医疗活动中受到损害，护理院及医务人员有过错的，由护理院承担赔偿责任。

第二节　护理院医疗护理纠纷与处理

一、护理院医疗护理纠纷的原因

（一）影响住院老年患者安全的相关因素

（1）与老年性衰老有关的内在因素的安全问题。

① 角膜较不透明，透光减少，老年性缩瞳，到达视网膜的光线减少；又如，由于老年人夜间尿频、夜尿增多的原因，使老年人易在夜间上厕所时发生跌倒意外，因此夜间照明的设备是否充足为影响因素之一；再如晶状体变黄，巩膜透明性减弱，神经传导减缓，若在上、下楼梯或浴室设备使用同色彩时，容易使老年人跌倒。其次，老年人视野减少，周边视力狭窄，如病室床位拥挤，氧气筒、吸引器、输液架摆放凌乱，会造成老年人跌倒。

② 老年患者呼吸功能减低，易疲劳，使得老年人遇到长的楼梯或走廊，若不能提

供可供休息的座椅,老年人将难以适应,易发生意外。

③ 老年人新陈代谢率降低,基础体温较低,老年人对低温的环境较敏感。

④ 老年人嗅觉降低,记忆力衰退,在活动期间需短暂休息,容易导致老年人在吸烟时睡着引起烧伤或火灾等意外。

⑤ 老年人肌肉的张力及强度减少而增加由坐姿站起的困难,会引起突然站立时不稳而跌倒。

(2) 与老年疾病有关的安全问题。

① 老年疾病诊断困难和老年常见病常出现病种交叉以及老年疾病表现上的多样性。

② 老年人患有各种急、慢性疾病如心肺功能受损(充血性心力衰竭、心律失常、慢性肺部疾病等),神经功能受损(帕金森病、脑卒中及痴呆)等疾病造成老年人危险因素增加。

③ 运动系统的疾病,如骨质疏松、肌肉病变、关节疾病等造成老年人活动受阻,容易受伤。

④ 老年人视觉、听力功能受损,视力、视能、听力的下降,引起漏看、漏听等导致错误,缺乏安全的警觉。

⑤ 药物的不良反应,如镇静剂、安眠药物、降压药、抗抑郁药物等可造成老年人安全问题。

⑥ 其他如手指/脚趾甲过长,穿不合适的鞋子,过度饮酒,营养不良,脱水等也是造成老年患者安全问题的危险因素。

(二) 医疗护理纠纷的种类

(1) 医源性纠纷。是指主要由于医护人员方面的原因引起的纠纷。分为两种情况:一种是医疗过失而引起的纠纷;另一种是由其他原因引起的医源性纠纷。

① 医疗过失纠纷。通常是指医生或护士在诊疗服务中有过错或失防,并由此造成老年患者不同程度的机体损伤。此类纠纷具体情况相当复杂,在老年护理院主要包括:

- 用药方面的医疗过失纠纷。如用药原则方面的过失;用药剂量上的过失;用错药物的过失和药物过敏反应方面的过失。
- 诊断方面的医疗过失纠纷。
- 护理院管理方面的过失纠纷。如后勤管理松弛,食堂管理不严造成食物中毒等。
- 化验方面的医疗过失纠纷。化验人员不负责任,使化验标本丢失,又如工作疏忽误填报告单等。

② 医方其他原因引起的纠纷

- 因服务态度粗暴恶劣或医务人员言语失当引起的纠纷。
- 医护人员语言不当引起的纠纷。

- 违反制度开假诊断书引起的纠纷。
- 医务人员疏忽大意,以致使病员产生不良后果。
- 医务人员技术水平的限制,经验不足,发生漏诊、误诊以至于误治。
- 对于病情的严重程度估计不足,治疗护理不当,造成疾病治疗延误。

(2)非医源性纠纷。

① 非医源性纠纷一般是由于患者或其家属及其所在单位缺乏医学常识,或对护理院的规章制度不熟悉,理解不准确引起的。

② 因患方缺乏医学知识而引起的纠纷。

③ 工伤、交通事故及伤害责任的转嫁。

④ 极个别因患方有意嫁祸医疗而引起的纠纷。

二、护理院投诉管理

（一）投诉的概念

是指患者及其家属等有关人员对护理院的提供的护理、医疗服务及环境设施等不满意。以来信、来电、来访等方式向护理院反映问题,提出意见要求的行为。

（二）护理院的投诉管理部门

一般由护理院的医务科负责投诉管理工作。

（三）投诉管理部门的责任

由卫生部 2009 年发布的《医院投诉管理办法(试行)》规定,投诉管理部门应履行以下职责:

(1)由护理院医务科统一受理投诉。

(2)调查、核实投诉事项,提出处理意见,及时答复投诉人。

(3)组织、协调、指导全院的投诉处理工作。

(4)定期汇总、分析投诉信息,提出加强与改进工作的意见或建议。

（四）投诉接待、处理工作原则

护理院投诉的接待、处理工作应当贯彻"以患者为中心"的理念,遵循合法、公正、及时、便民的原则。具体包括:

(1)提高管理水平,保障医疗护理质量和医疗护理安全,避免和减少不良事件的发生。

(2)制订护理院《重大医疗纠纷事件应急处理预案》,并组织开展相关的宣传和培训工作,及时、有效化解矛盾纠纷。

(3)护理院建立与医疗护理质量安全管理相结合的投诉管理责任制度,健全投诉管理部门与临床、护理、医技和后勤等部门的沟通制度,提高医疗护理质量,保障医疗护理安全。

(4)建立健全医疗护理安全预警制度,加强紧急情况警告值报告和紧急情况处置。

（五）投诉接待与处理的具体要求

（1）护理院应当建立通畅、便捷的投诉渠道,在护理院显著位置公布投诉管理部门、地点、接待时间及其联系方式。有条件的护理院可设立网络投诉平台,并安排专（兼）职人员处理、及时回复患者投诉。

（2）护理院投诉接待试行"首诉负责制"。投诉人向医务科、科室投诉的,被投诉部门、科室的工作人员应当予以热情接待,对于能够当场协调处理的,应当尽量当场协调解决;对于无法当场协调处理的,医务科或科室应当主动引导投诉人到投诉管理部门投诉。

（3）投诉接待人员应当:① 认真听取投诉人意见,核实相关信息,并如实填写《护理院投诉登记表》,如实记录投诉人反映的情况,并经投诉人签字（或盖章）确认。匿名投诉按照国家有关规定办理;② 耐心细致的做好解释工作,稳定投诉人情绪,避免矛盾激化;③ 涉及医疗事故争议的,应当告知投诉人按照《医疗事故处理条例》等法规,通过医疗事故技术鉴定、调解、诉讼等途径解决,并做好解释疏导工作。

（4）护理院投诉管理部门接到投诉后,应当及时向当事部门、科室和相关人员了解、核实情况,并可采取院内医疗质量安全评估等方式,在查清事实、分清责任的基础上提出处理意见,并反馈投诉人,当事部门、科室和相关人员应当予以积极配合,开展投诉事项调查、核实、处理工作。

（5）对于涉及医疗护理质量安全、可能危及患者健康的投诉,护理院应当立即采取积极措施,预防和减少患者损害的发生。对于涉及收费、价格等能够当场核查处理的,应当及时查明情况,立即纠正;对于情况较复杂,需调查、核实的投诉事项,一般应当于 5 个工作日内向投诉人反馈相关处理情况或处理意见;对于投诉涉及多个科室,需组织、协调相关部门工作研究的投诉事项,应当于 10 个工作日内向投诉人反馈处理情况和处理意见。

（六）建立健全投诉档案

（1）建立护理院投诉档案的必要性。

① 投诉档案是护理院档案的重要组成部分。投诉处理工作中,为了真实的记录投诉处理过程,会形成相关书面资料,包括:投诉人基本信息、投诉事项及相关证明材料;调查、处理及反馈情况;影音资料;其他与投诉事项有关的材料等。通过定期对投诉的这些资料进行收集、整理、归档、管理,能够为护理院投诉处理和医德医风管理等工作提供利用,为护理院医疗安全质量管理提供第一手资料备用。

② 促进护理院投诉处理规范化。在护理院投诉档案建立后,通过对投诉档案中重要数据的提取,追踪投诉处理工作质量改进过程的关键节点改进投诉处理工作的薄弱环节。

③ 能够对护理院医疗工作的持续改进有促进作用。在护理院中建立投诉档案后,能够通过对相关投诉资料进行定期的分析,及时了解护理院近期存有的问题及不足等,并对患者或者其家属的意见、建议等进行参考及采纳等,使其对护理院的投诉

转变成为护理院医疗服务及相关配备不断改进、完善的动力，从而使护理院服务更加符合患者的需求，将医疗服务质量不断的改进，对护理院的持续发展进行促进。

（2）建立投诉档案的过程资料。

① 对投诉档案的收集流程及内容等进行明确。

- 在护理院的投诉管理中，首先需对投诉的原始资料内容进行明确，在投诉者的投诉记录中应将事件发生时间、信函、面谈或者电话投诉记录、投诉时间及其联系方式等资料均详细记录；其中对于上级转办件，应及时联系投诉者，对相关情况进了解、记录。且在管理中将相似的投诉事件分类管理，以便于资料的查找。

- 在收到投诉后，护理院需及时对投诉事件的相关过程进行了解，对其中的问题进行分析，以给予初步的处理。

- 同时护理院中还需对相关过程进行调查，对投诉的真实性进行核实，再依据相关规定进行处理，相关过程资料均需完成记录。然后回访投诉者，对其是否满意投诉处理进行了解，其相关沟通过程及患者的满意度均必须真实记录，并以书面的形式回复给上级领导。

② 护理院领导对于投诉档案应高度重视。投诉档案的建立对于护理院医疗护理质量的改进及其持续发展均具有重要的意义，因而，护理院领导应将对于投诉档案的重视程度加强。护理院中可通过设立投诉处理专用办公室，并对护理院的所有投诉档案进行统一管理，同时还应对相关管理制订及流程等进行规范、完善等，以将投诉档案的管理质量提高。

③ 投诉档案的利用效果。投诉档案的建立更便于投诉患者或者家属等对相关事项进行查阅、了解，从而对投诉的化解进行促进。在建立投诉档案后，医务促使医务人员在医疗工作的责任心及服务质量、效率等提高，进而对护理院医疗护理服务质量的提高进行促进。

三、护理医疗事故的赔偿

（一）护理医疗事故赔偿争议的解决途径

2002年国务院颁布的《医疗事故处理条例》第四十六条，对发生医疗事故的赔偿等民事责任争议的解决规定了三种方式：

（1）协商方式。双方当事人协商解决医疗事故的赔偿等民事责任争议的，应当制作协议书。协议书应当载明双方当事人的基本情况和医疗事故的原因、双方当事人在协议书上签名。

（2）行政调解方式。已确定为医疗事故的，卫生行政部门应医疗事故争议双方当事人请求，可以进行医疗事故赔偿调解。调解时，应当遵循当事人双方自愿原则，并应当依据《条例》的规定计算赔偿数额。

经调解，双方当事人就赔偿数额达成协议的，制作调解书，双方当事人应当履行；

调解不成或者经调解达成协议后一方反悔的,卫生行政部门不再调解。

（3）诉讼方式。关于医疗事故损害赔偿案件的受理,最高人民法院颁布了三份复函,它们分别为：1989 年 10 月 10 日《关于对医疗事故争议案件应否受理的复函》、1990 年 6 月 4 日《关于中国人民解放军和武警部队向地方开放的医疗单位发生的医疗赔偿纠纷由有管辖权的人民法院受理的复函》和 1990 年 11 月 7 日《关于当事人对医疗事故鉴定结论有异议又不申请重新鉴定而要求医疗单位赔偿经济损失为由向人民法院起诉的案件应否受理的复函》。其主要内容是：

① 病员及其家属对医疗事故鉴定结论有异议向人民法院起诉的不属人民法院主管,不予受理。医疗事故鉴定结论是医疗事故技术鉴定委员会做出的对医疗事故进行认定和处理的依据,当事人对这一事故的鉴定结论有异议,只能向上一级医疗事故技术鉴定委员会申请重新鉴定,不得向人民法院起诉。

② 当事人对卫生行政机关做出的医疗事故处理决定不服向人民法院起诉的,属行政诉讼案件,由行政审判庭审理。

③ 当事人仅要求医疗单位赔偿经济损失,或者对医疗事故鉴定结论有异议而又不申请重新鉴定而以要求医疗单位赔偿经济损失,向人民法院起诉,符合《民事诉讼法》规定的起诉案件的,由民事审判庭受理。

④ 向地方开放的中国人民解放军和武警部队医疗单位发生的医疗赔偿纠纷,由地方人民法院受理,军事法院无权受理。

通过民事诉讼方式解决医疗损害赔偿问题,必须明确民事诉讼的起诉条件、方式和起诉状的内容,并对上诉与二审程序有所了解。

（二）护理医疗事故赔偿的考虑因素

（1）护理医疗事故赔偿的依据应当考虑下列因素,确定具体赔偿数额：

① 医疗事故等级。

② 医疗过失行为在医疗事故损害后果中的责任程度。

③ 医疗事故损害后果与患者基础疾病状况之间的关系。

（2）在医疗责任中的免责条件有以下 3 种：

① 医疗意外。是指医护人员无法预料的原因造成的,或者根据实际情况无法避免的医疗损害后果。

② 并发症。是指在诊疗护理中难以避免的并发症,才是正当的免责条件。

③ 就医者及其家属不配合。

（3）不属于医疗事故的,护理院不承担赔偿责任。

（三）护理医疗事故赔偿项目及计算方式

（1）赔偿项目。医疗关系的赔偿表现为违约而产生的责任赔偿,更多的是损害赔偿和人身损害的赔偿以及精神损害的赔偿。最终的赔偿是综合上述 3 种赔偿,根据我国《合同法》,构成违约应具备 3 个条件。

① 当事人之间要有有效合同的存在。

② 当事人在客观上要有不履行合同义务或者履行合同义务不符合约定条件的事实。

③ 当事人在主管上要有过错。

（2）赔偿费用。

① 医疗费。按照医疗事故对患者造成的人身损害进行治疗时所发生的医疗费用计算，凭据支付，但不包括基础病医疗费用。

② 误工费。患者有固定收入的，按照本人因误工减少的固定收入计算；无固定收入的，按照医疗事故发生地上一年度职工年平均工资计算。

③ 陪护费。患者住院期间需要有人陪护的，按照医疗事故发生地上一年度职工年平均工资计算。

④ 交通费。按照患者实际必需的交通费用计算，凭据支付。

⑤ 精神损害抚慰金。按照医疗事故发生地居民年平均生活费计算。造成患者死亡的，赔偿年限最长不超过 6 年；造成患者残疾的，赔偿年限最长不超过 3 年。

⑥ 参加护理医疗事故处理的患者近亲属所需交通费、误工费、住宿费，参照上述有关规定计算，计算费用的人数不超过 2 人。

⑦ 护理医疗事故赔偿费用，实行一次性结算，有承担护理医疗事故责任的护理院支付。

第三节　护理院医疗室护理纠纷与事故的防范

一、建立健全医患纠纷调解处理机制

（1）做好投诉管理工作。护理院要认真落实由卫生部 2009 年发布《医院投诉管理办法(试行)》，指定医务科统一承担护理院投诉管理工作，通过开设接待窗口、席位等形式，建立通畅、便捷的投诉渠道，认真落实"首诉负责制"，在第一时间受理患者投诉，疏导理顺患者情绪，从源头上妥善化解医患矛盾。

（2）定期梳理医患纠纷。护理院要明确牵头部门定期对医患纠纷进行摸排，拉出清单，及时研判，特别要认真梳理未解决的医疗纠纷，做到逐件回顾、逐件分析、逐件解决、逐件总结。对摸排梳理中发现的有可能引发涉医案事件的相关人员要主动接触，充分发挥医疗纠纷人民调解的作用，及时化解纠纷或矛盾。

（3）建立涉医案事件防范联动机制。护理院的院长办公室、医务、保卫等部门要建立涉医案事件联动机制，对尚未化解的医患纠纷要及时会商研判，对可能发生个人极端行为、风险程度高的科室要布置保卫力量重点值守、巡控，严防发生案件事件。护理院在工作中发现有可能造成现实危害的情况和可疑人员要及时报告属地卫生行政部门和公安机关。公安机关要与护理院建立联系机制，及时会同护理院有关部门梳理排查可能影响护理院安全的案事件苗头，指导护理院落实预警防范措施。对发生的各类案事件,要迅速出警,依法予以查处。

二、医疗护理质量安全事件的调查处理工作

(1) 做好调查处理工作。护理院应当积极采取措施避免、减少引起不良后果。同时做好事件调查处理工作。

(2) 封存和启封病历资料。发生医疗事故争议时,护理院负责医疗护理质量专(兼)职人员应当在患者及其代理人在场的情况下封存和启封病历资料。

(3) 现场实物封存。

三、护理院医患纠纷及事故的预防

(1) 依法执业。护理院及其医务人员的护理医疗活动,必须严格遵守医疗卫生管理法律、行政法规、部门规章和诊疗护理规范、常规,恪守医疗服务职业道德。

(2) 加强培训。护理院应当经常对其医务人员进行医疗卫生管理法律、规章和诊疗护理规范、常规培训。

(3) 严格质控。护理院配备专(兼)职人员,具体负责监督本机构护理医疗服务。

(4) 做实预案。护理院应当将患者的病情、医疗护理措施及风险如实告知患者。

四、医疗护理质量安全事件报告

(一) 基本概念

医疗质量安全事件是指护理院及其医务人员在医疗活动中,由于诊疗过错、医药产品缺陷等原因,造成患者死亡、残疾、器官组织损伤导致功能障碍等明显人身损害的事件。不包括药品不良反应及预防接种异常反应事件。

(二) 报告部门

根据 2011 年 1 月 14 日卫生部下发的《医疗质量安全事件报告暂行规定》,县级以上地方卫生行政部门(含中医药管理部门)负责本辖区内医疗质量安全事件信息报告管理工作。

(三) 报告内容

(1) 医疗护理质量安全事件实行网络在线直报。

(2) 护理院应当设立或指定部门负责医疗质量安全事件信息报告工作,为医疗质量安全事件信息报告工作提供必要的物质条件支持,并配备专职或兼职工作人员。

(3) 护理院应当向核发其《医疗机构执业许可证》的卫生行政部门(以下简称有关卫生行政部门)网络直报医疗质量安全事件或者疑似医疗质量安全事件。尚不具备网络直报条件的护理院应当通过电话、传真等形式,向有关卫生行政部门报告医疗质量安全事件。

(四) 医疗护理质量安全事件的分级

卫生部印发的《医疗质量安全事件报告暂行规定》(卫医管发〔2011〕4 号),根据

对患者人身造成的损害程度及损害人数,医疗质量安全事件分为三级:

(1) 一般医疗质量安全事件:造成 2 人以下轻度残疾、器官组织损伤导致一般功能障碍或其他人身损害后果。

(2) 重大医疗质量安全事件:造成 2 人以下死亡或中度以上残疾、器官组织损伤导致严重功能障碍;造成 3 人以上中度以下残疾、器官组织损伤或其他人身损害后果。

(3) 特大医疗质量安全事件:造成 3 人以上死亡或重度残疾。

(五) 医疗护理质量安全事件的报告时限

(1) 一般医疗质量安全事件:护理院应当自事件发现之日起 15 日内,上报有关信息。

(2) 重大医疗质量安全事件:护理院应当自事件发现之时起 12 小时内,上报有关信息。

(3) 特大医疗质量安全事件:护理院应当自事件发现之时起 2 小时内,上报有关信息。

(刘　辉)

第十九章

护理院医养结合管理

第一节 护理院医养结合概述

一、基本概念

医养结合目前没有统一概念,主要有以下提法:

(1)认为医养结合是将医疗资源与养老资源进行整合,实现社会资源利用的最大化。其中"医"主要包括健康咨询、健康体检、疾病诊治、疾病护理、大病康复和临终关怀等,"养"包括:生活照护、精神心理服务和文化活动服务等。

(2)认为医养结合是医疗服务和养老服务相结合的养老模式。医养结合是一种更为充实的新型养老模式,其主要的特点就在于融合了养老机构与医疗机构两部分的资源,除了一些养老院通常都有的常规的服务内容外,还增加了医疗保健康复服务。在部分文献中,医养结合的"养",并不指医疗资源或者医疗机构,而是指医疗资源与各种养老模式的结合,即医疗卫生资源进入养老机构、社区和居民家庭。

(3)认为医养结合是在政府统筹规划下调动各方面的力量参与,整合现有力资源,由具有一定医疗、护理水平的医养结合机构为患病失能老人提供日常生活照料和医疗康复护理服务,力求达到使老年人能够在同一机构中得到良好的生活照顾、健康监护、疾病治疗甚至临终关怀。这里的服务主体比较窄,只是提到对患病和失能的老人而排除了高龄和空巢老人。由受过专业训练人员对失智、失能、慢性病、肿瘤晚期等老年人提供医疗、康复、生活照料等为一体的服务。

(4)医养结合是指在医疗机构设立养老区或者由医疗机构定期派出医疗专家,为养老机构、社区卫生服务中心(站)进行老年病诊疗技术指导,开展健康管理,包括健康教育、健康体格检查、建立健康档案等等内容,同时根据老年人病情的需要,及时提供灵活的、机动的急救服务和技术帮扶,使医疗、康复与养老有机融合为一体的新模式,换而言之,就是让医疗资源与养老资源相融合,实现社会资源利用的最大化。

(5)"医养一体化",主要指集医疗、康复、养生、养老等为一体,把老年人健康医疗服务放在首要位置,将养老机构和医院的功能相结合,把生活照料和康复关怀融为一体的新型模式。

二、医养结合基本内涵与特点

（1）从内涵上来讲，医养结合具有以下基本特点：从保障目的来看，与传统养老模式一样，医养结合旨在为老年人提供老年生活服务，以使老人安度晚年。

（2）从参与主体来看，它联合传统养老机构与医疗机构，旨在通过多元化的参与主体，为老年人提供一种新型的养老服务。

（3）从服务内容来看，由于引入了现代医疗技术，它能够提供更加专业、便捷的养老服务，有效提高老年人的晚年生活质量。

（4）从保障对象来看，尤其适宜处于大病康复期、慢性病、易复发病患者等无法在传统养老模式中得到良好照料的失能、半失能老人。

（5）从人性角度来看，它同时考虑了老年人的养老需求与医疗需求，符合现代老年人"医养共需"的基本生活需求。

（6）从广义范畴来界定，医养结合不仅是将传统养老保障与现代医疗有机结合的一种新型养老方式探索，还意味着一种跨越式的养老新理念。

三、"医养结合"型模式的背景

（一）人口老龄化

老龄化是指根据联合国的统计标准，如果一个国家60岁以上老年人口达到总人口数的10%或者65岁以上老年人口占人口总数的7%以上，那么这个国家就已经属于人口老龄化国家。健康老龄化定义60岁以上老人在身体、心理和社会功能层面都达到完好状态。有学者指出，健康老龄化应当是主要关注于生理层面，提出健康老龄化的核心要义在于延长老人的自理期，降低老人陷入失能、半失能风险的概率。

（二）中国已进入老龄化快速发展阶段

（1）中国1999年开始进入人口老龄化社会。统计数据显示，2015年中国总抚养比为37%，少儿抚养比为22.6%，老年抚养比为14.3%。2015年60岁及以上人口达到2.22亿，占总人口的16.15%。

（2）预计到2020年，全国60岁以上老年人口将增加到2.55亿人左右，占总人口比重提升到17.8%左右；高龄老年人将增加到2 900万人左右，独居和空巢老年人将增加到1.18亿人左右，老年抚养比将提高到28%左右；用于老年人的社会保障支出将持续增长；农村实际居住人口老龄化程度可能进一步加深。

（3）到2025年，六十岁以上人口将达到3亿，成为超老年型国家。与许多国家养老社会化进程相比，中国的老龄化还呈现高龄老人、失能老人、空巢老人、贫困老人比例高等特点。

（4）中国步入人口老龄化社会后，传统服务模式显然已经无法有效覆盖如此庞大的群体，党中央和国务院对人口老龄化高度关注，并采取了一系列的政策措施。面对未富先老这种国情，以及养老服务业上的区域不平衡。

（三）上海老龄化和高龄化居全国之首

（1）沿革。上海市是中国内地最早进入老龄化的城市。1979 年，上海 60 岁及以上户籍老年人口占总人口的比例达到 10.07%，标志着上海进入人口老龄化城市行列。五次普查的资料显示，上海在常住人口老龄化进程中，老年抚养系数不断增长，从 1953 年的 5.81%，到 2000 年上升到 20.59%，占社会总抚养系数的比例也从 10%，上升到 55%，占总抚养系数的比例不断上升。

（2）人口老龄化现况

① 2016 年上海户籍 60 岁及以上老年人口已达 457.79 万，占户籍人口 31.6%；65 岁及以上达 299.03 万，占比 20.6%；80 岁及以上达 79.66 万，占 60 岁及以上老人比 17.4%，占总人口比 5.5%。

② 上海 2016 年户籍人口预期寿命达 83.18 岁，领先于全国 2015 年的 76.1 岁，而且紧随全球最高的日本的 83.7 岁和瑞士的 83.4 岁，上海已是全国老龄化、高龄化程度和预期寿命最高的城市。

③ 到 2018 年，上海 60 岁及以上人口总数将突破 500 万，2020 年总数将超过 540 万人，且随着时间推移规模将持续扩大，给社会和政府将带来新的挑战。

（四）通过医养结合加快发展养老服务业

为积极应对人口老龄化，加快发展养老服务业，不断满足老年人持续增长的养老服务需求，是全面建成小康社会的一项紧迫任务，有利于保障老年人权益，共享改革发展成果，有利于拉动消费、扩大就业，有利于保障和改善民生，促进社会和谐，推进经济社会持续健康发展。为加快发展养老服务业，国家开始推进医养结合工作。医养结合重点强调老年照顾中的监护和医疗两个方面，并将医疗放在重要位置上，区别于传统的生活照料养老服务。

四、"医养结合"必要性与意义

（一）必要性

（1）人口老龄化形势严峻。中国已进入老龄化快速发展阶段，人口老龄化伴随而来的是老年人健康和照护问题的增多，老年人患病率高。

（2）传统的家庭照料功能大幅度削弱。

① 受计划生育、人口迁移流动和老少分居等因素的影响，自 1982 年以来我国平均家庭户规模持续小型化，从 1982 年平均每个家庭户 4.41 人减少到 2010 年的 3.10 人。

② 与 2000 年相比，2010 年一代户和二代户组成的家庭超过了 80%。老年人与成人子女居住在一起的比例降低，子女无暇顾及老年人的生活照料、情感交流和社会参与等方面的需求，尤其对残障老年人、慢性病老年人、易发病老年人和绝症晚期老年人的医疗、护理、康复和临终关怀等特殊需求更是无能为力。

（3）养老机构难以满足入住老年人的医护需求。

① 大多数养老机构主要以提供简单的生活照料服务为主,医疗服务较少。

② 瘫痪卧床或失智的老年人是最需要养老服务的群体,但由于养老机构的风险规避和难以提供专业的医疗护理服务,导致养老机构的覆盖人群出现结构性缺陷,即基本生活能够自理的老年人受到欢迎而拒绝失能、失智老年人。

③ 目前我国人均养老床位拥有率不仅低于发达国家5%～7%的平均水平,也低于发展中国家2%～3%的水平。从理论上讲养老床位应该是供不应求,但养老机构的床位闲置率却在50%～60%之间。这说明融入长期照护理念的"医养结合"型养老床位比较缺乏。

(4)大型医院难以提供细致的养老服务。

① 大型医院主要关注急性病症的救治,对那些大病恢复期、后期康复治疗、慢性病、残障和绝症晚期的老年人无法提供细致的生活护理,但本应出院的老年人趋于风险最小化的行为选择,坚持留在医院"押床"。

② 医院应有的治疗功能没有得到充分发挥,医疗资源也未得到有效利用。

③ 大型医院迫切需要"医养结合"型养老机构来承担这些老年人的常规护理工作,以实现治疗、康复与护理的无缝衔接。

(5)中小型医疗机构资源闲置。在大型医院病床紧张的同时,一些二级以下的中小型医疗机构的床位使用率偏低,大部分医疗资源闲置。通过医养结合探索充分利用闲置的医疗资源是一种较好的途径。

(6)医养结合模式贴近当前中国养老现状。

① 医养结合模式是学术界大多数学者普遍认同的应对中国人口老龄化的一种较为合理且可行的新型养老模式。在我国现阶段实现老有所养、老有所医、健康老龄化的目标,仅依靠老年人和家庭是难以达到的,把老年医疗保健、长期照料护理与养老服务、养老机构建设有机融为一体,建立医养结合的产业化养老服务体系和养老养生机构已是大势所趋。

② 因为计划生育政策长期有效的贯彻执行,中国传统养老主体"家庭"发生了剧烈的变化,"四二一"结构迅速形成,家庭小型化最终导致家庭养老功能的弱化,实行社会养老已成必然趋势。同时有资料显示,老年人的医疗护理需求是其最主要、最基本的需求项目。

(二)意义

"医养结合"养老模式的兴起正是应对我国老龄化日益严重问题的实践探索。作为一种新型的养老服务供给方式,"医养结合"模式不同于传统养老模式具有明确的责任主体,如居家养老的责任主体是家庭,机构养老的责任主体是公办或民办的养老机构,"医养结合"的责任归属主体是多元化的。

(1)在一定程度上改善了"医养分离"的现实问题,将有限的医疗资源公平性、可及性提供更大的老人群体,从而有效地减少医疗资源的过度浪费。在实践中,开展"医养结合"养老服务可以是设有老年病科的医疗机构,可以是医疗机构分设、下属的养老服务单位,也可以是与医疗机构开展合作的养老院、福利院等机构,还可以是针对老年人群开展上门医疗服务的社区卫生服务中心等。多元化的责任主体使"医养结合"模式超越了传统养老模式的辖定范畴,其作为一种养老服务供给方式可以和任何养老模式相结合,在任何养老模式中以不同的形式实现"医养结合"的老年服务供给。

(2)顺应国际养老服务发展的潮流,推动养老机构从住房型机构向护理型、医护型转型,收容更多的失能老人,引导可自理老人尽量采用居家社区养老,将有限的养老资源提供给更需要服务的老人,能接受更多的失能、失智,行动不便的老年患者,最大限度减少机构养老市场覆盖人群的结构性失衡。

(3)整合医疗资源和养老资源,明确卫生行政部门在养老机构区域规划、标准设置、资格审核、医疗机构、养老机构之间的有机衔接等各个方面的职责分工,对医疗资源和养老资源进行有机组合,进一步优化资源配置效率。

(4)实现健康老龄化需要从生命全程的角度,对所有的因素进行综合系统的干预,就是生命全程的概念。医养结合通过专业、适宜、连续、便捷的社会化服务,帮助老年人改善自己的健康状况。推进医养结合能够优化资源配置,盘活现有的健康和服务资源,有效引导老年人从大型、急性病医院转往康养中心、康复医院、护理院等,缓解医院床位紧张的压力。

(5)人口老龄化为健康养老产业发展带来良好机遇。推进健康养老产业发展,对医疗卫生服务体系和养老照护服务体系加大投入,是落实供给侧改革的一项具体措施,健康养老产业专业化服务可以使更多的年轻劳动力从家庭照护的负担中解放出来,以更多的时间和精力投放到工作,创造更多的社会价值。医养结合既是知识密集型的产业,也是劳动密集型的产业,市场潜力大,市场参与性强,就业岗位丰富,这也是经济发展的新常态下的一个重要的新的经济增长点。

五、"医养结合"工作的趋势与展望

医养结合不只是简单的相加,而是要深度相融,需要进一步完善相关配套政策,促进医养结合产业的健康发展,实现养老服务和医疗服务一体化,为越来越多的老年人提供更好的服务。让老年人真正从医养结合的模式中感受到晚年生活的乐趣,找到幸福感、归属感、获得感。现有养老和医疗卫生资源为重点,以发挥基层卫生服务机构在健康管理、家庭病床、老年病治疗方面的作用为基础,鼓励养老机构与医疗机构开展双向转诊、远程医疗、协议委托等多种合作,合理引导养老机构、养老居住社区建设医疗机构,以及部分社区卫生服务中心、二级医院和专科医院,转型或加注为老年人康复院、护理院。

(一)深刻理解医养结合的战略意义,增强应对老龄化的紧迫感

如何应对老龄化、高龄化社会,政府先后出台诸多的医养结合的政策,为此我们必须深刻把握医养结合的重大意义,确保了医养结合工作取得实效。医养结合以老

年人健康为中心,整合了医疗、护理、康复、生活照料、精神慰藉等各类服务,有利于把养老服务中所需要的各种专业服务融合在一起,有利于降低老龄化、高龄化带来的失能风险。充分认识推进医养结合实现健康养老,事关亿万百姓福祉,事关社会和谐稳定,我们要站在高度重视医养结合工作,同时在实践中必将会面临诸多的困境,就需要我们不断增强紧迫感,充分认识医养结合对积极应对人口老龄化具有重要战略意义。要在"合"字上下功夫,切实做到深度合作、融合发展、综合服务、合力推进。

(二)深刻理解医养结合的任务使命,明确功能定位和服务质量

医养结合以老年人健康为中心,整合了医疗、护理、康复、生活照料、精神慰藉等各类服务,要让每一位老年人生活得安心、静心、舒心,健康长寿,安享幸福晚年,它不仅有利于把养老服务中所需要的各种专业服务融合在一起;更有利于降低老龄化、高龄化带来的失能风险,对积极应对人口老龄化具有重要战略意义。

(三)深刻认识兜底保障和市场配置作用,推进养老服务多层次发展

充分发挥政府主导作用,明确政府和市场定位和重要职责就是兜底保障,着力保障特殊困难老年人的养老服务需求和改善失能老年人的长期照护,政府资源、包括资金投入、设施建设等要更多的用于经济困难失能老年人群体的养老服务。支持城乡兴建一批面向经济困难失能老年人的老年养护院和医养结合的养老设施。发挥社会主体作用,高端养老服务要更多地交给市场调节,鼓励和引导社会资本更多地兴办具有失能老年人照护能力的养老机构,满足不同层次的服务需求。

(1)医养结合内容还比较单一,有了疾病诊疗,还要进一步加强康复护理、健康管理、人文关怀和精神慰藉等服务。

(2)医养结合覆盖不够全面,推进养老机构医疗机构医养结合的多,推进居家社区医养结合的相对少。

(3)医养结合推进方法形式还比较单一。

第二节 "医养结合"现状与政策

一、现状与模式

(一)医养结合是近几年逐渐兴起于各地的一种新型养老模式

(1)由于其将现代医疗服务技术与养老保障模式有效融合,实现了"有病治病、无病疗养"的养老保障模式创新,也已经成为政府决策部门及学者们共同关注的热点问题。

(2)随着人口老龄化、高龄化的加剧,庞大的慢性病老年群体,对医疗、护理、康复的依赖将越来越严重,对医疗卫生和养老服务体系都带来巨大的挑战。

(3)老人慢性病康复时间长,往往是治疗结束,而护理、康复未结束,老人担心出院后没有专业护理又不愿回家,造成大医院占床严重,这就形成了恶性循环,既影响

医院的床位周转，又进一步加剧了医院住院难的问题。

（4）在"未富先老"的背景下，深度老龄化挑战的巨大压力已经对现有养老保障体系提出了日益严峻的考验。作为社会养老的一种创新模式，医养结合将现代医护技术与养老服务相融合，满足了老年人群的特殊需求，提高了老年人生活质量，适应了老龄化发展的形势，实现了养老模式的新突破，应该成为发展中国特色养老事业的必然选择。

（二）四种模式

（1）鼓励原有医疗卫生机构开展养老服务。现有的医院、社区卫生服务中心，只要有条件就可以开办养老服务。结合当前公立医院改革，原来的医疗机构可以转变成康复医院或护理医院，为周围社区提供综合的、连续的养老医疗服务。比如，上海建工医院开设一家护理院，北京的八里庄服务中心申请了一个护理院的资质。

（2）原有的养老机构可增设医疗服务资质。我国目前大多数的养老机构没有医疗资质，国家卫生计划生育委员会印发了养老机构医务室、护理站的基本标准，对设置在养老机构内的医务室、护理站，从人员、房屋、设备、制度等方面做出规定。有条件的养老机构还鼓励它开设老年病医院、专科医院、护理医院、康复医院等专业医疗机构。

（3）医疗机构与养老机构协议合作。这种情况目前比较普遍，很多社区，养老院就建在社区服务中心附近，社区卫生服务中心可以定期上门巡诊，遇到紧急情况社区服务中心也能及时处理，及时转诊。

（4）医养结合进社区、进家庭。这主要依靠社区卫生服务网络，通过推行家庭医生模式，为社区老人提供上门服务。

（三）优化模式

（1）长期照护的医养结合模式。这种模式的服务对象比较特定，满足以下特征之一就是其服务的范围：① 生活完全不能自理或半自理（Barthel 指数评定为中度或重度依赖），家庭和社区卫生服务无法满足其需求者，如长期卧床、瘫痪或身体残疾、机体功能衰弱等；② 接受急性期治疗后的恢复期，须继续治疗及专业护理者，如长期置管、伤口需频繁换药、持续呼吸道维护和管理、康复治疗等；③ 重症疾病（如癌症）晚期，需临终关怀和姑息治疗者；④ 认知障碍者，如被确诊为失智、老年精神病患者。服务提供机构有三类：护理院、护理型医院和大型综合医院，其中护理院以病情稳定、疾病诊断明确的患者为主，护理型医院与大型综合医院的照护单元收治的患者病情较危重、专科性更强。服务内容主要包括：疾病的治疗护理、基础护理、专业康复服务、社会心理支持、后勤保障服务以及特色服务等。"医养结合"养老服务的内容提前介入，加强对老人慢性病的预防，尤其要预防对老年人日常生活影响较大的慢性病，这远比疾病治疗更有意义，也能够更好地利用医疗资源。

（2）医养结合居家养老模式。在我国现阶段的人口特征、未富先老的国情和传统观念下，多项养老意愿的调查表明，大多数老年人首选居家养老，老年人希望能在熟悉的社区和家人的陪伴下度过晚年。

政策可行性。扶持和培育居家养老服务企业和机构，上门为居家老年人提供定制服务、家政服务、个性化服务。健全医疗保险机制以及建立健全经济困难的高龄、失能等老年人补贴制度。

卫生资源储备的可获得性。卫生资源是建立医养结合居家养老模式的基础，社区健康管理、家庭医生责任制和家庭病床是目前推行医养结合居家养老模式的有效资源。启动家庭医生责任制或乡村医生签约服务，其主要的服务项目包括健康信息的收集与管理、健康知识的传递与咨询、健康行为的干预与指导、医疗服务的提供与转诊。其次是在患者家中开设病床，由医护人员上门提供治疗。

（四）国内试点工作

（1）有关政策法规。2016年国家民政部、国家卫生计生委员会《关于做好医养结合服务机构许可工作的通知》（民发〔2016〕52号）要求：申办人拟举办医养结合服务机构的，民政、卫生计生部门应当在接到申请后，按照首接责任制原则，及时根据各自职责办理审批，不得将彼此审批事项互为审批前置条件，不得互相推诿。《通知》指出，机构设立养老机构，支持养老机构设立医疗机构。

2016年国家民政部和卫生计生委《关于确定第一批国家级医养结合试点单位的通知》（国卫办家庭函〔2016〕644号）确定北京市东城区等50个市（区）作为第一批国家级医养结合试点单位。

以下介绍几个城市的有关情况。

（2）天津市：养老机构内设医疗机构。康泰老年公寓与长江医院携手，设立了面积近1 000平方米的门诊部，开设了"国医堂"、内科、外科、检验科、B超科、心电图室、治疗室、康复理疗室和药房，在满足老年人的日常身体检查、常规化验、购买药品和康复治疗等多方需求的同时，也能对突发急症老年人进行抢救。

（3）合肥市：医院内设养老机构。合肥滨湖医院依托现有医疗平台，开设无陪护老年科，首次将老年无陪护病房发展成集健康教育、医疗、护理、康复、养老和临终关怀为一体的病房模式，老年人在疾病加重期或治疗期进入住院状态，在康复期和病情稳定期可转为休养状态。将老年人划分为自理型、半自理型、全护理型和临终关怀四种类型，根据不同护理需求确定不同服务内容。入住老年人的住院费和护理费纳入医保。

（4）郑州市：养老机构与医疗机构联手。2012年底，郑州市第九人民医院联合河南省36家养老机构成立了"河南省老年医养协作联盟"。郑州九院依托老年医学专业的技术与服务优势，为全省各地区的养老机构提供人才培养、心理辅导、义诊巡诊和健康教育等方面的专业技术帮扶。同时，各成员单位可通过绿色转诊通道随时将患病老年人转入医院住院治疗，经医院治疗好转或痊愈的老年人再送回养老院，形成了完善的双向转诊机制。医养协作联盟的形成实现了养老机构与医疗资源的整合和共享，最大限度提高了医院床位的周转率和养老床位的利用率。

（5）长沙市：社区居家养老服务中心与医疗机构整合。长沙天心区坡子街街道依托天心区人民医院的专业医疗设备、医疗技术和医护人员队伍的资源优势，建立了生活照料、医疗护理、康复服务和临终关怀为一体的馨园老年人关爱中心。馨园老年人关爱中心设立日常管理办公室、医疗组和生活护理组，通过打造"居家式"的温馨环境，开展专业化的医护服务，为 55～95 岁的自理、半自理以及患有慢性病的老年人提供社区居家养老服务。

（6）青岛市：对老年参保患者试行医疗专护管理。青岛市建立了长期医疗护理保险制度，将残疾、半失能和失能等需要长期护理的参保老年人医疗费和护理费纳入护理保险基金支付范围。护理保险费主要通过调整基本医疗保险统筹基金和个人账户基金比例的方式筹集，财政给予一定补助，用人单位和个人不另行缴费。参保人经评估达到半失能和失能标准并需医疗护理后方可享受护理保险待遇。保险经办机构与定点护理机构之间实行"定额包干结算，超支不补"的费用控制管理办法。青岛市的养老模式有助于优化配置医疗卫生资源，减轻医保基金的支付压力以及老年人及其家庭的经济负担和护理压力，推动医院、社区、患者和医保多方共赢。

（7）老年护养中心探索。重庆医科大学附属第一医院投资兴建的青杠老年护养中心应运而生，该中心依托重医大附一院精湛医疗护理，先进的仪器设备，优秀的管理团队，成为全国第一家将养老与医疗、护理、康复、职业培训融为一体老年养护中心，全国第一家医疗享受国家医保覆盖的老年养护中心。

（五）上海市医养结合工作情况

上海市老龄事业发展"十三五"规划明确了工作目标，其中全市医疗机构与养老机构签约覆盖率 100％；全市老年护理床位达到户籍人口数的比例 1.5％，其中卫生系统和养老机构各承担 50％（即 0.5：0.5）0.75：0.75；有一定规模的养老机构设置医疗机构覆盖率 100％，150 张以上床位的养老机构，除与医疗设施邻近设置或整合设置的，均需内设医疗机构，经医疗保险办公室批准并实行医保联网，都将实现三段结算。

（1）"引"即引入机构模式。各区鼓励养老机构和医疗机构加强合作，近距离规划，签订合作协议，2016 年上海各区县社区卫生服务中心与养老机构完成合作和值协议，覆盖率 100％，有效帮助养老机构解决基本的医疗护理医服务。形成互补、互动、互助、互融的发展格局，充分合理有效使用现有资源，避免重复建设带来的有限资源的浪费。对于普通养老机构，推进医养结合的最佳途径是与邻近医疗机构达成合作协议，开通急救通道，当养老机构的老年人突发疾病、大病时，可以第一时间到邻近的医院得到专业便捷的救治。同时，养老机构可以充任医院的康复病房，由医院的医师到养老机构对患病老人进行诊治，提高照护水平。形成上海在医养结合模式构建过程中的优化模式之一——社区卫生服务机构主导的模式。如静安区临汾路街道社区卫生服务中心与多方养老机构建立密切合作关系。

（2）"设"即内设医疗机构模式。

① 稳步推进养老机构建设医疗机构。上海出台关于医养结合推进工作意见,明确要求和鼓励养老机构内设"门诊部""卫生所""保健站"。明确新建养老机构必须设立医疗机构,原养老机构 150 张床位及以上规定时间完成内设医疗机构,鼓励民办养老机构内部设立医疗机构,并享受与公立养老机构同等的政策。

② 2016 年上海市养老机构共有 702 家,内部设立医疗机构共计 244 家,占34.76%。养老机构设立医疗机构的医疗水平至少应达到一级医院以上,才能较好解决慢性病老人、大病康复老人、绝症晚期老人的医疗需求,真正发挥医养结合服务功能。

(3)"并"即并设机构模式。鼓励有条件的养老机构同时设立护理院,实现院内双向转诊,如长宁区逸仙第二养老院,既有养老机构又设立护理院,实现内部医养护全面养老照护服务。同时也有医疗机构设立养老院,像金山区颛桥社区卫生服务中心、青浦徐泾社区卫生服务中心,大大缓解了养老机构老人医养护方面的需求。

(4)养老机构与社区卫生服务中心机构联合。医院、养老院毗邻而建。上海已在多年前尝试了在郊区社区卫生服务中心一墙之隔新建养老机构,近年又在市区以同样的形式新建养老机构,养老机构与社区卫生中心毗邻而建,仅由一墙之隔或一条走廊互相连通,打破了空间的限制,将医、养功能放在触手可及的范围内,尝试了又一种医养结合的服务模式。如嘉定外岗镇社区卫生服务中心、普陀区桃浦镇社区卫生服务中心等,为养老机构的老人提供了及时、便捷的基本医疗护理和公共卫生服务都取得良好成效。

(5)上海市医养结合社区探索。持续照料退休社区(continuing care retirement community,CCRC),由一个环境优美,兼有 15 分钟医疗急救体系、针对健康老人的大型社区和离市区医院比较近的颐养院组成,通过两个专业服务团队的互补,解决持续性照护的问题。

CCRC 理念是从老人出发,以原居老化为前提,打造和建立一套特有的持续服务体系。2016 年 7 月 18 日,国际标准大型综合医养社区——泰康之家·申园在上海松江正式投入运营。富椿佘山养生社区也随后投入运营。

(六)国内护理院医养结合模式及工作情况

护理院医养结合模式也在不断创新,呈多样化特点。

(1)医疗机构转型护理院开展医养结合项目,如温州市万福医院和湖北省孝感市第一人民医院创办的爱心护理中心。有护理院积极整合医疗资源向医养结合方向发展,如南京市欢乐时光老年公寓、孝感市爱心护理院、蔡甸区(全称)合众优年社区。还有的是利用"互联网十"整合资源提供养老和养生服务,如南京市"家有爸妈"智慧养老服务中心。

(2)社会资源独立建设养老机构内设医疗机构的模式。宝鸡市姜炎养老服务中心是全国和省、市"医养结合"的龙头示范老年公寓。是集医疗、护理、康复、保健、临终关怀和养老等多种功能于一体的医养结合、全程托护式的新型养老护理模式。该中心根据不同老人的具体情况,将入住老年分为自理型、半自理型、全护理型、临终关怀四种类型,并根据收治对象的不同需求确定不同服务内容;根据患者和家属的要求,设置无家属陪护全程托护病房,接受医护人员全天候的精心治疗和护理。包括:疾病护理、专业护理、生活护理、健康评估、安全护理、康复训练、营养支持和文化娱乐等,满足老人们的各种不同需要。

(3) 医疗机构内设养老机构的模式。2000 年 10 月山西省太原精神病医院在全国开创了依托医院创办养老院的先河,成立了山西省太原红十字托老中心,其是由山西省太原红十字协会冠名、由太原市卫生局、太原市民政局批准成立的,针对高龄、病残、失智、失能老人,特别是老年精神障碍、阿尔兹海默病患者持续的医疗护理、长期的生活照料需求创办的,填补了社会福利机构不接收老年精神障碍、阿尔兹海默病患者的空白。太原红十字托老中心对"医养结合"老年护理进行了资源整合方面的创新,综合了医院与养老院的优点,弥补了医院与养老院的缺陷,减轻了家属的经济及精神负担。对入住老年人既能保证专业的医疗护理,又可享受到养老院的住宿、餐饮、娱乐等服务,使患病老人真正感受到"老有所养""病有所医"。推动了"医养结合"老年护理的发展。

二、政策

2015 年,国务院民政部等九部门《关于推进医疗卫生与养老服务相结合的指导意见》提出到 2020 年,符合国情的医养结合体制机制和政策法规体系基本建立,目前"医养结合"政策体制机制建设处于起步阶段,在中国积极应对人口老龄化的大背景下,国家大力扶持和积极倡导"医疗卫生与养老服务业"的全面融合,政策引导和支持力度将逐步加大,政策环境利于医疗卫生与养老服务业的协同发展。2011 年开始国家逐渐提出医养结合工作,并随之颁发了各类文件。

(一) 四个发展目标

(1) 多支柱、全覆盖、更加公平、更可持续的社会保障体系更加完善。

城镇职工和城乡居民基本养老保险参保率达到 90%,基本医疗保险参保率稳定在 95% 以上,社会保险、社会福利、社会救助等社会保障制度和公益慈善事业有效衔接,老年人的基本生活、基本医疗、基本照护等需求得到切实保障。

(2) 居家为基础、社区为依托、机构为补充、医养相结合的养老服务体系更加健全。

(3) 有利于政府和市场作用充分发挥的制度体系更加完备。

老龄事业发展和养老体系建设的法治化、信息化、标准化、规范化程度明显提高。政府职能转变、"放管服"改革、行政效能提升成效显著。

(4) 支持老龄事业发展和养老体系建设的社会环境更加友好。

全社会积极应对人口老龄化、自觉支持老龄事业发展和养老体系建设的意识意愿显著增强,敬老养老助老社会风尚更加浓厚,安全绿色便利舒适的老年宜居环境建设扎实推进,老年文化体育教育事业更加繁荣发展,老年人合法权益得到有效保护,老年人参与社会发展的条件持续改善。

(二)九项重点任务

围绕老年健康工作的重点难点与薄弱环节,将老年健康服务作为中心任务,优化老年健康与养老资源配置与布局,补齐短板,加快推进整合型老年健康服务体系建设。

(1)推进老年健康促进与教育工作,提升老年人健康素养。

(2)加强老年健康公共卫生服务工作,提高老年健康管理水平。

① 做好老年疾病预防工作。做好国家基本公共卫生服务项目中的老年人健康管理服务工作,适当调整老年人健康体检的项目和内容。推广老年痴呆、跌倒、便秘、尿失禁等防治适宜技术,开展老年常见病、慢性病、口腔疾病的筛查干预和健康指导,做到老年疾病早发现、早诊断、早治疗,促进老年人功能健康。

② 推动开展老年人心理健康与关怀服务。启动老年人心理健康预防和干预计划,为贫困、空巢、失能、失智、计划生育特殊家庭和高龄独居老年人提供日常关怀和心理支持服务。加强对老年严重精神障碍患者的社区管理和康复治疗,鼓励老年人积极参与社会活动,促进老年人心理健康。

(3)健全老年医疗卫生服务体系,提高服务质量和可及性。

加强医疗卫生服务体系中服务老年人的功能建设。加强康复医院、护理院和综合性医院老年病科建设。推动基层医疗卫生机构积极开展老年人医疗、康复、护理、家庭病床等服务,提高老年人医疗卫生服务的可及性。推动安宁疗护服务的发展。

(4)积极推动医养结合服务,提高社会资源的配置和利用效率。

① 大力发展医养结合服务。建立健全医疗卫生机构与养老机构合作机制,鼓励多种形式的签约服务、协议合作。支持有条件的养老机构按相关规定申请开办康复医院、护理院、中医医院、安宁疗护机构或医务室、护理站等,重点为失能、失智老人提供所需的医疗护理和生活照护服务。公立医院资源丰富的地区可积极稳妥地将部分公立医院转为老年康复、老年护理等机构。推进医疗卫生服务延伸至社区、家庭。推进基层医疗卫生机构和医务人员与居家老人建立签约服务关系,为老年人提供连续性的健康管理和医疗服务。

② 推动居家老年人长期照护服务的发展。强化基层医疗卫生服务网络功能,积极推广家庭医生签约服务,为老年人提供综合、连续、协同、规范的基本医疗和公共卫生服务。充分利用社区卫生服务体系,培育社会护理人员队伍,为居家老年人提供长期照护服务,为家庭成员提供照护培训,探索建立从居家、社区到专业机构的比较健全的长期照护服务供给体系。

③ 加强老年健康相关科研工作。

(5)加强医疗保障体系建设,为维护老年人健康奠定坚实基础。

① 健全基本医疗保障制度,巩固提高保障水平。

② 进一步加大对贫困老年人的医疗救助力度。

（6）发挥中医药（民族医药）特色，提供老年健康多元化服务。

① 开展老年人中医药（民族医药）健康管理服务项目。扩大中医药健康管理服务项目的覆盖广度和服务深度，不断丰富老年人中医健康指导的内容，推广老年中医体质辨识服务，根据老年人不同体质和健康状态提供更多中医养生保健、疾病防治等健康指导。

② 推动发展中医药（民族医药）特色医养结合服务。鼓励新建以中医药健康养老为主的护理院、疗养院，有条件的养老机构设置以老年病、慢性病防治为主的中医诊室。推动中医医院与老年护理院、康复疗养机构等开展合作。推动二级以上中医医院开设老年病科，增加老年病床数量，开展老年病、慢性病防治和康复护理，为老年人就医提供优先优惠服务。促进中医医疗资源进入养老机构、社区和居民家庭。支持养老机构开展融合中医特色的老年人养生保健、医疗、康复、护理服务。支持养老机构与中医医疗机构合作。鼓励社会资本进入（新建）以中医药健康养老为主的护理院、疗养院，探索建立一批中医药特色医养结合服务示范基地。

（7）以老年人多样化需求为导向，推动老年健康产业发展。

① 积极发展老年健康产业。结合老年人身心特点，大力推动健康养生、健康体检、咨询管理、体质测定、体育健身、运动康复、医疗旅游等多样化健康服务。大力提升药品、医疗器械、康复辅助器具、保健用品、保健食品、老年健身产品等研发制造技术水平，扩大健康服务相关产业规模。

② 推进信息技术支撑健康养老发展，发展智慧健康养老新业态。充分运用互联网、物联网、大数据等信息技术手段，创新健康养老服务模式，开展面向家庭、社区的智慧健康养老应用示范，提升健康养老服务覆盖率和质量效率。搭建智慧健康养老服务平台，对接各级医疗卫生及养老服务资源，建立老年健康动态监测机制，整合信息资源，实现信息共享，为老年人提供健康指导、慢病管理、安全监护等服务。推进医疗机构远程医疗建设，为机构养老人群提供便利服务。

（8）推进适老健康支持环境建设，营造老年友好社会氛围。

推进老年宜居环境建设。建设老年人社会参与支持环境，从与老年健康息息相关的各方面入手，优化"住、行、医、养"等环境，营造安全、便利、舒适、无障碍的老年宜居环境体系。推进老年人住宅适老化改造，支持适老住宅建设。弘扬敬老、养老、助老的社会风尚，强化家庭养老功能，完善家庭养老政策支持体系。

（9）加强专业人员队伍建设，提高队伍专业化、职业化水平。

切实加强老年健康服务人员队伍建设，尽快培养一批有爱心、懂技术、会管理的老年人健康服务工作者。将老年医学、康复、护理人才作为急需紧缺人才纳入卫生计生人员培训规划，加强专业技能培训，大力推进养老护理从业人员职业技能鉴定工作。采取积极措施保障护理人员的合法权益，合理确定并逐步提高其工资待遇。支持高等院校和职业院校开设相关专业或课程，加快培养老年医学、康复、护理、营养、心理和社会工作等方面的专业人才。鼓励医养结合服务机构参与人才培养全过程，为学生实习和教师实践提供岗位。重点建设一批职业院校健康服务类与养老服务类示范专业点。

（三）国家关于医养结合的重要文件

（1）国务院《关于印发中国老龄事业发展"十二五"规划的通知》（国发〔2011〕28号）。明确指出未来医养结合型养老机构的发展方向，强调"政府要投资和鼓励社会资本兴办具有长期医疗护理、康复促进、临终关怀等功能的养老机构，以加强老年护理院和康复医疗机构建设"，要求"加大财政投入和社会筹资力度，推进供养型、养护型、医护型养老机构建设"。

（2）国务院办公厅《关于印发社会养老服务体系建设规划（2011—2015）的通知》（国办发〔2011〕60号）。明确指出现阶段我国社会养老服务体系的内涵，社会养老服务体系是与经济社会发展水平相适应，以满足老年人养老服务需求、提升老年人生活质量为目标，面向所有老年人，提供生活照料、康复护理、精神慰藉、紧急救援和社会参与等设施、组织、人才和技术要素形成的网络，以及配套的服务标准、运行机制和监管制度。

（3）国务院《关于加快发展养老服务业的若干意见》（国发〔2013〕35号）。积极推进医疗卫生与养老服务相结合。推动医养结合发展。各地要促进医疗卫生资源进入养老机构、社区和居民家庭。卫生管理部门要支持有条件的养老机构设置医疗机构。医疗机构要积极支持和发展养老服务，有条件的二级以上综合医院应当开设老年病科，增加老年病床数量，做好老年慢病防治和康复护理。要探索医疗机构与养老机构合作新模式，医疗机构、社区卫生服务机构应当为老年人建立健康档案，建立社区医院与老年人家庭医疗契约服务关系，开展上门诊视、健康查体、保健咨询等服务，加快推进面向养老机构的远程医疗服务试点。医疗机构应当为老年人就医提供优先优惠服务。

健全医疗保险机制。对于养老机构内设的医疗机构，符合城镇职工（居民）基本医疗保险和新型农村合作医疗定点条件的，可申请纳入定点范围，入住的参保老年人按规定享受相应待遇。完善医保报销制度，切实解决老年人异地就医结算问题。鼓励老年人投保健康保险、长期护理保险、意外伤害保险等人身保险产品，鼓励和引导商业保险公司开展相关业务。

（4）国务院《关于促进健康服务业发展的若干意见》（国发〔2013〕40号）。加快发展健康养老服务。推进医疗机构与养老机构等加强合作。在养老服务中充分融入健康理念，加强医疗卫生服务支撑。建立健全医疗机构与养老机构之间的业务协作机制，鼓励开通养老机构与医疗机构的预约就诊绿色通道，协同做好老年人慢性病管理和康复护理。增强医疗机构为老年人提供便捷、优先优惠医疗服务的能力。推动二级以上医院与老年病医院、老年护理院、康复疗养机构等之间的转诊与合作。各地要统筹医疗服务与养老服务资源，合理布局养老机构与老年病医院、老年护理院、康复疗养机构等,形成规模适宜、功能互补、安全便捷的健康养老服务网络。

(5) 发展改革委、民政部等部门《关于加快推进健康与养老服务工程建设的通知》(发改投资〔2014〕2091 号)。加快推进健康与养老服务工程建设的实施安排。养老服务体系主要任务包括为老年人提供膳食供应、个人照顾、保健康复、娱乐和交通接送等日间服务的社区老年人日间照料中心,主要为失能、半失能老人提供生活照料、健康护理、康复娱乐等服务的老年养护院等专业养老服务设施,具备餐饮、清洁卫生、文化娱乐等服务的养老院和医养结合服务设施,以及为农村老年人提供养老服务的农村养老服务设施建设。

(6) 国务院办公厅《关于印发全国医疗卫生服务体系规划纲要(2015—2020)的通知》(国办发〔2015〕14 号)。医养结合。推进医疗机构与养老机构等加强合作。推动中医药与养老结合,充分发挥中医药"治未病"和养生保健优势。建立健全医疗机构与养老机构之间的业务协作机制,鼓励开通养老机构与医疗机构的预约就诊绿色通道,协同做好老年人慢性病管理和康复护理。增强医疗机构为老年人提供便捷、优先优惠医疗服务的能力。支持有条件的医疗机构设置养老床位。推动二级以上医院与老年病医院、老年护理院、康复疗养机构、养老机构内设医疗机构等之间的转诊与合作。在养老服务中充分融入健康理念,加强医疗卫生服务支撑。支持有条件的养老机构设置医疗机构。统筹医疗服务与养老服务资源,合理布局养老机构与老年病医院、老年护理院、康复疗养机构等,研究制订老年康复、护理服务体系专项规划,形成规模适宜、功能互补、安全便捷的健康养老服务网络。

(7) 国务院办公厅《关于印发中医药健康服务发展规划(2015—2020)的通知》(国办发〔2015〕32 号)。积极发展中医药健康养老服务。发展中医药特色养老机构。鼓励新建以中医药健康养老为主的护理院、疗养院。有条件的养老机构设置以老年病、慢性病防治为主的中医诊室。推动中医医院与老年护理院、康复疗养机构等开展合作。

促进中医药与养老服务结合。二级以上中医医院开设老年病科,增加老年病床数量,开展老年病、慢性病防治和康复护理,为老年人就医提供优先优惠服务。支持养老机构开展融合中医特色健康管理的老年人养生保健、医疗、康复、护理服务。有条件的中医医院开展社区和居家中医药健康养老服务,为老年人建立健康档案,建立医疗契约服务关系,开展上门诊视、健康查体、保健咨询等服务。

(8) 十部委《关于鼓励民间资本参与养老服务业发展的实施意见》(民发〔2015〕33 号)。推进医养结合发展。支持有条件的养老机构内设医疗机构或与医疗卫生机构签订协议,为老年人提供优质便捷的医疗卫生服务。各级卫生计生行政部门要对养老机构设立医务室、护理站等医疗机构给予大力支持,积极提供便利;按规定进行设置审批和执业登记。

养老机构内设医疗机构符合职工基本医疗保险、城镇居民基本医疗保险和新型农村合作医疗定点医疗机构条件的,要按规定申请纳入定点范围。在定点医疗机构发生的符合规定的医疗康复项目费用,可按规定纳入基本医疗保险支付范围。

扶持和发展护理型养老机构建设。对民间资本投资举办的护理型养老机构,在财政补贴等政策上要予以倾斜。

要将养老机构内设医疗机构及其医护人员纳入卫生计生行政部门统一指导,在资格认定、职称评定、技术准入和推荐评优等方面,与其他医疗机构同等对待。

加强对养老机构中医师、执业护士、管理人员等的培训,强化医养结合发展的人才保障。鼓励医师和执业护士到养老机构、医疗机构中提供服务。

促进医疗卫生资源进入社区和居民家庭,加强居家和社区养老服务设施与基层医疗卫生机构的合作。

(9)国务院办公厅《转发卫生计生委等部门关于推进医疗卫生与养老服务相结合指导意见的通知》(国办发〔2015〕84号)。

明确五方面重点任务:一是建立健全医疗卫生机构与养老机构合作机制。鼓励养老机构与周边的医疗卫生机构开展多种形式的协议合作。通过建设医疗养老联合体等多种方式,为老年人提供一体化的健康和养老服务。二是支持养老机构开展医疗服务。养老机构可根据服务需求和自身能力,按相关规定申请开办医疗机构,提高养老机构提供基本医疗服务的能力。三是推动医疗卫生服务延伸至社区、家庭。推进基层医疗卫生机构和医务人员与社区、居家养老结合,与老年人家庭建立签约服务关系,为老年人提供连续性的健康管理服务和医疗服务。四是鼓励社会力量兴办医养结合机构。在制订医疗卫生和养老相关规划时,要给社会力量举办医养结合机构留出空间,鼓励有条件的地方提供一站式便捷服务。五是鼓励医疗卫生机构与养老服务融合发展。统筹医疗卫生与养老服务资源布局,提高综合医院为老年患者服务的能力,提高基层医疗卫生机构康复、护理床位占比,全面落实老年医疗服务优待政策。

(10)民政部、卫生计生委《关于做好医养结合服务机构许可工作的通知》(民发〔2016〕52号)。《通知》要求,申办人拟举办医养结合服务机构的,民政、卫生计生部门应当在接到申请后,按照首接责任制原则,及时根据各自职责办理审批,不得将彼此审批事项互为审批前置条件,不得互相推诿。《通知》指出,支持医疗机构设立养老机构,支持养老机构设立医疗机构。《通知》要求,各地民政、卫生计生部门高度重视做好医养结合服务机构许可工作,加强沟通、密切配合,打造"无障碍"审批环境。

(11)民政部、卫生计生委《关于确定第一批国家级医养结合试点单位的通知》(国卫办家庭函〔2016〕644号)。确定北京市东城区等50个市(区)作为第一批国家级医养结合试点单位。通知要求各试点单位要结合实际,统筹各方资源,全面落实医养结合工作重点任务;要在各省级卫生计生部门和民政部门的指导下,制订年度工作计划,建立部门协作、经费保障和人员保障机制,加强管理,确保试点取得积极进展,收到良好社会效果。同时指出各省(区、市)要积极探索地方医养结合的不同模式,并积极协调解决存在的困难和问题,2016年底前每省份至少启动1个省级试点,积累经验、逐步推开。国家卫生计生委和民政部将会同相关部门适时组织督导调研。

（12）《人力资源社会保障部办公厅关于开展长期护理保险制度试点的指导意见》（人社厅发〔2016〕80号）。协同推进长期护理服务体系建设和发展。积极推进长期护理服务体系建设，引导社会力量、社会组织参与长期护理服务，积极鼓励和支持长期护理服务机构和平台建设，促进长期护理服务产业发展。充分利用促进就业创业扶持政策和资金，鼓励各类人员到长期护理服务领域就业创业，对其中符合条件的，按规定落实相关补贴政策。加强护理服务从业人员队伍建设，加大护理服务从业人员职业培训力度，按规定落实职业培训补贴政策。逐步探索建立长期护理专业人才培养机制。充分运用费用支付政策对护理需求和服务供给资源配置的调节作用，引导保障对象优先利用居家和社区护理服务，鼓励机构服务向社区和家庭延伸。鼓励护理保障对象的亲属、邻居和社会志愿者提供护理服务。

（13）国务院办公厅《关于全面放开养老服务市场提升养老服务质量的若干意见》（国办发〔2016〕91号）。建立医养结合绿色通道。建立医疗卫生机构设置审批绿色通道，支持养老机构开办老年病院、康复院、医务室等医疗卫生机构，将符合条件的养老机构内设医疗卫生机构按规定纳入城乡基本医疗保险定点范围。鼓励符合条件的执业医师到养老机构、社区老年照料机构内设的医疗卫生机构多点执业。开通预约就诊绿色通道，推进养老服务机构、社区老年照料机构与医疗机构对接，为老年人提供便捷医疗服务。提升医保经办服务能力，切实解决老年人异地就医直接结算问题。探索建立长期护理保险制度，形成多元化的保险筹资模式，推动解决失能人员基本生活照料和相关医疗护理等所需费用问题。

（14）民政部、国家发展改革委《民政事业发展第十三个五年规划》（民发〔2016〕107号）。《规划》提出，统筹医疗卫生与养老服务资源布局，支持养老机构开展医疗服务。重点发展医养结合型养老机构，增加养护型、医护型养老床位，提高养老服务有效供给。到2020年每千名老年人口拥有养老床位数达到35～40张，其中护理型床位比例不低于30%。

三、国家级医养结合试点城市案例

（一）河北省国家级医养结合试点城市工作

河北省2017年重点推进石家庄、邯郸、邢台、保定市国家级医养结合试点地区创新管理机制和服务模式。

建设京津居民康养休闲首选地。围绕京津居民养生健康养老需求，依托草原冰雪、温泉地热、海滨海岛、避暑气候和自然山水等资源，加快运动康体、温泉养生、避暑疗养、森林养生等康养休闲区建设，打造京津居民康养休闲首选地。

建设中医药健康旅游基地。坚持功能复合、产业融合，加快推进安国中医药养生园、石家庄以岭健康城、内丘扁鹊中医养生基地、滦平中药材种植基地等示范基地建设。发挥医药产业优势，支持石家庄市开发健康体检、医学美容、养生护理、医疗保健等健康旅游项目。支持秦皇岛、邯郸等市,深入挖掘长寿养生文化内涵,积极开发长寿养生、康体保健、健康农园等康养产品,打造"候鸟式"养老旅游基地。

（二）贵阳市国家级医养结合试点城市工作

贵阳市积极指导以规范管理运营为目标的社会养老运营模式。为规范养老服务机构行政许可的申请、受理、审查等各个环节,坚持建管并重以管促建,事前审批与事后监管相结合,保障入住老年人和养老机构合法权益。按照实施"数据铁笼"反腐行动计划的要求,将养老机构设立许可的申办纳入民政"数据铁笼",充分运用数字化、信息化手段,建立公开透明、便民高效的数据服务平台,优化、细化、固化权力运行流程和办理环节,实现网上办公、网上审批、网上执法,让权力在"阳光"下运行。在确保政府兜底职能的同时,积极开展"爱心护理""临终关怀"等活动,有效解决了低收入老人,经济困难的失能、半失能老人的供养和服务保障。2016 年安排市级福彩公益金 365 万元划给市、区(市、县)104 家福利机构进行消防安全改造资助。积极支持、扶持民办养老机构建设,2016 年全市通过以奖代补、政府购买等方式,发放民办养老机构运营补贴 99.63 万元,发放建设补助 24.71 万元。

贵阳市积极推进以"医养结合"为主的养老服务模式。2016 年,继续推进云岩区曦阳老年公寓和康园老年公寓与贵阳市第三人民医院、观山湖区养老服务中心与贵州省中医一附院合作,开展"医养结合"模式;按照《贵阳市人民政府市长办公会议纪要》(2016 第 6 次会议)要求,已将购买乌当区中心敬老院资金 3 564 万元拨付给乌当区,现曦阳老年公寓项目已开始运营,正在开发二期;为推进全市医养结合工作,确定云岩区、乌当区为医养结合示范区,确保示范工作取得良好的效果,根据市政府安排,划拨云岩区、乌当区医养结合试点经费各 200 万。目前,贵阳市有养老产业项目 11 个,其中开工项目 7 个,分别是云岩区社区养老服务体系建设项目、南明区老年公寓、贵阳市曦阳老年养护院、神奇智能化养老综合体项目、贵阳市六广河大峡谷温泉度假养生养老园、修文县刘长镇养老服务中心、修文县养龙司镇养老服务中心,完成投资 6.76 亿元。

（三）烟台市国家级医养结合试点城市工作

烟台市按照"政府主导、社会参与,融合发展、全面覆盖"的总体思路,以"四种模式"助推医养结合多元化发展,以"七个融合"促进医养结合跨界发展。涌泉康护中心"大医疗＋小养老",医疗为主,养老为辅的模式是烟台创新推出的"四种模式"之一。此外,还有"大养老＋小医疗""医疗、养老并重""分散养老＋医疗网络"等模式。

在街道和社区,烟台推广"分散养老＋医疗网络"模式,利用居家养老服务信息平台和城市、农村医疗卫生服务资源,为居家老人提供优质便捷的养老医疗服务。目前,全市社区居家养老服务设施总数达到 1 071 处,邻里互助点 713 处。

烟台市注重医养服务与多业态融合发展、配合联动,促进医养服务与医药产业、中医养生保健、旅游、体育、文化、智能化、关爱计生家庭这"七个融合",整合结合,构建多业态、多需求的养老链条,为老年人提供全方位、多层次的养老服务。

（四）沈阳市国家级医养结合试点城市工作

沈阳市 2017 年 7 月启动"中医 1.2.6 三级医养模式"全国示范区项目。在沈北区建设 5 家医养结合居家养老服务中心，努力实现"在医疗中融入养老元素，在养老事业中彰显中医元素"的医养结合新格局。构建成以中医养生和慢病管理为特色，以居家养老为主、社区养老为辅、机构养老为支点的全生命周期健康管理三级养老服务体系。中医 1.2.6 健康法，就是指阴阳失衡是疾病的 1 个根本原因，只有"阴阳平衡，阴平阳秘"，人才能健康。导致阴阳失衡的原因有 2 种：内因和外因。内因包括喜、怒、忧、思、悲、惊、恐等人的七种情绪，即内伤七情；外因包括风、寒、暑、湿、燥、火六种外感病邪，即外伤六淫。要恢复阴阳的平衡，必须通过 6 种手段：即中药、药膳、经络、导引、情志及风水六种治疗方法。

（五）北京市海淀区国家级医养结合试点城市工作

北京市海淀区医养结合服务中心于 2017 年 7 月 1 日揭牌，海淀区计划生育特殊家庭服务中心及北太平庄地区养老需求综合评估站也在这里同步成立。医养结合服务中心承担着海淀全区医养结合工作的业务指导和枢纽功能，致力于打造"生命全周期、健康全呵护"的国家级医养结合示范点，未来提供的服务可辐射北太平庄地区 34 个社区的 22.6 万居民。

医养结合服务中心在开展特色医养结合（含居家养老）试点服务的同时，还将开展流动人口基本公共卫生计生均等化服务、海淀区孕产妇健康服务示范点创建、海淀区老年人健康档案信息数据分析、为医养服务人才提供培训（暨为京津冀地区育龄妇女转岗再就业提供实训基地）、提供智能化医养结合服务体验、搭建辐射全国的北京健康教育、健康促进、健康管理平台、计划生育特殊家庭医养结合服务等工作。

（六）上海市普陀区国家级医养结合试点城市工作

在医养结合试点建设中，普陀探索健康云平台，远程服务接通养老院；搭建医家平台，指尖"点单"服务到家；打造老年照护统一需求评估信息管理平台，实现老人等级评估信息的自动管理和居家老年照护、养老机构、护理院等老年照护服务的自动转介等，取得了初步的成效。在此基础上，普陀区已把"医养结合"逐步推广到全区。《普陀区医养结合服务圈规划》统筹规划了"十三五"期间各类医养结合服务机构布局。今后，将建立社区卫生服务机构与社区养老机构的协作机制，在区医养结合服务网上整合各类平台，打造适合所有老人的"医养结合"服务圈。

（七）上海市静安区医养结合试点工作

开拓居家医养结合新模式，即街道综合为老服务中心内设社区卫生站点、多功能健身康复中心、居家养老服务站等功能模块，实现居家养老和机构养老的互动，使居家养老机构化、机构养老就近化。在这种"不离家的社会养老"或是"没有围墙的养老院"模式下，居家老人不再属于传统意义上的居家养老，而是通过社区被纳入社会化养老服务体系；机构照料也有了新的功能定位，通过社区将自身的专业化养老、护理、医疗、康复服务辐射到有需要的居家老人。

四、构建"医养结合"工作价值与路径

（一）价值

（1）价值定义。价值词语解释是体现在商品里的社会必要劳动或积极作用。

从经济学角度来讲，价值泛指客体对于主体表现出来的积极意义和有用性。

从哲学角度来讲，价值属于关系范畴，从认识论上来说，是指客体能够满足主体需要的效益关系，是表示客体的属性和功能与主体需要间的一种效用、效益或效应关系的哲学范畴。价值作为哲学范畴具有最高的普遍性和概括性。

（2）构建医养结合工作价值。

① 通过医养结合可以增强养老机构的服务能力，扩展其服务范围，从而提升养老机构入住率。

② 能够扩宽医疗机构的服务范围，增加医疗机构业务量。

③ 能够提高老年人的生活水平和生命质量，提升全区养老服务水平。

④ 有利于促进医疗机构的结构调整和合理布局，有效改善医疗机构布局不合理、医疗资源分配不均的现状。

⑤ 服务体系更加健全，生活照料、医疗护理等可以覆盖更多的老年人群。

⑥ 产业规模显著扩大。以老年生活照料、老年健康服务、老年体育剑圣、老年文化娱乐等为主的养老服务业全面发展。

⑦ 发展环境更加优化。养老服务业政策法规体系建立健全，行业标准科学规范，监管机制更加完善，服务质量明显提高。

（二）体制

在体制机制构建上，需要以服务人群为导向，以服务需求为基础，以服务内容为支撑，对服务人群进行评估并分级管理，对服务机构加以实施监管。

（1）结合我国实际，参考各地、上海各区的做法，鼓励养老机构和医疗机构近距离规划，签订合作协议，是推进医养结合的最佳途径。形成医养结合优化模式，即社区卫生服务机构主导模式。

（2）稳步推进养老机构建设医疗机构。根据上海市医养结合精神，明确了十三五医养结合各项目标任务，并鼓励和引导社会力量在养老机构中，创办医疗机构，并给予公办和民办养老机构同等待遇。形成医养结合模式构建过程中的优化模式之内置医疗机构模式。

（三）信息构建

国家卫计委提出"3521工程"，建设基于健康档案的区域卫生信息平台。该平台将全面覆盖到养老机构，养老机构的老年人90%都有慢性病，应尽早纳入卫生医疗部门的监控范围内。实现养老院和社区卫生服务中心的管理平台对接，在达到规模的养老院建设体检中心，配备检测设备，为老年人提供远程医疗、远程智能健康管理服务。

医养结合管理系统是利用"医养一体化"的发展模式,以客户"从出生到死亡"为全周期,集医疗、健康、养生、养老等为一体的云存储动态健康档案,把老年人健康医疗服务放在首要位置,将养老机构和医院的功能相结合,把生活照料和康复关怀融为一体的新型养老服务模式。

首先,系统提供的医疗模块包括:医护工作站、药房管理、EMR 管理、体检管理、理疗管理、评估管理。为养老机构医护人员提供多种评估标准,为老人入住和护理提供信息支持。对住院老人进行医嘱管理,填写电子病历及填写入院评估、医嘱、执行单、理疗情况、老人自备药等情况的管理及记录。以图表形式简洁明了的展示老人健康数据变化情况,并结合老年人病历及健康档案,提供与之匹配的各种理疗套餐建议。

其次,提供一站式的养护模块,包括接待管理、居住管理、膳食管理、居家管理等。实现养老机构的来访登记及预约床位,并可以实现将接待或预约老人直接转入住,以及办理入住签约,办理退住等,可记录及分析日常接待来访和预约情况,也可快速查询老人详细信息,通过房态图可以直观地查看各楼层床位使用情况,包含:已入住、空床、请假、外出就医、留观等状态。

(四)评估指标体系构建原则

(1)护理院医养结合需要规范的评估系统,实现医保覆盖的医养结合,需要一套完整、科学的入院评估、动态评估系统。根据老年人不同状态提供服务的完整的评估系统。

(2)逐步形成较为规范的评估体系。对老年人的健康状况、生活自理能力及社会关系等方面进行综合健康评估和专科评估。

(3)评估指标体系以服务评估为基础,明确医养结合的服务对象。为真正迫切需要医养结合服务的,主要是需要中长期专业医疗服务的老年人,包括患有老年慢性病、重症疾病、易复发病、大病恢复期老人、残障老年人等,即失能、半失能老年人与老年慢性病和恶性疾病患者。服务以生活护理服务、精神慰藉服务为基础,医疗诊治服务、大病后康复服务以及临终关怀服务等为重点。针对老年人养老服务需求,定性、定量出台评估指标体系,做到合理利用现有资源。

(4)健全民政服务质量评价体系。养老护理机构为服务部门,养老服务质量对老人生活质量的影响重大,重视养老服务机构质量管理,建立适合上海的养老护理机构质量评价体系,是实现持续质量改进的有效途径。逐步完善从老年人入住到服务全过程的质量管理体系,健全行政监督机制。

五、医养结合存在的问题

(一)法律保障和制度支持层面尚无对应法律制度

国际上一些国家都有《老年健康法》,也有老年人长期治理保险制度,但是这两个重要的法律制度在中国目前没有,特别是老年人长期保险护理制度,这是推进我国健康养老重要的制度保障。

（1）政策不到位及法律制度层面的问题。在很多地区还缺乏建设专项和内设医疗机构没有运行补贴，导致推行医疗全覆盖的难度，有规模的养老机构，不愿意内设医疗机构，费用高无法支撑，医养结合医疗政策还没有医保政策，还不是医保定点单位，入住老年人医保报销问题没有解决，某种程度上制约了医养结合的方案。

（2）流程烦琐，标准高：内设医疗机构必须按照《上海市企事业内设医疗机构标准化建设基本标准》建设审核，标准中的诸多规定限制了内设医疗机构的批准流程，降低审批的效率。

（3）对医务人员的保护不到位，医生在入户服务的时候发生事故怎么解决？服务收费怎么收费？规范是什么？标准是什么？这些缺少操作性很强的政策制度。

（二）主管部门交叉重叠，责任不明晰

（1）从各地实践情况看：业务主管部门交叉重叠、责任边界不明晰是当前"医养结合"养老模式实践面临的最大困难。

（2）从业务范围看：按照我国现行部门行政管理体制，养老保障业务涉及的主管部门是民政及人力资源与社会保障部门，而医疗保障业务涉及的主管部门除民政、人力资源和社会保障部门外，还涉及各级卫生和计划生育委员会等部门。

（3）从管理机构看：全国各类型养老机构大多隶属于民政部门主管，而医疗机构隶属于卫生部门主管，涉及医疗保险费用则由人社部门主管，甚至在个别地区的试点中还涉及由发展和改革委员会等部门负责。部门与部门之间的交叉重叠管理直接导致"医养结合"处于"多龙治水"的管理局面，而且部门间职责界定模糊，极易出现利益纷争、甚至责任推诿，阻碍"医养结合"养老模式的健康发展。

（三）养老机构服务定位偏误，阻碍自身发展

作为一种养老模式的创新探索，准确定位是"医养结合"健康、快速发展的重要保障。就目前各地实践所表现出的问题看，具备公立、民营大型、专业化较高等特点的养老或医疗机构基于自身已有基础，能顺利增设"医＋养"业务。但在不少已开展"医养结合"服务的机构中，一些决策部门存在为完成各项指标和任务，在定位、布点和功能上，存在脱离实际、并不受到欢迎的现象，如一些大型国企，甚至央企，盲目定位高端市场，过多追求服务高端人群，不能很好地契合本地区的经济发展水平、消费水平、人口结构等实际养老需求，严重影响了养老机构的入住率。

（四）社会力量参与医养结合发展的积极性有待于调动

近年来养老机构数量不断增加，服务规模不断扩大，截至 2016 年城乡养老机构已发展到 4.18 万个，养老床位 365 万张，上海千名老年人拥有养老床位达到 19.7 张，但这一比例不仅低于发达国家 50%～70% 的平均水平，也低于发展中国家 20%～30% 的水平。养老机构不仅总量不足而且结构性短缺的问题表现得更为突出，服务项目偏少，养老服务设施功能不完善、利用率不高，与百姓需求相比还有很大差距。

2016 年 11 月份的国家文件明确提出要推动社会力办医养结合的机构。利用市场的力量,但是医养结合产业发展中,控制率高的养老机构,都缺乏医疗资源的保障。养老机构与医疗机构设置规划未能有效衔接,养护型、医护型养老机构建设不足,护理床位比例偏低,养老机构内设医疗设施功能不完善;政府层面来讲,还有投融资,土地使用,财政方面,进一步明确相应的政策,需要支持民营的社会力量办医养结合机构。

（五）医务人员严重匮乏

目前我国各类养老机构达 4 万多家,但真正具备医疗服务能力的只有 20%。有限的医疗资源难以满足不断高涨的需求,尤其是医养结合的需求。在养老院工作的临床一线医护人员日益匮乏,医护岗位多为退休人员,仅能维持短期效果,但从养老机构长远发展,开展医养结合工作来说,亟须培养和储备年轻的医护人员和管理人才。绝大部分老人都在家养老,并不住在养老机构里,他们能得到的医养结合服务少之又少。专业的护理人员需求量大,缺口大,亟待加强培养,下一步需要在医护人员的培养和培训方面再下功夫。同时加大老年医学、护理学专业及康复治疗是护理员的培养力度。目前我国养老制度为 9 064,90% 还是居家的,但是失能老人目前有 1 200 万,还是应该在机构得到专业护理。

（六）服务能力欠缺

在居家和社区养老中,老年人最关注日常护理、慢性病管理、健康教育等服务。目前,很多社区养老服务设施与社区医疗卫生服务结合不紧密,通常只能提供日间照料服务,不能满足高龄、失能老年人生活照料和医疗护理叠加的服务需求。在机构养老中,老年人大多患有多种疾病,对医疗服务需求强烈,但由于医务人员工资待遇低、职称评聘受限较多等原因,再加上硬件配置不足,医疗服务能力难以满足入住老年人需求。这导致养老机构高端管理人才和护理等专业人才匮乏,流动性大,机构可持续发展程度低。

（七）公办与民办养老机构存在较大差距

公办养老机构和不同级别的民办养老机构本就存在较大差距,公办养老机构"一床难求",民办养老机构两极分化:高端机构有能力开设医疗机构,但是只能满足小部分经济条件好的老人需求,中低端机构没有能力开设医疗机构,有医疗需求的老人无法获得有效的医护服务,难以促进其健康水平的提升,因此养老机构开设医疗机构有可能会加剧不同类别和不同层次的养老机构的分化,进而使得不同经济条件的老人的健康水平差距进一步拉大,不利于健康公平的实现。

（八）养老理念制约

我国现在仍然以死亡率和人均预期寿命等指标衡量健康状况,但是长寿并不代表健康,人口平均预期寿命反映的是生命的长度,人口健康预期寿命才能反映生命的质量。单纯寿命的延长并不是生命质量的提高,是没有价值的,健康寿命比寿命更重要。老有所托、老有所养并不是老年保障的最终目标,提高老年群体生活质量与幸福指数,实现"健康老龄化"才是我们今后应该努力追求的方向。医养结合养老模式在我国刚刚起步,虽然社会舆论关注度较高,但在当前医疗卫生资源紧张、养老服务供需不平衡的情况下,如何高效利用医养结合形式满足日益增长的"健康养老"需求,规避可能存在的"套保""逆向选择"等道德风险,还需要充分利用媒体、宣传标语、社区活动等多种形式加大宣传、解释力度,转变人们的传统养老理念,培养全社会"健康老龄化"的思想共识,为医养结合的顺利开展创造良好的社会氛围。

六、护理院医养结合试点工作发现的问题

(一)护理院医养结合服务模式的发展尚未得到足够重视

仍有"重医疗、轻护理"的观念,使得对护理院的医疗服务减弱,医养结合护理院的发展未得到足够重视,医院更愿意为患者提供治疗性服务,造成护理院开展医养结合护理工作的数量有限。

(二)养老护理机构功能定位不清晰

目前养老护理机构在服务对象、服务项目及服务能力和素质方面都没有明晰的界定。养老护理结构并不完全需要同综合医院相同的专业卫生服务,只需要进行日常的护理项目。况且,新型两级医疗服务体系承担了部分医疗卫生服务,致使养老护理机构在服务对象、服务项目及功能方面不明确,不利于养老护理机构的成长及发展。

在国家提议建立医养结合的养老护理机构的相关政策出台后,目前各地在建立养老护理机构方面还没有形成明确的落地内容,所以养护机构出现了建设不规范、功能不健全及布局不合理等现象。

(三)服务提供者能力及素质有待提高

养老护理机构的护理人员工作强度大,待遇低,年轻护理人员不能吃苦耐劳,而35岁以上的护理人员承担养家糊口的压力大,所以养老护理机构护理人员流动性高,不利于稳定护理队伍的建立。另外,由于缺乏相关专业的培训,该机构的养护人员护理能力不高,再就是护理人员的同理心及耐心还需锻炼。

总之,医养结合服务模式建设的根本问题是政策和实践相脱节,养护机构完全不能跟进政策的制订和指导,政策较为宏观,不能真正细致地给养老护理机构的建设予以指导。

第三节 护理院医养结合工作内涵

一、工作内涵

(一)"医养结合"体制的内涵

通过探索出一个"医养结合"的最佳制度架构,用好的制度架构来回应上述挑战,

创造性建立具有中国特色、符合中国国情的普惠务实的"医养结合"新体制,将有效化解市场化、利益化、金钱化所造成的医疗、养老等领域的社会难题与挑战。在形成科学的"医养结合"体制机制方面,绝不能盲目追求速度,一定要坚持公益、民生导向,宁可水平低些,一定要质量好些,为打造健康中国、应对老龄化挑战提供靠得住的体制机制安排,让"病有所医、老有所养"成为全面建成小康社会的基本特点。

（二）服务内涵

（1）护理院"医养结合"具有整合照料的含义,需要满足资源利用合理化基本原则,包括精准合理的服务定位,政策配套与顶层设计,医疗和养老服务模式有机整合,按供需平衡需要合理配置资源,资源共享避免重置与浪费。

（2）旨在通过多元化的参与主体,为老年人提供一种新型的养老服务。

（3）引入了现代医疗技术,能够提供更加专业、便捷的养老服务,有效提高老年人的晚年生活质量。

（4）适宜护理院中处于大病康复期、慢性病、易复发病患者等无法在传统养老模式中得到良好照料的失能、半失能老人,又适用于较为健康的老年人群。

（5）医养结合是超越传统养老理念中只强调单一性的养老服务,而更加注重养老服务与医疗服务的兼得性,注重老年生活保障需求中"养"与"医"的融合,其优势在于整合医疗和养老两方面的资源,提供持续性的老年照顾服务,能够满足未来高龄、失能、空巢、患病老人的多重生活料理需求。

（三）整合照料

（1）概念。目前,对"整合照料"的概念阐述,大约有175个定义和概念。一般主要散见于欧盟国家的研究报告和政策文件中,中国国内还鲜有提及。总体而言,"整合照料"这个概念没有单一的定义,因为这一术语本身是多元的,涉及不同的学科与专业视角,并与多样化的目标需求相联系。大多数定义将其描述为将输入、提供、服务的管理和组织连接起来以提高服务的质量和效率。本书提到的"整合照料"是指由单一组织提供卫生和社会服务;由一个以上的组织联合（共同）提供卫生和社会服务;连接初级和次级健康照料;在单一部门内连接不同层次的照料,如精神健康服务;连接预防和治疗服务。

（2）整合照料类型。

对"整合照料"有多种分类方法,比较典型的有两个维度:一个是从整合方向考虑,分为"垂直整合"和"横向整合"。前者是对初级照料和次级照料的整合,后者是对健康和社会照料的整合。另一个维度是从功能整合方面考虑,分为"功能性整合""组织性整合""专业性整合"和"医疗整合"。

"功能性整合"即协调关键部门的行动,如资金管理、人力资源、政策规划、信息管理和质量提高等。"组织性整合"是在医疗机构之间创建工作网络、联合、联系或策略性联盟。"专业性整合"是在各机构和组织之内或之间的医疗照料专家间协同工作、联系或策略性联合。"医疗整合"主要是被照料者的照料服务方面协调多元化的个人的、功能性的活动。

另外，如何成功地整合受到两个因素的重要影响："规范的整合"，共同价值在协调的工作和保证健康照料发送的协调中的作用；"系统的整合"，在各种层次的组织上的规则和政策的一致性。

（3）整合照料内涵。主要指针对具有相似需求或问题的群体提供、多方位全面的一套计划详细、实施落实的服务和照料。而具体到老年人，整合性照料应当至少包括以下元素：急性医疗照护、长期照料、社会照顾、老有所居、交通食宿等服务。"整合照料"应当是一个蕴含多层次内容的复杂概念，国外学界普遍认为"整合照料"分为三个层次：第一层次：体系层次，指的是不同管理部门、不同区域间的资源统筹整合。体系层次的整合与政府的强力推动密不可分。第二层次：机构层面，指的是养老服务机构内部或机构间的分工协作。第三层次：个人层面，即增强个体所接受的照料的综合性。

（四）护理院医养结合工作中医药服务

基于医养结合的中医药健康养老服务模式是在养老和医疗资源融合后，将中医药健康养生与"治未病"理念引入家庭、社区、养老机构，做到未病先防、未老先养。这种新型的养老模式强调服务对象、服务提供方、服务内容、服务方式和政策保障五个方面的创新。服务对象不仅包括健康、亚健康老年人，还包括慢性病、残障、恢复期及绝症晚期等生活不能自理的老年人；服务提供方包括各类养老机构、中医医疗机构、基层医疗机构（社区卫生服务中心、乡镇卫生服务站等）、居家养老服务中心和一些社会机构等；服务内容包括医疗、预防、保健、康复、养生等，做到"未老先防、未老先养、既病防变、综合摄养"。可以护理院在开展医养结合融入中医药服务的工作中，在发挥自身能动性的同时，可探索与区域中医医院、社区卫生服务中心中医科进行合作，依托他们的中医专业特长形成中心的特色。也可以由中医医院直接举办养老护理院。

（1）护理院医养结合中医药服务的优势。护理院更注重养生养老，医疗不是主要内容。而中医药是健康养老的重要组成部分之一，中华民族历史数千年，中医药在护佑人民健康及防治疾病过程中发挥了重大作用。追溯《内经》上古天真论，演绎《千金方》导引养生，阅览《养老奉亲书》饮食调摄，有关传统老年医药及养生古籍不胜枚举。面对老龄化不断加快的趋势，中医药所具备的医疗、预防、保健等全方位价值，不仅与医养结合的内涵相吻合，其具有的"简、便、验、廉"等特点，以及所蕴含的哲学智慧、健康理念及其实践经验，可丰富医养结合的服务内容，完善医养结合体系，为实现"老有所依、老有所养"创造条件。国务院颁发《关于促进健康服务业发展的若干意见》，明确提出要提高社区为老年人提供日常护理、慢性病管理、中医保健等医疗服务的能力，全面发展中医药医疗保健服务，提升基层中医药服务能力等，让中医药发挥更大作用。

（2）"治未病"在医养结合中运用。防重于治是中医药"治未病"理念的核心特色,其"未病先防"给医养结合老年人群提供防病理念和防病方法;"既病防变"指导医养结合老年人群在疾病的发生阶段如何有效的控制,要把疾病消灭在萌芽状态;"病后防复"指导医养结合老年人群在疾病痊愈后如何调整机体,防止疾病的复发。通过发挥"治未病"在医养结合中的作用,控制老龄人群疾病的发生、发展,不仅能有效的满足老年人去健康需求,减少医疗负担,还能缓解疾病带来的社会经济问题。

增强体质,防治老年病发生。老年疾病病种较多,病情复杂,患病率较高,常影响老年人获得健康养老。中医药在防治老年疾病具有较为完整的理论体系,可发挥重要作用。大量研究证明,中医药不仅通过药物调养防治老年疾病,同时也可通过饮食调养、运动调养、情志调养、针灸、气功等非药物疗法,增强老年人体质,增加体力及脑力活动,防治老年病的发生。在老年人常见、多发病的冠心病中,中医药防治具有独特优势。《中国药典》记载有 68 种中成药,其中诸如丹参片、速效救心丸等已是临床常用药物。除此之外,通过八段锦、太极、饮食调养等综合调理,配合西医西药的治疗,可以明显改善老年冠心病患者的症状及体征,减少心绞痛的发生,为防治冠心病发挥积极作用。

(3) 中医养生保健在医养结合中实践。护理院拥有较多的护理人员,鼓励护理人员学习中医药知识,提供中医养生保健知识是大势所趋。中医养生保健可以延缓衰老,提高老年人生活质量。衰老是生命发展过程中的必然规律,虽不可抗拒,但延缓衰老却是可实现的。《素问·天年》有记"人之寿,百岁而死"。中医药探索衰老机理,发挥辨证论治和整体治疗的优势。在"治未病"思想的指导下,通过调和阴阳、调畅情志、食疗养生、运动养生等全方面综合调治,做到"未老先防""未老先养""既老防病""综合摄养",在改善老年人健康状况、延缓衰老、提高老年人生活质量方面具有重大作用。亦可以通过护理院工作人员积极引导养老人群应用中医药养生保健知识,普及情志调摄、饮食调养、生活起居、运动健体、穴位按摩等中医养生方法,推广普及太极拳、五禽戏、六段功、八段锦、健身气功、导引等中医养生运动。

(4) 中医药适宜技术在医养结合中的作用。中医药防治老年病内容及形式丰富,具有良好的群众基础,可丰富医养结合的服务内容。在国家中医药管理局百项诊疗技术和推广项目中,包括推广太极拳、健身气功、导引等中医传统运动,开展如中药熏蒸、中药浴足、药膳膏方、音乐疗法和情志疗法等特色疗法。同时,中医药提供的内容具有"简便易行"的特点,操作性及接受度良好,可在一定程度上缓解养老所带来的社会经济负担。

二、护理院开展医养结合工作的优势

(1) 护理院医疗护理资源优势。护理院的医护人员均是国家正规医护院校护理专业毕业的,并进行了护士注册,能够提供规范的医疗护理服务。实施医养结合型护理院模式,为护理院的老年人提供规范的医疗护理服务。

(2) 规范管理优势。医养结合型护理院,住院人群常见的心脑血管疾病、高血压、糖尿病等慢性非传染性疾病能得到规范管理,护理院与基层医疗卫生机构联合为住院人群建立健康档案,为患有慢病的人群建立健康管理档案,定期追踪随访,实现治疗、追踪、随访、康复的一条龙服务,为住院人群慢病的治疗与管理带来极大的便利。

(3) 资源整合优势。护理院的住院人群中有较大的医疗护理服务需求,基层医疗卫生机构有医疗卫生服务能力和业务拓展需求。实施医养结合型护理院模式,既能有效整合双方资源,实现合作共建。又能进一步加强管理,简化操作程序,使住院人群的医疗卫生服务成为一种常态服务,减少了管理环节,优化了服务流程,提升了服务效率。

(4) 政策支持优势。民政部门对护理机构的老年人养老有一系列政策支持。一是政府资金支持;二是医保支持,解决老年人的医保问题;三是简化审批流程,鼓励社会资本举办养老护理机构;四是合理布局,有效整合资源,鼓励各级医院开设护理床位,鼓励开设"医养结合"型护理院;四是鼓励医疗机构与养老护理机构深度合作,建立分工机制,开通绿色通道;五是建立健全护理员培训上岗机制,加强职业技能鉴定工作,研究完善医养结合机构中医护人员职业待遇、社会保险等保障制度;六是鼓励医护人员到医养结合机构开展多点执业,享受与医疗机构执业人员同等待遇;七是加大对从业人员的补助力度,创造更好的就业环境。

第四节　护理医养结合工作的管理

一、护理院医养结合创新性管理

(一) 创新的概念

创新是指以现有的思维模式提出有别于常规或常人思路的见解为导向,利用现有的知识和物质,在特定的环境中,本着理想化需要或为满足社会需求,而改进或创造新的事物、方法、元素、路径、环境,并能获得一定有益效果的行为。

(二) 创新性管理的主要内涵

传统意义的护理院一般仅提供老人的生活照料,环境简陋,护理人员也很少关心老人的精神世界,更不要说改善老人的身体机能。医养结合创新性管理的护理院提出医疗、护理、养老为一体,现代化养老模式。在为老人提供全方位生活护理的同时,还根据老人的身体状况制订康复方案,从而使老年人在养老的同时,身体能得到一定的恢复,从而提高老人晚年的生活质量。

二、护理院医养结合创新管理的发展

(一) 护理院"医养结合"管理机制创新

打破条块分割,理顺"医养结合"管理机制。"多龙治水"的交叉管理格局、模糊的部门职责界限是目前阻碍我国"医养结合"养老模式发展的主要障碍。为此,要理顺"医养结合"养老模式的管理机制需从以下几方面入手。

(1)应打破体制、机制障碍。理顺、规范、明确民政、人社以及各级卫计委等部门在"医养结合"业务上的职责范围,避免部门间条块分割以及权责交叉、重复,杜绝医养结合养老服务资源的无端浪费。

(2)应打破相关主管部门间的壁垒,加强部门协同合作,在严格规范管理的前提下,改进"医养结合"机构资质审批管理方式,加快行政许可和审批速度,提高审批效率。

(3)地方有关管理部门在完善医养结合服务网络建设的同时,应结合区域特色,进一步统筹规划、突出重点、整合产业链资源,将医养结合产业发展与区域发展有机结合。

(二)护理院"医养结合"管理模式创新

拓宽"医养结合"供给渠道,准确供给主体定位。"医养结合"养老模式的主要目的是提供"医+养"的综合性服务,因此,拓宽"医养结合"服务供给渠道的前提是多元化的参与主体结合自身的软、硬件条件,针对面向人群的服务需求,结合自身实际准确定位,充分整合医养资源。

(1)鼓励经营状况不良的一、二级医院,校办、厂办医院等基层医疗单位发挥专业技术优势,向"医养结合"型养老服务机构转型。

(2)鼓励实力较强的三级医院,在满足现有医疗资源供给的基础上,结合自身优势拓宽业务范围,设立养老服务机构。

(3)鼓励规模较大、老年服务需求缺口较大的养老机构通过委托经营、联合经营等方式,吸纳有经营资质的医疗机构参与运营管理,开展医养结合服务。

(4)发挥城市社区卫生服务机构的作用,针对社区老年群体开展家庭出诊、家庭护理、特需服务等延伸性医疗服务,并与大型医院建立定点双向转诊机制,发挥基层卫生服务机构的分级诊疗功能,推进医养结合服务的全覆盖。

(三)护理院"医养结合"服务标准创新

严格监管服务过程,提高"医养结合"服务质量,提出服务标准。目前,我国医养结合养老模式仍处于初步推行阶段,服务内容缺乏统一规范标准、服务质量缺乏监督管理。应坚持"医+养+康+护"一体化服务原则,根据服务对象的健康评估情况和养老需求,提供相应层次的医养服务。具体实施可以由卫计委、老龄委、人社部、民政部、社会工作协会、基层老年社会服务中心等部门联合成立全国"医养结合"工作标准化技术委员会。参考国际标准,借鉴发达国家经验,对有关术语、服务宗旨、服务内容、服务形式、服务流程、服务管理、人员要求和服务保障等进行统一规范,制订"医养结合"服务行业标准,严格监管服务过程,正确引导"医养结合"服务工作的发展方向、提高服务质量。同时,随着老年服务需求的日益增长,加快制订有助于"医养结合"养老模式良性发展的法律法规,切实保护医护、养护及受护人员的参与积极性和合法权益。

（四）护理院"医养结合"专业人才创新

加大专业人才培养力度,建立护理院专业养老服务团队。"医养结合"专业人才的缺乏是我国"医养结合"养老模式健康发展的"短板"。目前,我国养老服务劳动力市场普遍存在门槛较低、专业素质不高、流动性较大等特点,大部分老年护理人员主要来自家政服务公司或社会兼职人员,对老年人的生理特征、服务需求等缺乏专业认知,尤其是针对慢性病患以及失能、失智等生活无法自理的老年人,无法满足专业的养老服务需求。应加大"医养结合"专业人才培养力度。

（1）通过在高等院校开设老年护理专业、老年护理相关课程等方式,重点培养该领域的高级专业人才,为未来我国"医养结合"养老模式的快速、高质量发展储备人力资本。

（2）通过在职业技术院校实施全程就业指导、定向培养、与实际部门建立"医养结合"实训基地等方式,加大老年护理专业技能型人才的培养,形成一支训练有素的专业技能队伍。

（3）建立以一、二级医院及社区医疗服务中心等基层医疗单位全科医生为主、其他卫技人员辅助的医养护一体化服务团队,加大绩效考核评估力度,通过激励机制稳定队伍、留住人才。

此外,通过丰富形式的通识教育转变社会养老理念;多举措鼓励社会力量参与医养机构建设;精确区分"医"和"养"的服务内容、核算报销范围、比例;改革医保支付方式;明晰医养机构产权;尽快建立长期照护制度等亟待完善的保障制度。

（五）护理院"医养结合"工作内容创新

医养结合需要进行护理改革,从传统的只重视解决医疗护理问题到解决持续的医疗护理和长期的生活照护问题——"医养结合"长期照护。"医养结合"老年护理机构主要为失能、半失能的老年人提供长期照护服务,就是照护一般持续很长时间,甚至是无限期。需要长期照护的人通常患有短期内难以治愈的各种疾患或长期处于残疾和失能状态。具备为老年人提供突发性疾病和其他紧急情况的应急处置救援服务能力,使老年人能够得到及时有效的救援。

（六）护理院"医养结合"服务对象创新

明确服务对象界定,对于常见慢性病老人,给予医疗加养老的全方位医养结合服务;对于健康老人,由于无治疗项目,养老仍应以生活照料为主,辅之以健康管理、疾病预防等公共卫生服务。处于急性病或慢性病急性发作期的老人,由于治疗时间短、技术含量高、药品和检查费用比重大等原因,应采取医疗机构住院治疗方式解决,养是在后期康复出院后的内容。

（七）护理院"医养结合"宣传手段创新

加大宣传力度,让"医养结合"深入人心。为了让更多的居民了解这一新型的服务模式,让更多的老年人能够安度晚年,真正实现老有所养、病有所医,通过媒体宣传、向居民发放宣传彩页、在社区摆放宣传展板、开放医养结合基地请居民实地参观以及组织老年人在基地进行免费体检等活动，从而大大提升了医养结合服务模式的社会知晓度和关注度。

三、医养结合型老年护理机构组织管理

（一）"医养结合"老年护理人员配备

改革由传统医院的医生、护士组成的医疗护理团队到现在由医生、护士、生活护理员组成医疗护理、生活护理团队。

（二）"医养结合"老年护理服务对象

就是针对日益增长的高龄、病残、失智、失能老人，特别是阿尔兹海默病、老年精神障碍患者解决长期照护的问题，也就是解决"老有所养""病有所医""舒缓疗护""临终关怀"等需求服务。

（三）"医养结合"老年护理服务的内容

由于老年人在生理、心理、社会适应能力等方面与其他人群有不同之处，尤其是老年患者往往有多种疾病共存，疾病之间彼此交错和影响。因此，护理人员必须树立责任制整体护理的观念，提供多层次、全方位的护理。一方面要求护理人员对老年患者全面负责，在护理工作中注重患者身心健康的统一，解决患者整体健康问题；另一方面要求护理业务、护理管理、护理制度、护理科研和护理教育各个环节的整体配合，共同保证护理水平的整体提高。

（1）基础护理。根据老年患者的需求，护工为其提供生活护理，如室内卫生清理、洗漱、更衣、洗澡、擦身、协助老人进食、督促服药、帮助老人购物等生活护理服务。

（2）疾病的治疗护理。加强对慢性病，如高血压、冠心病、糖尿病、心脑血管疾病、恶性肿瘤、老年精神障碍、阿尔兹海默病等慢性疾病的护理干预；为老人提供注射、输液、鼻饲、导尿、灌肠、压疮护理。帮助老年患者改变不良生活方式，科学地控制血压、血脂、血糖等生理指标；为脑血管意外的后遗症、手术后老年患者进行治疗、护理、康复锻炼、康复指导、日常生活自理能力锻炼等。

（3）健康教育。益智训练为失智、失能老人创办怀旧室，提供认知训练场所，利用视、听、触、嗅、记忆辅助物或利用视听设备，如电视机、录音机、录像机配合训练，丰富他们的日常生活，与其交谈，呼唤老人及其亲属的名字，拿一些失智老人熟悉的相片让其辨认，以强化失智老人的记忆。

（4）文化娱乐活动。组织生活自理的老年人开展丰富多彩的文娱活动：游园赏花、太极拳比赛、文娱表演、卡拉 OK、手工编制、制作绢花、种花养鱼等。

四、护理院医养结合的绩效评估

（一）基本概念

（1）绩效，是从经济学引进的一个概念。绩效是绩与效的组合，绩就是业绩、成

果,效就是效果、效益。科研项目的绩效表现为项目的直接产出和成果所产生的经济效益、社会效益、长远影响等。科研绩效评估的着眼点在于考察科研机构的投入和产出,核心是把科研机构、课题、成果、效益等视为一个黑箱,通过对系统的输入和输出进行分析,来考虑其功能和效率是否达到人们的期望。

(2)评估,是根据特定的标准,并采用现代化的手段,对事物进行价值判断的过程。西方权威的韦伯新世界辞典则认为评估是"通报所评判的价值"。

(3)绩效评估,又称绩效考评或绩效评价,是指运用运筹学原理、数理统计和特定指标体系,按照一定的程序,对照统一的标准,通过定量定性对比分析,对工作行为和工作效果,做出客观、公正、准确的综合评判。

(4)护理院医养结合绩效评估,即指运用合理的绩效评估方法和指标体系,按照一定的程序和标准,通过定性定量对比分析,对护理院医养结合的相关工作行为和工作结果,做出客观、公正、准确的综合评判。

(二)护理院医养结合绩效评估分类与意义

(1)护理院医养结合绩效分类。护理院医养结合绩效是指护理院开展医养结合工作经营管理的效益,可分为社会效益和经济效益两个方面。社会效益是综合性的总体概念,是从社会各个方面、各个角度考虑的对社会的影响及总体利益;经济利益是投入与产出的比较,是指以较少的劳动耗费提供质优价廉的护理和医养结合服务。两个效益既相互联系,又相互区别,是对立统一的关系。

(2)护理院医养结合绩效评估意义。护理院进行科学的绩效评估有如下的重要意义:为护理院各类员工的晋升、降职、调职以及聘任与解雇提供依据;为员工的工作数量、质量、效率、效益等进行科学的评估,为薪酬决策提供依据;护理院通过对员工绩效评估的反馈,加强护理院与员工之间的沟通交流,以增强组织的凝聚力和向心力;可以对护理院的员工招聘、工作分配的效果以及团队精神等进行评估;对护理院人力资源的政策导向、培训与教育以及员工的职业生涯规划效果进行评估等;最主要的是对护理院开展医养结合工作提供导向引导,鼓励全院员工和外界资源积极开展医养结合工作。

(3)护理院医养结合绩效评估原则。护理院医养结合绩效评估指标体系是指由表征评价对象各方面特性及其相互联系的多个指标,所构成的具有内在结构的有机整体。一般具有系统性原则、典型性原则、动态性原则、简明科学性原则、可比、可操作、可量化原则、综合性原则。

(三)护理院医养结合绩效评估体系

绩效评估是组织实现科学管理的重要方面,能否实现客观、科学、有效的评价,是决定能否改善组织绩效的关键。而要客观、科学、有效的评价组织绩效,就必须有一套科学、客观、合理的评估体系。我们可以从绩效目标、评估标准、评估主体、评估客体、评估方法、评估指标体系六个方面对非营利医院绩效评估体系进行分析。

(1)绩效评估的目标。绩效评估不是简单的短期行为过程,而是一个长期的系统工程。绩效目标的确定,也必须以护理院的战略为依据,为护理院的战略服务。具体来说,护理院医养结合的绩效目标表现在提高人们健康水平、提供高质量的医养结合服务、提升服务对象的满意度。

(2) 绩效评估的标准。绩效评估的价值取向决定了绩效评估的标准。只有寻求绩效评估合理的价值取向,才能建立科学的绩效评估标准。对于护理院管理、一线、工勤等不同岗位的人员应当制订不同的评估要素,尤其突出医养结合工作所体现的社会效益和经济效益的要素。

(3) 绩效评估主体。绩效评估主体指的是对评估对象做出评估的组织或个人。护理院医养结合的评估主体主要分为社会公众、上级主管部门、护理院自我评估。社会公众是医养结合的受益者,因此可以通过第三方评价开展评估;上级主管部门指民政局、卫计委、医保办公室等,绩效评估的内容也不同;自我评估主要是对全体人员开展运行机制和工作绩效的评估。

(4) 绩效评估的客体。绩效评估的客体是指绩效评估的对象,明确绩效评估的对象是绩效评估的先决条件。护理院医养结合的评估不像护理院评估这样复杂,主要就是针对医养结合工作分为经济效益评估、使命和战略评估、服务效率质量评估、服务能力评估四方面的内容。

(5) 绩效评估的方法。护理院医养结合绩效评估,是运用管理学、财务学、数理统计方法,对护理院医养结合工作在一定时期内的经营状况、运营效益、经营者业绩等进行定量与定性的考核、分析,以做出客观公正的综合评价。

(6) 绩效评估指标体系。指标不是一个一个孤立存在的,它总是作为一个体系建立起来并发挥作用的。所谓指标体系是指根据研究的目的和需要,将有内在联系的、有代表性的重要指标科学地、有机地组合成指针群。护理院医养结合的指标体系要体现社会效益为主,引导工作人员提高医养结合服务质量、效率、能力;兼顾经济效益,至少收支平衡;讲究管理效益,包括机制创新、成本战略、竞争管理等。

(庞连智)

护理院传统医学中医药服务管理

第一节　护理院传统医学中医药服务管理概述

一、传统医学概念

传统医学是世界各国各民族由于地域、人文，主要是疾病发生发展以及医药医疗特点不同传承下来的习惯性医学。是指在现代医学出现之前，已经独立发展起来的多种医疗知识体系。它有别于现代医学的主流体系部分。中医学以及其他国家和地区的古老医学，在国际上被称作传统医学，主要有传统中医学、印度医学及阿拉伯医学等几大理论体系以及各种形式的民间疗法。通常情况下，在亚洲、非洲和拉丁美洲使用"传统医学"一词较多，而在欧洲、北美以及其他发达地区则较多地使用"补充医学"和"替代医学"。

二、传统医学定义

世界卫生组织在 2000 年发布的《传统医学研究和评价方法指导总则》中，将传统医学定义为："在维护健康以及预防、诊断、改善或治疗身心疾病方面使用的种种以不同文化所固有的、可解释的或不可解释的理论、信仰和经验为基础的知识、技能和实践的总和"。传统医学较多的是利用基于植物、动物、矿物的药物、精神疗法、肢体疗法，和实践中的一种或者多种方法来进行治疗、诊断和防止疾病或者维持健康的医学。很多文明古国都有自己的传统医学。

三、中国传统医学

（一）定义

是包括汉族和少数民族医药在内的我国各民族医药的统称，是反映中华民族对生命、健康和疾病的认识，具有悠久历史传统和独特理论及技术方法的医药学体系。

（二）含义

中国传统医学，即中医药学，从世界各国的角度，中国传统医学既包括以汉医药为主体的中医药，也包括蒙医药、藏医药等中国境内尚流传至今的少数民族医药。是中国古代人民在长期的生活、生产实践中不断积累、反复总结同疾病做斗争的经验而逐渐形成的具有独特理论风格的医学体系。中国传统医学是中国各民族医学的统称,主要包括汉族医学、藏族医学、蒙古族医学、维吾尔族医学等民族医学。由于汉族人口最多,文字产生最早,历史文化较悠久,因此,汉族医学在中国以致在全世界的影响最大。在 19 世纪西方医学传入中国以后,汉族医学为了有别于"西方医学",故又有了"中医"之称,因此也有了"西医",即西方医学。

（三）概念

中医学属于世界医疗体系中传统医学的重要一支,至今已有数千年的历史。中医学是研究人体生理、病理,以及疾病的诊断和防治等的一门学科。它是在中国古代朴素的唯物论和辩证法思想影响和指导下,通过长期医疗实践逐步形成并发展成的医学理论体系,也是中国传统文化的重要组成部分。在研究方法上,以整体观为主导思想,以脏腑经络的生理、病理为基础,以辨证论治为诊疗依据。

四、西方医学

（一）概念

所谓西医,通常所指西方国家的医学。关于在现代社会里发展的西医学,该学科的完整名称是"近代和现代西方国家的医学",该学科起源于近代时期的西方国家。是近代时期的西方国家的学者们在摒弃古代西医之后,在物理学、化学、生物学、解剖学基础上发展出来了一门全新的医学体系,而且这门医学体系就是当今国人常说的"西医"。近代和现代西方国家的医学在过去的中国称为新医,与旧医（中医）相对立。

（二）西方医学与中医学的不同

西方医学与中医学是在漫长的历史长河中,产生的不同的医学体系,它们观察人体的角度不同:中医学偏重于整体,侧重于宏观事物间的联系;西方医学侧重于局部,偏重于事物的单个变化,偏重于微观。在临床诊断上,西方医学重辨病,而中医学重在辨证;在用药上,西方医学多用化学合成品,而中医学则以天然药物为主。

西方医学与中医学这两个不同的医学体系在临床和学术研究上各有所长,互相补充,在治疗疾病、恢复人体健康合理运用将发挥更好的作用。

五、中医学的特点及分类

（一）特点

中医学具有独特的理论体系,其基本特点是强调整体观念和运用辨证论治的原则诊断疾病、治疗疾病和防治疾病。

（1）整体观。中国古代哲学以天、地、人"三才"为立论基点,强调天人合一、万物一体,人—自然—社会是一个有机整体,整个世界处于一种高度和谐和协调之中,即所谓"天人合一"观。所以,中医学十分重视人体内外环境的统一性和机体自身的整体性,这是从古至今贯穿于中医学所有领域的思维方式。中医学认为事物都是整体,事物与事物以及事物内部各部分之间是不可分割的,人体是以心为统领、以五脏为中心的有机整体,与社会环境彼此影响、密切相关。

中医学认为人体是一个有机整体,脏器、组织、器官在生理上相互联系,保持协调平衡。正常的生理活动一方面要靠脏腑组织发挥自己的功能,另一方面又要靠它们之间相辅相成的协同作用以及相互间的制约作用,才能维持生理平衡。人体各个部分是以五脏为中心,通过经络系统有机地联系起来,构成一个表里相连,上下沟通,协调共济、并然有序的统一整体。

中医学认为,人体局部的病理变化往往与全身脏腑、气血、阴阳的盛衰有关。诊断时,可以通过外在的变化,判断内脏的病变。治疗时,对于局部的病变,也应从整体出发,确定治疗方法。

同时,中医学认为人是自然界的一个组成部分,人生活在自然界中,自然界是人赖以生存的必要条件。自然界的变化(如四时节气、昼夜晨昏、地理位置等)又可以直接或间接地影响人体,人体机能则相应地产生反应,即"天人合一""天人相应"之说。属于生理范围内的,即是生理的适应性;超越了这个范围,即是病理性反应。因此,人要主动地适应环境。在治疗上,因时、因地、因人制宜,也就成为重要原则。

(2)辨证论治。中医学用于认识疾病、诊断疾病和治疗疾病的最基本原则是辨证论治,是中国古代哲学思想的体现和运用。这一原则是中医学对疾病的一种特殊的研究和处理方法,也是中医学的基本特点之一。

"证"与"症"的概念不同。"症"是具体症状;"证"是指机体在疾病发展过程中的某一阶段的病理概括,它包括了病因、病机以及正邪斗争情况,反映出疾病发展过程中某一阶段的病理变化的本质,因而它比症状更全面、更深刻、更正确地揭示了疾病的本质。

所谓辨证,就是将四诊(望、闻、问、切)所收集的资料、症状、体征,通过分析、综合,辨清疾病的原因、性质以及邪正之间的关系,从而概括、判断为某种证。辨证的关键是"辨",辨证的过程就是对疾病做出全面、正确判断的过程,分析并找出病变的主要矛盾。

所谓论治,又称施治,则是根据辨证的结果来确定相应的治疗原则和方法的过程。

辨证是论治的前提和依据,论治是治疗疾病的手段和方法。辨证论治的过程是中医学认识疾病、判断疾病和治疗疾病的过程。

中医治病首先着眼于证,而不是病,因此,同一疾病出现不同证候时,治疗方法就不同;而不同疾病,只要证候相同,便可以用相同的或者类似的方法治疗,这就是"同病异治、异病同治"。这种辨别疾病发展过程中不同本质而用不同的方法去解决的法则,就是辨证论治的精神实质。

(二)中医学的学科理论体系和分类

中医学的理论体系是由中医学的基本概念、基本理论以及按照中医学的逻辑演绎从基本理论推导出来的结论,即由概念、原理、规律所构成的理论体系。

中医学学科体系的基本结构就学术分类而言,则可分为基础学科和应用学科两大类;以对疾病的认识、治疗和预防的医疗行为过程分,则可分为基础医学学科、临床医学学科和养生康复医学学科三大类。

（1）基础医学可分为中医基础理论、中医诊断学、中药学、方剂学。

（2）临床医学分别由中医内科学、中医外科学、中医妇科学、中医儿科学、中医骨伤科学、中医五官科学、针灸推拿学等临床学科组成。

（3）养生康复医学中医养生学是在中医理论指导下,探索和研究中国传统的颐养身心、增强体质、预防疾病、延年益寿的理论和方法,并用这种理论和方法指导人们保健活动的应用科学。

六、中医的发展历史

中医产生于原始社会,春秋战国中医理论已经基本形成,出现了解剖和医学分科,已经采用"四诊",治疗法有砭石、针刺、汤药、艾灸、导引、布气、祝由等。

西汉时期,开始用阴阳五行解释人体生理,出现了"医工",金针、铜钥匙等。

东汉出现了著名医学家张仲景,已经对"八纲"（阴阳、表里、虚实、寒热）有所认识,总结了"八法"。华佗则以精通外科手术和麻醉名闻天下,还创立了健身体操"五禽戏"。

唐代孙思邈总结前人的理论并总结经验,收集5 000多个药方,并采用辨证治疗,因医德最高,被人尊为"药王"。

唐朝以后,中国医学理论和著作大量外传到高丽、日本、中亚、西亚等地。

两宋时期,宋政府设立翰林医学院,医学分科接近完备,并且统一了中国针灸由于传抄引起的穴位混乱,出版《图经》。金元以降,中医开始没落。明清以后,出现了温病派、时方派,逐步取代了经方派中医。

在明朝后期成书的李时珍的《本草纲目》是医学巨著,很快传入日本、朝鲜等东南亚地区。同一时期,蒙医、藏医也受到中医的影响。

自清朝末年,中国受西方列强侵略,国运衰弱。同时现代医学（西医）大量涌入,严重冲击了中医发展。中国出现许多人士主张医学现代化,中医学受到巨大的挑战。人们开始使用西方医学体系的思维模式加以检视,中医学陷入存与废的争论之中。

新中国成立后,中医作为"古为今用"的医学实例得到中国共产党政策上的支持而得以蓬勃发展。坚持"中西医并重、共同发展、相互补充",使中医在中国仍然是治疗疾病的重要手段之一。

在国际上,针灸在引起医学界极大兴趣,世界卫生组织的观点认为,针灸已被证实在减轻手术后疼痛、怀孕期反胃、化疗所产生的反胃和呕吐、牙齿疼痛方面是有效的且其不良反应非常少。世界卫生组织认为很多针灸和一些草药的有效性得到了科学双盲研究的较强支持。

第二节 中医学基本理论与适宜技术

一、概说

中医理论来源于包括阴阳学说、五行学说、脏腑学说、气血津液学说、经络学说、病因学说等。

（一）阴阳学说

（1）阴阳属中国古代哲学范畴，人们用阴阳两气的消长来解释事物的运动变化。中医运用阴阳对立统一的观念来阐述人体上下、内外各部分之间以及人体生命同自然、社会这些外界因素之间的复杂联系。阴阳对立统一的相对平衡是维持和保证人体正常活动的基础；阴阳对立统一关系的失调和破坏则会导致人体疾病的发生，影响生命的正常活动。

（2）阴阳学说的基本内容包括阴阳对立、阴阳互根、阴阳消长和阴阳转化四个方面。

（3）在中医学中的应用和理论体系中，处处体现着阴阳学说的思想。阴阳学说用来阐释人的组织结构、生理功能及人的病理变化，并用于疾病的诊断和治疗。阴阳学说认为疾病的发生是人体阴阳失衡所致。阴阳失调的表现形式很多，可归纳为阴或阳的偏盛偏衰，以及对另一方的累及等，这些可统称为"阴阳不和"。许多情况下，疾病发生、发展的过程，就是正邪抗争，各有胜负的过程。这一过程可以用阴阳偏胜、阴阳偏衰、阴阳互损、阴阳转化作概括性的解释。

（4）由于中医学认为疾病发生发展的原因是阴阳失调，所以对于任何疾病，无论其病情如何复杂多变，都可以用阴阳学说加以诊断。中医诊断疾病首先要分清阴阳，既可以用阴阳来概括证型，又可以用阴阳来分析四诊。如望诊色泽鲜明者属阳，晦暗者属阴；闻诊声音洪亮者属阳，语声低微者属阴；脉象浮、数、洪大者属阳，沉、迟、细小者属阴等。从证型来看，病位在表属阳，实证属阳，热证属阳；而病位在里属阴，虚证属阴，寒证属阴等。

（5）中医在决定治疗原则和临床用药时，也充分体现着阴阳学说的思想。如对于阳邪过盛所致的实热证，以热者寒之的原则用寒凉药物清热；对于阴盛所致的寒实证，则以寒者热之的原则用温热药来祛寒。而对于阴虚所致的虚热证，要以滋阴药以补虚；对于阳虚引起的虚寒证，则要以温阳药以补阳。在阴阳两虚的情况下，就必须阴阳两补。

（6）阴阳学说还用以概括中药的性味，并用以指导临床使用。一般来说，寒、凉药属阴，温、热药属阳；味酸、苦、咸者属阴，味辛、甘、淡者属阳；具有收敛、沉降作用者属阴，而具发散、升浮作用者属阳。在临床用药时，应当根据疾病的阴阳性质决定治疗原则，再根据药物的阴阳属性来决定用药。

（二）五行学说

（1）五行学说是中国古代以日常生活的五种物质：金、木、水、火、土五种物质的功能属性来归纳事物或现象的属性，并以五者之间的相互滋生、相互制约来论述和推演事物或现象之间的相互关系及运动变化规律。

（2）五行学说在中医学的应用，主要是以五行相生、相克的动态模式来分析阐述机体五脏六腑间的功能联系以及脏腑失衡时疾病发生的机理，用以指导脏腑疾病的治疗。

（3）中医学把人与自然的这种关系称为"天人相应"，故运用五行学说把人体的脏腑属性归类：如木性条达曲直，有生发之特点，而肝性柔和舒畅且主疏泄，又主升发之气，故肝属木；火为阳热之象，有上炎之性，而心为阳脏主动，心阳有温煦作用，故心属火；土为万物之母，有生化、长养万物之特性，而脾能运化水谷精微，为气血生化之源，后天之本，故脾属土；金有清肃，收敛特性，而肺主呼吸，主肃降，故肺属金；水有湿润下行之特性，而肾能藏精，主人体水液代谢之调节并能使废水下行排出体外，故肾主水。

（4）五行学说认为任何事物都不是孤立、静止的，而是在不断的相生、相克的运动中维持协调平衡的，五脏之间也存在着相互滋生和相互制约的联系，用以解释某些病理现象，并指导疾病的诊断和治疗。通过这种生克关系，即把脏腑紧密地联结成一个整体，从而维持了人体内环境的协调统一。

（三）藏象学说

（1）中医学认为，人的有机整体是一个极为复杂的统一体，把人体内在的重要脏器分为"脏"和"腑"两大类，以五脏为主，配合六腑，有关脏腑的理论称为藏象学说。藏，通"脏"，指藏于内的内脏；象，是征象或形象。这就是说，内脏虽藏于体内，但其生理、病理方面的变化，都有征象表现在外。所以中医学的藏象学说，是通过观察人体外部征象来研究内脏活动规律及其相互关系的学说。

（2）除此之外，还有"奇恒之腑"，指的是在五脏六腑之外，生理功能方面不同于一般腑的一类器官，包括脑、髓、骨、脉、女子胞等。

（3）应当指出的是，中医学里的脏腑，除了指解剖的实质脏器官，更重要的是对人体生理功能和病理变化的概括。因此虽然与现代医学里的脏器名称大多相同，但其概念、功能却不完全一致，所以不能把两者等同起来。

（四）气血津液学说

气、血、津液是构成人体的基本物质，也是维持人体生命活动的基本物质。

（1）气。

① 气是构成人体最基本物质，构成万物的本源。构成人体和维持人体生命活动的气，一是来源于父母生殖之精，即构成人体胚胎发育原始物质的先天之精；二是来源于从后天吸入的饮食中的营养物质和存于自然界的清气。气机，即指气的运动。

② 气的运动形式分为升、降、出、入四种基本形式。人体之气的运行流畅、升降

出入之间的和谐统一为气机调畅;反之,则为气机失调。

(2)血。

① 血行于脉中,循脉流注全身,具有营养和滋润作用,是构成和维持人体生命活动的基本物质之一,主要由营气和津液组成。

② 脾胃为气血生化之源。肾精肝血之间可以相互滋生,相互转化,故"精血同源"。

③ 血的化生和运行与多个脏腑都有关,如心主行血、肺主助心行血、肝主疏泄而藏血、脾主统血。

(3)津液。

① 津液是机体一切正常液体总称。津与液,均由脾胃从食物中运化而生成。一般质地较清稀、流动性较大者为津;质地较稠厚、流动性较小是为液。

② 津液在体内的代谢主要由生成、输布、排泄等一系列生理活动组成,由多个脏腑的相互配合、协调完成。

③ 主要由胃主受纳,脾主运化,小肠主液、大肠主津,共同生成津液;由脾、肺、肾、肝、三焦等脏腑综合作用完成,其中肾在排泄中起着主宰作用。

(五)经络学说

① 研究经络系统的组成、循行分布及其生理功能、病理变化以及与脏腑之间的关系的理论,称为经络学说。其形成与发展,与针灸、推拿疗法的应用有着密切关系,故经络学说也是针灸及推拿的理论核心。

② 经络是人体运行气血,联络脏腑肢节,沟通上下内外的通道。是经脉和络脉的总称。经,有路径之意。经脉贯通上下,沟通内外,是经络系统的主干,其特点是纵行分布,位置较深。络,有网络之意。络脉是经脉别出的分支,较经脉细小,纵横交错,遍布全身。

③ 经络内属于脏腑,入络于肢节,沟通于脏腑与体表之间,将人体脏腑、组织、器官联结成为一个有机的整体,并借此行气血、营阴阳,使人体各部的功能活动得以保持协调和相对平衡。

全身经络,主要为十二经脉、十二经别、十二经筋、奇经八脉和腧穴。

④ 腧穴是脏腑经络、气血输注出入的特殊部位,腧穴又称孔穴、穴位。腧又写作输或俞,有转输、运输或承受气血之义,穴的含义指孔隙。

⑤ 经络的生理功能主要表现在沟通表里上下,联系脏腑器官;通行气血,濡养脏腑组织;感应传导;调节脏腑器官的机能活动四个方面。

(六)病因学说

中医学的病因学说是把致病因素与发病途径结合起来进行研究的分类方法。即将病因分为外感性致病因素、内伤性致病因素和其他致病因素三大类。

中医学认为,无论外感六淫,还是内伤七情,饮食劳逸,在正气旺盛,生理功能正常的情况下,不会导致人体发病。只有在正气虚弱,人体功能活动不能适应诸因素变化时,才会成为致病因素,使人发病。

(1) 外感性致病因素。

① 六淫。

在自然界里,有风、寒、暑、湿、燥、火六种气候现象,亦称"六气"。在正常情况下,六气是万物生长的条件,对人是有益无害的。但是如果人体抵抗力削弱,或当外界环境的变化过于急剧,六气就会侵犯人体而产生疾病。六气便成了"六淫"。淫,有太过或浸淫的意思。六淫即是风、寒、暑、湿、燥、火六种外感病邪的总称。

② 疫疠。

疫,有役使之意,邪气役使人体,主要是指病邪为患;疠,有乖戾、严重的意思,是指具有强烈传染性和病情严重性的病邪。疫与疠一般相互兼指,故合称"疫疠"。疫疠之气即是现代流行病学的原微生物。

(2) 内伤性致病因素。主要指七情内伤,七情即喜、怒、忧、思、悲、恐、惊七种情志变化,是机体的精神状态。在正常的情况下,一般不会使人致病。只有突然、强烈或长期持久的情志刺激,超过了人体本身的正常生理负荷,使人体气机紊乱,脏腑阴阳气血失调,才会导致疾病的发生。

(3) 其他致病因素。可以包括饮食失宜、劳逸损伤、先天性致病因素等。

二、中医药适宜技术

(一) 概念

中医药适宜技术通常是指安全有效、成本低廉、简便易学的中医药技术,故又称"中医药适宜技术"。也称为"中医传统疗法""中医保健技能""中医特色疗法"或称为"中医民间疗法"等,是中医学的重要组成部分,其内容丰富、范围广泛、历史悠久,经过历代医家的不断探索和求证,成为比较成熟的中医药技术发方法,不仅安全系数高,临床疗效确切,而且操作简单,易学易用,加之均次费用低廉,因而具有"简、便、效、廉"的特点,具有很高的卫生经济性价比,深受广大患者的欢迎。国家中医药管理局专门颁发文件和白皮书,以制订推广中医药适宜技术项目的目标要求和实施方案。

(二) 分类

(1) 针法类:针是指针刺,是一种利用各种针具刺激穴位来治疗疾病的方法。针法类包含体针疗法、放血疗法、头针疗法、耳针疗法、足针疗法、腕踝针疗法、梅花针疗法、火针疗法、电针疗法、穴位疗法、小针刀疗法等。以体针、头针、耳针、梅花针、电针、穴位注射等最常用。中医对疑难病治疗常以针罐齐施、针药并用、内外同治获得最佳疗效。

(2) 灸法类:灸是指艾灸,艾灸疗法简称灸法。是运用艾绒或其他药物点燃后直接或间接在体表穴位上熏蒸、温熨,借灸火的热力以及药物的作用,通过经络的传导,以起到温通气血,疏通经络、调和阴阳、扶正祛邪、行气活血、驱寒逐湿、消肿散结等作用,达到防病治病的一种治法。

艾灸不但可以预防疾病,而且也能够延年益寿。

(3)按摩疗法:也属于手法类,其中包括头部按摩、足底按摩、踩跷疗法、整脊疗法、捏脊疗法、背脊疗法、按摩疗法、拨筋疗法、护肾疗法、小儿推拿疗法、点穴疗法等。

很多按摩疗法对疾病的康复具有很好帮助,还能起到养生保健的作用。

(4)中医外治疗法:包括刮痧疗法、灌肠疗法、火罐疗法、竹灌疗法、药摩疗法、天灸疗法、盐熨疗法、熏洗疗法、药浴疗法、香薰疗法、火熨疗法、芳香疗法、外敷疗法、膏药疗法、中药蜡疗、敷脐疗法、蜂针疗法等。

中医外治法内容非常丰富,近年来,声、光、电、磁等新技术、新方法也被引入中医外治法领域,给很多古老的方法注入了新的活力,适应证随之扩大。

(5)中医内服法:还应该包括方药应用(老中医验案、民间土单验方应用、古方今用、成药应用、临床自拟方应用)等。以及中药雾化吸入疗法、中药茶饮法、中药药酒疗法、饮食药膳、养生保健、中医护理、膏方疗法以及冬病夏治等。

(6)中药炮制适宜技术:即"依法炮制,复方配伍",是中医临床用药的特点中医,包括中药材、中药饮片和中成药三种。

炮制是中医药的专业制药术语,其历史悠久,经过炮制的中草药降低或消除中药的毒副作用,保证用药安全,最大程度提高了中草药的效果。

(三)护理院常见病证的中医药适宜技术应用

老年人随着年龄增长,气血脏腑逐渐虚衰,全身发生一系列退行性变化;护理院的老人由于常常患有多种慢性病,有的丧失生活自理能力长期卧床,导致身体机能衰退;因疾病折磨、内心焦虑失落等,多表现为孤僻、悲观、固执等,中医药适宜技术能帮助老人改善生理和心理的不良状况,有效提高生活质量。

适合在护理院中实施的中医特色技能包括推拿按摩、艾灸、拔罐、药熨、中药浴足、耳穴、药酒、敷贴等。可由中医师根据老年人的病情特点在辨证的基础上,开具合理的中医特色项目。如推拿按摩适用于脑卒中后遗症、便秘、失眠、尿潴留、局部慢性疼痛、痹症等老年人,根据选用穴位以及拿、按、揉、拍等手法的不同,以达到不同的疗效。如便秘的老年人可通过选用穴位天枢、足三里、大肠穴、脾俞、胃俞等,加之全腹按摩法。如存在慢性疼痛的老年人,也可对患处进行推拿、按摩,同时配合艾灸或者拔罐能有效缓解或消除疼痛。

运用芳香疗法、药物敷贴等疗法帮患者放松心情,缓解疲劳及不适。

(1)便秘。是指大便秘结不通,排便间隔时间延长,或有便意而排出困难的一种病症。长期卧床的老人出现便秘的情况很多。

① 针灸治疗。体针取天枢、大肠俞、支沟、上巨虚等穴,实证用泻法,虚证用补法。寒盛阳虚可加灸神阙、气海;热秘可加合谷、曲池;气血虚弱可加脾俞、胃俞。

耳针取大肠、直肠、便秘点、耳迷根,强刺激。亦可用压丸、磁贴、药线灸、按摩耳穴等方法。

② 按摩治疗。穴位按摩患者俯卧位,医者在其脾俞、胃俞、肝俞、大肠俞等穴施

以指推法;然后在肾俞、长强穴施以按揉法;再按足三里,最后搓、抹腹部。

腹部按摩从右下腹沿结肠方向,向上、向左、向下循环按摩,反复多次,直至有便意时停止。轻压会阴部或轻叩尾骶部,亦可促使排便。

(2)尿潴留。即尿液不能排出,本病属中医"癃闭""淋浊"范畴。采用中医外治法治疗本病,简单有效。

① 针灸治疗。本病以虚证为主者,针刺取阴谷、肾俞、三焦俞、气海、足三里、三阴交,用补法,或灸。行补法,以得气为度,留针15～30分钟后排尿。或以艾柱灸肾俞、足三里、气海、关元等穴,也有效果。

实证者,针刺取三阴交、阴陵泉、膀胱俞、中极、气海,行泻法。

② 按摩治疗。少腹膀胱区按摩,取仰卧位,在神阙穴与曲骨穴中间的阿是穴上撒少许滑石粉。按摩者用右手食指和中指腹,在阿是穴上逆时针方向转动,每转10次左右点击一次以加强刺激;每次按摩15分钟,然后用右手掌轻压膀胱底部,使尿液排出,每日2～3次。

③ 贴脐法。取独头蒜一个,山栀三枚,盐少许,捣烂,摊纸上,贴脐部。

④ 烫熨法。用艾叶60克、石菖蒲30克,炒热,用布包敷熨脐部。也可以取小茴香100克、食盐250克,炒热,用布包之熨小腹部。

(3)脑卒中后遗症。指脑卒中以后出现的偏瘫,神志昏蒙,言语謇涩或不语,偏身感觉异常,口舌歪斜,饮水发呛,目偏不瞬,共济失调等症。护理院的老人脑卒中后遗症的比例较高,如果能在急性期过后运用中医药适宜技术进行康复治疗,对老人今后的生命质量改善具有重要的意义。

① 针刺治疗。

体针取穴:百会、肩髃、曲池、外关、合谷、环跳、阳陵泉、足三里、解溪、昆仑。语言謇涩、失语加廉泉、通里、哑门;口角歪斜加地仓、颊车、迎香。

操作方法:先刺健侧,再针病侧。取仰卧位,肩髃向臂臑方向透刺1.5～2.0寸(1寸=0.03米),曲池直刺1.0～1.5寸,外关、合谷直刺0.8～1.2寸,环跳直刺3.0～4.0寸,阳陵泉、足三里直刺1.0～1.5寸,解溪、昆仑直刺1.0～1.5寸。

廉泉向舌根方向刺0.5～1.0寸,哑门向喉结方向刺0.5～1.0寸,通里直刺0.5～0.8寸。

隔日1次,每次留针20～30分钟,10次为1疗程。

② 电针治疗。取穴同体针。

在针刺得气后接通电针仪,软瘫期用连续波或断续波,痉挛性瘫痪期用疏密波,刺激20～30分钟。隔日1次,10次为1疗程。

③ 头针治疗。偏侧运动障碍取对侧运动区、足运感;偏侧感觉障碍取对侧感觉区;精神障碍、意思不清取正中线两侧胸腔区。

毫针平刺入头皮,快速捻转2～3分钟,留针20～30分钟,隔日1次,10次为1疗程。针刺时令患者尽可能主动活动患肢,或者帮助其患肢进行功能锻炼,促使其由被动活动逐渐向主动活动转变。

（4）膝（骨）关节炎。常因关节周围组织慢性劳损、外界寒湿之邪痹阻经脉"不通则痛"，导致关节疼痛、肿胀、活动受限等为主要表现的病症。

① 针刺治疗。

取穴：梁丘、血海、内膝眼、外膝眼、阳陵泉、鹤顶、阿是穴。寒湿重者加取足三里、阴陵泉。

取仰卧位，患膝关节腘窝处置一软物使膝关节屈曲，梁丘、血海穴直刺 1.0～1.5 寸，阳陵泉可向阴陵泉透刺，并使针感向下放射；鹤顶直刺 0.8～1.2 寸。

② 温针灸法。内、外膝眼及阿是穴行温针灸，内、外膝眼向中心斜刺 0.8～1.2 寸，使针感向下扩散，阿是穴毫针刺入得气后施以"平补平泻"小幅度提插捻转手法 2 分钟，然后将 2 厘米左右长的艾条置于上述穴位针柄上点燃，至燃尽后取下，更换另一段艾条，每次每穴温灸 3 壮。诸穴均取患侧，每日治疗一次。

③ 隔姜灸法。取穴同针刺治疗。

鲜姜切成直径约 3～4 厘米，厚度约 0.5 厘米的薄姜片，中间用针刺几个小孔，置于穴位上，然后将艾炷放在上面，点燃施灸。当患者感觉灼烫时，可将姜片稍稍提起，缓和后再放下再灸。艾炷燃尽，易炷再灸。每次穴 3～4 穴，每穴每次灸 6～9 壮，隔日 1 次，10 次为 1 疗程。

第三节 护理院中医药服务管理

一、中医科人员配备及管理要求

护理院老人慢性病多，身体比较虚弱，中成药或汤药的药性相对比较缓和，中医医生查房时可以通过病情观察全面了解老年人意识、面色、病因、舌象及脉象等，加以辨证施治。根据老年人的体质及病情的特殊性，开具合理的中药以及中医特色治疗项目，并对饮食提出合理的建议，对老人缓解病情，更好地康复起到事半功倍的作用。

中医科科室管理要求：

（1）按要求配备中医药人员、中医药服务设施、开设中医诊室。有条件的应设置中药房，并配置一定数量的中药饮片和中成药。

（2）中医的医疗工作必须以四诊八纲，理、法、方、药、辨证论治为指导原则。

（3）要建立体现中医辨证论治特色的病历，并把病历书写作为中医技术考核的一项重要内容。

（4）中医科除完成本科医疗工作外，还担负全院各科中医会诊及中医教学任务。

（5）医师对所管患者要认真负责，主管医生每日查房两次，危重患者随时查房、观察，疑难患者随时向上级医师请示、汇报。

（6）根据患者具体情况，定期（原则每月一次）或不定期实行病案讨论，提高各级医师诊治水平。

（7）应用针灸、推拿、拔罐、刮痧、熏洗等安全、有效、便捷、经济的中医药适宜技术。

（8）骨伤治疗要严格按照操作规程，根据患者的年龄、身体条件等进行相应的手法治疗。

（9）针灸应严格遵守操作规程，采取措施防止晕针、滞针、断针等意外发生。针灸针具严密灭菌，一穴一针，防止交叉感染。

二、中医药适宜技术在护理院的应用特点

（一）情志调适

针对老人不同的心理需求，通过中医药的方法来调节、解决老人的不良情绪和心理问题。

（1）原则。诚挚体贴，全面照顾，因人而异，有的放矢，乐观豁达，怡情养性，避免刺激，稳定情绪。

（2）方法。

① 以情胜情法：以一种情志抑制另一种情志，达到淡化甚至消除不良情志，以保持良好的精神状态的一种情志调适方法。中医学主张根据情志及五脏间存在的阴阳五行生克原理，用互相制约、互相克制的情志来转移和干扰原来对机体有害的情志，借以达到协调情志的目的。如喜伤心者，以恐胜之；思伤脾者，以怒胜之……

② 移情解惑法：即精神转移，就是利用某些方法转移患者对于疾病的注意力，改变其消极情绪，以促进疾病的恢复。移情就是将注意力转移。如琴棋书画，音乐移情法，使人陶醉在艺术的环境里，舒畅情怀，忘却烦恼。

③ 暗示法：利用语言、动作或其他方式，也可以结合其他治疗方法，使被治疗者在不知不觉中受到积极暗示的影响，从而不加主观意志地接受心理医生的某种观点、信念、态度或指令，解除心理上的压力和负担，实现消除解除心理上的压力和负担，提高某种治疗方法效果的目的。

（二）减轻病痛，提升康复效果

多种中医适宜技术的开展和实施，即保健按摩、穴位按压、刮痧、拔罐、艾灸、中药浴足、药熨、TDP灯照射、中药离子导入等，对缓解晚期癌症患者的疼痛、脑卒中后遗症的肢体康复、长期卧床老人的便秘、失眠等具有较好的疗效。

（三）日常起居指导

根据四季气候规律指导饮食起居，开展适合老人体质和病情的运动养生操、保健功法等，有利于调整集体功能状况，减少并发症，提高老人的生存质量。

（1）起居有常。指日常作息时间的规律化。起居作息要符合自然界阳气消长的规律及人体的生理常规，其中最重要的是昼夜节律。老年人起居要适应季节变化的特点，春夏季适当晚睡早起，秋季要早睡早起，冬季则要早睡晚起。

（2）保证足够的睡眠。一般来说每天以 6～8 小时为宜，卧床宜软硬适宜，过硬，全身肌肉不能松弛得以休息；过软，脊柱周围韧带和椎间关节负荷过重，会引起腰痛。要有正确的睡眠姿势，一般都主张向右侧卧，这样心脏位置较高，有利于心脏排血，并减轻负担，同时，由于肝脏位于右侧较低，右侧卧可使肝脏获得较多供血，有利于促进新陈代谢。

（3）饥饱有度。定时进餐，日常三餐以食"七分饱"为度，零食喜好"点到为止"，不宜嗜食。晚饭不宜吃得过饱，也不宜吃刺激性和兴奋性食物，中医认为"胃不和，则卧不安"。

（四）指导和培训护理人员

使护理人员掌握一定的中医药特色技能，开展中医特色的护理，更多地体现人性关怀；更好地将医护结合，进一步改善老人的健康状况。

三、中医药适宜技术的培训要点

护士的知识结构一般以西医为主，对中医理论和中医适宜技术的认知、熟悉较少，但是为了更好地配合中医药适宜技术的临床应用和在日常护理中引入中医药的辩证思维理念，需要对护理人员进行比较系统的中医药知识和适宜技术的培训。通过培训的护理人员可以协助中医医生或者在中医医生的指导下开展以下几方面的工作：

（1）进行健康宣教。护理人员可以利用与患者解除比较多的机会，随时进行一些中医养生保健的宣教，比如在人体顺应四时变化来调摄饮食起居，注意中药服用特点诸方面针对性的护理，把宣教融入日常的护理工作中。

（2）适当的心理辅导。情志状况对疾病的发生、发展和预后有着明显的关联，也是影响患者康复不可忽视的因素。护理人员用诚挚体贴的态度，对患者进行说理疏导，晓之以理、动之以情、喻之以例、明之以法，还可采取移情相制的方法，进行适当的情志疏导及辨证施护，有助患者树立战胜疾病的信心，提高医疗效果。

（3）安宁疗护工作。安宁疗护是为疾病终末期患者在临终前通过控制痛苦和不适症状，提供身体、心理、精神等方面的照护和人文关怀等服务，以提高生命质量，帮助患者舒适、安详、有尊严地离世。

护理院的老年患者身体各方面状况相对比较差，好多已经接近人生的终点。改善患者临终阶段的生活状态，同时帮助患者的家属尽快走出心理阴影是护理院的一项重要工作。开展死亡教育，包括对临终患者及家属的死亡教育方面护理人员有更多的优势，使老年患者认识到生老病死的基本规律，能克服对死亡的恐惧，学习"准备死亡、面对死亡和接受死亡"，正确地引导他人理解死亡的必然性，使得老年人也让家属能以平静、理智的接受亲人死去的现实。

① 给临终患者及其家属更为人性化的慰藉。

对于不少恶性肿瘤晚期及其他绝症的临终患者而言,在生命的最后阶段,他们内心充满恐惧与不安,心理上的折磨给他们带来的痛苦不亚于病痛。另一方面,临终患者的家属也同样在心理情志上饱受折磨,精神及情志亦严重失调,面对亲人的离世,巨大的悲痛使家属在心理和身体上都易出现问题。中医学重视对心理和生理的预防及调摄,对临终患者及其家属进行情志上的干预尤为重要。

医护人员应增加与患者交流及沟通的时间,观察患者的情绪波动及心理状态,加强心理疏导。当患者情绪波动剧烈,因过悲、过恐、过怒等产生极大的痛苦时,可以适当运用情志相胜疗法帮助患者调整情绪,缓解心理上的痛苦。

五行音乐疗法是中医情志疗法中的一大特色。对于临终患者的情绪波动,医者可以用音乐在一定程度上舒缓临终患者的痛苦,改善生命最后阶段的生命质量。具有积极心理暗示的宗教音乐也可以有效地帮助消除心理上的恐惧和焦虑。

② 中医安宁疗护缓解痛苦。中医药方法能对患者的在身体和心理精神上给予安宁慰藉、缓解痛苦。运用中医药敷贴、芳香疗法、针灸等疗法可以帮助患者进行放松,缓解身体上的痛苦与不适。中医的导引、按摩、芳香疗法及中医心理、情志疗法等,在改善患者临终阶段生活质量及状态的同时,也能够帮助面临丧亲之痛的患者家属尽早走出心理阴影,尽早从失去亲人的伤痛中解脱。

(4) 辅导保健功法和养生操。可以利用工作之余组织部分尚有活动能力和运动意向的老年患者,开展一些简单的保健功法锻炼,包括一些肢体功能障碍者(如脑卒中后遗症患者)进行功能恢复。

(5) 协助医生运用外治法。有经验的护理人员可在医生的指导下进行拔罐、按摩、足浴等外治法,帮助老年患者改善机体的状况。

四、中医药适宜技术的管理要点

中医药适宜技术用于护理院老年患者的治疗和康复具有很多优势,在临床取得了一定的疗效和成果,但是要做到熟练掌握并灵活运用于不同病情和不同的人,并非易事,需要有一定的知识积累和临床经验,所以在具体工作中要注意以下几个方面。

① 中医药专业人员要注意患者的基础疾病和可能出现的并发症,在中医整体观的指导下,仔细辨证论治,注意轻重缓急,以缓解即刻最困扰的病证为主,兼顾标本兼治。

② 由于大多数患者患有慢性病,长期用药,在采用中医药适宜技术时尽可能选用外治法和非药物治疗,以避免药物相互作用,产生不良反应。

③ 有些治疗方法并不能达到立竿见影的疗效,需要医生和患者都有耐心和信心,循序渐进地开展治疗,并根据情况不断调整治疗方案。

④ 同时运用几种中医药适宜技术时,一定要考虑患者的身体状况和承受力,切不可期待病情尽快好转而盲目叠加各种治疗方法。

⑤ 患者出现病情突变,进入抢救或监护期,应以急诊处理为主,可暂停中医药

治疗。

⑥ 经培训合格的护士可以遵照医嘱并在中医医生的指导下开展一些简单的,非创伤性的中医药适宜技术治疗,如拔罐、穴位按摩、刮痧等,但要注意操作规范,并观察患者的反应及时向医生汇报治疗结果。

（宋慧君）

第二十一章

护理院老年人健康管理

第一节　护理院老年人健康管理概述

一、基本概念

（一）生命的定义

目前尚无一致公认的定义，每个专业研究者倾向于用自己的术语来下定义，而一般人想到生命也总局限于自己的形式，具体有以下 5 个方面的生命定义。

（1）生理学定义。生命具有进食、代谢、排泄、呼吸、运动、生长、生殖和反应性等功能的系统。

（2）新陈代谢定义。生命系统具有界面与外界交换物资，但不改变其自身性质。

（3）物理化学定义。生命系统包含储藏遗传信息的核酸和调节代谢的蛋白酶。

（4）遗传学定义。通过基因复制、突变和自然选择而进化的系统。

（5）热力学定义。生命具有一个开放系统，通过能量流动和物质循环而不断增加内部秩序。

（二）在生命概念里，蕴含着以下 5 层含义

（1）生命永远属于个体；个体构成生命存在的基本追求，生命是为个体而存在的。

（2）以个体为单位的生命，始终是一个个具体的有机体。

（3）由于生命是以自身为动力而展开自我，故始终是创造性的。

（4）生命的创造本质，就是使自己避免衰退，避免死亡，始终保持生生不息状态。

（5）生命之所以能够进入世界，其根本动力在于创造生命的方式去实现自身。

（三）生命的特点

由高分子的核酸蛋白体和其他物质组成的生物体所具有的特有现象。能利用外界的物质形成自己的身体和繁殖后代，按照遗传的特点生长、发育、运动，在环境变化时常表现出适应环境的能力。

（四）人的生命组成

包括：系统—组织—器官—细胞—基因—脱氧核糖核酸。人体生命由三个系统

组成：① 躯体，② 信息，③ 意识。躯体就是人的肉体部分，同时生命表现还以信息和意识的活动。只有躯体、信息活动、意识活动一致，才可称为完整的生命。生命的形成与生命的死亡是一种谁也不能阻止的自然现象。

（五）人的生命内涵

是由自然生命、精神生命、社会生命所构成的具体而完整的生命存在。人的生命内涵基本等同于人的生命意义，既包括生命是如何对他人造成影响，也包括生命是如何被使用的，以及生命被使用的目标。人的生命内涵一般用生命的长度和宽度来衡量。生命的长度是指一个人降临于世界，能在时间上走多远，也就是指寿命的长短；生命的宽度就是一个人在漫漫的生命旅途中所能达到的范围。怎样使用自己的生命，能否活出精彩，在于你如何打造它的宽度，而不是它的长度，在于你是否为自己目标和理想奋斗过。

（六）全人生命

生理健康、精神愉悦、心智与心灵三者统整为一，并取得协调和平衡。完整的全人生命是一个大系统，包括身体、心智、潜意识和心灵，都是生命大系统中的一个系统。

二、人的全生命周期

（一）基本概念

2016 年 8 月 19 日，习近平总书记在全国卫生与健康大会上强调：努力全方位全生命周期保障人民生命健康。全生命周期是指人的生命从生殖细胞的结合开始直至生命的最后终止，其中包括孕育期、成长期、成熟期、衰老期直至死亡整个过程。

全生命周期分为妊娠期—新生儿期—婴幼儿期—学龄前期—学龄期—青少年期—青春期—中年期—更年期—老年期—临终期。每个阶段都是生命周期的组成部分，都有内在的联系，不能完全割裂。

（二）人的生命不同阶段的特点

（1）0～35 岁，为人生的最活跃期，身体的组织器官从开始发育至完善，其各方面功能总的趋势是积极上升的，所以称健康期（妊娠期和新生儿期，特别是生命早期一千天是决定整个人健康的关键时期；学龄前期和学龄期，是人体生长发育的旺盛时期，也是养成健康生活方式的关键时期）。

（2）36～45 岁，人的生理功能从峰顶开始下滑，部分器官开始衰退，比如动脉硬化开始形成，糖尿病症状开始显现等，所以有人称这一时期为疾病的形成期。

（3）46～55 岁，为生命的高危期，大多数疾病在此阶段暴发，有的甚至危及生命，尤其是冠心病、糖尿病、癌症等多在此期高发。所以称为生命的高危期（中年期已进入慢性病高发年龄段，对慢性病的防控成为重点）。

（4）56～65 岁，为安全过渡期。

（5）65 岁以后，如果没有明显的器质性改变，反倒是相对安全期（老年期因为生理退行性变和免疫力降低,更应注意对各种慢性病,以及老年痴呆、抑郁、意外伤害的防控)。

（三）生命过程的规律

人的生命有着它既定的成长规律,一般每隔 7 年,人的身心就会进入一个新的成长时期。

（1）1～7 岁：天真的幼年时期。

（2）7～14 岁：内心开始充满疑问。

（3）14～21 岁：对异性好奇。

（4）21～28 岁：追逐成功与物质。

（5）28～35 岁：追求舒适与安全。

（6）35～42 岁：传统的拥护者。

（7）42～49 岁：思考生命的出路。

（8）49～56 岁：往内在世界探寻。

（9）56～63 岁：摆脱社会的羁绊。

（10）63～70 岁：回归孩子似的纯真。

（11）70 岁以后：颐养天年。

（四）生涯

（1）生涯的定义。生涯是指从事某种活动或职业的生活,也指生命、人生。

（2）生涯发展五个阶段与任务。著名职业生涯规划大师舒伯依照年龄将每个人生阶段与职业发展配合,将生涯发展划分为成长、试探、建立、保持和衰退五个阶段。

① 成长阶段。一是幻想期（4 岁至 10 岁）,它以"需要"为主要考虑因素,在这个时期,幻想中的角色扮演很重要;二是兴趣期（11 岁至 12 岁）,它以"喜好"为主要考虑因素,喜好是个体抱负与活动的主要决定因素;三是能力期（13 岁至 14 岁）,它以"能力"为主要考虑因素,能力逐渐具有重要作用。

② 试探阶段。15 岁至 24 岁,该阶段的青少年,通过学校的活动、社团休闲活动、打零工等机会,对自我能力及角色、职业作了一番探索,因此选择职业时有较大弹性。这个阶段发展的任务是：使职业偏好逐渐具体化、特定化,并实现职业渐具体化、特定化,并实现职业为长期职业生活的可能性,若不适合则可能再经历上述各时期以确定方向。

③ 建立阶段。25 岁至 44 岁,由于经过上一阶段的尝试,合适者会谋求变迁或作其他探索,因此该阶段较能确定在整个事业生涯中属于自己的"位子",并在 31 岁至 40 岁,开始考虑如何保住这个"位子",并固定下来。这个阶段发展的任务是统整、稳固并求上进。

④ 保持阶段。45 岁至 65 岁,个体仍希望继续维持属于自己的位子,同时会面对新的人员的挑战。这一阶段发展的任务是维持既有成就与地位。

⑤ 衰退阶段。65 岁以上,由于生理及心理机能日渐衰退,个体不得不面对现实

从积极参与到隐退。这一阶段往往注重发展新的角色,寻求不同方式以替代和满足需求。各个阶段同样要面对成长、探索、建立、维持和衰退的问题,因而形成"成长—探索—建立—维持—衰退"的循环。

（3）职业生涯。从经济的观点来看,职业生涯就是个人在人生中所经历的一系列职位和角色,它们和个人的职业发展过程相联系,是个人接受培训教育以及职业发展所形成的结果。职业生涯是以心理开发、生理开发、智力开发、技能开发、伦理开发等人的潜能开发为基础,以工作内容为确定和变化,工作业绩的评价,工资待遇、职称、职务的变动为标准,以满足需求为目标的工作经历和内心体验的经历。职业生涯是人一生中最重要的历程,对人生价值起着决定性作用。职业生涯就是一个动态的过程,是指一个人一生在职业岗位上所度过的、与工作活动相关的连续经历,并不包含在职业上成功与失败或进步快与慢的含义。也就是说,不论职位高低,不论成功与否,每个工作着的人都有自己的职业生涯。职业生涯,是一个人一生的工作经历,特别是职业、职位的变动及工作理想的整个过程。职业生涯管理,就是具体设计及个人合理的职业生涯计划。

第二节　护理院老年人健康管理

一、健康的概念

（一）健康的定义

世界卫生组织（WHO）健康定义是：健康不仅仅是没有疾病和衰弱,而是身体的、精神的和社会适应的完满状态。也就是说,健康不仅仅是身体没病,还包括精神与社会适应的完满,即心理健康与社会适应良好。三者具备才是一个真正健康的人。

（二）人体健康的内涵

（1）生理健康。即人体生理结构完整和生理功能正常,这是人体健康的基础。

（2）心理健康。包括心理与环境同一性,心理与行为的整体协调一致性,人格稳定性以及认知功能的完好状态。

（3）社会适应性。主要指社会角色的适应,能够完成常见社会角色的功能。

（4）道德健康。主要指能够以正确的行为规范处理个人与他人,个人与社会三者之间的关系,能够维持人际关系的稳定平衡。

（三）健康标准

（1）躯干无明显畸形、无明显驼背等不良体形,骨关节活动基本正常。

（2）无偏瘫,老年性痴呆及其他神经系统疾病,神经系统检查基本正常。

（3）心脏基本正常,无高血压、冠心病（心绞痛、冠状动脉供血不足、陈旧性心肌梗死等）及其他器质性心脏病。

（4）无慢性肺部疾病,无明显肺功能不全。

（5）无肝肾疾病、内分泌代谢疾病、恶性肿瘤及影响生活功能的严重器质性疾病。

（6）有一定的视听功能。

（7）无精神障碍，性格健全，情绪稳定。

（8）能恰当地对待家庭和社会人际关系。

（9）能适应环境，具有一定的交往能力。

（10）有一定学习和记忆能力。

（四）老年人的健康标准

（1）形体健康：标准体格指数。

（2）功能正常：有一定体力，肢体灵活，步态稳健，试听力良好，心、肺、脑、肝、肾功能正常。

（3）没有疾病：经常规物理和化学检查仪器测定未发现病理性改变，没有被确诊的严重性器质性疾病。

（4）心理健康：有充分的安全感，充分了解自己，生活目标符合实际，与现实环境保持接触，能保持个性完整与协调，有学习的能力，人际关系良好，能及时控制情绪，能适度发挥个性并能通过努力适当满足基本需求。

（五）现代健康观

（1）现代健康观的定义。现代健康观的含义是多元的、广泛的，包括生理、心理和社会适应新 3 个方面，其中社会适应性归根结底取决于生理和心理的素质状况。作为身心统一的人，身体和心理是紧密依存的两个方面。

（2）健康金桥。人的一生持续的追求健康，把优生、优育、优活、优死比作桥梁，就构成了人生的一座健康金桥，一个全优人理想模型。

二、健康管理概念

（一）健康管理的定义

（1）健康管理是一门新兴的综合性医学学科，是集医学科学、管理科学与信息科学于一体，重点研究健康理念、内涵与评价标准、健康风险因素监测与控制、健康干预方法与手段、健康管理服务模式与实施路径、健康信息技术以及与健康保险的结合等一系列理论和实践问题。

（2）领域有三个具有代表性的概念。① 伯纳德·沙利文（Bernard Sullivan）认为，个人健康管理是一种对个人及群体的健康危险因素进行全面管理的过程，其宗旨是调动个人与集体的积极性，有效地利用有限资源以达到最大的健康效应；② 刘天鹏对健康管理所下的定义是：健康管理是对健康人群、亚健康人群和疾患者群的健康危险因素进行全面监测、分析、评估、预测、预防和维护的全过程，是由健康管理师利用医学、保健、养生等多方面知识，在进行健康信息管理基础上，针对不同人群的不同特点而展开的健康指导，以提高生活质量为目的；③ 我国学者黄建始提出的健康管理是在健康管理学理论指导下的医学服务。它以现代健康概念（生理、心理和社会适应能力)和新的医学模式(生理—心理—社会)以及中医治未病为指导,通过采用现代医学和现代管理学的理论、技术、方法和手段,是对个体或群体的健康进行全面监测、分析、评估,提供健康咨询和指导以及对健康危险因素进行干预的全过程。健康管理为个体和群体提供有针对性的科学健康信息并创造条件采取行动,有效地利用有限的资源来达到最大的健康效果。

(二)健康管理的含义

健康管理是在健康管理医学理论指导下的医学服务。其宗旨是有效地利用有限的资源达到最大程度的健康效果。健康管理的具体做法是提供有针对性的科学健康信息并创造条件采取行动进而改善健康重点是慢性非传染性疾病的健康管理。

(三)老年人健康管理的定义

老年人健康管理是对老年人进行保健服务的一种概念。包括老年卫生保健政策和制度,老年医疗保险制度、老年医疗卫生保健服务网络等。其宗旨为调动个体、群体及整个社会的积极性,有限地利用有限地资源达到最大的健康效果。

(四)健康管理的目标

健康管理有三部曲,一是了解和掌握自身的健康;二是关心和评价自身的健康,即健康风险的评估和评价;三是改善和促进自身的健康,即危险因素的干预和健康促进。

三、护理院健康管理的内涵

(1)医学角度。以个体和群体健康为中心,针对健康危险因素进行健康风险评估并提供干预与指导的具有前瞻性、全面性的健康保障服务。

(2)管理科学角度。健康管理属于一种流程式的管理范畴,是护理院运用医学知识、信息技术等科学手段,对健康危险因素、人体健康信息进行监测分析、评估、指导的服务流程。

(3)信息技术的角度。通过计算机对健康信息数据的收集、存储、分析和应用网络进行健康动态管理。

四、护理院健康管理的特点

(1)标准化。信息采集手段规范化。健康信息是进行健康管理的基础,通过标准化的信息收集技术,能够保证相关个体和群体健康信息的准确、可靠和科学。

(2)定量化。是健康管理的关键。对个体和群体健康状况的评估,对健康风险的分析和确定,对干预效果的评价,都离不开科学量化指标。

(3)个体化。个体均存在差异性,需要我们根据个体的健康特征给出个性化的指导与建议。没有个体化就没有针对性,就达不到最大的健康效果。比如针对护理院中患有不同慢性病的老年人,需要根据每位老年人的健康状况及慢性疾病的程度给出合理的指导建议与健康策略。

(4)系统化。收集的健康信息必定存在于一个高效、可靠及时的信息支持系统,需要及时地对收集到的信息进行存储加工,从而保证健康信息评估和健康风险分析的高效和准确。

（5）整体化。健康管理的服务对象不但包括护理院的老年人,还包括相关利益者,比如养老机构、医院、社区卫生服务中心等。健康不但需要强调服务的高效、系统及可重复,同时强调多平台合作。只有如此,才能向大众乃至社会提供完善的健康管理策略。

第三节　护理院患者健康管理

一、护理院患者健康管理策略

（一）跌倒

（1）跌倒。是一种不能自我控制的意外事件,指个体突发的、不自主的、非故意的体位改变,而脚底以下的部位停留在地上或者更低的地方。

（2）健康管理。① 评估并确定危险因素,制订针对性的指导措施。② 开展健康教育,增强防跌倒意识;合理用药;选择适当的辅助工具、环境安全和调整生活方式。

（二）噎呛

（1）噎呛是指进食时在食管的某一狭窄处或呛到咽喉部气管而引起的呛咳、呼吸困难,甚至窒息。医学上称之为"老年性食管运动障碍"。

（2）健康管理。进食时体位通常取坐位或半卧位或采取患侧卧位,头偏向一侧。进食时精神集中、速度慢、食物应细软等。

（三）安全用药

（1）安全用药。老年人药物代谢动力学过程减慢,药物代谢功能减弱,药物排泄能力降低、血药浓度增加。老年人对大多数药物敏感性增高,作用增强,药物不良反应发生率增高,用药依从性降低。

（2）健康管理。定期全面评估老年人用药情况,密切观察和预防药物不良反应。

（四）压疮

（1）压疮。压疮形成的关键是压力强度和持续时间,皮肤及其支持结构对压力的耐受力。

（2）健康管理。接触局部压力,多翻身、多活动,保持皮肤及床单清洁、干燥以保护皮肤。按摩受压部位,不仅局部血液循环。

二、护理院患者生活方式管理

（一）护理院患者生活方式管理定义

从卫生服务的角度来说,生活方式管理是指以个人或自我为核心的卫生保健活动。该定义强调个人选择行为方式的重要性,因为后者直接影响人们的健康。生活方式管理通过健康促进技术,比如行为纠正和健康教育,来保护人们远离不良行为,减少危险因素对健康的损害,预防疾病,改善健康。与危害的严重性相对应,膳食、体力活动、吸烟、适度饮酒、精神压力等是目前对国人进行生活方式管理的重点。生活方式与人们的健康和疾病息息相关,这一点对于已被医生诊断为"患者"的人和健康的人来说,都是"真理"。

（二）基本策略

理院患者健康管理的基本策略是通过评估和控制健康风险,达到维护健康的目的。护理院患者的慢性病往往是"一因多果、一果多因、多因多果、互为因果。"各种危险因素之间及慢性病之间的内在关系已基本明确(见图21-1)。

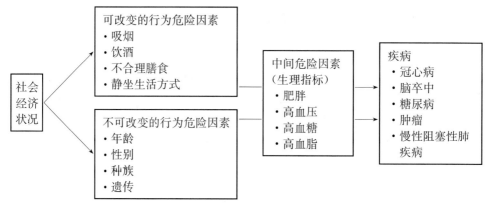

图 21 - 1　常见慢性病及其共同危险因素之间的内在关系

在护理院的实践中,生活方式管理可以多种不同的形式出现,也可以融入健康管理的其他策略中去。例如,生活方式管理可以纳入疾病管理项目中,可以在需求管理项目中出现,帮助护理院的住院患者更好地选择食物,提醒他们进行预防性的医学检查等。不管应用了什么样的方法和技术,生活方式管理的目的都是相同的,即通过选择健康的生活方式,降低疾病的危险因素,预防疾病或伤害的发生。

（三）特点

（1）以个体为中心,强调个体的健康责任和作用。不难理解,选择什么样的生活方式纯属个人的意愿或行为。我们可以告知人们什么样的生活方式是有利于健康应该坚持的,比如不应吸烟,如果吸烟应该戒烟;不应挑食、偏食,而应平衡饮食等。我们也可以通过多种方法和渠道帮助人们做出决策,比如提供条件供大家进行健康生活方式的体验,指导人们掌握改善生活方式的技巧等,但这一切都不能替代个人做出选择何种生活方式的决策,即使一时替代性的做出,也很难长久坚持。

（2）以预防为主,有效整合三级预防。预防是生活方式管理的核心,其含义不仅仅是预防疾病的发生,还在于逆转或延缓疾病的发展历程(如果疾病已不可避免的话)。因此,对于旨在控制健康危险因素,将疾病控制在尚未发生之时的一级预防;通过早发现、早诊断、早治疗而防止或减缓疾病发展的二级预防;以及防止伤残,促进功能恢复,提高生存质量,延长寿命,降低病死率的三级预防,生活方式管理都很重要,其中尤以对以及预防最为重要。针对个体和群体的特点,有效的整合三级预防,而非支离破碎地采取三个级别的预防措施,是生活方式管理的真谛。

（四）技术

护理院生活方式管理可以说是其他群体健康管理策略的基础成分。生活方式的干预技术在生活方式管理中举足轻重。在实践中,3 种主要技术常用于促进人们改变生活方式。

（1）教育。传递知识,确定态度,改变行为。

（2）激励。通过正面强化、反面强化、反馈促进、惩罚等措施进行行为矫正。

（3）训练。通过一系列的参与式训练与体验,培训个体掌握行为矫正的技术。

三、护理院患者健康需求管理

（一）需求管理的概念

健康管理所采用的另一个常用策略是需求管理。护理院需求管理包括自我保健服务和人群就诊分流服务。通过提供一些工具,比如小病的自助决策支持系统和行为支持,个人可以更好地利用医疗保健服务,在正确的时间、正确的地点,利用正确的服务类型。

（二）影响需求的主要因素

（1）患病率。可以影响护理院卫生服务需求,因为它反映了人群中疾病的发生水平。

（2）感知到的需要。个人感知到的护理卫生服务需要是影响卫生服务利用的最重要的因素,它反映了个人对疾病重要性的看法,以及是否需要寻求卫生服务来处理该疾病。

（3）患者偏好。患者偏好的概念强调患者在决定其医疗护理措施时的重要作用。

（4）健康因素以外的动机。事实表明,一些健康因素以外的因素,都能影响人们寻求医疗护理的决定。

（三）护理院需求预测发放与技术

（1）以问卷为基础的健康评估。以健康和疾病风险评估为代表,通过综合性的问卷和一定的评估技术,预测在未来的一段时间内个人的患病风险。

（2）以护理院医疗护理花费为基础的评估。该方法是通过分析已发生的医疗卫生费用,预测护理院未来的医疗花费。

（3）护理院需求管理的主要工具与实施策略。需求管理通常通过一系列的服务手段和工具,去影响和指导护理院的医疗护理需求。常见的方法有基于互联网的卫生信息数据库、服务预约等。

四、护理院疾病管理

（一）疾病的概念

疾病管理是一个协调医疗保健干预和与患者沟通的系统，它强调患者自我保健的重要性。疾病管理支持医患关系和保健计划，强调运用循证医学和增强个人能力的策略来预防疾病的恶化，它以持续性地改善个体和群体健康为基准来评估临床、人文和经济方面的效果。

（二）疾病管理的特点

（1）目标人群是患有特定疾病的个体。如糖尿病管理项目的管理对象为已诊断患有 1 型或 2 型糖尿病的患者。

（2）不以单个病例和（或）其单次就诊事件为中心，而关注个体或群体连续性的健康状况与生活质量，这也是疾病管理与传统的单个病例管理的区别。

（3）护理院医疗护理服务及干预措施的综合协调至关重要。疾病本身使得疾病管理关注健康状况的持续性改善过程。

五、护理院老年患者常见病症健康管理

（一）阿尔茨海默症

（1）定义：俗称"老年痴呆症"是一种进行性发展的致死性神经退行性疾病，是多种原因引起的一组症候群。

（2）临床表现：分为轻度、中度和重度。表现在意识清醒的状态下出现持久的全面的智能减退，表现为记忆力、计算力、判断力、注意力、抽象思维能力、语言能力减退，情感和行为障碍，独立生活和工作能力丧失。

（3）健康管理：预防跌倒；改变不良生活习惯；善于休息，提高睡眠质量；重视防治脑血管病。

（二）老年急性肠炎

（1）定义。是老年人的一种常见病，多发病，多由于细菌及病毒等微生物感染所致，其表现主要为腹痛、腹泻、恶心、呕吐、发热等，严重者可致脱水、电解质紊乱、休克等。

（2）健康管理。首先要卧床休息，保暖，适当止痛止泻，鼓励多饮水。腹泻严重伴脱水者，及时送医院给予静脉输液治疗。

（三）老年便秘

（1）定义。分为器质性便秘和功能性便秘。便秘的常见表现为便意少，便次也少，排便艰难，排便不畅，大便干结、坚硬，便秘伴有腹痛或腹部不适。

（2）健康管理。避免进食过少或食品过于精细，缺乏纤维。避免排便习惯受干扰，避免滥用泻药。建议老年患者每日保证至少 6 杯 250 mL 的饮水量。

六、护理院老年患者健康评估

（一）健康评估定义

健康评估是根据健康指标的有关资料，对个体或群体的健康状况进行分析、综合而做出一定的健康状况的结论。

（二）健康评估分类

（1）个体评价。主要是通过比较实际年龄、评价年龄、延长年龄三者的区别，了解危险因素对寿命损害的程度，降低危险因素后延长寿命的程度。具体评价可以从生理、心理、伦理和社会 4 各方面进行。

（2）群体评价。是在个体评价的基础上进行，以了解不同人群的危险程度、危险因素属性和单项危险因素对健康状况的影响，为健康教育和健康促进提供依据。

（三）评估内容与方法

（1）评估方法。从人口数量、结构、发病率、运动频率、教育程度、社会环境、生活水平等方面进行综合评价。

（2）评估内容。

① 躯体健康评估。目前和既往的健康状况、影响健康状况的有关因素、对自身健康状况的认识和反应、日常生活活动能力等。

② 心理健康评估。

- 焦虑。表现为紧张、不安、急躁等，但又说不出具体明确的焦虑对象。
- 抑郁。情绪低落是抑郁的显著特征，典型症状为兴趣减退甚至消失，对前途悲观失望，无助感，感到精神疲惫，缺乏动力，自我评价低，感到生命或生活本身没有意义，常伴有失眠、悲哀、自责、性欲减退等，严重者可出现自杀行为。

③ 疾病末期患者的人格变化特点。

④ 社会健康评估。

- 角色评估。疾病期角色变更的特点主要表现为 3 个方面，社会角色的变更、家庭角色的变更、角色期望的变更。角色评估的内容包括个体的文化背景。角色评估方法：承担角色情况、角色的感知情况和角色的满意度。
- 家庭评估。对家庭的评估有助于了解家庭对疾病末期患者健康状态的影响。评估的内容包括家庭成员基本资料、家庭结构和家庭功能。家庭评估主要有问询和问卷评估两种发方法。
- 环境评估。能帮助疾病健康患者选择一个良好的独立生活的养老环境。可采用自述法和询问法获取资料，内容包括污染、噪声、居家气温、居家安全、社区环境和邻里关系。
- 文化评估。为了最大限度地满足疾病健康患者的护理需求，护理人员应尽可能地对所护理的老年人进行文化评估。通过评估，制订符合老年人文化背景、切合实际的护理措施。评价内容包括价值观、信念、宗教信仰、风俗习惯等。

七、护理院患者健康危险因素评价方法

（一）收集资料

（1）收集护理院患者年龄、性别和疾病别死亡率资料。

（2）收集患者个体危险因素资料。

（二）处理资料

（1）将危险因素转换成危险分数。

（2）计算组合危险分数。

（3）计算存在死亡危险。

（4）计算危险降低程度。

（三）患者危险因素评价方法的应用

（1）心理评估。即依据心理学的理论和方法对人的心理现状及其水平做出综合性评价、鉴定等，可视作心理评估过程的常用手段或技术。心理评估方法较多，主要有：自我报告法、观察法、访谈法、心理测验、问卷、仪器测量法等。一般地，一项好的护理院心理评估应该是可信的、有效的，并且是可重复的。这就涉及心理测评中的一系列技术指标：标准化、客观化与常模化，信度和效度等。心理评估技术应用在护理院心理评估管理中的主要方法有观察法、问卷法和心理量表法。

常见的心理测评工具有 16PF（卡特尔 16 种个人因素问卷）艾森克人格问卷、SCL－90（症状自评量表）、A 型行为类型问卷等。

（2）生活方式评估。生活方式疾病主要是由于人们不科学、不健康的行为生活方式长期积累引起的，是身心不能应付内外环境（包括自然环境、社会环境、心理环境的刺激），对生活事件产生的生理、心理等不良反应的结果。

（3）饮食评估。

① 食物是重要的健康持续条件之一，食物是人们赖以生存的必备条件之一，是机体与外部物质能量交换的主要渠道，对健康有着至关重要的作用。

② 饮食评估就是根据每天摄入食物种类、营养含量、进食时间、进食频率等信息，与人体正常每天所应摄取的营养种类与比重等进行比较，揭示饮食习惯与饮食结构对健康造成危害的可能性。注重营养配比，改善饮食结构，科学、合理、有节制的饮食才能为健康提供可持续发展的基础。

（4）运动评估。运动是我们持续生命、完成工作、完成学习、改造客观世界的前提条件。护理院的患者以长期卧床患者、晚期姑息治疗患者、慢性病患者、生活不能自理的老年人以及其他需要长期护理服务的患者为主，他们的运动评估可以通过肌力评定、关节活动度（ROM 检查）、步态检查等方式进行，再结合评定结果进行干预和康复治疗。

（四）健康疾病风险评估及预测方法

健康疾病风险评估及预测一般有两类方法（见表21-1）。

（1）第一类方法建立在评估单一健康危险因素与发病概率的基础上，将这些单一因素与发病的关系以相对危险度来表示期强度，得出的各种相关因素的加权分数即为患病的危险性。由于这种方法简单实用，不要大量的数据分析，是健康管理发展早期的主要健康风险评价方法。

（2）目前也仍为很多健康管理机构和项目所使用第二类方法建立在多因素理论分析基础上，即采用统计学概率理论的方法来得出患病危险性与危险因素之间的关系模型，能同时包括多种健康危险因素。所采用的数理方法，除常见的多元回归外，还有基于模糊数学的神经网络方法及 Monte Carlo 模型等。这类方法的典型代表是 Framingham 的冠心病模型。

表 21-1　护理院两类常用健康评价方法的比较

评价方法	定　义	方　法	结 果 表 示
单因素加权法	判断个人死亡某些特定健康状况的可能性	多为借贷式计分法，不采用统计概率论方法计算	多以健康评分和危险因素评分的方式
多因素模型法	判断一定特征的人或某一特定疾病或死亡的可能性	采用疾病预测模型法，以数据为基础，定量评价，可用于效果评价（费用及健康改善）	患病危险性，寿命损失计算，经济指标计算

患病危险评估的一个突出特点是其结果是定量的、可比较的。根据评估的结果将患者分成高危、中危和低危人群，分别施以不同的健康改善方案，并对其效果进行评价。

在健康风险评估的基础上，我们可以为个体和群体制订健康计划。个性化的健康管理是鉴别及有效控制个体健康危险因素的关键。将以那些可以改变或可控制的指标为重点，提出健康改善目标，提供行动指南及相关健康模块。个性化的健康管理计划不但为个体提供了预防性干预的行动原则，也为健康管理者和老年患者之间的沟通提供了一个有效的工具。

八、护理院患者健康管理步骤

（一）了解和掌握患者的健康状况

开展健康状况检测和信息收集。只有了解老年患者的健康状况才能有效地维护他们的健康。因此，具体地说，第一步是收集患者的个人健康信息，包括一般情况（性别、年龄等）、目前健康状况和疾病家族史、生活方式（膳食、运功、吸烟、饮酒等）、体格检查（身高、体重、血压等）和血尿实验室检查（血脂、血糖等）。

（二）关心和评价老年患者的健康

开展健康风险评估和健康评价。根据所收集的个人健康信息，对老年患者的健康状况及未来患病或死亡的危险性用数学模型进行量化评估。患病危险性的评估，也被称为疾病预测。可以说是慢性健康管理的技术核心。其特征是估计具有一定健康特征的个人在一定时间内发生某种健康状况或疾病的可能性。

（三）改善和促进老年患者的健康

开展健康风险干预和健康促进，进行健康干预。在前两部分的基础上，以多种形式来帮助护理院老年患者采取行动、纠正不良的生活方式和习惯，控制健康危险因素，实现其健康管理计划的目标。护理院老年患者健康管理的这三个步骤可以通过互联网的服务平台及相应的用户端系统来帮助实施。患者在护理院实施一定时间的健康干预措施后，需要评价效果、调整计划和干预措施，最终达到健康管理的预期效果。

（杨芬红）

护理院绩效评价管理

第一节　护理院绩效评价管理概述

一、基本概念

（一）定义

绩效是指行为和结果。

（二）概念

（1）绩效是评价一切活动的有效尺度和客观标准。

（2）行为由从事工作的人表现出来，将工作任务付诸实践，行为不仅仅是结果的工具，行为本身也是结果，是为完成工作任务所付出的脑力和体力的结果，并且能与结果分开进行判断。

（3）绩效分为组织绩效和个人绩效。组织绩效即集体绩效，主要看最终结果；个人绩效即员工完成的工作情况，主要考察工作过程。

（三）含义

（1）包括结果和行为两个方面，也包括质量的范畴。

（2）"效"即效率、效果和效益；"绩"即业绩，指员工产出的量化结果。

（3）绩效具有很强的目标导向性，是一种动态的和积极的反应。绩效的内涵和外延作为组织或机构绩效评价、绩效管理的基础。

（四）相关概念

（1）绩效维度。为实现规划意图和功能，和设计的主题（或利益）相一致的广泛领域（如效用、可及性）。

（2）绩效测量。指的是描述维度的因素和变量（如比率、数量、持续期）。

（3）绩效指标。指的是反映每一个测量中特定绩效维度内位点的特征值。指标类型分为基线指标、规划指标、平均指标、基准/最佳实践指标。

（4）绩效进程。包括投入、过程、产出、结果。

二、绩效评价相关理论与方法

绩效评价相关理论

世界卫生组织在《2000 年世界卫生报告》中将绩效评价引入卫生系统,提出卫生系统的绩效评价框架,并对影响绩效的关键因素进行分析。

(1)我国医疗机构绩效评价发展过程。

① 简单现状绩效评价阶段:20 世纪 80 年代末期。

② 投入-产出绩效评价阶段:20 世纪 80 年代末期至 90 年代。

③ 经济与社会综合效益评价阶段:21 世纪初期。

④ 战略性绩效评价阶段:平衡计分卡是战略性绩效评价系统的主流方法,2005 年—2007 年起至今。

(2)护理院绩效评价的概念。

① 绩效评价是指运用数理统计和运筹学方法,采用特定的指标体系,对照统一的评估标准,按照一定的程序,通过定量定性对比评估,对护理院一定经营时期的经营效益和经营者业绩,做出客观、公正和准确的综合评判,以真实反映该护理院的现实状况,预测护理院未来的发展前景。

② 护理院引入绩效评价理论与方法,成为改善护理院和组织绩效的基础,并为组织的其他管理工作提供依据,逐渐成为护理院有效管理的工具。

③ 绩效评价体系。其是组织控制系统的一种重要类型,而控制系统是为获得预想的结果,利用信息维持或者改变组织活动方式的一种正式规定和程序。

④ 护理院绩效评价体系的构成要素。包括绩效评价的主体与客体,绩效维度,绩效测量,绩效指标,绩效评价的方式、方法与工具。

第二节 护理院绩效评价体系

一、护理院绩效评价指标的设立

(一)建立护理院绩效管理评价体系的必要性

(1)开展护理院绩效管理与评价是实行卫生全行业管理的迫切需要。

(2)实施护理院绩效管理与评价,是实现护理院管理的重要经济手段之一。

(3)建立一种多维度的绩效评价体系,符合我国护理院发展需要,同时也适应了全国范围内卫生系统绩效评价的发展趋势。

(二)护理院评价体系指标的建立

(1)护理院评价指标体系应由一系列相互关联、相互补充、相互制约的指标构成。

(2)护理院绩效评价主要从基本情况、工作数量、工作效率、工作质量和运行情况 5 个方面进行。

（3）护理院绩效评价体系的控制过程可以分为 4 个基本步骤：制订预想的绩效标准；收集并连接与实际绩效相关的信息；对收集的信息和绩效标准进行比较；采取必要的绩效改进行动。

（4）护理院绩效评价体系的绩效环境可以界定为影响绩效评价的各种因素，是整个绩效评价体系的背景情况，如图 22-1 所示。

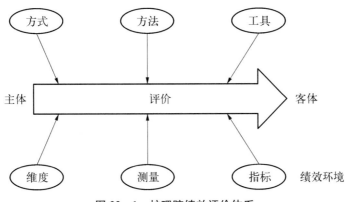

图 22-1　护理院绩效评价体系

二、护理院绩效评价体系

（一）基本原则

（1）科学性原则。以护理院整体运作为依据，确定指标结构和层次。

（2）系统性原则。指标体系的覆盖面广，能全面反映护理院状况。

（3）核心性原则。指标体系要紧密围绕护理院的功能、定位、任务、效益、效率的影响因素。

（4）动态性原则。护理院的发展是一个长期的过程，指标选择应充分考虑可持续性发展的问题。

（二）绩效评估的整体框架

（1）绩效考核指标是指绩效的衡量纬度。

（2）指标权重是指标在评估体系中的重要性反映，每一个指标对应一个权重，每项权重取值在 0~1 之间，且所有权重之和等于 1。

（3）权重分配是绩效考核指标体系的重要组成部分。权重的确定通常采用定量分析法，即通过考核指标的两两比较结果汇总得出权重。

（三）护理院绩效评估考核指标体系和权重值

如表 22-1 和表 22-2 所示。

表 22 - 1　护理院经营管理绩效考核指标体系

考核纬度	二级指标	权　重
经济方面	人均业务收入	8
	总收入增长率	8
	收支比例	9
运作方面(35)	平均住院日	7
	人均年出院人次	7
	人均年门诊人次	7
	平均门诊医疗费用	7
	平均住院费用	7
质量方面(40)	护理质量	14
	医疗质量	13
	安全质量	13
合　计		100

表 22 - 2　护理院绩效评估考核体系和权重值

评 估 分 类	权 重 值
服务质量	50
服务效果	20
运行效率	10
综合满意度	20
合　计	100

三、护理院科室目标管理绩效考核指标体系的内容

(一)根据护理院总体目标建立科室目标管理体系

使护理院所有科室和员工都在目标的引导下工作,调动员工的积极性,提高护理院的工作效率和综合效益。

(二)临床科室是护理院的主体和核心

临床科室绩效考核属于护理院团队考核范畴,是考核护理院临床科室工作成果(数量、质量、成本、满意度等)的一种方法。

(三)护理院团队绩效考核的维度

包括团队工作目标、团队管理艺术、团队文化和团队成员核心素质。因此,临床科室绩效也是科室业务主任业务管理能力、领导能力、沟通能力等综合能力的体现。

(四)科室绩效考核指标体系必须明确目的性

确定指标的权重,体现出护理院管理中的导向性;确定考核主体和考核周期。

（五）临床、医技科室指标设计依据

平衡计分法，根据"平衡记分测评卡"原理，从 4 个维度设计科室目标考核体系，分别为科室绩效 30 分，流程维度（科室质量）25 分，客户维度（患者指标）25 分，发展维度（创新指标）20 分。

（六）职能科室目标设计及考核方法

（1）基本目标。包括护理院本年度工作计划分解目标和各职能科室常规工作，根据职能科室不同职责分别制定目标及考核标准，设目标基础分值并依据考核标准逐项考核计分。

（2）共性目标。包括工作效率、服务质量、业务水平，设目标基础分值，用满意度问卷调查的方法，每季度考核。

（3）重点工作目标。结合本年度护理院重点工作、临时性主要任务、年终统一考核，根据完成情况另行加分。

（七）现场考核

针对科室绩效考核项目中难以量化的部分，即科室领导团队、科室核心竞争力、科室整体发展及对护理院的贡献、科际间合作 4 个方面，采用现场听取科主任报告后，安排考核项目的分值设置，当场打分，分值及时汇总成现场考核成绩，如表22－3所示。

表 22－3　护理院科室现场考核项目指标及权重

考核项目	指　　标	权　重
科室整体发展及对护理院贡献	1. 技术水平	10
	2. 学术地位	8
	3. 同行认知度	8
	4. 社会影响力	9
领导团队及人才梯队	5. 科主任号召力和执行力	10
	6. 医护人员比例合理性	10
	7. 有人才培养计划	5
	8. 开展新技术新方法	5
	9. 与其他护理院相比，相同项目的领先之处	5
核心竞争力	10. 持续改进	5
	11. 改进效果	5
	12. 可借鉴的经验	5
科际间合作	13. 组织协作能力	8
	14. 科研合作	7
合　　计		100

（八）科主任绩效管理目标及考核

在科室目标管理绩效考核的基础上，另设科主任管理目标为加分项目。

（1）基本目标。主要实行科主任负责制，包括科室安全和工作纪律方面指标。

（2）共性指标。包括科研水平、管理创新和社会学术团体任职指标。

（3）重点工作目标。主要指标为科室重点工作完成情况和管理创新。

（4）管理创新。由科主任提出创新管理改革和服务举措。

（5）对科主任目标进行过程控制是保证目标实现的关键环节，实行动态监控。

四、护理院管理人员绩效考核指标体系的内容

（一）护理院管理人员考核内容

三类管理人员：院领导、中层干部及一般人员。根据岗位评价要素主要有智者水平、解决问题的能力、工作责任、岗位风险、工作环境、业绩影响力等。

（二）考核内容

组织相关人员对管理岗位评价因素进行问卷调查，取到岗位评价分数，然后对不同管理岗位的价值、重要性进行排序。

（三）制订考核指标

考核管理者工作业绩，还必须体现组织绩效目标的要求。由工作任务、岗位职责和行为态度3部分组成。其中工作任务即科室绩效考核得分，对院高层管理人员，侧重业务经营指标，主要考核护理院业务收入增长率和社会效益；对中层管理人员侧重质量控制指标，主要考核工作质量、效率、效果等；对一般管理人员考核主要通过工作任务、岗位职责完成情况来体现。

（四）管理人员绩效考核计算公式

计算公式如下：

$$管理人员绩效总额 = \frac{护理院绩效总额 \times 个人绩效考核分数}{个人绩效考核分数总和 \times 岗位评价分数}$$

（五）评价方法

（1）护理院院长业绩评价系数＝综合目标完成系数＋重点工作完成系数＋公众和员工满意度系数。

（2）综合目标完成系数＝综合目标完成率×权重(0.6)。

$$综合目标完成率 = \frac{综合目标总分 - 扣分数}{综合目标总分}$$

（3）重点工作完成系数＝重点工作完成率×全中国(0.3)。

（4）公众和员工满意度系数＝公众员工满意度×权重(0.1)。

五、护理院医护人员绩效考核指标体系的内容

（一）医护人员绩效考核指标体系的构建

这是护理院进行绩效管理的核心和重点。医护人员是护理院的服务提供者，其

行为会直接影响医疗护理服务质量。

（二）医护人员绩效项目、绩效指标及其权重设计

（1）绩效项目是指绩效维度，是绩效项目的具体内容，也是对绩效项目的分解和细化。

（2）医护人员绩效项目和绩效指标紧密结合护理院整体战略目标及目标分解。按照目标的分解，医护人员的绩效项目分为工作业绩、工作能力、工作态度和工作行为4个方面。

（3）医护人员工作业绩是医护工作的结果和绩效的主要内容，包括工作数量、工作质量和科研成果及获奖3方面。

（4）医护人员的工作能力是指胜任能力，指医护人员实现特定绩效或者是表现出来的有利于绩效实现行为的能力。在工作能力中有学历、职称、继续医学教育、临床技术水平和技术创新及应用技术5个指标。

（5）工作态度。项目由患者满意度、上级满意度、同事满意度、岗位职责履行、医疗纠纷和医德医风6个指标。

（6）工作行为。是医护人员工作纪律方面的表现，主要是出勤率和查房方面的表现，如表22－4所示。

表22－4　护理院医护人员绩效考核指标

考核项目	一　级　指　标	权　重
工作业绩	1. 工作数量 2. 工作质量 3. 科研成果及获奖 4. 核心期刊发表论文数	9 9 7 5
工作能力	5. 学历 6. 职称 7. 继续医学教育 8. 临床技术水平 9. 科技创新及应用新技术	5 5 5 5 5
工作态度	10. 患者满意度 11. 上级满意度 12. 同事满意度 13. 医疗纠纷 14. 岗位职责履行 15. 医德医风 16. 出勤率 17. 查房	5 5 5 7 7 6 6 4
合　　计		100

六、护理院职工绩效考核指标体系的内容

（1）护理院建立职工绩效考核指标体系，衡量职工的绩效水平。在全员聘用合同制执行期间，绩效考核指标与岗位职责紧密结合，联系每个岗位的岗位说明书。

（2）职工的绩效考核应有客观衡量标准，是绩效考核指标体系的关键。考评指标量化，真正体现职工绩效水平。

（3）职工绩效考核指标体系框架包括 4 个部分：绩效考核指标、指标权重、指标评价标准和指标审核。绩效考核指标是职工绩效衡量的维度，即岗位实施考核的内容，是考核的关键要素。

（4）职工绩效考核在"德、能、勤、绩"的传统绩效指标基础上还包括关键绩效指标和目标管理指标。

（5）围绕职工"德、能、勤、绩"4 个方面，结合关键性指标和岗位目标，进而形成完整的指标考核体系，如图 22 - 2 所示。

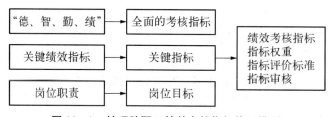

图 22 - 2　护理院职工绩效考核指标体系模型

七、护理院绩效评价指标

（一）基本指标

（1）基本指标主要面向护理院行政、业务管理和未来发展层面，包括社会效益指标。在衡量护理院的管理绩效中，设立社会效益指标十分重要。

（2）包括制度建设与执行和行政管理两方面。

（3）患者与员工满意度。

（4）指令性任务完成率等。

（二）管理效益指标

包括管理费用占业务支出的百分比、工资性支出与人员配比率、工作人员人均业务收入、工作人员人均业务量、护理院成本控制效率和管理科研水平等。

（三）经济运行指标

（1）主要面向护理院财务层面，规定护理院应达到的财务目标。经济效益指标一般是：业务收入总量控制目标完成率、业务收入、医疗收入、药品收入、其他收入、日常支出、每床住院日收费、每床出院患者费用、资产增长率、净资产增长率、资产负债率。

（2）评判护理院经济运行效率高低的指标，主要看管理执行过程中的收入合法性、成本适应性和效益合理性。

（四）工作数量和工作效率指标

（1）主要是面向患者服务层面，规定护理院应完成的工作数量，具体指标包括门诊人次、出院人数、实际开放床位日数、实际占用床位日数和出院日占用总床日数。

（2）面向内部管理和流程层面，具体指标包括床位使用率、平均住院日、平均每职工门诊人次、平均每职工住院床日、病床周转次数。

（五）医护质量指标

主要规定护理院应达到的护理、医疗质量要求，具体指标包括基础一级护理合格率、整体护理模式达标率、临终关怀安宁护理病房达标率；门诊处方和病历书写合格率、医疗事故发生数、科研项目完成率。

第三节　护理院绩效评价主要内容与方法

一、护理院绩效测量主要内容

（1）护理院的绩效测量，按照绩效进程，从投入、过程、产出、结果 4 个阶段进行连续性测量。

（2）测量的内容应当充分反映护理院绩效维度，从而达到测量效率、效果、质量的目的。

（3）绩效测量的量度，如率、数量或者变化量。

（4）护理院绩效测量应与护理院的职能定位，尤其是绩效维度的度量结合起来。

（5）质量指标是护理院的经营管理活动各方面达到的"效率"要求，通常以相对数即比例、比值、百分率来表示。

二、护理院绩效评价的主要方法

（一）360 度绩效考核法

又称全方位绩效考核法或多源绩效考核法。

（1）通过上级主管领导、同事、下属、护理院内外服务对象和院内其他部门等信息渠道收集绩效信息，进行多方面、多方位考核，更能全方位、准确地评价员工的工作业绩。

（2）360 度绩效考核由上级的评价、同事的评价、下级的评价、员工的评价和院内外服务对象的评价组成。

（3）360 度绩效考核用于员工的发展、绩效的提升和管理的改善等方面，效果更佳。

（二）关键绩效指标

（1）定义。是通过对组织内部某一流程的输入端、输出端的关键参数进行设置、取样、计算、分析来衡量流程绩效的一种目标式量化管理指标，是把护理院的战略目标分解为可运作的远景目标的工具，是护理院绩效管理系统的工具。

（2）实施关键指标（key Performance Indication，KPI）考核的流程。在以关键绩效指标为基础的护理院绩效考评时，需要遵循一定流程，即分解护理院战略目标→提取关键成功要素→以关键成功要素为基础，设计各岗位 KPI 考评指标→审核关键绩效指标→KPI 实施的考核与监控。

（3）关键绩效指标的注意事项。最好不要单独使用关键绩效指标进行员工绩效考核，可以将它作为其他绩效考核方法的一种补充。

（三）平衡记分卡

（1）平衡记分卡的含义。平衡记分卡（Balanced Score Card，BSC）自 1992 年由罗伯特·卡普兰（Roberts Kapian）和戴维·诺顿（David P. Norton）创立以来，一直成为管理学领域中方兴未艾的理论及绩效管理的有效工具。它促使企业高层管理人员从财务、客户、内部流程和创新学习四角度关注企业绩效，以客户、内部经营过程和学习与成长 3 个方面之间形成相互驱动因果关系，展现组织的战略轨迹，实现绩效考核以及战略实施。

（2）平衡记分卡基本框架。护理院以提高护理院的核心竞争力、进行护理院的战略管理为指导思想，通过推进学科及人才梯队建设，深化人事制度改革，引进护理医学人才等措施来提高护理院的核心竞争力，提高医务人员医疗技术水平，提高护理技术的能力，如图 22-3 所示。

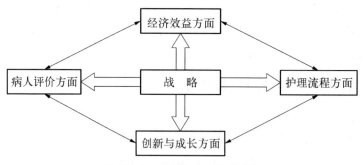

图 22-3　平衡计分卡基本框架

（3）平衡记分卡的实施流程。运用平衡记分卡进行护理院绩效管理通常可以遵循"前期准备，构建记分卡，设计运作系统，反馈和修正"的流程。

（4）平衡记分卡的优点。① 管理理念更加先进化；② 平衡记分卡实施是护理院全方位的绩效管理；③ 平衡记分卡的管理理念更加注重对服务质量、服务态度和社会效果的评价，追求的是服务效率，兼顾经济效益，使护理院管理更加到位；④ 管理模式更加科学化;⑤ 管理流程更加规范化;⑥ 管理效果更加人性化。

三、绩效考核方法的选择

(1) 对护理院绩效考核的多种方法进行了说明和比较,每一种方法都有优缺点,每一种方法都有它最佳的适用范围。因此,护理院在选择绩效考核方法时必须结合其战略目标、发展方向、绩效考核的目的,科室班组和员工的工作性质及特点,员工的素质以及绩效考核的成本支出等。

(2) 护理院绩效考核的目的对绩效考核方法选择的影响。护理院绩效考核的目的对其绩效考核方法的选择起着决定性的作用。

(3) 护理院员工工作性质与工作特点对绩效考核方法选择的影响。护理院有医生,护士,药剂师,放射、心电、B超人员,财务和行政人员等各种岗位的员工,各岗位的职称又有高、中、低之分。在进行绩效考核方法的选择时,应选择不同的绩效考核方法,才能合理地评价。

(4) 绩效考核方法本身的特点对护理院绩效考核方法选择的影响。每一种绩效考核方法都有它们各自的特点,护理院应根据绩效考核的目的、员工的工作性质并结合绩效考核方法本身的特点,选择某种绩效考核方法或某几种绩效考核方法的组合。

(5) 绩效考核所需时间和成本对护理院绩效考核方法选择的影响。护理院在选择绩效考核方法时,考核所占时间(包括时间成本)和考核方法开发与应用所需成本也是必须考虑的一个重要因素。在选择绩效考核方法时,要做到合理预算和利用好绩效考核所投入的资金,不过多占用考核者和被考核者的时间;对旁系列岗位员工进行绩效考核时,不宜选择360度考核方法等较复杂的绩效考核方法。

第四节　护理院绩效管理框架

护理院绩效管理有两项重要的基础工作：目标管理(Management by Objectives,MBO)和工作分析。

一、目标管理

(一) 目标管理的概念

(1) 目标管理是一种管理思想,也是一种管理方法。目标管理是由管理者和被管理者共同参与目标制订,在工作中由员工实现并努力完成工作目标的管理方法。

(2) 目标管理就是组织内管理人员与下属在具体和特定的目标上达成协议,并完成书面文件,定期以共同制定的目标为依据来检查目标执行情况的过程。

(3) 目标管理的概念于1954年由管理大师彼得·德鲁克(P. Drucker)提出的,他认为并不是有了工作才有工作目标,而是相反,有了目标才有工作。

（二）目标管理主要内容

（1）组织的最高领导层根据组织面临的情势和社会需要，制订出一定时期内组织经营活动所要达到的总目标，然后层层落实。

（2）根据组织的总目标，要求下属各部门主管人员以及每个员工制订的目标和保证措施，形成一个目标体系和目标连锁，并把目标完成的情况作为各部门或个人考评的依据。

（3）目标管理遵循的原则是：每一项工作必须为达到总目标而展开，它的精髓是需要有共同的责任感，依靠团队合作。

（4）目标管理是一种管理哲学。

（三）目标管理的特点

（1）目标管理的新理念。① 目标管理强调个人目标、团体目标和企业目标的统一；② 目标管理采用员工自我管理的方式，上级通过分权和授权来实施例外控制；③ 目标管理根据上下级结合制订的评价标准由员工自己评价工作成果并做出相应的改进。

（2）强调管理和被管理者共同参与。

（3）强调自我管理和自我评价。

（4）强调整体性管理。

（5）强调目标特定性。

（四）目标管理的基本过程

（1）制订目标体系。① 制订一套完整的目标体系是实施目标管理的第一步和最重要的一步；② 高层管理者制订总目标；③ 制订下级目标和个人目标；④ 协议授权，形成目标责任制。

（2）组织实施。是目标执行和实施的具体过程。

（3）检查评价。这是目标考评阶段，其过程为：① 自查：即自我评价；② 商谈：由上级检查，通过面对面的商讨形式，为再次制订更高目标提供依据；③ 评价：通过预先制订评价和奖惩协议进行评价；④ 再制订。评价后讨论制订下一轮目标，开始新的循环。

（五）目标管理法

（1）目标管理法就是由管理者和被管理者共同制订便于衡量的工作目标，以此作为科室和个人绩效的指标并制订相应的标准。它是基于卫生事业单位职工岗位说明书中的岗位职责，是和职工共同协商、共同制订的工作目标。

（2）围绕"德、能、勤、绩"4个方面，分析与职工相关联的比较全面的考核指标。

（3）结合护理院实际情况，根据关键绩效指标的方法，选取对科室和个人工作影响较大的几项关键性指标。

（4）根据护理院的发展重点和中心工作，以及基于岗位职责的工作目标进行分解进而得出岗位目标。

（5）在设立选定考核指标的同时，确定各指标的权重。对岗位与岗位之间的考核指标进行审核平衡，进而形成完整的目标考核体系，如图22-4所示。

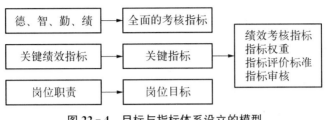

图22-4　目标与指标体系设立的模型

二、工作分析

（一）工作分析的基本概念

（1）工作分析。在护理院绩效管理中主要包括绩效分析、质量分析、效率分析、效益分析、病源分析、人员分析、岗位分析和职位分析等，是通过整理、分析、总结和描述一个系统化的技术操作，如图22-5所示。

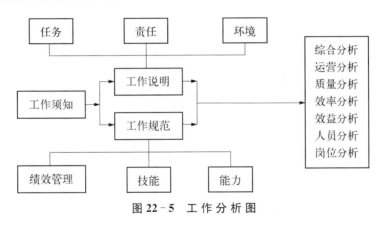

图22-5　工 作 分 析 图

（2）通过工作分析得到关于工作的任务、内容、必要的工作条件、环境、能力素质要求和任职资格等信息，即以"工作说明"的形式明确岗位工作职责的定位和角色分配，对护理院绩效管理提供可靠的信息和根据。

（3）工作分析是护理院绩效管理所有职能工作的基础和前提，工作分析的结果可以在护理院各个领域应用。做好了工作分析，护理院绩效管理工作才能有的放矢、有据可循、更加规范。

（二）工作分析的重要意义

（1）护理院战略目标和规划的基础。

（2）绩效管理的依据。

（3）人力资源和人员甄选录用的需要。

（4）运营机制的必要条件。

（5）薪酬福利的重要步骤。

（三）工作分析的内容

（1）综合分析。主要包括：经济分析、质量分析、效率分析、效益分析、病源分析和岗位人事分析等。

① 从经济分析不同层面的收入、支出的趋势分析，收入、成本的构成分析，收入、利润的排序和不同收入、支出项目的同期对比分析等。

② 质量分析。对有关管理、护理、医疗质量等情况进行分析。

③ 效率分析。全院各科室平均住院天数、床位周转率、出院量和人均门诊服务次等进行情况分析。

④ 效益分析。社会效益、患者对服务满意度和员工满意度等情况分析。

⑤ 病源分析。患者就诊身份、病源分布和医保患者占有率等情况分析。

⑥ 人事分析。岗位分布和薪酬分配等情况分析。

⑦ 科室成本构成情况分析。

（2）运营分析。主要由效益预测分析、保本利分析和护理院运营诊断分析 3 部分组成。

三、目标管理和工作分析在护理院绩效管理中的具体应用

（一）目标管理在护理院绩效管理中的应用

（1）护理院绩效管理是运用绩效管理体系以绩效考核为主体的管理过程，是管理者和团队或员工双方对等的承诺，就目标及如何达到目标而达成的共识。

（2）绩效管理是建立在综合目标管理基础上，注重公平、目标管理、绩效考核、效率和质量。护理院目标管理的实施具体可以分为 5 个步骤，如图 22-6 所示。

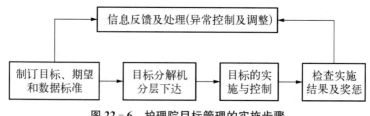

图 22-6　护理院目标管理的实施步骤

（3）护理院综合目标的建立。

① 护理院综合目标的建立是目标管理程序的第一步，是指上下级共同确定各个层次所要达到的绩效目标。把护理院综合目标紧紧围绕其愿景与目标进行，将战略目标分解成逐级目标。

② 护理院的目标包括长期目标与短期目标；全年目标与季、月目标；预期目标与期望目标。其中预期目标是必须完成的，期望目标是证明团队或个人的潜力。

③ 护理院综合目标管理的作用决定了护理院的发展方向及目标实现的可能。具体表现为护理院宗旨、理念、战略目标的确定,组织管理结构的构建等。

（4）目标的分解及分层下达。

① 综合目标的确定,必须有相应的措施和办法加以保证落实。

② 护理院的综合目标必须层层展开,逐步分解,使各部门、各环节及每个员工都有自己的分目标,把任务变成员工的具体行动,把责任落实到具体人身上。

③ 把综合目标分解为效率、效益指标、运营指标、质量指标、服务指标、科室管理指标、成本控制指标、护理指标和安全管理指标几大部分。根据全院总的年度目标,结合科室具体情况分解到各部门和科室班组。

④ 将所有指标分为一般指标、核心指标、关键指标和单项否决指标,突出同一类指标中不同指标的不同权重。

（5）目标实施的控制。

① 目标管理的检查考评是为了考评绩效,经常检查和控制目标的执行情况和指标的预期值和期望值指标的完成情况。

② 制订与目标相匹配的目标管理考核体系及考核结果的落实方案。

③ 重视过程管理,定期评估并按照指标对应的实现落实奖惩与激励。

④ 针对不同的指标提出不同的实现时限,月、季、年考核指标完成实现进行考核。

（6）检查实施结果及奖惩。当目标管理周期结束时,护理院管理者要对下属目标完成的情况进行总体评价,并根据评价结果给以相应的物质和精神鼓励,进一步激发下属的组织目标认同感和工作自豪感。

（7）信息反馈及处理。根据工作反馈及时对目标进行调整和反馈。护理院总体目标变更、科室设置调整等原因造成科室工作性质、场所、范围和能力等发生变更的,护理院将根据具体情况对目标进行合理的调整。

（二）工作分析的具体应用

（1）工作分析的前期准备。

① 确定工作分析的内容、工作的关系、工作职责、岗位的发展路线和工作条件与环境。

② 确定分析者的角色,护理院的分析者角色应为院长和护理院的职能部门主管。

（2）工作分析的实践过程。

① 信息搜集。主要根据护理院的相关资料、报表,包括各部门的部门职责、工作总结、工作目标、工作流程图、职位说明书以及护理院的相关政策法规等,辅以访谈和调查问卷、观察和典型事件等工作分析法,深入收集所相关的数据资料法。

② 信息搜集的方法有访谈法、观察法、工作日记法、重要事件法、工作体验法和问卷调查法。

③ 分析确认。初步整理搜集信息,对所搜集信息进行筛选、梳理和整理及分析。

④ 汇总反馈。对分析后形成的结果和建议,最终形成工作报告书。

第五节 护理院绩效管理实施

一、概念

(1)护理院绩效实施是指院管理者为了完成绩效计划,对科室或护理院员工的工作绩效进行辅导的全过程,它同时也是持续的绩效沟通过程,贯穿于整个绩效周期,是绩效管理过程中耗时最长的活动。

(2)护理院绩效计划的落实和完成在很大程度上取决于院绩效实施的情况。

(3)护理院绩效考核的依据来自绩效实施,所以护理院绩效管理实施是一个重要的中间过程,它直接影响着绩效管理的成败。

二、绩效管理实施的原则

(一)政策性和明确性

(1)严格执行国家相关政策法规。

(2)明确公办的护理院功能、定位和任务。

(二)绩效优先,兼顾公平性和公开性

(1)实现多劳多得、优劳优得。

(2)通过院外部公平性(与同行业比较)、内部公平性(分岗位评价)和自我公平性(绩效取酬)对科室同一岗位人员使用相同的考核标准;并在院内公开对科室管理考核的结果,科室对个人的考核条件在科内公开。

(三)层次性、实效性和一致性

(1)层次性。实行两级考核制即院考核科室,科室考核个人。

(2)实效性。每月科室对人员进行考核;每季由院部对科室考核;每半年对职能部门考核;每年对管理人员进行考核。

(3)一致性。保持在一年内考核方法和内容具有一致性。

(四)分类进行、倾斜临床一线和可操作性

(1)医疗、护理、医技、后勤、行政管理、职能部门分别设立独立的绩效管理考核评价体系,在薪酬奖金分配上向临床一线倾斜。

(2)可操作性。绩效管理考核指标明确、具体、可度量、可操作性、容易计算。

三、绩效管理的基本流程步骤

(一)绩效计划

(1)计划的基本概念。

① "计划"是指用文字和指标等形式表达的，在制订计划工作中形成的各种管理文件。

② 计划是指为实现决策目标而制订计划工作的过程。

③ 计划是为实现组织目标而对未来的行动进行设计的活动过程。

（2）计划的含义。狭义上的计划是指制订计划的活动过程；广义上的计划是指制订计划、实施计划以及检查评价计划 3 个阶段的工作过程。

（3）计划的内容。一项完整的计划，其内容可以用"5W,1H"问题来表示。

① "5W"是指：预先决定要做什么（What）；并论证为什么要这样做（Why）；什么时候开始做（When）；在什么地方做（Where）；由何人来做（Who）。

② "1H"是指如何做（How）。

（4）计划的步骤。

① 计划是管理的一项最基本的职能，是一种连续不断的程序，组织可预测其发展方向，建立整体目标，发展行动方案以达到组织目标。

② 良好的计划必须要有充分弹性，经过计划—再计划，不断循环，不断提高，要体现目的性、纲领性、普遍性、效率性和前瞻性的特点。

③ 计划的步骤分为以下 8 个阶段，如图 22-7 所示。

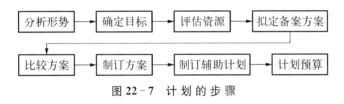

图 22-7　计划的步骤

④ 护理院制订绩效计划时主要有以下步骤：进行全院员工绩效基础理论培训；解析护理院的发展战略；把护理院发展战略分解为各部门科室的特定目标；员工为自己制订绩效计划草案；科室负责人审核员工制订的绩效计划；科室负责人与员工就绩效计划进行沟通；科室负责人与员工就绩效计划达成共识；明确界定考核指标以及具体考核标准；科室负责人协助员工制订具体行动计划；最终形成绩效协议书，双方签字认可。

通过以上 10 个步骤，护理院完成绩效计划阶段。

（二）明确组织战略

（1）组织战略。

① 组织战略是组织对未来发展方向及资源进行部署的总纲，它是基于组织对未来发展的预测以及对本组织各方面的条件的认识而规划。

② 任何一个组织都应具有明确的组织战略，它是引导组织前进的指南针。

③ 绩效计划中明确组织战略，是实施绩效管理的首要因素。

（2）护理院的战略构想。

① 护理院战略目标是设立远景目标并对现实目标的轨迹进行总体性、指导性的谋划,属于宏观管理范畴。

② 具有指导性、全局性、长远性、竞争性、系统性和风险性六大特征。

③ 战略目标计划的目的不在于维持护理院现状,而要创造护理院的未来。

(三)绩效管理实施的关键步骤

(1)护理院的绩效辅导。

① 绩效辅导是指院管理者通过及时发现院内员工在服务工作过程中存在的问题,帮助其不断改变工作方法和技能,随时纠正其偏离工作目标的行为,并根据实际情况的变化及时对工作目标进行修正和调整的过程。

② 护理院进行绩效辅导形式主要有部门会议、专项培训和个别辅导等。

(2)持续的绩效沟通。组织的绩效管理就是上下级间就绩效目标的设定及实现而进行的持续不断的双向沟通的过程。

(3)绩效信息的收集与记录。

① 管理者在绩效实施过程中,对院内员工的绩效表现做观察和记录,收集必要的信息。

② "记录"是指以科室管理人员为主体,将院内员工的绩效行为记录下来。

③ "收集"则是指一些不由科室管理人员进行观察和记录的信息由他人进行观察和记录,科室管理人员再从他人获取有关院内员工绩效的信息。

四、护理院绩效管理实施方案及其程序

(一)绩效管理实施方案护理院绩效管理实施具体方案

(1)院绩效管理体系的构建。

(2)制订绩效计划。

(3)绩效管理的主体确定。

(4)考核周期的确定。

(5)绩效评价。

(6)绩效反馈。

(7)绩效改进。

(8)考评结果应用。

(二)绩效管理具体实施过程

(1)成立由院领导及相关职能科室负责人组成的绩效管理考核领导小组,负责对中层干部年度绩效考核进行评议并评定等级,同时对各科室考核小组上报的考核结果进行审核;科室绩效考核小组由科主任为负责人,组成不少于3人的考核小组对员工进行考核。

(2)被考核的员工按照绩效管理计划填写《年度考核登记表》和《年度考核综合测评表》进行个人总结和自评打分。

（3）绩效的反馈。

① 管理者与员工就绩效评价的结果进行沟通的过程。

② 将管理考核结果与分配挂钩,首先与当期的奖金挂钩,持续表现优秀或表现较差者与职位调整和薪酬升降挂钩。

③ 就考核结果分析得出下阶段的改进点并制订改进计划,纳入下一期绩效管理计划。

（4）绩效考核结果的应用。

① 绩效管理的核心作用在于提升员工的绩效,对员工进行有效的激励,通过提高员工的绩效来达到绩效的目的。

② 由考核的结果建立动态绩效管理综合目标考评指标体系,通过反馈、整改、沟通和改进考核程序,尤其是重视反馈沟通的重要环节和保持动态持续沟通。

（三）绩效管理实施的方法

（1）运用关键事件法。对绩效管理考评中在本职工作中表现突出、取得显著成绩和贡献的科室确定绩效优秀等级;对在特殊情况下做出重大贡献的员工确定绩效优秀。

（2）运用不良事故评价法。对年度内院员工出现与绩效管理制度相违者,不得评为优秀也不与奖金福利挂钩。

（3）运用定额分配法。根据院绩效管理制度控制考核各等次所占比例,按科室或考核单元分配名额,优秀等次的人数在参加考核人数的 10%~15%;合格与基本合格人数不受限制;不合格人数严格控制。

（4）绩效工资的计算方式。

① 计算公式。绩效工资＝收支结余＋医护质量考核分值＋服务质量考核分值＋工作量考核分值。

② 建立按岗位取酬,按工作量取酬,按服务质量和工作绩效取酬的绩效分配机制。

③ "严禁科室承包,严禁开单提成,严禁医护人员分配与医疗服务收入直接挂钩",这是国家卫生计生委的要求。因此,护理院必须按国家要求做好绩效管理工作。

（宋红伟）

护理院医疗保险管理

第一节 护理院医疗保险概述

一、基本概念

（一）保险

指通过保险人与被保险人（即投保人）签订保险合同或依据有关法令收取保险费、建立保险基金，保险人对被保险人的财产在遭遇自然灾害或意外事故受到损失时，按照合同的规定进行经济补偿，或对人身伤亡、疾病或丧失能力时给付保险金的一种方法，即一种对风险所造成的意外损失的经济补偿制度和方法。

（二）社会保险

通过国家立法形式，强制筹集和建立社会保险基金，在劳动者（或其亲属、遗属）遭遇失业、工伤、疾病、生育、年老或死亡等风险造成损失，在暂时或永久性丧失劳动能力或劳动机会时，给予一定的物质帮助，以保障其基本生活需要的一种制度。在我国主要包括社会养老保险、医疗社会保险、工伤社会保险、失业社会保险和生育社会保险。社会保险是我国社会保障体系的核心和最基本内容。

（三）医疗保险

医疗保险有国家医疗保险、社会医疗保险、商业医疗保险和储蓄型医疗保险等各种不同模式。就一般定义而言，医疗保险是由特定的组织或机构经办，通过强制性的政策法规或自愿缔结的契约，在一定区域的一定参保人群中筹集医疗保险基金，在参保人（被保险人）因疾病而招致健康和经济损失时实施经济补偿的一系列政策、制度的办法。

（四）社会医疗保险

指社会劳动者乃至全体公民因疾病需要治疗时，根据有关法律的规定从国家或社会获得应有的医疗服务，对因疾病造成的经济损失及医疗费用给予可能的补偿，以恢复和保障社会劳动者或公民身体健康的一种社会保险制度。

（五）商业保险

指投保人根据合同约定，向保险人支付保险费，保险人对于合同约定的可能发生的事故及其所造成的财产损失承担保险全责任,或者当被保险人死亡、伤残、疾病或达到合同约定的年龄、期限时所承担给付保险金责任的一种保险制度。

（六）商业健康保险

由中国保险监督管理委员会通过的《健康保险管理办法》中所称的商业健康保险,是指保险公司通过疾病保险、医疗保险、失能收入损失保险和护理保险的方式对因健康原因导致的损失给付保险金的保险。

二、社会医疗保险与商业医疗保险的区别

社会保险与商业医疗保险的区别如表 23-1 所示。

表 23-1　社会医疗保险与商业医疗保险的区别

区　别	社会医疗保险	商业医疗保险
基本属性	是公益性福利事业,带有强制性	属于商业性质,以营利为目的,不带有强制性
管理体制	由中央政府或地方政府集中领导,由医疗保险经办机构具体管理;医疗保险经办机构有全额和差额两种类型的预算管理单位	由金融机构领导,由保险公司承办,实行自主经营,自负盈亏
保险费筹集办法	由国家、单位和个人三方负担,采用工资的一定比例或以保险税的形式缴纳	由金融机构领导,由保险公司承办,实行自主经营,自负盈亏
保险范围	保险范围较广,不仅保"大病",而且保"小病",不仅对参保人的住院费用给予一定补偿,而且也对其门诊费用给予一定补偿	保险范围小,一般只对指定范围内几种疾病或某一种疾病的住院费用给予一定金额的补偿

三、社会保障

社会保障是依据一定的法律和规定,为保证社会成员的基本生活权利而提供的救助和补贴。政府采取立法形式,通过国民收入的分配和再分配,建立社会保障基金,对由于年老、疾病、伤残、死亡、失业及其他灾难而导致的生存困难的社会成员,给予物质上的帮助,以保障其基本生活需要的一系列措施和制度的总称。

四、中国社会医疗保险制度

社会医疗保险是我国社会保障基本体系中五大基础性保障之一。其中有:

（1）城镇职工基本医疗保险制度。

（2）城镇居民基本医疗保险制度。

（3）农村合作医疗制度。

（4）医疗救助。医疗救助是针对因病而无经济能力进行治病的贫困人群,或因

支付数额庞大的医疗费用而陷入困境,由政府提供财务、政策,或技术上的支持以及通过各种慈善方式所实施的专项帮助和经济支持活动。

第二节 中国医疗保险制度

医疗保险是国家社会保障体系的重要组成部分,也是我国卫生体制改革的核心支柱。我国已经建立起适宜社会主义初级阶段的、覆盖全民的医疗保障基本框架体系,如表 23-2 所示。我国从制度上实现了"全民医保",护理院应适应"全民医保"的新形势,适时调整经营策略。

表 23-2 中国医疗保障制度现状

保障制度	保障对象	保障模式	筹资方式	保障待遇
城镇职工医疗保险(1998)	所有用人单位的所有在职及退休职工	个人账户+统筹基金	个人+企业	门诊+住院
流动人口(2003)	外来从业者(农民工)	统筹基金	个人+财政	住院
新型农村合作医疗	城镇职工医疗保险(1998)	城镇职工医疗保险(1998)	城镇职工医疗保险(1998)	门诊+住院
城镇居民医疗保险	城镇居民(城镇职工之外工作人员)	统筹基金	个人+财政	门诊大病+住院

一、城镇职工基本医疗保险制度

(一)背景

1998 年国务院颁布了《关于建立城镇职工医疗保险制度的决定》,标志着我国选择了社会医疗保险,为城镇职工提供基本的医疗保障。城镇职工基本医疗保险的目标人群界定为在城镇有单位的工作人员,具有明显的二元经济色彩,提示该制度不能离开中国经济发展大环境和中国国情。

(二)主要内容

(1)明确"基本医疗"的操作定义。由卫生行政部门规定基本医疗的病种、药品及治疗范围,更为重要的是对大额医疗费用报销实行封顶,规定只限于当地社会年平均工资 4 倍以下的范围。

(2)我国城镇职工基本医疗保险制度关系到城镇职工的基本医疗保障和健康水平及生活质量,使用了社会化管理办法,采用了起付线和共同付费制。

(3)主要包括 6 个方面的内容:实施范围与统筹层次,缴费,筹资机制,医疗服务管理,公务员医疗补助及其他人员的医疗保障政策。

（三）融资方式

（1）实施社会统筹与个人账户相结合的城镇职工医疗保险融资方式。

（2）医疗保险费由单位和职工共同负担,职工缴费为本人工资的2％,单位缴费为职工平均工资的6％,退休职工免于缴费。企业缴费和职工缴费均在税前扣除。

（3）各地根据本区域的经济发展状况,既往医疗费支出情况,以及单位缴费负担能力等综合因素,确定当地医疗保险缴费的比例。职工个人缴费统一为2％,单位缴费在6％～12％之间,覆盖全体城镇的基本医疗保险制度在全国范围内实施。全国直辖市、省会城市单位医疗保险费缴纳6％的城市为兰州、南宁、哈尔滨、长沙、南昌、呼和浩特、银川和海口6个城市;缴费12％的仅有上海市城市单位。

二、城镇居民基本医疗保险制度

（一）城镇居民基本医疗保障模式与管理

（1）保障模式。城镇居民基本医疗保险以保障非从业居民的住院和门诊大病医疗需求为主,城镇居民基本医疗保险只设统筹基金,不设个人账户。我国大多数地区的城镇居民基本医疗保险模式是：住院＋门诊大病(特殊病种)的社会统筹模式;其次是：住院＋门诊(＋门诊大病或特殊病种)的社会统筹模式。

（2）制度与管理。

① 原则上参照城镇职工基本医疗保险的有关规定执行。

② 基金管理由劳动保障部门或地方税务部门负责征收;保险基金存入社会保障基金财政专户,统一管理,单独列账,专款专用,不得挤占挪用。

（二）城镇居民基本医疗保险的主要内容

（1）到2012年,在全国范围实现了城镇居民医疗保险制度的全覆盖。

（2）明确了政府承担个人或家庭因为大病所需要承担的巨额医疗费用的责任。城镇居民个人和家庭是缴费的主体,各级政府财政补助等多渠道筹资。

（3）政府财政补贴主要形式：一是"普惠性",按参保人头补贴,中小学生和学龄前儿童在筹资水平的1/3～2/3左右予以财政补贴;其他成年居民在40～80元之间;二是对城镇低保家庭、特困的重度残疾人员、农村居民、法定退休年龄以上居民等特殊人员予以大部分参保费用的补贴,甚至全额补贴。

三、农村新型合作医疗制度

（一）新型农村合作医疗制度的概念与基本原则

（1）新型农村合作医疗制度,是由政府组织、引导、支持,农民自愿参加,个人、集体和政府多方筹资、以大病统筹为主的农民医疗互助共济制度。

(2) 基本原则。

① 筹资原则。自愿参加,多方筹资。

② 保障原则。以收定支,适度保障,以大病统筹为主的农民医疗互助共济制度。

（二）主要内容

(1) 新农合目前有 4 种不同的补偿模式,分别为单病住院补偿模式、住院与门诊大病补偿模式、住院和门诊统筹模式、住院统筹和门诊家庭账户模式。

(2) 新农合的筹资将政府补贴额定为农户缴费额的 2 倍,大多数地区农户每人每年缴费 10 元,各级政府补助 20 元;2010 年政府补贴提高到 120 元。对住院费用的平均补偿约为 30%,门诊费用补偿比例各地略有所差异。

四、商业健康保险

（一）商业健康保险的概念与特征

(1) 商业健康保险与医疗保险、社会医疗救助构成完整的社会医疗保障体系。

(2) 商业健康保险是投保人与保险人双方在自愿的基础上订立合同,当出现合同中约定的保险事故,由保险人给付保险金的一种保险。

(3) 商业健康保险的特征。① 投保自愿性;② 保障水平和形式多样性;③ 以营利为目的;④ 运行机制灵活性;⑤ 合同条款规定具有特殊性。

（二）商业健康保险的种类

(1) 按保险责任分类主要有疾病保险、医疗保险、失能收入损失保险和护理保险。

(2) 按给付方式性质分类:① 定额给付型健康保险;② 费用补偿型健康保险。

五、医疗救助

（一）医疗救助目的与形式

(1) 医疗救助的目的。使目标人群获得必要的医疗服务,以维持其基本生存能力,改善其健康状况。

(2) 医疗救助主要采取 3 种形式:① 提供医疗救助金,给救助对象以经济补偿;② 给医疗机构一定的经济补贴,使后者直接减免求助对象的部分医疗费;③ 由医疗救助机构举办专门医疗机构,免费为救助对象提供医疗服务。

（二）医疗救助对象与内容

(1) 医疗救助对象的确定具备 3 个条件:① 必须是贫困人口、重点优抚对象或者支付了医疗费用后生活陷入贫困的;② 必须是患病的;③ 上述人员在实施了医疗保险等医疗保障后仍属贫困者,才能纳入医疗救助的范围。医疗救助对象可统称为贫困人口或者优抚对象中的病患者,重点是妇女、儿童和老人。

(2) 医疗救助内容主要有:① 预防保健服务;② 基本诊疗项目;③ 慢性病管理;④ 家庭保健;⑤ 精神卫生服务。

第三节　护理院医疗保险管理

一、医疗保险管理模式

（一）基本原则

（1）为全体劳动者提供基本医疗保障，护理院为享有城镇职工基本医疗保险和城镇居民基本医疗保险提供住院的基本医疗服务。

（2）基本医疗服务的保障水平和方式与当地社会生产力发展水平以及各方面的承受能力相适应，国家、单位和职工三方合理分担医疗费用。

（3）兼顾公平与效率的原则。

（4）基本医疗保险实行属地管理。

（5）护理院加强内部管理，提高医疗服务质量和工作效率。

（二）基本模式

（1）"版块式"采取个人账户与统筹账户分别独立运行方式，个人账户用于支付门诊医疗费用，统筹基金主要用于住院。

（2）"通道式"其基本做法是个人账户基金与社会统筹基金对门诊、住院费用连贯使用。

（3）"混合式"或"复合式"管理办法，对不同的人群采取不同的办法。

二、医疗保险政策与护理院服务利用

（1）提高护理院工作效率，减少浪费，使有限的医疗保险满足更多、更必要的人医疗护理要求。

（2）护理院合理使用医疗保险费用，使护理患者医疗经费投入得到更大的健康产出。

（3）通过有效的激励机制，引导合理的护理服务提供与利用，控制医疗费用的不合理增长，从而改善医疗护理服务利用的公平性与效率。

三、护理院医疗服务管理

（一）护理院医疗服务管理

（1）护理院为基本医疗保险的定点医疗机构，并将临床护理操作规范、临床护理指南、临床用药规范等技术标准纳入护理院定点协议管理的范围，加强护理院定点机构的医疗护理服务协议管理。

（2）加强护理院基本医疗保险用药管理。建立基本医疗保险药品目录内药品的备药率、使用率等控制招标，保障基本药物供给和促进合理用药，降低医疗费用，减轻住院老人的护理经济负担。

（二）医疗服务范围管理

（1）护理院医疗护理服务范围管理包括用药、诊疗项目和医疗设施范围的管理。

（2）护理院基本医疗保险医疗用药范围是在国家和省(区、市)《基本医疗保险和工伤保险药品目录》的基础上确定的。

（3）护理院基本医疗保险诊疗项目范围,医疗服务设施范围,原则上执行当地城镇职工基本医疗保险的诊疗项目,医疗服务设施范围。

（三）医疗费用结算管理

（1）根据护理院医疗服务费用,完善基本医疗费用结算方式,合理确立医疗费用结算标准,并纳入定点医疗机构协议管理。

（2）由医疗保险经办机构与护理院协商确定医疗服务的付费方式及标准。

（3）护理院医疗保险支付方式有:① 预付费;② 后付制;③ 按病种付费;④ 按总额付费等结算方式。

（4）护理院应建立良好的运行机制,达到合理补偿,减轻患者疾病经济负担。

四、医疗保险费用控制

（一）护理院在医疗保险中的角色

（1）医疗保险费用控制是护理院发展无法回避而又必须解决的补偿的核心问题,对护理院医疗保险费用的控制任务非常艰巨。

（2）护理院作为医疗护理服务的提供者,既是患者医疗护理服务的处置权者的代理人,为患者选择并决定其所需要的护理服务的种类与数量;同时又承担着护理服务的实际提供者的角色。

（3）护理院作为医疗保险中的医疗护理服务提供者所处的特殊地位,以及在现有按服务项目收费政策下,当提供医疗护理服务可以增加护理院的收入,提供者就会在利益驱动下通过提供过多护理服务,甚至提供不必要或过度的医疗服务来增加他们的实际收入。护理院这种双重角色表明了医疗保险费用关键是在于医疗护理服务提供者。

（二）医疗保险费用控制措施

（1）医疗费用控制的关键是降低道德风险,要规避护理院的道德风险。

（2）护理服务消费的特殊性以及医疗服务市场存在的委托-代理关系,决定了护理院承担着特殊角色。因此,控制医疗费用支出的关键在于提供方的费用控制。

（3）护理院的费用结算方法有:① 总额预付下的按服务项目付费;② 总额预算;③ 定额预算;④ 按病种结算等方法。

（4）护理院内部真正建立起有约束、有激励、有活力的内部运行机制,遏制不必要或过度医疗,从而对不合理的医疗费用支出起到一定的制约作用。

五、发挥医保政策支撑作用

（一）护理院与医保制度的关系

（1）医疗保险是社会进步、生产力提高的必然结果，医疗保险制度的建立和完善，又进一步促进护理院的发展。

（2）医疗保险制度与护理院的关系是两者具有相互促进、协调发展的内在机制。护理院为医保人群提供服务而获得医保基金的补偿，而医保基金的控制有赖于功能、层次分明的医疗护理体系。

（二）实行医疗保障，维护和谐社会

（1）医疗保险对人们在患病时给予经济上的帮助，减轻其疾病负担，维持其正常生活，有助于维护和谐社会。

（2）政府实行社会医疗保险制度，将有利于保障人们的基本医疗服务，有利于社会安定，有利于国民经济的健康发展。

（3）发展和完善医疗护理服务体系，保证了人们的身心健康，解除了家庭的后顾之忧，使子女家庭安心工作，从而提高劳动生产率，促进生产的发展。

第四节　护理院偿付机制

护理院偿付机制是对护理院医疗护理服务过程中卫生资源的耗费进行弥补和充实的方式和途径，保证护理院在经济活动中的物化劳动和劳动消耗得到足额的偿付，以保证和满足护理院简单再生产和扩大再生产的需要，护理院偿付机制最终是购买医疗护理服务。

我国现行的护理院偿付渠道主要包括三大部分：财政投入、医疗业务收入、药品加成收入。护理院平均只有 3%～5% 来自政府补助，绝大多数收入需要依靠服务收费和药品加成，而"批零差价"的药品政策是护理院资金的重要来源。

新医改提出了"逐步将公立医院补偿由服务收费、药品加成和政府斥资 3 条渠道改为服务收费和政府补助两条渠道"，突破公立医院长期以来奉行"以药补医"机制。护理院医疗保险基金和个人负担的医疗服务费用构成护理院的医疗服务业务的收入；财政专项投入用于护理院的基本建设和添置医疗设备。

一、有限的财政投入

（1）护理院最终产品是物质产品或劳务，将通过政府购买、委托代理方式，如政府直接采购和调拨发送到护理院实用的物品（仪器设备等）。这种支出模式称为"终端供应机制"。

（2）我国财政对护理院投入采取传统的中间产品（即货币资金）供给方式为主，财政部门通过部门预算或专项支出等形式向卫生部门及护理院提供货币资金，再由卫生部门和护理院自行采购所需产品和劳务,成为护理院医疗成本的一部分。

(3)健全护理院财政投入机制,关键是要提高财政投入的绩效,高效地实现公益目标,最大限度地发挥政府财政投入的效率。

二、医疗保险基金

(1)社会医疗保险基金是偿付购买护理院服务的主要来源,社会医疗保险与护理院有着不可分割的内在联系。

(2)医疗保险资金是护理院资源的投入方,护理院是护理医疗资源的使用方和医疗服务产出方,两者是投入与产出,偿付与被偿付的关系。双方存在着制约与资源互补性,必须兼顾和协调好合理偿付和控制支出的平衡。

(3)医疗保险偿付。医疗保险的支付方式和结算模式成为影响护理院资金运营效率的重要因素。现行的护理院的医疗保险支付方式是按项目付费、按病种付费和总额预付相结合的综合支付方式,医疗保险机构按月与医院结算。

三、个人支付的医疗费用

护理院护理患者,由于城镇职工医疗保险、城镇居民医疗保险和新型农村合作医疗制度的不同,其个人住院就医过程的医疗护理费用待遇标准差异,个人自费负担也不同。个人自费负担的医疗费用也成为护理院收入的重要部分。因此,患者是医疗费用增长最直接、最敏感的感受者。

四、护理院其他融资

(1)利用政府贴息贷款发展护理院是充分发挥政府投资在资源配置作用的一种有效方式。

(2)护理院引入社会资本投入,运用商业信用和银行贷款等方式实现。

(3)慈善捐款是护理院融资的渠道之一。

(宋红伟)

护理院长期护理保险管理

第一节　护理院长期护理保险概述

一、基本概念

保险(Insurance)是指投保人根据合同约定,向保险人支付保险费,保险人对于合同约定的可能发生的事故因其发生所造成的财产损失承担赔偿保险金责任,或者当被保险人死亡、伤残、疾病或者达到合同约定的年龄、期限等条件时承担给付保险金责任的商业保险行为。

（一）保险的定义

（1）一种保障机制,是用来规划人生财务的一种工具,是市场经济条件下风险管理的基本手段,是金融体系和社会保障体系的重要的支柱。

（2）从经济角度看,保险是分摊意外事故损失的一种财务安排;从法律角度看,保险是一种合同行为,是一方同意补偿另一方损失的一种合同安排;从社会角度看,保险是社会经济保障制度的重要组成部分,是社会生产和社会生活"精巧的稳定器";从风险管理角度看,保险是风险管理的一种方法。

（二）长期护理

也称长期照护(long-term care),世界卫生组织(WHO)将其定义为:由非专业护理者和专业人员进行的护理活动,以保证生活不能完全自理的人能获得最大可能的独立、自主、参与、个人满足及人格尊严。早在 1963 年美国的医疗救助福利部(Department of Health Education and Welfare)对长期照护下过定义:认为长期照护患者是指因身心疾病、功能障碍而需要长时间的医疗、护理或支持性健康照护的患者,另外因严重急性伤病,而需长期恢复治疗的患者。在我国"长期护理"指的是对日常生活不能自理者所提供的专业和非专业护理,服务范围从日常生活照料到专业护理,涵盖范围较广。

（三）长期护理保险制度

（1）制度(Institution)的定义:马克斯·韦伯将制度定义为"是任何一定圈子里的行为准则",并指出制度应包括两部分,即"惯例"和"法律"。是在社会主体实践中产生的,坚持唯物主义的立场,否定或排斥制度历史唯心主义是规范或影响主体活动的存在。客观存在物,体现在人们从事社会实践中对人的活动的规制。从制度条款、制度牵制力、制度福利、制度惩戒都在人的实践活动中体现。

(2) 长期护理保险制度是指以社会互助共济方式筹集资金,对经评估达到一定护理需求等级的长期失能人员,为其基本生活照料和与基本生活密切相关的医疗护理提供服务或资金保障的社会保险制度。

(四) 社会保险

(1) 社会保险(Social Insurance)是指国家为了预防和分担年老、失业、疾病以及死亡等社会风险,实现社会安全,而强制社会多数成员参加的,具有所得重分配功能的非营利性的社会安全制度。

(2) 社会保险是一种为丧失劳动能力、暂时失去劳动岗位或因健康原因造成损失的人口提供收入或补偿的一种社会和经济制度。社会保险计划由政府举办,强制某一群体将其收入的一部分作为社会保险税(费)形成社会保险基金,在满足一定条件的情况下,被保险人可从基金获得固定的收入或损失的补偿,它是一种再分配制度,它的目标是保证物质及劳动力的再生产和社会的稳定。社会保险的主要项目包括养老保险、医疗保险、失业保险、工伤保险、生育保险。

二、长期护理保险制度的背景和依据

(一) 背景

(1) 我国老龄化加速发展。我国人口老龄化进程正在加速发展。出生时平均期望寿命已经从 1950 年的 44.6 岁上升到 2015 年的 75.3 岁,而在 2050 年将有望达到约 80 岁。

(2) 必要性与意义。目前,人口老龄化带来的长期护理成本主要还是由家庭来负担的,对于解决老年人长期护理的负担问题,社会上呼声越来越高。这次党的十八届五中全会提出要探索建立长期护理保险制度,这是中央在“十三五”期间为应对人口老龄化做出的重大战略性制度安排,也是适应经济社会发展做出的一项重大民生举措。

(3) 国外经验。从国际经验来看,20 世纪 60 年代开始,如荷兰、德国、日本等一些国家,为应对人口老龄化相应地采取了一些措施,其中很重要的一条就是实行长期护理保险制度,对于解决失能、半失能老人的护理问题发挥了非常好的作用,效果非常明显。

(4) 我国部分城市长期护理保险的探索。我国一些有条件的地区,如山东省青岛市、吉林省长春市和上海市,这些城市也开展了长期护理保险的探索,结合自己的实际,因地制宜地采取了一些措施,做了一些探索,有效地分担了参保人员在长期护理保险方面的一些负担。

（二）探索建立长期护理保险制度的依据

《中华人民共和国老年人权益保障法》自 2013 年 7 月 1 日起施行。该法明确规定："老年人是指六十周岁以上的公民，有从国家和社会获得物质帮助的权利，有享受社会服务和社会优待的权利，有参与社会发展和共享发展成果的权利"，并规定"积极应对人口老龄化是国家的一项长期战略任务，国家逐步开展长期护理保障工作，保障老年人的护理需求。"

第二节　我国长期护理保险制度

一、我国长期护理保险制度发展

（一）国家及各部委相关政策发展

政策是指生活方式的指导原则，它的发展动力来自人类基本的感觉性需求。社会政策体系通过一系列制度过程及相关作用进行运作，并形成一些与生活方式相联系的结果变量。

（1）积极引导和鼓励参与养老服务。《国务院办公厅关于印发社会养老服务体系建设规划（2011—2015 年）的通知》（国办发〔2011〕60 号）提出："要充分发挥市场机制的基础性作用，通过用地保障、信贷支持、补助贴息和政府采购等多种形式，积极引导和鼓励企业、公益慈善组织及其他社会力量加大投入，参与养老服务设施的建设、运行和管理。"

要求：① 到 2015 年，基本形成制度完善、组织健全、规模适度、运营良好、服务优良、监管到位、可持续发展的社会养老服务体系；② 改善居家养老环境，健全居家养老服务支持体系；③ 通过新建、扩建、改建、购置等方式，因地制宜建设养老服务设施。新建小区要统筹规划，将养老服务设施建设纳入公建配套实施方案；④ 充分发挥市场在资源配置中的基础性作用，为各类服务主体营造平等参与、公平竞争的环境，实现社会养老服务可持续发展；⑤ 要充分发挥市场机制的基础性作用，通过用地保障、信贷支持、补助贴息和政府采购等多种形式，积极引导和鼓励企业、公益慈善组织及其他社会力量加大投入，参与养老服务设施的建设、运行和管理。

（2）完善商业健康保险产业。《国务院关于印发"十二五"期间深化医药卫生体制改革规划暨实施方案的通知》（国发〔2012〕11 号）提出："完善商业健康保险产业政策，鼓励商业保险机构发展基本医保之外的健康保险产品，积极引导商业保险机构开发长期护理保险、特殊大病保险等险种，满足多样化的健康需求。"

要求：① 加快健全全民医保体系；② 巩固完善基本药物制度和基层医疗卫生机构运行新机制；③ 积极推进公立医院改革；④ 统筹推进相关领域改革；⑤ 建立强有力的实施保障机制。

（3）积极推进医疗卫生和养老服务。《国务院关于加快发展养老服务业的若干意见》(国发〔2013〕35号)提出:"积极推进医疗卫生与养老服务相结合,鼓励老年人投保健康保险、长期护理保险、意外伤害保险等人身保险产品,鼓励和引导商业保险公司开展相关业务。"

要求:① 统筹规划发展城市养老服务设施;② 大力发展居家养老服务网络;③ 大力加强养老机构建设;④ 切实加强农村养老服务;⑤ 繁荣养老服务消费市场;⑥ 积极推进医疗卫生与养老服务相结合。

(4) 加快发展医疗责任保险。《国务院办公厅关于印发深化医药卫生体制改革2014年重点工作任务的通知》(国办发〔2014〕24号)提出:"加快发展医疗责任保险、医疗意外保险,积极开发儿童保险、长期护理保险以及与健康管理、养老等服务相关的商业健康保险产品(保监会、人力资源社会保障部、卫生计生委负责)。"

要求:① 推进公立医院规划布局调整;② 建立科学补偿机制;③ 理顺医疗服务价格;④ 建立适应医疗行业特点的人事薪酬制度;⑤ 完善县级公立医院药品采购机制;⑥ 建立和完善现代医院管理制度;⑦ 健全分级诊疗体系;⑧ 健全分级诊疗体系。

(5) 探索建立长期护理保险制度。《国务院办公厅转发卫生计生委等部门关于推进医疗卫生与养老服务相结合指导意见的通知》(国办发〔2015〕84号)提出:"积极推进政府购买基本健康养老服务,逐步扩大购买服务范围,完善购买服务内容,各类经营主体平等参与。""进一步开发包括长期商业护理保险在内的多种老年护理保险产品,鼓励有条件的地方探索建立长期护理保险制度,积极探索多元化的保险筹资模式,保障老年人长期护理服务需求。"

要求:① 建立健全医疗卫生机构与养老机构合作机制;② 支持养老机构开展医疗服务;③ 推动医疗卫生服务延伸至社区、家庭;④ 鼓励社会力量兴办医养结合机构;⑤ 鼓励医疗卫生机构与养老服务融合发展。

(6) 长期护理保险是重要制度安排。《人力资源社会保障部办公厅关于开展长期护理保险制度试点的指导意见》(人社厅发〔2016〕80号)提出:"探索建立长期护理保险制度,是应对人口老龄化、促进社会经济发展的战略举措,是实现共享发展改革成果的重大民生工程,是健全社会保障体系的重要制度安排。"该"意见"的提出,标志从国家层面的长期护理保险制度试点进入实质性探索阶段。

要求:① 探索长期护理保险的保障范围、参保缴费、待遇支付等政策体系;② 探索护理需求认定和等级评定等标准体系和管理办法;③ 探索各类长期护理服务机构和护理人员服务质量评价、协议管理和费用结算等办法;④ 探索长期护理保险管理服务规范和运行机制。

(二)目前商业保险市场上常见的长期护理保险

(1) 中国人寿:国寿康馨长期护理保险。

① 保障期限:10～30年以下或30年～终身。

② 缴费方式:一次性缴、年缴。

③ 投保年龄:18～60周岁。

④ 保障项目：

● 长期护理保险金：达到合同约定的长期护理保险金给付条件的，在首次给付日起的每个月给付对应日按合同载明的金额给付长期护理保险金，直至被保险人长期护理状态中止或保险期间届满。

● 疾病身故保险金：因疾病身故，按所交保险费（不计利息）扣除已领取的长期护理保险金给付疾病身故保险金，合同终止。

● 老年关爱保险金：合同期满仍生存，按所交保险费（不计利息）扣除已领取的长期护理保险金给付老年关爱保险金，合同终止。

● 豁免保险费：在交费期间内，达到合同约定的长期护理保险金给付条件的，在首次给付日起豁免以后相应各期应交的保险费，直至长期护理状态中止。

● 给付条件：定只要经三级含以上医院诊断，符合"活动能力的丧失"以及"认知能力的异常"两种情况之一，即可按保险合同规定支付长期看护复健保险金和长期看护保险金。

（2）中国人保健康：无忧长期护理个人健康保险。

① 保障范围：人保健康的全无忧长期护理险则更侧重于综合、全面，为保障人群在不同年龄阶段面临的风险提供保障。其提供的主要保险利益除长期护理保险金、老年护理保险金之外，还包括癌症保险金、老年疾病保险金和身故保险金。

② 投保年龄限制：18～60 周岁。

③ 缴费期间：一次性缴费、5 年、10 年、20 年。

④ 缴费方式：一次性缴费、按月缴费、按年缴费。

⑤ 投保资格：人保健康规定，如投保人存在疾患或有疾患潜在的可能性，则需要体检。

⑥ 保险利益：

● 长期护理金：60 周岁之前丧失日常生活能力的，每年按保险金额的 8% 给付，直至恢复日常生活能力。

● 老年护理金：年满 60 周岁时仍有日常生活能力的，每年给付保险金额的 8% 癌症／老年疾病保险金。

⑦ 保险金额：不设上限，1 万元为 1 份。

⑧ 给付条件：采用了"日常生活活动"6 项标准来判断是否丧失日常生活能力，如果被保险人经二级甲等（含）以上医院诊断确定丧失独立完成 6 项（进食、洗澡、更衣、移动、步行、如厕）中的 3 项或 3 项以上的活动能力则可领取长期护理保险金。

（3）昆仑健康：守护一生终身护理保险。

① 投保年龄限制：18～65 周岁（含 18 周岁和 65 周岁）身体健康者。

② 缴费期间：一次性缴费、10 年、20 年、30 年。

③ 保险期间：保险期间为终身。

④ 缴费方式：每月、每季、每半年或每年。

⑤ 给付条件：如果被保险人经指定医院或国家卫生部医院等级分类中的二级（含）以上医院诊断确定丧失独立完 6 项（进食、洗澡、更衣、移动、步行、如厕）中的 3 项或 3 项以上的活动能力则可领取长期护理保险金。

⑥ 保险责任。

- 老年护理金：70 周岁（含 70 周岁）后，每保单周年给付 10% 基本保额直至身故，并且保证 2 倍基本保额。

- 意外医疗金：70 周岁前，每次扣除 100 元，不计次数，终身累计给付 1 倍基本保额为限。

- 长期护理金：70 周岁（不含 70 周岁）前，每保单周年给付 10% 基本保额的失能长期护理金至 70 周岁止。

- 身故金：被保险人 70 周岁（不含 70 周岁）前，因疾病导致身故的，给付 2 倍的基本保额。

（4）目前商业保险仍存在不足之处。

① 60 周岁以上的老人长期护理保险的需求更多。

② 缺乏通货膨胀保护条款。

③ 目前我国保险市场上还没有团体性的长期护理保险产品问世。

（三）全国各地社会保险制度在长期护理保险方面的探索

（1）吉林省长春市。长春市长期照护的对象主要是完全失能群体，长期照护基金主要补偿完全失能人员的日常照料费用和医疗护理费用。保障的范围主要是入住定点的养老或医疗护理机构接受长期日常照料和医疗护理的参保人。长春市长期照护的资金也主要是从医保基金中划拨，一方面从基本医疗保险统筹基金历年结余中一次性划拨 10%，作为长期照护保险的启动资金；另一方面来源于基本医保基金的个人账户，职工医保按照记入个人账户的 0.3 个百分点从统筹基金和 0.2 个百分点从个人账户中分别划转；居民医保按每人每年 30 元标准从居民医保基金中提取。同时财政依据长期照护运行的情况给予部分补贴。医疗照护保险资金单独筹资，独立建账，单独监管。长春市长期照护制度基本特征是通过养老护理，疾病治疗，临终关怀的"三位一体"整合性社会保险模式。

（2）上海市。开展高龄老人医疗护理计划试点，依托基本医疗保险制度，对在试点街镇的居家的本市"职保"高龄老人，如果其经过老年医疗护理需求评估、达到一定护理需求等级，就由指定的护理服务机构为其提供基本的居家医疗护理服务，医保基金将为其支付符合规定范围内的居家医疗护理费用。

① 高龄老人医疗护理计划的试点范围。2013 年 7 月，在浦东新区、杨浦区和长宁区的 6 个街（镇）开展高龄老人医疗护理计划试点工作；2014 年 11 月，新增徐汇区、普陀区、长宁区等 3 个试点区，扩大试点范围至 6 个区 28 个街镇；2016 年 1 月，将试点范围扩大至全市。

② 适用对象。

具有本市户籍、年龄 70 周岁及以上、参加本市职工基本医疗保险；参加试点老人必须经评估达到一定的护理需求等级；参加试点老人必须居住在家且居住地属于试点街镇行政区划范围内。

③ 老年医疗护理需求评估。全市统一制订了老年医疗护理需求评估标准，综合评价老人的疾病与健康状况、生活自理能力等情况（分为一般、轻、中、重四个等级），作为支付居家医疗护理服务费用的依据。

④ 居家医疗护理服务的服务内容。

- 试点阶段，居家医疗护理服务的主要内容包括基础护理和常用临床护理以及相应的护理指导。
- 试点阶段，护理服务机构由相关护理站、社区卫生服务中心、护理院、门诊部承担。

⑤ 居家医疗护理服务费用的医保报销政策。

- 居家医疗护理服务的收费标准根据护理服务人员不同的资质分为两档，即居家医疗护理服务（医疗照护员）的收费标准为 65 元/次，居家医疗护理服务（执业护士）的收费标准为 80 元/次。
- 居家医疗护理服务所发生的费用，由职工基本医疗保险统筹基金支付 90%，其余部分由个人医疗账户结余资金支付，不足部分由个人自负。
- 享受居家医疗护理服务的老人，其发生的费用，由老人或其家属原则上每 3 个月与护理服务机构结算 1 次。因老人个人原因中止或终止护理服务的，其发生的费用应及时结算。

⑥ 居家医疗护理延伸服务至养老机构。根据实际情况与所在辖区的护理服务机构建立合作关系，为其经评估符合条件的住养老人提供居家医疗护理服务。

⑦ 上海市探索长期护理保险制度纳入重点改革的任务。上海将探索长期护理保险制度作为落实《上海市老年人权益保障条例》和深化"医改"（《上海市深化医药卫生体制综合改革试点方案（2016—2020）》）的工作需要，明确将"建立长期护理保险制度"纳入重点改革任务。

⑧ 上海市从 2018 年 1 月 1 日始，正式开展实行长期护理保险制度工作。

（四）我国长期护理保险制度试点工作

（1）试点工作的意义和作用。

① 必要性和意义。探索建立符合我国国情的长期护理保险制度，是应对人口老龄化、促进社会经济发展的战略举措，是实现共享发展改革成果的重大民生工程，是健全社会保障体系的重要制度安排。

② 长期护理保险的作用。建立长期护理保险制度的作用：

- 有利于保障失能人员基本生活权益，提升他们体面和有尊严的生活质量，弘扬中华传统文化美德；

- 有利于增进人民福祉,促进社会公平正义,维护社会稳定;
- 有利于促进养老服务产业发展和拓展护理从业人员就业渠道。

(2) 试点工作的背景。

① 2015 年 10 月 26 日,党的十八届五中全会首次提出要探索建立我国长期护理保险制度,并将探索建立长期护理保险制度,开展长期护理保险试点,写入我国的"十三五"规划纲要。

② 国家人力资源和社会保障部出台了《人力资源和社会保障部办公厅关于开展长期护理保险制度试点的指导意见》,推动探索建立长期护理保险制度。明确了首批十五个国家级试点单位,分别是河北省承德市、吉林省长春市、黑龙江省齐齐哈尔市和上海市等。

③ 国家卫生计生委家庭司发布《关于确定第一批国家级医养结合试点单位的通知》确定全国 90 个城市为国家级医养结合的试点,分别是北京市东城区与海淀区,上海市徐汇区与普陀区、山东省青岛市与烟台市等。

(3) 试点工作的目标。探索建立以社会互助共济方式筹集资金,为长期失能人员的基本生活照料与基本生活密切相关的医疗护理提供资金或服务保障的社会保险制度。利用 1～2 年试点时间,积累经验,力争在"十三五"期间,基本形成适应我国社会主义市场经济体制的长期护理保险制度政策框架。

(4) 试点工作的主要任务。

① 探索长期护理保险的保障范围、参保缴费、待遇支付等政策体系。

② 探索护理需求认定和等级评定等标准体系和管理办法。

③ 探索各类长期护理服务机构和护理人员服务质量评价、协议管理和费用结算等办法。

④ 探索长期护理保险管理服务规范和运行机制。

二、我国长期护理保险制度试点的基本政策

(一) 资金筹集的政策

(1) 我国长期护理保险制度的试点阶段。通过优化职工医保统账结构、划转职工医保统筹基金结余、调剂职工医保费率等途径筹集资金,并逐步探索建立互助共济、责任共担的长期护理保险多渠道筹资机制。

(2) 筹资标准根据当地经济发展水平、护理需求、护理服务成本以及保障范围和水平等因素,按照以收定支、收支平衡、略有结余的原则合理确定。

(3) 建立与经济社会发展和保障水平相适应的动态筹资机制。

(二) 待遇支付

(1) 长期护理保险基金按比例支付护理服务机构和护理人员为参保人提供的符合规定的护理服务所发生的费用。

(2) 根据护理等级、服务提供方式等制订差别化的待遇保障政策,对符合规定的

长期护理费用,基金支付水平总体上控制在 70% 左右。

(3) 具体待遇享受条件和支付比例,由试点地区确定。

第三节　上海市长期护理保险试点

一、背景

2015 年 10 月起,上海市人民政府开展上海市长期护理保险制度总体框架研究。2016 年 6 月 27 日,国家正式确立上海作为长期护理保险试点城市之一。按照"分步实施"的原则,上海市长期护理保险制度在徐汇、普陀、金山三个区先行试点,时间为 2017 年 1 年左右,择期扩大到全市范围。

二、政策依据

根据国家人力资源社会保障部办公厅颁布《关于开展长期护理保险制度试点的指导意见》(人社厅发〔2016〕80 号)要求:① 探索长期护理保险的保障范围、参保缴费、待遇支付等政策体系;② 探索护理需求认定和等级评定等标准体系和管理办法;③ 探索各类长期护理服务机构和护理人员服务质量评价、协议管理和费用结算等办法;④ 探索长期护理保险管理服务规范和运行机制。

2016 年 5 月实施的《上海市老年人权益保护条例》规定老年人(指六十周岁以上的公民),享有家庭的赡养与扶养、社会的保障、参与社会发展等权益。

三、适用对象

适用对象是符合下列条件之一的人员,应当参加长期护理保险:

(1) 参加上海本市职工基本医疗保险(简称"职工医保")的人员(以下简称"第一类人员");

(2) 参加上海本市城乡居民基本医疗保险(简称"居民医保")的 60 周岁及以上的人员(以下简称"第二类人员")。

四、需求评估

(一) 评估认定

(1) 老年照护统一需求评估体系是上海市"五位一体"社会养老服务体系的重点,也是上海市建立长期护理保险制度的基础。

(2) 上海市民政局会同市发展改革委、市卫生计生委、市人力资源社会保障局(市医疗保险办公室)、市财政局协同推进老年照护统一需求评估工作。

(3) 上海市卫生计生委员会、市民政局会同市人力资源社会保障局(市医疗保险办公室)等相关部门,制订和修订老年照护统一需求评估标准。符合条件的评估机构可以提出申请,与市医保中心签订服务协议,成为长期护理保险定点评估机构。

(4)第一类人员中60周岁及以上且已按照规定办理申领城镇职工基本养老金手续的人员和第二类人员,应当按照本市老年照护统一需求评估的有关规定,提出需求评估申请,由定点评估机构对其自理能力、疾病状况等进行综合评估后,确定不同的老年照护统一需求评估等级。

(二)评估工具

定点评估机构组织评估人员上门完成评估调查,并如实记录《上海市老年照护统一需求评估调查表》。

(三)评估标准

按照《上海市老年照护统一需求评估标准》确定的分级规则,通过长期护理保险信息系统的评估计分软件对评估调查记录给予综合计分评级。

(四)评估人员

评估人员经培训、考核并取得评估员资格证书,由定点评估机构聘用,受定点评估机构委派,从事长期护理保险需求评估工作,按照工作和专业技术背景,分为 A、B 两类。评估人员总数不少于 10 人,其中 5 人必须取得 B 类评估员资质,具有 5 年以上医疗专业工作背景。评估机构业务负责人除具有评估员资质外,还应有医疗、护理、康复等专业中级以上职称及相关工作经验。

(五)评估机构

(1)开展长期护理保险需求评估的评估机构可根据自身服务能力,自愿向所在区医保中心提出申请。经区医保中心审核后,由上海市医保中心与符合条件的评估机构签订评估服务协议,成为定点评估机构。

(2)上海市医保中心应报市人力资源社会保障局(市医疗保险办公室)备案,并向社会公布定点评估机构名单。通过服务协议约定双方在履行需求评估过程中各自的权利义务。

(六)评估流程

(1)初次评估流程。长期护理保险需求评估的初次评估流程如下:

① 申请。符合长期护理保险规定条件的老人可通过居住地就近的老年照护统一需求评估受理渠道(以下简称"受理渠道")提出需求评估申请,定点评估机构收到申请信息后进行评估。

② 评估。

● 对符合条件的老人,定点评估机构应当在收到申请信息后的 10 个工作日内完成现场评估调查、录入评估调查记录、集体评审、出具评估报告等评估工作。

● 上门进行现场评估调查的评估小组不得少于 2 人,其中 B 类评估员不少于 1 名,A 类评估员应当具有医疗、护理、康复等相关资质。

● 定点评估机构应组织 3 人及以上小组对评估计分软件初步确定的评估等级进行集体评审,出具《长期护理保险护理需求评估报告》,并将评估报告反馈至区医保中心。

- 区医保中心应在收到评估报告后的 3 个工作日内出具《长期护理保险护理需求评估结果告知书》，并通过申请人居住地所在街镇的社区事务受理服务中心告知申请人评估等级及相对应的长期护理保险待遇。

（2）复核评估。申请人对评估结果有异议的，在接到评估结果告知书的 30 个工作日内可通过受理渠道提出复核申请。按规定承担评估的定点评估机构应在复核申请受理日起 15 个工作日内完成复核评估，录入长期护理保险信息系统，出具评估报告，并按照初次评估告知规定执行。

对复核评估结果仍有异议的，可以申请终核评估，评估流程参照复核评估。

（3）期末评估。长期护理保险评估结果的有效期最长为 2 年。享受长期护理服务的老人，应在评估有效期满前的 20 个工作日内向受理渠道提出期末评估的书面申请。期末评估流程参照初次评估流程，评估期间老人继续享受原长期护理保险待遇。

（4）状态评估。在评估结果有效期内，符合下列情况的，可申请进行状态评估：

① 经评估，对达到评估等级为二级及以上、按规定可享受长期护理保险护理服务的老人，评估人员预计其状态在一定时间内有较大改善的，定点评估机构应在评估报告中记录相关信息，并告知老人适时申请状态评估。

② 享受长期护理保险护理服务的老人，因身体状况和生活自理能力发生明显变化等，可申请状态评估。

③ 状态评估流程参照初次评估流程，评估期间如原评估报告仍在有效期内则老人继续享受原长期护理保险待遇。

（5）"绿色通道"评估。符合长期护理保险规定条件的老人，处于骨折、脑血管意外或帕金森病等疾病稳定期，生命体征平稳，需要继续治疗和专业护理但家庭无法满足其护理需求，最近 6 个月内在本市定点医疗机构出院的，由其本人或家属提出申请，可以进入"绿色通道"评估。

五、上海市老年照护需求评估

老年照护统一需求评估将成为长期护理保险制度的"守门人"。今后老年人要入住养老院，事先会有工作人员进行严格评估，去哪里养老依照老年人的身体状况，而非经济能力。上海老年人照护统一需求评估体系试点工作已经完成，已累计评估 1 万多人。为了保证评估结果尽可能客观公正，每一次评估都由来自民政和卫生部门的两名评估员共同完成。调查结束后，评估员只需将每一项的结果输入电脑，系统会自动生成评估等级，评估身体的等级后就会自动对应老人应该去哪里养老。老年照护又称长期照护，是指那些因年老、患病、伤残等导致身体某些功能全部或者部分丧失、生活无法自理的人提供的长期性、照料式支持照护服务。绝大多数长期照护是通过提供支持性服务，如穿衣、淋浴和盆浴等日常生活活动，来帮助老年人维持基本的健康与生活水准。对老年照护需求进行评估是国际通行做法，也是老年照护保障可持续发展的重要前提。

六、上海市长期护理保险服务流程

（一）服务对象和服务机构

（1）服务对象：是指60周岁及以上，经老年照护统一需求评估达到二～六级，享受社区居家照护或养老机构照护的本市长期护理保险参保人员。

（2）定点护理服务机构：在提供社区居家照护和养老机构照护过程中须遵循相关程序与步骤。

（二）护理服务时间和频次

按照老年照护统一需求评估等级确定每周上门服务的最低服务频次，原则上，评估等级为二级或三级且每周服务时间达到3小时的，每周服务频次应不低于3次；评估等级为四级且每周服务时间达到5小时的，每周服务频次应不低于5次；评估等级为五级或六级且每周服务时间达到7小时的，每周服务频次应不低于7次。社区居家照护每次服务时间一般不少于30分钟。养老机构照护提供持续性的护理服务，按入住天数计算服务时间。

（三）护理服务流程

（1）对于申请社区居家照护的服务对象。区医疗保险事务中心将其信息通过长期护理保险信息系统，通知提供社区居家照护的相关定点护理服务机构。定点护理服务机构应在确认评估报告有效后的5个工作日内制订服务计划，安排护理服务。

（2）对于申请养老机构照护的服务对象。区医保中心将其信息通过信息系统通知提供养老机构照护的定点护理服务机构。对于入住养老机构的服务对象，定点护理服务机构应在确认评估报告有效后的1个工作日内为其制订服务计划，安排护理服务；对于尚未入住养老机构的服务对象，定点护理服务机构应按规定的先后顺序，接受服务对象入住。

① 制订服务计划。定点护理服务机构应根据评估等级，按照长期护理保险护理服务的有关规定，由执业护士或中级及以上养老护理员初步制订服务计划，并指定护理服务人员当面向服务对象或家属征询意见。首次征询意见的护理服务人员必须是服务计划制订者本人。定点护理服务机构应建立护理质量控制小组，并由护理质量控制小组集体讨论，结合征询意见，确定服务计划，形成《长期护理保险服务计划表》。定点护理服务机构应将服务计划、提供服务的护理服务人员代码等信息录入信息系统。

② 安排护理服务。定点护理服务机构在确定服务计划后，安排有资质的护理服务人员按服务计划实施护理服务，并由服务对象、家属或监护人签字认可。原则上对同一服务对象，护理服务人员应相对固定。

（四）服务确认和护理访护

（1）服务对象在接受护理服务后，护理服务人员应如实填写护理记录，并由服务对象确认服务内容、服务时间等相关信息。

（2）定点护理服务机构应按月（自然月，下同）汇总形成《长期护理保险服务确认报告》，并于次月1日至5日（遇国定节假日顺延）向所在区医保中心提交，作为长期护理保险服务费用结算的依据。

（3）定点护理服务机构应定期安排工作经验丰富的护理服务人员询问服务对象，依据护理服务人员服务态度、服务质量等项目客观记录访护评价，形成《长期护理保险护理访护评价报告》，并录入信息系统。

（五）护理评价结果处理

定点护理服务机构应组织质量控制小组，按照长期护理保险服务项目清单和相关服务标准、规范等有关要求，结合护理服务人员执行服务计划的情况以及护理访护评价结果，对护理服务人员进行考核。出现考核不合格的，定点护理服务机构应及时更换护理服务人员，加强服务技能等培训。

七、服务形式与内容

（一）定点护理服务机构

（1）依法成立具有法人资质、能开展长期护理服务的养老机构、社区养老服务机构以及医疗机构（如护理站等），可以提出申请，经评估后与市医保中心签订服务协议，成为长期护理保险定点护理服务机构（以下简称"定点护理服务机构"）。

（2）试点阶段，承担老年护理服务的本市基本医疗保险定点医疗机构，可以视作定点护理服务机构。

（3）定点护理服务机构应当依法与护理服务人员签订劳动合同或协议。

（二）护理服务人员

提供长期护理保险服务的人员，应当是执业护士，或参加养老护理员（医疗照护）、养老护理员、健康照护等职业培训并考核合格的人员，以及其他符合条件的人员。

（三）服务形式

（1）社区居家照护是指社区养老服务机构，以及护理站、门诊部、社区卫生服务中心、护理院等基层医疗卫生机构，为居家的参保人员，通过上门或社区照护等形式，提供基本生活照料和与基本生活密切相关的医疗护理服务。

（2）养老机构照护是指养老机构为入住其机构内的参保人员，提供基本生活照料和与基本生活密切相关的医疗护理服务。

（3）住院医疗护理是指护理院、社区卫生服务中心等基层医疗卫生机构和部分承担老年护理服务的二级医疗机构，为入住在其机构内护理性床位的参保人员提供医疗护理服务。

（四）服务内容

长期护理保险的社区居家照护、养老机构照护的服务内容及规范，由上海市民政局、市人力资源社会保障局、市卫生计生委另行制订。

住院医疗护理的服务内容如表24-1所示。

表 24-1 长期护理保险服务计划

(服务机构名称)编码 　　　　计划制订日期 　　　　服务起止时间

姓名	年龄	家庭住址(路、号)	所属区	街道(乡镇)	老年照护统一需求评估等级	家庭联系人姓名		联系电话

可选护理服务项目			实际选择项目	执行人			频次及时间	
					养老护理员(医疗照护)	养老护理员等其他人员	每月(自然月)	
				执业护士			次	小时
基本生活照料	环境卫生	整理床单位						
	个人	头面部清洁、梳理						
		洗发						
		手、足部清洁						
		指/趾甲护理						
		温水擦浴						
		沐浴						
		口腔清洁						
		协助更衣						
		会阴护理						
		晨间护理						
		晚间护理						
		药物管理						
		生活自理能力训练						
	饮食照料	协助进食/水						
	排泄护理	协助排泄						
		失禁护理						
		床上使用便器						
		人工取便术						
		协助翻身叩背排痰						
		留置尿管的护理						
		人工肛门便袋护理						

（续表）

可选护理服务项目			实际选择项目	执行人			频次及时间	
				执业护士	养老护理员（医疗照护）	养老护理员等其他人员	每月（自然月）	
							次	小时
基本生活照料	压疮预防与护理	压疮预防护理						
		皮肤外用药涂擦						
	移动安全保护	协助床上移动						
		借助器具移动						
		安全护理						
常用临床护理	生命体征监测	测量、记录血压						
		测量、记录脉搏						
		测量、记录呼吸						
		测量、记录体温						
		测量、记录皮肤变化						
		测量、记录液体出入量						
		测量或观察其他情况并记录						
	导尿	遵医嘱导尿（女性）						
	鼻饲	遵医嘱为老人灌入流质液体						
	灌肠	遵医嘱灌肠						
		遵医嘱开塞露/直肠栓剂给药						
	吸氧	遵医嘱给予氧气治疗						
	血糖监测	遵医嘱测量血糖						
	服药	遵医嘱实施口服给药						
	肌肉注射	遵医嘱肌肉注射						
	皮下、皮内注射	遵医嘱皮下、皮内注射						
	血标本采集	遵医嘱静脉抽血						
	物理降温	遵医嘱进行物理降温						
	压疮伤口换药	根据医嘱进行压疮伤口换药						
	造口护理	遵医嘱执行造口护理						
	PICC导管维护	遵医嘱执行,经外周静脉置入中心静脉导管（PICC）维护						

注：本表出自《上海市长期护理保险社区居家和养老机构护理服务规程（试行）》。

八、责任部门和资金管理

（一）责任部门

（1）上海市医疗保险办公室。负责本市长期护理保险的政策制订和统一管理，以及长期护理保险基金的监督管理工作。区人力资源社会保障局（区医保办）负责本辖区内长期护理保险的管理工作。

（2）上海市发展改革委。负责长期护理保险试点工作的政策协调。

（3）上海市民政局。负责养老服务机构开展长期护理服务的行业管理，统筹配置养老服务资源。市民政局和市卫生计生委共同制订长期护理保险服务规范。

（4）上海市卫生计生委。负责医疗机构开展长期护理服务的行业管理，加强对长期护理保险中各类护理服务的技术指导，推进落实本市医疗机构中的护理性床位与治疗性床位分类登记；负责评估机构的行业管理，实施评估人员的培训和评估质控管理。

（5）上海市医疗保险事业管理中心和区医疗保险事务中心。市医疗保险事业管理中心和区医疗保险事务中心是本市长期护理保险经办机构。市医保中心负责长期护理保险的费用结算和拨付、相关信息系统建立和维护等管理工作。区医保中心负责本辖区内长期护理保险的具体经办业务。市医疗保险监督检查所受市人力资源社会保障局委托，具体实施长期护理保险监督检查等行政执法工作。

（二）资金筹集与基金管理

（1）资金保障：长期护理保险筹资水平，按照"以收定支、收支平衡、略有结余"的原则合理确定，并根据本市经济社会发展和基金实际运行情况，及时进行调整。

（2）基金管理：长期护理保险基金的管理，参照国家和本市社会保险基金管理的有关规定执行。长期护理保险基金按照规定，接受财政、审计部门的监督。

① 保险年度。本市实行长期护理保险年度。

② 社区居家照护待遇。经老年照护统一需求评估后，社区居家照护服务时间根据相应的评估等级进行确定。

③ 住院医疗护理起付标准和最高支付限额。

● 长期护理保险年度内，职保住院统筹基金的起付标准和最高支付限额发生调整的，长期护理保险基金支付住院医疗护理费用的起付标准和最高支付限额随同调整。

● 在同一长期护理保险年度中，参保人员新参加或者恢复参加，其住院起付标准、最高支付限额不变。

④ 保险凭证。长期护理保险使用《社会保障卡》（或《社会保障卡（医疗保险专用）》作为凭证，参保人员在本市长期护理保险定点护理服务机构享受服务时，应当出示其凭证。定点护理服务机构应当对参保人员的凭证进行核验。

⑤ 个人账户和综合减负。长期护理保险第一类人员职保的个人医疗账户历年结余资金，可以用于支付其发生的符合长期护理保险规定的住院医疗护理的自负部

分费用。

长期护理保险第一类人员发生的长期护理保险住院医疗护理的自负费用,计入其个人年累计自负医疗费,纳入职保综合减负范围。

九、上海市长期护理保险信息系统

建立长期护理保险信息系统,实现与定点评估机构和定点护理服务机构的连接互通,实现长期护理保险评估、经办、服务、结算的信息化。建立基于移动网络和智能终端为基础的社区居家照护子系统,实现上门服务过程中的服务内容派送、服务时间监控、服务结果评价和风险预警呼叫等,并实现与行业管理部门相关信息系统互联互通、信息共享。

定点护理服务机构应当据实将服务对象的服务内容、服务时间、服务费用,上传长期护理保险信息系统。

第四节　上海市护理院长期护理保险管理

一、长期护理保险的护理院准入标准

上海市 60 周岁及以上的职保退休人员或居保人员,本人自愿申请老年照护统一需求评估,经评估护理需求等级为二~六级的(基本慢性病多的,年龄大的,独居的,生活部分不能自理的老人,基本最低可评到二级)。

二、长期护理保险的结算方法

(1) 服务老人发生的符合长期护理保险规定的社区居家照护和养老机构照护的服务费用,属于长期护理保险基金支付范围的,由本护理服务机构予以记账,其余部分由个人自负。记账的服务费用,由本护理服务机构向所在地的区医保中心申请结算;个人自负的服务费用,由定点护理服务机构向个人收取。服务老人发生的社区居家照护范围的服务费用,在接受服务之日起的 3 个月内,向本护理服务机构申请结算。服务对象终止服务时,在 3 天到 7 天内像本护理机构结算。

(2) 本护理服务机构按月汇总服务费用,向所在地的区医保中心申请结算。护理机构根据服务老人长期护理保险凭证、长期护理保险服务项目、服务计划、服务确认报告等资料,填写费用结算表和结算申报表。每月的 1 日至 10 日内,向所在地的区医保中心申请结算。

三、服务的受理、变更及终止

(一)受理

满足长期护理保险标准的老人,可由家属携带相关证件去相应街道事务受理中

心申请,经街道医院评估通过,由区医保中心将其信息通过信息系统通知本护理机构,本护理机构在 3 日内做出响应,为老人制订护理计划,安排上门服务。

（二）变更

服务对象因患病住院、外出等原因,需暂停护理服务的,由本护理服务机构协助填写,并通过信息系统上报《暂停(或终止)长期护理保险服务的说明》,如未主动说明的,护理服务人员发现后,及时通知服务对象书面报告定点护理服务机构,并由定点护理服务机构协助填写,并通过信息系统上报《暂停(或终止)长期护理保险护理服务的说明》。

（三）终止

评估有效期内暂停原因消除的,服务对象可向本护理服务机构申请恢复服务。本护理服务机构应通过信息系统向所在区医保中心提出申请,并经区医保中心同意后,可继续为服务对象提供护理服务。如服务对象因住院暂停社区居家照护或养老机构照护护理服务,出院后仍需护理服务但评估有效期已满的,应重新申请评估。

服务对象因到外省市、国外定居或因病去世等原因终止服务的,或其评估有效期届满后未按要求提出期末评估的,其长期护理保险服务支付待遇终止。由本护理服务机构应通过信息系统上报《暂停(或终止)长期护理保险护理服务的说明》。

四、护理服务的质控

（1）护理院建立内部护理质量控制制度、护理意外事件应急预案等各项规章制度。严格执行消毒隔离制度、安全风险管理制度、值班和交接班制度、医嘱制度、查对制度、差错与事故防范和登记报告制度、药品管理制度、抢救制度、传染病管理和报告制度、治疗室管理制度、居家护理管理制度等管理制度。完善医疗护理文书管理制度,有三年以上治疗护理记录等医疗文件保存条件。

（2）内部建立三级品保制度,加强护理安全防范,护理人员明确告知服务对象、家属或监护人护理项目的性质与内容,服务项目可能存在的有关安全风险、纠纷预防及相关处置方法、服务对象的疾病可能发生的后果等;护理服务过程中若发生意外事件,立即启动护理意外事件应急预案。对于居家护理个性化需求服务项目,护理院与服务对象签署服务协议后执行。

（3）由区卫生计生行政部门建立护理院工作的考核与监督制度,包括居民对护理服务满意率、居民对护理服务投诉率、护理院差错事故发生率、护理病例建档率等。护理站设立投诉箱、开展满意度测评等形式接受社会评议。

五、护理服务的责任及处理

护理院严格执行相关规定,如接受上级部门处罚时,及时做出整改,上交整改报告;护理站内服务人员按机构内部管理制度做出相应处罚直至辞退。

（王瑞芳）

第二十五章 护理院财务会计管理

护理院财务会计管理,是指对护理院财务会计活动所进行的组织、计划、调节和监督。财务会计管理的主要任务就是运用卫生经济管理学的基础原理和方法,组织护理院各种资源(包括人力、物力和资金),实现其自身目标和自身发展。财务会计管理是护理院管理的重要组成部分,是实现护理院运作的重要保证。

第一节 护理院财务管理

一、基本概念

（一）护理院财务定义

指护理院在经营活动中资金流动的过程和结果,它的表现形式是护理院与各方面的经济关系。护理院财务活动是护理院会计核算的对象。

（二）护理院财务管理的概念

对护理院的资金进行计划、组织、控制与决策,使其发挥最佳效益的管理。

二、护理院经营活动的财务关系

护理院的经营活动与政府、债权人、患者和护理院员工等各方面发生经济关系,这种关系又称财务关系。护理院必须严格执行国家法规和制度,处理好财务关系。护理院有以下几种财务关系。

（1）护理院与政府的缴拨款关系。

（2）护理院同医疗保险机构的记账关系,护理院同患者之间的结算关系,护理院同供应商之间的购销关系,护理院与银行之间的存贷关系等。

（3）护理院内部财务关系。

（4）护理院与员工支付关系。

三、护理院财务管理的作用和意义

（一）作用

护理院的财务管理是护理院经济工作的核心,在护理院经济管理中起着重要作用。这种作用主要表现有以下几个方面：

(1) 通过记账、算账、报账等一系列业务活动促进护理院提高效益。

(2) 为护理院经济管理提供详细资料，是护理院整个经济管理活动的基础。

(3) 通过对护理院财产物资的核算、监督，保证护理院财产的安全。

(4) 开展经济活动分析，反馈经济信息，帮助领导做出正确的决策。

(二) 意义

(1) 通过提高财务管理水平，以优质、高效、低耗的服务赢得护理市场份额，才能在激烈的竞争中取得优势。

(2) 需要建立全面的、适应护理院管理要求的财务制度，真实反映护理院财务信息，发挥参谋助手、效益管理及监督职能等作用。

(3) 护理院筹资渠道多元化、使其经济活动多样化和核算日趋复杂化。护理院管理要求精细化，都对新形式的护理院财务管理提出了更高的要求。

四、护理院财务管理原则

(1) 执行国家有关法律、法规和财务规章制度。

(2) 坚持厉行节约、勤俭办事的方针。

(3) 正确处理社会效益和经济效益的关系，正确处理国家、单位和个人三者利益关系，保持护理院的公益性。

(4) 必须加强财务管理的自主责任及能动性，正确处理社会效益和经济效益的关系，努力实现社会效益和经济效益的统一。

五、实行护理院财务管理制度

(一) 护理院会计的意义与作用

(1) 意义。护理院会计是以货币为统一量度，通过特有方法体系对资金及资金运作进行连续的、系统的、全面地反映和监督的一种管理方法。

(2) 作用。护理院会计在护理院经济管理中有着很重要的作用。

① 通过记账、算账、报账等一系列业务活动促进和提高基本效益。

② 是护理院整个财务管理活动的基础。

③ 开展财务分析。反馈经济信息，帮助领导做出正确决策。

(二) 财务人员管理制度

护理院财务人员必须忠于职守、坚持原则。在财务科负责人的领导下开展工作。财务科长有权对其考核、奖惩、调整工作岗位。对不适宜在财务岗位上工作的人员，财务科长可向有关部门提出，调离财会岗位。

(三) 会计人员交接制度

(1) 会计人员工作调动或因故离职，必须与接替人员办理交接手续，没有办清交接手续的不得离职。

（2）会计人员离职前，必须将本人所管的会计工作全部移交清楚，接替人员应该认真接管移交工作，并继续办理移交的未了事。

（3）会计人员办理移交手续前，必须做好下列各项工作：

① 已经受理的经济业务，尚未填制的会计凭证，应填制完毕。

② 尚未登记的账目应登记完毕，并在最后一笔金额后加盖印章。

③ 整理应移交的各项资料，对未了事项要写书面材料。

④ 编制移交清册，列明应该移交的凭证、账表、公章、现金支票、文件、资料和其他物品的内容。

（4）会计人员办理移交手续，必须有监交人员负责监交。一般会计人员交接，由会计人员监交；会计主管人员交接，由院财务科长监交，必要时由院领导或上级主管部门派人监交。

（5）移交人员要按照移交手册逐项移交，接替人员要逐项核对：

① 现金、有价证券必须与账簿余额一致。不一致时，移交人要在规定期限内负责清查处理补齐。

② 会计凭证、账簿、报表和其他会计资料必须完整无缺，不得遗漏。如有短缺，要查明原因，并在移交清册中注明，由移交人负责。

③ 银行存款账户余额必须与银行对账单相符。各种财产物资和债券债务的明细账户要与总账有关余额核对相符。

（6）交接完毕盖章。移交清册应一式两份，交接双方各执一份，留存一份。

（7）接替的会计人员应继续使用移交的账簿，不得自行另立新账，以保持会计记录的连续性。

（8）会计人员临时离职或因病因事不能到职工作时，会计主管人员或院财务科领导必须指定人员接替或代替。

（四）护理院会计制度的内容

护理院会计制度的内容包括：会计核算方法、会计科目使用说明、会计报表及编制说明、会计档案和会计交换。

六、护理院财务管理主要内容

护理院财务管理是组织和处理财务活动中所发生的经济关系，利用货币形式对财务收支进行综合管理即"现金簿记"。财务管理是指是理财，理顺资金流转程序，确保经营活动畅通。具体内容如下：

（一）收入管理

护理院收入为业务收入，其中又分为医疗收入、药品收入、制剂收入、其他收入，预算拨款收入：由上级主管部门按一定的标准定期拨给开展医疗服务及其他活动取得的非偿还性资金。

（1）必须严格执行国家规定的各类收费标准。

（2）护理院的收费必须按照有关规定使用财政部门统一监制的收费票据。其意义在于保证护理院收入的合法性，避免护理院收费出现混乱和乱收费等情况的发生。

（3）护理院的收入要全部入账，由财会部门统一管理。财会部门、护理院内部任何个人，都不得自行收费、私设小金库。财会部门也不得另设账目管理，必须纳入统一的核算体系。

（4）管好收入凭证、收款收据，必须办理领用、销号登记手续，堵塞漏洞。

（二）支出管理

（1）支出是指护理院在开展医疗服务及其他活动过程中发生的资产、资金耗费和损失。根据支出性质不同，按照收支配比原则并考虑财政拨款、科教收入收付实现制的要求，将护理院支出划分为医疗支出、财政专项补助支出、科教项目支出、其他支出。

（2）坚持少花钱、多办事，量入为出的原则，努力提高资金使用效果。

（三）项目管理

（1）强调专项资金的管理、使用必须符合国家统一规定。

（2）对于专项资金要单独核算，建立专项资金使用管理责任制，努力提高其使用效率。

（3）在资金的使用上，要坚持专款专用、量入为出的原则，使各项专用资金按规定的用途使用并达到预期目的。

（4）专项资金的使用情况必须定期向财政部门、主管部门报送，项目完成后应报送项目资金支出决算和使用效果的书面报告，接受财政部门、主管部门的检查验收。

（四）货币资金管理

护理院的货币资金包括"银行存款"和"现金"。它是保证护理院业务活动所必不可少的条件。

（五）现金管理

（1）收入现金管理。通过财务部门开出收款收据，由出纳员或指定的收款员收款，实行专人保管和领用登记制度。

（2）现金的支付管理。现金支付的管理应有专门的财会人员对付款单据进行审核，要有收款人在付款单据上签章。

第二节　护理院资产管理

一、基本概念

护理院资产管理包括流动资产、固定资产、无形资产等的管理。严格资金管理制度；经常抽查库存记录；对药品做到"全额管理，数量统计，实耗实销"的管理，护理院用品收入实行"核定收入，超收上缴"的管理办法。

二、流动资产管理

（一）流动资产的概念

流动资产是指可以在一年内（含一年）变现或者耗用的资产。护理院的流动资产包括货币资金、药品库存物品、应收款项、预付款项、存货等。流动资产是护理院在开展业务活动中，参加循环周转、不断改变其形态的那部分资产，其特点是流动性大、周转期短、不断改变形态，其价值一次消耗或者转移或者实现。

（二）货币资金管理

（1）现金的管理。护理院现金管理的具体内容是：

① 收取现金一律由财务部门负责，并按收入性质开具合法的收款收据。

② 护理院门诊挂号室、门诊收费处和住院患者结账处每天收的现金等应按规定顺号开具门诊收据、预交金收据和住院收据，在规定时间内结算汇总，当天送存银行。

③ 可用于支付向个人收购的用于实验的动物和其他物资的款项等。

④ 可用于支付出差人员的差旅费。

⑤ 可用于支付国家银行规定的转账以下的零星支出等。

⑥ 护理院对外经济往来、到外地采购物资等所需使用的款项，除限额内允许支付现金外，一律通过银行办理转账结算手续。

（2）护理院财务部门应指定专人负责出纳工作。现金支票由出纳员妥善保管，连号签发，不准涂改和签发空白支票。现金支票只作为提取人员工资、支付个人所得、支付差旅费、退住院费及提取备用金等使用，其他未经批准不得使用。

（3）银行存款的管理。护理院银行账户管理的具体内容是：

① 规范结算支付行为，加快资金周转，保证资金安全。不得签发空白支票、空头支票和远期支票。

② 使用支票应严格按照银行有关规定办理，须填写日期、收款单位、用途及金额，并在支票领用登记簿上登记，同时领用人要在支票存根上签字，当业务完成后填写支票密码。

③ 在办理银行账户支付业务时，必须严格遵守支出审批制度及相应的授权审批权限，大额支出需按照审批权限，经相关部门负责人审批后方可支付。

④ 办理银行账户的收支业务，应在取得凭证后立即入账。

⑤ 按日期及支票号逐笔登记银行存款日记账，做到日清、月结。加强银行存款账户的对账工作，定期编制《银行存款余额调节表》，对银行未达账项应及时进行清理，并说明未达原因。

（三）应收及预付款项的管理

（1）应收及预付款项是指护理院在开展业务活动和其他活动过程中形成的各项债权，包括应收医疗款、预付账款、财政应返还额度和其他应收款等。

（2）护理院对应收及预付款项要加强管理、定期分析、及时清理。护理院应建立应收、预付款项明细账,对发生的应收、预付款项要做到逐笔、据实登记,对收回的债权及时划转,对已付款项及时冲销。对应收、预付款项进行及时清理、结算,发现明显不能收回款项的迹象,应提出预警报告,最大限度地避免坏账的发生。对往来账中有钩稽关系的账目,应每月编制往来款项余额表,并逐笔进行核对。

（四）存货管理

（1）存货物资是指护理院为开展业务活动及其他活动而储备的材料,包括低值易耗品、卫生材料、药品、其他材料等物资。存货要按照"计划采购、定额定量供应"的办法进行管理。

（2）合理确定储备定额。物资储备资金,包括药品（含自制药品）周转金额度在内,通常称为储备资金定额。根据药品及库存物资供应情况及业务需求,确定批量采购或零星采购,实行储备定额计划控制,最大限度降低库存储备。

（3）健全存货采购的管理制度。药品和库存物资应由医院统一采购。财务部门应监督采购方式确定、供应商选择、验收程序等流程。纳入政府采购和药品集中招标采购范围的,必须按照有关规定执行。

（4）加强药品及库存物资验收入库管理。根据验收入库制度和经批准的合同等采购文件,组织验收人员对品种、规格、数量、质量和其他相关内容进行验收并及时入库;所有药品及库存物资必须经过验收入库方可领用;未经验收入库,一律不得办理资金结算。

（5）加强药品及库存物资核对管理。

（6）加强对库存物资的清查盘点工作。

（7）强对在用低值易耗品的事务管理。

三、固定资产管理

（一）固定资产的概念

（1）固定资产是指单位价值在 1 000 元以上（其中:专业设备单位价值在 1 500 元以上）,使用期限在一年以上（不含一年）,并在使用过程中基本保持原有物质形态的资产。单位价值虽未达到规定标准,但耐用时间在一年以上（不含一年）的大批同类物资,应作为固定资产管理。

（2）护理院固定资产分四类:① 房屋及建筑物;② 专业设备;③ 一般设备;④ 其他固定资产。图书要参照固定资产管理办法,加强对其实物管理,不计提折旧。

（3）护理院折旧率定为 5%～8% 较为适当,折旧率与折旧数额的计算公式如下:

$$年折旧率 = \frac{固定资产原值 - 预计残值 - 预计清理现费}{固定资产年限} \times 100\%$$

（二）固定资产来源

护理院的资金是国家、集体按政策规定,以一定的方式,按节约原则供给的必需

数量的资金,其来源有以下几个方面:

(1) 基本建设投资拨款:国家或上级主管部门依据新建或扩建护理院的设计规划所规定的基本建设计划,按政策规定的法定批准程序,供给护理院专设的建设拨款,用于基建各项工程的支出。基建项目竣工后,按完工项目逐一移交给院业务部门验收使用,相应结转固定资产各项目的投资额,组成护理院的固定资产,并由基建投资转化为老年护理院的固定资金。

(2) 专项拨款:专项拨款是指国家或上级主管部门拨给护理院用于医疗设备购置、楼房大修、管道工程、污水处理工程、其他大型设备等专门用途的资金。专项拨款必须专款专用,专项拨款用完后,除按规定转化为固定资产外,要如实向上级主管部门汇报使用情况和上报有关报表。

(3) 无转账投入:经上级主管部门批准,无偿地从其他兄弟单位调入本护理院的固定资产,可通过双方转账增加本院的固定资产。此外,护理院在清查财产中盘盈的固定资产及其他重置价值转入的固定资产,都相应地增加了固定资金。

(4) 其他集资:护理院经上级主管部门批准,可以通过联营和发行债券等办法向社会或职工集资,而增加的固定资产投资。

(三) 加强固定资产的管理

(1) 护理院应设专(兼)职人员对固定资产实施管理,并建立健全各项管理制度。

(2) 搞好固定资产的管理,重点应抓好对所有固定资金设账立卡及其登记工作,以保证固定资金的完整无缺。

(3) 应搞好提高对固定资金的使用以及正确计算和提取折旧基金,以保证固定资金管理。

(4) 建立健全三账一卡制度。即财会部门负责总账和一级明细分类账,财产管理部门负责二级明细分类账,使用部门负责建卡(台账)。

四、无形资产及开办费管理

(1) 无形资产的概念。无形资产是指不具有实物形态而能为使用者提供某种权利的资产。包括专利权、著作权、版权、土地使用权、非专利技术、荣誉及其他财产权利等。

(2) 无形资产从开始使用之日起,在规定的有效使用期内平均摊入管理费用。没有规定的按照不少于 10 年期限摊销。

(3) 开办费是指护理院筹建期间的人员工资、办公费、培训费、差旅费、印刷费以及不计入固定资产和无形资产构建成本的其他支出。

开办费从护理院开业下一个月起,按照不短于五年的期限分期摊入管理费用。

五、专项资金管理

专项资金的使用必须符合国家统一规定。对于专项资金要单独核算,建立专项资金使用管理责任制,努力提高其使用效率;在资金的使用上,要坚持专款专用、量入为出的原则,使各项专用资金按规定的用途使用并达到预期目的。专项资金的使用情况必须定期向财政部门、主管部门报送,项目完成后应报送项目资金支出决算和使用效果的书面报告,接受财政部门、主管部门的检查验收。

第三节 护理院成市管理

一、概述

(一)成本的概念

(1)成本。成本是指生产过程中生产资料和劳动消耗。医疗卫生领域中,成本是指实施某项卫生规划或方案所要投入的人力、物力和财力等全部卫生资源的消耗价值。成本通常可以用货币单位统一计量,卫生经济评价将成本划分为两部分:一是直接成本,即方案实施过程中卫生资源的直接消耗,如与疾病直接相关的诊断治疗等费用;二是间接成本,即人们由于疾病或死亡给社会造成的经济损失,如疾病引起的休工、休学等造成经济损失。

(2)费用。在当期用量与收入配比的支出称为费用。在护理院,是在一定时期内,由于护理医疗服务等业务活动而发生的现金流出或其他资产消耗,是护理院在业务开展过程中发生的各种消耗。成本费用分为直接费用和间接费用。

(二)护理院护理成本的特征

(1)护理成本:护理成本是护理院在护理服务过程中所消耗的物资资源价值和必要的劳动价值的货币表现。卫生经济评价要求将护理成本划分为两部分,即直接护理成本和间接护理成本。

(2)标准护理成本。标准护理服务成本一般是指在社会平均劳动生产率和生产规模基础上执行医疗护理服务应当实现的成本。它是作为控制成本开支、评价实际成本、衡量工作效率的依据和尺度的一种目标成本。通常分为三类:① 基本的标准成本;② 理想的标准成本;③ 现实的标准成本。

(3)服务量单位成本。通常由各服务量单位的成本构成,服务量单位是组织提供的最基本的服务项目。大多数成本的测量与服务量单位的数量有关。在一个护理院里,通常存在多种不同服务量单位。

二、成本管理的目的

(1)护理院实行成本核算,其目的是通过对护理院的护理医疗服务成本的核算与管理,真实反映护理医疗活动的财务状况和经营成果,更新护理院经济管理的观念,增进和提高护理院全体员工的成本意识,自觉减少浪费,从而提高护理院的社会效益和经济效益。

（2）护理院实行成本管理要健全财务制度，对各项资产、负债、收入、支出、财务成果和护理医疗技术经济效果的核算，都要有一套严密的具有内部控制的核算办法。

（3）护理院成本管理的成效不仅要注重内部管理的科学化、现代化，同时更重要的是注重护理服务的社会效益和经济效益。护理院成本管理的良性循环，必然会带动护理院的经济效益，取得更大的社会效益。

三、成本核算

（一）定义

护理院成本核算是通过一定的方法对护理医疗业务活动所耗费的人员工资、原材料、费用进行归集、分配计算，以便控制、降低成本。

（二）意义

成本核算是指护理院将其业务活动中所发生的各种耗费按照核算对象进行归集和分配，计算出总成本和单位成本的过程。成本核算的意义在于：

（1）成本核算是降低护理院成本的有效途径，其信息是制订医疗服务价格重要依据。

（2）成本核算工作是护理院科学管理的重要手段。

（3）成本核算工作是完善分配制度、实施员工激励管理的重要前提。

（4）成本核算是深化护理院财务制度改革的需要，是财务管理上的一项重要改革。

（三）原则

（1）做好成本核算的基础性工作。

（2）真实性和及时性原则。必须有账有据，做到真实准确、完整及时。

（3）实际成本原则。护理院成本必须正确反映院内一段时间内实际发生的成本耗费，成本核算应当按实际发生额进行归集，原则上不能以估价成本、计划成本来代替实际成本。

（4）一致性原则。是指护理院在进行成本核算时应该采用相同的核算方法，分摊系数采用相同的口径，这样核算出来的结果在进行护理院内部的比较才具有可比性。

（5）责权发生制原则。是指收入、费用的确认应当以收入和费用的实际发生作为确认计量的标准，凡是本期应列支的成本，不论本期实际是否已经支付，都应列入本期。根据权责发生制进行收入与成本核算，能够真实准确地反映待定会计期间的成本支出和经营成果。

（6）分别核算的原则。合理划分护理成本、医疗成本和药品成本，是护理院成本核算的一个重要原则。护理院应当严格区分护理成本、医疗成本和药品成品支出的界限，以便护理院正确计算当期损益。

（四）对象

（1）成本核算的对象是指成本归属的对象或成本归集的对象，确定成本核算对象是确立解决成本由谁承担的问题。根据护理院核算对象的不同，成本核算可分为科室成本核算、医疗服务项目成本核算、病种成本核算、床日和诊次成本核算。

（2）护理院的成本核算一般应以科室为核算对象，进行归集和分配各项费用。通过健全的组织机构、按照一定的统计要求及报送程序，将费用直接或分配归属到耗用科室，形成各类科室的成本。各类科室成本应按照分项逐级分步结转的方法进行分摊后，最终将所有成本转移到临床类科室。科室区分为以下类别：临床服务类、医疗技术类、医疗辅助类和行政后勤类等。

（五）分类和内容

（1）科室成本的归集。

① 通过健全的组织机构，按照规范的统计要求及报送程序，将支出直接或分配归属到耗用科室，形成各类科室的成本。

② 成本按照计入方法分为直接成本和间接成本。直接成本是指科室为开展医疗服务活动而发生的能够直接计入或采用一定方法计算后直接计入的各种支出。间接成本是指为开展医疗服务活动而发生的不能直接计入、需要按照一定原则和标准分配计入的各项支出。

③ 直接成本的归集分两种情况：a. 直计成本的归集。能够直接计入科室的成本即直计成本，比如人员支出、直接耗材、药品成本等，按照实际耗用情况，计入相关科室成本。对于科室有水电记录的，水费、电费也直接计入相关科室成本。b. 公摊成本的分配。不能直接计入科室的成本，即公摊成本，需按一定的分摊标准在全院科室进行分摊。分摊标准可以采用人员比例、房屋面积等。例如取暖费、房屋维修费，按房屋面积比例进行分摊，科室无用水、用电记录时，水费按科室人员比例分摊，电费按房屋面积比例进行分摊。

（2）科室成本的分摊。

① 各类科室成本应本着相关性、成本效益关系及重要性原则，按照分项逐级分步结转的方法进行分摊，最终将所有成本转移到临床类科室。科室成本的分摊通常按照受益原则进行，即"谁受益、谁分摊"。

② 科室成本的分摊流程可以分为以下几步：

管理成本的分摊：先将行政后勤类科室的管理费用向临床服务类、医疗技术类和医疗辅助类科室分摊，分摊参数可采用人员比例、内部服务量、工作量等。

分摊标准以人员比例为例：

$$某科室分摊的管理费用 = \frac{该科室的人员数}{各科室人员数之和（不含行政后勤科室）} \times 管理费用$$

（3）医疗辅助成本分摊：再将医疗辅助类科室成本向临床服务类和医疗技术类

科室分摊,分摊参数可采用人员比例、内部服务量、工作量等。

(4)医技科室成本分摊:最后将医疗技术类科室成本向临床服务类科室分摊,分摊参数可采用工作量、业务收入占用资产、面积等,分摊后形成门诊、住院临床类科室的成本。

(六)成本核算的基本程序与方法

(1)基本程序。

① 建立护理院成本核算的组织机构,建立和完善的核算系统,建立成本核算制度。

② 健全成本核算的基础工作,评估固定资产折旧,清查物资、建立台账,做好原始记录和规范管理工作。

③ 确定成本核算对象,指直接护理和间接护理费用的归属对象。

④ 成本费用归等与分配。

● 费用的归集是指按成本项目明细进行归集汇总,凡属直接费用,应按照成本核算对象分别各个项目直接归属。

● 凡属共同费用,应先按费用要素进行归集,再按一定比例的分配系数将费用归入各成本项目中。

● 费用的分配是在成本计算期末,对间接费用按受益原则,采用恰当的分配标准分配给各类成本计算对象的过程。

(2)成本核算方法。

① 项目法。以项目为对象,归集费用与分配费用来核算成本的方法。

② 床日成本核算。护理费用的核算包含在平均的床日成本中,护理成本与住院时间直接相关。

③ 相对严重测算法。将患者的严重程度与利用护理资源的情况相联系。

④ 患者分类法。以患者分类系统为基础测算护理需求或工作量的成本核算方法,根据患者的病情程度判定护理需要,计算护理点数及护理时数,确定护理成本和收费标准。

⑤ 病种分类法。是以病种为成本计算对象,归集与分配费用,计算出每一种病种所需护理照顾的成本的方法。

⑥ 综合法。即计算机辅助法,结合患者分类系统及 DRGS 分类,应用计算机技术建立相应护理需求的标准实践护理,来决定某组患者的护理成本。

(3)成本核算的分析。

① 趋势分析。

● 趋势分析法主要是通过对比两期或连续数期的成本数据,确定其增减变动的方向、数额或幅度,以掌握有关成本数据的变动趋势或发现异常的变动。典型的趋势分析是将本期成本数据与上期成本数据进行比较,更为复杂的趋势分析则涉及多个期间的比较。

● 在具体运用趋势分析法时,一般有两种分析的方式:

绝对数趋势分析。通过编制连续数期的报表,并将有关数字并行排列,比较相同指标的金额或数据变动幅度,以此来说明其发展变化。

相对数的趋势分析。会计报表中有许多重要的百分比指标,如成本收益率指标等。可采用环比动态比率和定期动态比率、环比动态指标分析等方法。

② 结构分析。结构分析是指对成本中各组成部分及其对比关系变动规律的分析。它通常采用计算成本中各组成部分占总成本比例的方法,用以分析护理院成本的内部结构特征和合理性。结构分析可以分析整个护理院以及各个科室的人力成本、材料成本、药品净成本、折旧成本、离退休人员成本等成本元素的构成,为分析成本控制及管理提供依据。

③ 量本利分析。量本利分析主要研究如何确定保本点和有关因素变动对保本点的影响。保本点是指医院收入和成本相等的运营状态。

$$结余 = 护理院收入 - 变动成本 - 固定成本$$

当结余等于零时,此时的业务量即为保本点的业务量。

$$保本点业务量 = \frac{固定成本}{单位收费水平 - 单位变动成本}$$

$$保本收入 = \frac{固定成本}{1 - 变动成本率}$$

护理院通过对保本点的计算,反映出业务量、成本间的互动关系,用以确定保证护理院正常有序发展所达到的保本点业务量和保本收入总额,进一步确定所必需的目标业务量和目标收入总额,同时固定成本和变动成本的改变也会影响护理院的运营发展。

四、成本控制

(一)基本概念

护理院成本控制,是护理院根据一定时期预先建立的成本管理目标,由成本控制主体在其职权范围内,在护理医疗等生产耗费发生以前和成本控制过程中,对各种影响成本的因素和条件采取的一系列预防和调节措施,以保证成本管理目标实现的管理行为。

(二)作用

护理院应在保证护理医疗服务质量的前提下,利用各种管理方法和措施,按照预定的成本定额、成本计划和成本费用开支标准,对成本形成过程中的耗费进行控制。

(三)原则

(1)经济性原则。指成本控制的代价不应超过成本控制取得的收益,否则成本控制不可能持续。要选择重要领域的关键环节实施成本控制措施,并且措施要具有实用性和灵活性。对正常成本费用开支从简控制,对于例外情况则要重点关注。

（2）因地制宜原则。指护理院成本控制系统的设计要考虑护理院、科室和成本项目的特定情况,针对护理院的组织结构、管理模式、发展阶段以及科室、岗位、职务的特点设计对应措施。

（3）全员参与原则。指成本控制观念要得到护理院全体员工的认可,并且使每位领导和员工负有成本控制的责任。

（四）程序

（1）制订成本控制标准。成本控制标准是用来判断工作完成效果与效率的尺度,以此作为检查、衡量、评价实际成本水平的成本目标。成本计划是护理院财务计划（预算）的组成部分。

（2）制定目标成本。根据护理院目标受益,求得目标成本。一般为护理院总收入减去目标效益,即为目标成本。公式:

护理院目标总成本＝护理院总收入－目标受益

护理医疗服务项目目标成本＝服务项目价格×服务量－目标受益

（3）执行成本控制标准。根据成本计划确定的目标成本来审核费用的开支和资源的耗用。

（4）分解目标成本。目标成本确定后,要进行分解,层层落实到各科室、各班组和个人,成为科室、班组和个人的努力目标。目标成本的分解,一定要有利于明确经济责任和加强成本控制,使全院各科室、班组和个人都了解计划期内费用消耗的控制任务,使目标成本成为每个人的责任成本。

在落实目标成本时,各科室、班组和个人要制订保证措施,这样才能使目标成本自上而下地层层分解,自下而上地层层保证。

（五）成本控制的方法

（1）标准成本法。比较标准成本与实际成本差异并分析原因,从而采取成本控制措施。

（2）定额成本法。在实际费用划分为定额成本和定额差异,分析差异产生的原因并予以纠正。

（3）凭证控制。凭证是会计记录经济业务、明确经济责任和作为记账依据的证明。凭证可以检查。

（4）制度控制。制度是员工工作准则,也是进行成本控制的一种手段。老年护理院有关制度包括费用开支标准、费用开支的审批和手续、经费预算制度、财务管理制度等。

（5）定额控制。定额是目标成本的基础,目标成本一经确定,各项费用项目就确定了。

（六）成本控制的措施

（1）节约药品、材料、能源等物资消耗。

（2）开展护理院全成本核算，提高成本管理的效能。

（3）提高劳动效率，节约劳务成本，合理控制人力成本，实现定员定额；开展劳动竞赛，实行合理的奖惩制度。

（4）建立健全招标采购制度，实现质优价廉的物资供应。

（5）加强资金的筹集、投放与使用管理，保证资源利用最大化。

（6）严格控制管理费用。应按月制订费用支出控制指标，节约不必要的开支；禁止一切铺张浪费的行为等。

（七）检查、分析和考核

（1）这是成本控制的最后步骤。

（2）检查科室、班组和个人对目标成本的执行情况，在此基础上进行分析、找出差距、揭示矛盾，为制订今后目标成本提供依据。

（3）对成本控制进行以目标成本为依据的考核，奖勤罚懒、奖优罚劣、多劳多得、少劳少得、不劳不得。

第四节　护理院预算管理

一、概述

（一）定义

（1）预算就是计划，是经营决策所确定的具体目标，通过有关数据集中而系统地反映出来就是预算。预算是计划的数量说明，是经营决策的具体化。它代表了管理者的目标、期望，它全面而系统地体现着经营决策的经营效果。

（2）护理院预算控制是通过预算形式对护理院未来经营活动发生的成本、费用、收入、利润等加以干预、协调和指导的过程。目的是为了实现其总体目标。

（二）基本概念

财务预算即财务计划，也叫计划预算。它是对未来一定时期（如 1 年、6 个月、3 个月等）编制的综合性预算。计划预算即是单位经济活动的起点和出发点，又是监督和检查单位收支情况的依据和考核、测定其经济效益的标准。因此必须认真、正确、及时地编制并进行有效的管理。

（三）预算的分类

（1）操作预算。操作预算是由日进出量得到年收入与支出计划。操作预算中的收入从医疗保险、医疗补助、其他个人保险、自费医疗和捐助中获得。操作预算也是每个科室和班组经营的计划。

（2）零基预算。零基预算是对任何一笔预算收支，都必须以零为起点，从根本上去考虑他们必要性和规律性。

（3）长期预算。长期预算是管理者建立的长远计划。管理者需要有战略计划过程，通过战略计划把护理院的任务和行动连在一起。

（4）项目预算。项目预算是分析特定项目的预算，其目的是做决定，即是否采用此新项目。因此进行新项目预算时，必须对所有信息进行慎重评估。

（5）资金预算。护理院项目的许多花费需要花费一年多时间，这些被称为资金花费。资金预算主要就是对整个使用期花费的评估而不仅仅是第一年的花费与得利。

（6）现金预算。现金是护理院的活力。护理院的生存依赖于持有足够的现金，使其满足支出的需要，因此必须做好现金预算。

（7）绩效预算。绩效预算是一种用于根据护理院所取得的成就，以及取得此成就所需要的成本来评估护理院活动预算方法。

二、护理院预算的目的和意义

（一）预算的目的

（1）有效运用资源。

（2）提供管理绩效评价的标准。

（3）提供管理的功能。

（4）提供沟通的功能。

（5）作为决策的基础。

（二）预算管理的意义

（1）加强护理院预算管理具有十分重要的意义，反映了护理院与国家预算资金领报关系及护理院业务活动范围和目标。它是护理院各项经济活动的依据。

（2）护理院预算是卫生事业费预算的组成部分，分为经常费预算和专项预算两部分。

（3）护理院通过预算管理可使护理院的财务活动有计划地进行，促进护理院计划顺利实现，也是实行财务检查与监督的基础。

三、护理院预算编制

（一）编制原则

编制护理院预算是一件很严肃的工作。

（1）护理院应按照国家预算编制的有关规定，对以前年度预算执行情况进行全面分析研究，根据年度护理院发展计划以及预算年度收入的增减因素，测算编制收入预算；根据业务活动需要和可能，编制支出预算，包括基本支出预算和项目支出预算。

（2）编制收支预算原则：必须坚持以收定支、收支平衡、统筹兼顾、量入为出、保证重点和勤俭办事的原则。坚持勤俭办事的原则，坚持量入为出的原则。

（3）不得编制赤字预算。

（二）护理院预算编制的依据

（1）以往护理院年度的预算执行情况。

（2）护理院的业务规划及工作目标。

（3）卫生行政部门和医疗保险部门下达的任务。

（三）编制预算的程序

（1）编制预算的准备工作。对上年预算执行情况进行全面分析研究。通过分析、研究，掌握上年财务收支和业务规律及有关资料的变化情况，总结经验、汲取教训，预测预算年度的收支增减趋势，为编制新年度预算奠定基础。

（2）核实基本数字。如在职和离退休职工人数、门急诊人次、床位编制和实有病床数、计划年度政策性增支因素的标准或定额等。这是提高预算编制质量的前提。

（3）正确测算各种因素对护理院收支的影响。一是分析测算计划年度内国家有关政策对护理院收支的影响，如医疗保险制度改革、实施区域卫生规划、发展社区卫生、增设收费项目、提高收费标准对收入的影响，增加工资补贴对支出的影响等。二是分析事业发展计划对护理院收支的要求，如新增病床、新进大型医疗设备和计划进行的大型修缮等对资金的需求和对收入的影响等。

（4）准确掌握财政部门和主管部门有关编制护理院收支预算的要求，熟悉新的预算科目及其内涵，熟悉预算表格的内在联系。

（四）编制预算的方法

（1）收入预算的编制。

① 医疗收入，门诊部分应以计划门诊人次和计划平均收费水平计算，住院部分应以计划病床占用日数和计划平均收费水平计算，其他医疗收入应区分不同的服务项目，确定不同的定额，分别计算。

② 其他收入，可根据具体收入项目的不同内容和有关业务计划分别采取不同的计算方法，逐项计算后汇总编制。

（2）支出预算的编制。护理院的支出预算包括医疗支出、财政项目补助支出和其他支出。

① 医疗支出。

② 对人员经费支出部分应根据医疗业务科室计划年度平均职工人数，上年末平均工资水平，国家有关调整工资、增加工资性补贴的政策规定、标准，职工福利费的提取标准、提取额度，计划开支的按规定属于职工福利费范围的增支因素，离退休人员数和国家规定的离退休经费用于开支标准等计算编列。

③ 公用经费支出部分，对公务费应以年度人均实际支出水平为基础，按计划年度医疗业务科室平均职工人数、业务发展计划、经费开支定额计算。

④ 对业务费可在上年度实际开支的基础上，根据计划年度业务工作量计划合理计算。

⑤ 设备购置费、修缮费等。

⑥ 可根据需要和财力可能安排的修购项目实事求是地编列。财政项目补助支出按照具体项目预算编列。对医院行政管理部门、后勤部门的人员经费和公用经费，以及其他各类杂项开支应分别计算编列。其他支出，可参考上年度实际开支情况，考虑计划年度内可能发生的相关因素，正确预计编制。

（五）预算审核

护理院预算应经护理院决策机构审议通过后上报主管部门。主管部门根据行业发展规划，对护理院预算的合法性、真实性、完整性、科学性、稳妥性等进行认真审核，汇总并综合平衡。

（六）预算执行

护理院要严格执行批复的预算，并将预算逐级分解，落实到具体的责任单位或责任人。护理院在预算执行过程中应定期将执行情况与预算进行对比，及时发现偏差、分析原因，采取必要措施，以保证预算整体目标的顺利完成。

（七）预算编报

年终，护理院应按照财政部门决算编制要求，真实、完整、准确、及时编制决算，必须做到数字真实、计算准确、手续完备、内容完整、报送及时。护理院要根据有关规定按时完成年度决算编制，然后上报主管部门。

（八）预算分析与考核

预算的考核，就是要把预算执行情况、预算执行结果、成本控制目标实现情况和业务工作效率等与责任人和员工的经济利益挂钩，奖惩分明，从而使员工与护理院形成责、权、利相统一的责任共同体，最大限度地调动每个员工的积极性和创造性。

第五节　护理院财务报告与报表分析

一、财务报告的概念

（一）财务报告

财务报告是指反映护理院一定时期的财务状况和业务开展成果的总括性书面文件。护理院日常的会计核算，虽然可以反映护理院经营活动和财务收支情况，但是反映在会计凭证和会计账簿上的会计资料还是比较分散的，不便于理解和利用，也难以满足本护理院内部加强经营管理的需要。因此，有必要在日常会计核算的基础上，根据会计信息使用者的需要，定期对日常会计资料进行加工处理和分类，通过编制财务报告，可以总括、综合、明晰地反映护理院的财务状况和经营成果以及财务收支情况。

（二）财务情况说明书

主要说明护理院的业务开展情况、结余实现与分配、资金增减与周转、财务分析评价等情况，对本期或下期财务状况发生重大影响的事项、专项资金的使用情况以及其他需要说明的事项。

二、财务报告与报表分析的作用

（1）促进护理院可持续发展。通过财务报告与分析，检查完成预算完成的程度，总结工作中成绩和经验，分析研究造成与预算完成程度不相一致的原因，从而采取措施、改进工作，保证护理院可持续发展。

（2）促进护理院加强管理。护理院管理由行政管理、护理业务技术管理、经济管理组成，这三者既有密切联系，又各自按照他们的管理要求进行工作。

（3）不断认识和掌握业务活动和经济活动之间的关系。

三、财务报告与报表分析的形式

（一）经营活动分析

这是一种细微、复杂的工作，为了不同目的和要求而进行的分析，可以采取不同的形式。

（1）全面分析。是对护理院各个方面的经济活动进行全面、详细、系统的综合分析。

（2）专题分析。是对护理院某一时期、某一方面的经济活动或某一重要问题进行专门分析。

（3）日常分析。这种分析容易发现问题，反应快，便于解决问题，是财务分析中最常用的一种形式。

（4）会计报表分析。是对护理院在会计报告期结束后所提供的会计报表上的资料进行分析。

（二）财务报告的内容

主要包括会计报表和财务情况说明书两个部分。

（1）资产负债表。是反映护理院某一会计期末或某一时点财务状况的静态会计报表，可以反映护理院资产、负债和净资产的全貌。资产负债表根据"资产＝负债＋净资产"的会计等式，依照一定标准的分类和一定的次序，把护理院在一定时点的资产、负债和净资产项目予以适当排列，按照一定编制要求编制而成。具体反映护理院所掌握的资源，承担的债务和净资产之间的关系，提供分析医院财务结构、偿债能力、物质基础、发展潜力等所必需的信息依据，是护理院的主要会计报表。

（2）收入支出总表。是综合反映护理院一定时期财务收支状况及财务成果的报表，由收入、支出、收支结余和结余分配四部分组成。通过收入支出总表，可以判断护理院的业务开展成果，评价业绩，预测未来事业发展的趋向。收入支出总表的结构采用纵列式，依据结余的计算及结余分配的顺序排列，既反映护理院一定期间的财务成果，又反映财务成果的分配过程。

（3）业务收入支出明细表。是反映护理院一定时期业务收支情况的报表，是收入支出总表的进一步细化。通过业务收支明细表,可以了解护理院业务活动即医疗业务活动的经济成果。

（4）财政补助收支明细情况表。是反映护理院一定期间财政补助情况的报表。通过财政补助收支明细表可以了解护理院财政补助上年结转、当期收支、本年上缴、下年结转的情况。

（5）基本建设收入支出表。是反映护理院一定期间基本建设投资情况的报表。通过基本建设收入支出表可以了解护理院各项基建项目的概算、基建投资及借款以及基本支出等情况。

（6）现金流量表。是反映护理院在一定会计期间现金流入和流出的动态报表。它不仅综合反映了护理院收支结余与现金净流量的关系,而且通过经营活动和投资、筹资业务对现金流入、流出的影响,揭示了护理院财务状况变动的原因。通过现金流量表,报表使用者能够了解现金流量的影响因素,掌握护理院真实的财务状况,评价护理院获得现金和运用现金的能力预测护理院未来现金流量,为其决策提供有力依据。

（7）净资产变动表。反映基金的年初、年末结余及构成变动情况。通过净资产变动表掌握基金结余的存量,分析基金结余的构成,了解基金支付的能力,考核基金预算执行的情况,为调整基金补偿办法提供依据。

（8）财务情况说明书。财务情况说明书是为帮助报表使用者了解护理院财务状况和财务成果所提供的书面资料。主要说明护理院的业务开展情况、预算执行情况、财务收支状况、成本控制情况、负债管理情况、资产变动及利用情况、基本建设情况、绩效考评情况、对本期或下期财务状况发生重大影响的事项、专项资金的使用情况以及其他需要说明的事项。

四、财务报告的编制要求

（一）保持会计制度和填报方法的一致性

为了保证各期会计报表的可比性,编制会计报表时,在会计计量和填报方法上,应保持前后会计期间的一致性,一经采用某种会计方法,不得随意变动。另外,要注意各种会计报表之间、各项目之间、本期报表与上期报表之间的钩稽关系。会计报表中的内容和核算方法如有变动,应在报表说明中予以说明。

（二）做好编制前的准备工作

编制会计报表前,必须做好以下工作:

（1）本期所有经济业务须全部登记入账,不能为了赶编报表而提前结账。

（2）核对账簿记录,做到账证相符、账账相符,发现不符应查明原因,加以更正。

（3）按规定清查财产物资和往来账款,确保账实相符。对盘赢、盘亏和毁损的情况应及时查明原因,按规定进行账务处理。

（三）编制及时和客观

会计信息要具有相关性和可靠性，达到真实、准确、有效地满足报表使用者获得有用的会计信息，以供决策需要。会计信息要对决策有用，就要具备两种质量：相关性和可靠性。相关性包含及时性，可靠性包含如实反映和内容完整。相关性越大，可靠性越高，对决策越有用。相关性要求提供的会计信息能够帮助报表使用者并影响其经济决策，可靠性要求资料有用，能如实地反映其所反映或理当反映的情况，供报表使用者作为依据。

（四）内容完整

编制会计报表时，要求能够将医院的财务状况和财务成果全面反映，使报表使用者不致产生误解或偏见。如报表规定的项目内容不能全面反映医院的重大事项，可以利用附表、报表附注、文字说明等形式加以补充。

五、护理院财务报表分析

（一）护理院财务分析概念

（1）财务分析是以护理院财务报告等会计资料为基础，采用一定的技术和方法，对护理院的财务状况和经营成果进行评价和剖析的一项财务活动，以反映护理院院在运营过程中的利弊得失、财务状况及发展趋势。

（2）财务分析以护理院财务报告反映的财务指标为主要依据，为改进护理院的管理工作和优化经济决策提供重要的财务信息。

（3）财务分析的目的：主要是为了分析和评价护理院业务开展情况，帮助护理院管理者查找经营过程中的利弊，了解并掌握护理院的财务状况及其发展趋势，进而将重要的财务信息应用到护理院财务管理工作和经济决策过程中去。

（二）财务分析的基本内容

（1）财务分析的主要内容包括预算管理分析、结余和风险管理分析、资产营运能力分析、成本管理分析、收支结构分析和发展能力分析。

（2）预算管理分析，是通过预算收入执行率、预算支出执行率、财政专项拨款执行率等指标反映护理院的预算执行情况。

（3）结余和风险管理分析，是通过业务收支结余率、资产负债率、流动比率等指标反映护理院的获得经济收益和抵抗财务风险的能力。

（4）资产运营分析，是通过总资产周转率、应收账款周转天数、存货周转率等指标反映护理院的资产管理效率。

（5）成本管理分析，是通过门诊收入成本率、住院收入成本率、卫生材料消耗等指标反映护理院提供医疗服务过程中的成本管理水平。

（6）收支结构分析，是通过人员经费支出率、公用经费支出比率、管理费用率、药品、卫生材料支出率、药品收入占医疗收入比重等指标反映护理院重要的收支项目的结构比，从而认识局部与整体的关系和影响，用于发现有显著问题的项目，揭示进一步分析的方向。

（7）发展能力分析，是通过总资产增长率、净资产增长率、固定资产净值率等指标反映护理院的资产及净资产的发展潜力以及固定资产的新旧程度。

（三）财务分析的方法

通常使用的财务分析的方法主要有以下几种：

（1）比较分析法。是将两个或两个以上相关指标（可比指标）进行对比，测算出相互间的差异，从中分析、比较，找出产生差异的主要原因的一种分析方法。主要用于包括三个方面：一是本期实际执行与本期计划进行比较；二是本期实际执行与历史同期进行比较；三是本期实际执行与同类单位先进水平进行比较。

（2）因素分析法。是依据分析指标与其影响因素之间的关系，从数量上来确定几种相互联系的因素对分析对象影响程度的一种分析方法。采用因素分析法可以取得各项制约因素变动对综合指标影响程度的数据，有助于了解原因，分清责任，评价护理院的经营工作；同时，也可以通过因素分析，找出问题之所在，抓住主要矛盾，有的放矢地解决问题。

（3）指标分析法。是采用重要的财务指标从不同的角度、简明扼要地反映护理院财务状况的一种分析方法。

第六节　护理院财务监督与审计

一、护理院财务监督

（一）财务监督的概念

财务监督是根据国家有关法律、法规和财务规章制度，对医院的财务活动及相关经济活动所进行的监察和督促。

（二）财务监督的目的与作用

（1）目的。财务监督的目的在于督促财务活动符合国家有关政策、法规和护理院经营规章、制度的规定，揭露财务活动中的弊端和违法行为，威慑和制约不法行为，保证财务活动的正轨运行；促进护理院资源的合理配置和有效利用，实现护理院经营目标。

（2）作用。财务监督的作用是指在对护理院的财务活动进行监督的过程中所产生的社会效果。有利于护理院加强财务管理和经济管理。

（三）财务监督的主要内容

财务监督内容包括：预算管理的监督、收入管理的监督、支出管理的监督、资产管理的监督和负债管理的监督等。

（四）预算管理的监督

预算管理监督包括预算编制监督、预算执行监督和决算监督三项内容。

（1）预算编制监督。

① 预算编制是否符合国家有关方针、政策和财务制度的规定。

② 收入预算是否积极可靠。

③ 支出预算是否贯彻了保证重点，兼顾一般，预算内外资金结合使用，统筹安排的原则，是否贯彻了勤俭节约的方针等。

④ 计算依据是否可靠，数量指标是否合理准确，定额是否先进，收支是否平衡，内容是否完整，说明是否清楚，以及财政资金是否按规定的程序报批。

（2）预算执行监督。

① 预算执行的进度是否按计划进行，收支预算进度与护理院的行政事业计划和工作任务是否相适应。

② 在预算执行过程中，征收的标准、范围和程序是否符合国家法律、法规及有关规章的规定，有无乱收费、乱摊派情况；支出预算是否得到确实执行，有无乱支滥用情况，专款是否专用，有无各项资金相互挪用情况；有无违反预算执行规定；增收节支或减收增支的数额是否合理，预算执行过程中发现的追加追减事项，是否符合国家有关规定。

③ 预算执行情况是否按规定进行分析，对发现的问题，是否及时进行处理。

（3）决算监督。决算是指按照法定程序编制的、用以反映预算执行结果的会计报告。它反映着预算收支计划的最终执行结果，是护理院经济活动在财务上的集中体现。在决算监督中，应分析、监督护理院决算报告提供的各项数据是否真实可靠，是否完整准确，各项收支是否按规定列报，有无弄虚作假、虚报、瞒报、漏报现象，数据计算有无差错。

（五）收入管理的监督

护理院收入管理监督的内容主要包括：

（1）各项收入计划是否完成，该收取的是否按照有关规章、标准、计划收取。

（2）收费的标准和范围是否符合国家有关规定，有无擅自扩大或缩小收费范围，提高或降低收费标准。

（3）是否按国家规定划清了各项收入的界限，对各项收入是否按规定进行管理和核算。

（4）各项应纳入单位预算的收入是否都纳入了预算，有无账外账，是否存在私设"小金库""小钱柜"等问题。

（六）支出管理的监督

支出管理监督主要包括：

（1）各项支出预算是否符合国家有关方针、政策和财务制度的规定，支出预算是否得到确实执行，超支或减支的原因何在。

（2）费用支出的结构变化是否合理，是否有助于各护理院履行职责。

（3）是否按国家法律、法规及财务制度规定的范围和标准办理各项开支，有无乱支滥用、擅自扩大开支范围、提高开支标准的现象，有无铺张浪费。

（4）是否按国家规定划清了各项支出的界限，专项经费是否按计划专款专用，有无相互挤占挪用的情况。

（5）是否进行成本核算和成本管理。

（七）资产与负债管理的监督

资产与负债管理监督的内容主要有：

（1）现金管理是否符合国家规定，有无坐支现金、非法挪用、随意借支、"白条"抵库及私设"小金库"等情况。

（2）各种存款是否按国家规定开立账户、办理存款、取款和转账结算等业务。

（3）各种应收款项是否及时足额收回，预付款项是否及时清理、结算。

（4）各种应付款项是否及时与供应商进行核对。

（5）长期不清的债权债务是否查明原因并及时处理。

（6）存货、库存材料、固定资产等各项财产的来源是否合法。

（7）无形资产的取得和转让是否符合国家规定。

（八）财务监督的方法

（1）护理院财务监督应当实行事前监督、事中监督、事后监督相结合，日常监督与专项检查相结合，接受财政、审计和主管部门的监督。

（2）按照实施监督的时间来分类，可将财务监督分为事前监督、事中监督和事后监督。

（3）财务监督应与日常监督、专项监督结合。日常监督是指对护理院财务活动实施的经常性监督。通过对护理院的各项财务活动进行随时的、经常性的监督检查，可及时发现问题，纠正偏差，保证护理院正确执行预算及财务制度，保证公共组织财务活动顺利进行。专项监督是指对护理院的某一项财务活动进行的监督。

二、护理院财务审计

护理院审计是审计机构依照国家的有关法律、法规、条例、制度，对护理院经济活动进行审查、评价、鉴证和监督的活动。现行护理院审计工作是一种内部审计的工作形式。

（一）目的

为提高护理院会计信息质量，满足利益相关者对护理院经营成果和财务状况的有效监管，委托注册会计师对财务会计报表进行审计，就财务会计报表的公允性、合法性做出判断。

（二）审计的主体

审计按不同主体划分为政府审计、内部审计和注册会计师审计，并相应地形成了三类审计组织机构，共同构成审计监督体系。

（1）内部审计是由各部门、各单位内部设置的专门机构或人员实施的审计。内部审计主要监督检查本部门、本单位的财务收支和经营管理活动。

（2）注册会计师审计是由经政府有关部门审核批准的注册会计师组成的会计师事务所进行的审计。

（三）护理院审计的任务

（1）审查监督。

① 审查预算及计划完成情况；

② 审查基建预算决算情况；

③ 审查固定资产和流动资产管理情况；

④ 审查监督收入支出的合理合法性；

⑤ 审查监督会计核算的真实性、准确性。

（2）评估论证。护理院经营活动所产生的经济效益和社会效益进行评估与论证。

（四）护理院现行的审计制度与一般程序

（1）护理院审计的基本原则。

① 实事求是，一切从实际出发；

② 透过现象看本质；

③ 要联系看问题；

④ 审计要有长远观点和全局观点；

⑤ 坚持专业审计与群众审计相结合的原则。

（2）护理院审计一般程序可分为三个阶段，即准备阶段、审计实施阶段、审计终结阶段。其步骤如下：

① 确定审计任务。

② 拟定审计任务。

③ 组织审计力量。

④ 制订审计方案。

⑤ 下达审计通知书。

⑥ 进行实地申报。

⑦ 撰写审计报告。

（黄长富）

护理院物力资源管理

第一节　护理院物力资源概述

一、护理院物力资源概念

护理院物力资源是指护理院房屋设备、药品、器械和卫生资料等物质技术设备，是开展护理院服务所使用各种物质资料的总称，是护理院服务的物质保证。是经济资源的重要组成部分，是社会经济发展不可缺少的物质条件。

二、护理院物力资源任务

护理院物力资源任务如下：

（1）围绕护理院中心工作对护理、医疗等提供完善、及时保障供应。

（2）保障护理院的工作和生活条件。

（3）护理院相关消防、安全等物质资料保证。

（4）护理院能源消耗、动力机械设备、基础设施资料的积累、保管和存档。

第二节　护理院物力资源管理

一、物力资源管理概念

物力资源管理是护理院进行正常业务活动不可缺少的物质基础，关系到护理院的建设和发展，关系到护理院社会效益和经济效益的发挥，是对护理院物资运输整个过程的科学管理，包含物资采购、保管、供应和使用及维修管理。

二、护理院物力资源管理的任务和原则

（一）护理院物力资源管理的任务

（1）物资供应管理是保证护理院工作正常进行的重要条件。护理院进行护理等各项工作中，需要大量的物资，编制各种物资预算，编制物资供应计划。保证护理医

疗工作正常运行。

（2）按护理院计划所需物资的品种、数量、质量和期限，保证及时供应。

（3）建立健全护理院物资管理制度，制订科学管理方法，在保证各类物资的及时供应前提下，杜绝盲目采购。

（4）定期对护理院物资消耗情况进行监督检查，加强控制，降低物资消耗，提高物资利用效率。

（二）护理院物力资源管理的原则

（1）修旧利废，勤俭节约。使用物资时坚持"先旧后新""以旧换新"，平时要定期清仓，搞好废旧物资回收与利用，做到物尽其用。

（2）做好计划、减少积压。防止物资和资金的积压，提高资金的利用率和物资供应的经济效果。

（3）根据需要，及时供应。

（4）坚持原则，减少流失和严格采购，保证质量。

三、护理院物资分类

护理院物资的分类，对于制订物资消耗额、编制物资目录和供应计划、选择品种、实行成本核算、分类贮存和日常供应，都有现实意义。

按物资所处状态分为库内物资和库外流通物资两种。按物资功用分为药品、卫生材料、医疗护理器械及各种表册等。总务系统有水暖、电气、交通工作的零件，包括医用材料和其他材料。医用材料主要包括各种敷料、试剂、手套和指套、胶管以及放射、检验、口腔护理用料等使用的材料和各种医用记录纸等；其他材料主要包括各种基建建筑、照明、车辆用材料、各种被服装具用材料、五金材料、消毒杀虫材料和各种杂物等。

按资产价值可分为：

（一）固定资产

固定资产是指使用期限在1年以上的耐用物品，价值范围的标准因地而异（通常把800元以上的一般设备和专业设备列入固定资产的管理范围），一般包括房屋建筑、医疗器械、机电设备、机械设备、仪器和制剂等专业设备、办公用具、交通运输工具、通信文化设备、被服装具、劳保用品、图书资料等。

（二）低值易耗品

凡不具备固定资产条件和管理范围的都划分为低值易耗品，包括医用物品、医用小型器械（如注射器、肛表、压舌板、小夹板、医用剪刀等），以及办公、生活用品（如热水瓶、脸盆等）。主要特点是价值较低，易于损耗、更换频繁。

（三）药品

包括西药、中药、生物制品、检验药品等。

四、物资的定额管理

（一）概念

护理院物资消耗定额是指在一定的技术条件下完成某一项任务所合理消耗的物资数量标准。通常用绝对数表示，有时也可用相对数表示。物资消耗定额管理是护理院管理科学化的一个重要组成部分，为制订物资供应计划提供依据，是合理利用和节约物资的基本措施，又是监督合理使用物资材料的可靠办法。

（二）制订物资消耗定额的原则

（1）管用配合，专群结合。

（2）从实际出发，实事求是。

（3）先进与合理并重。

（三）制订物资消耗定额的确定方法

（1）常用的护理院物资消耗定额的确定方法。

① 统计分析法。根据护理院历年物资消耗的统计资料并充分考虑当前护理院经营环境变化等因素来确定消耗定额。

② 技术分析法。根据工作任务的性质、特点和要求，分析某一项任务各阶段、各环节所需要的物资情况，经过技术分析计算制订出消耗定额。

③ 经验估计法。根据护理院物资管理人员的实际经验，参考有关技术文件和当前情况来确定消耗定额。

（2）护理院物资消耗定额指标的确定方法。

① 全面消耗定额。一般对低值易耗品和卫生材料实行按经费标准的全面定额管理；每病床工作日物资消耗额＝年（月）度内实际支出金额/年（月）度内床位工作总日数。

② 单项消耗定额。按物资种类分别制订的消耗定额；

$$耗煤量 ＝ 月（季）耗煤总量（t）/ 同期内开放病床总数$$

$$耗水量 ＝ 日（月）耗水总量（t）/ 同期内开放病床总数$$

（3）固定资产管理。采用固定资产折旧和大修基金提存留用制度。

（四）护理院物资储备定额管理

（1）护理院物资储备定额。是指护理院在一定条件下，为了保障护理院工作任务的完成而规定的物资储备标准。物资储备定额是制订护理院物资供应计划、进行物资采购的重要依据。物资供应计划主要包括物资消耗量和物资储备量两大部分，而物资储备量主要是依据储备定额来确立的；物资储备定额使护理院物资供应在保证连续使用的前提下，能尽量减少资金占用，促进资金流动。

（2）护理院物资储备定额的制订方法。护理院物资储备的种类一般有经常性储备、保险储备。在个别情况下，还有季节性储备和特殊性储备。

① 经常性储备：用于经常周转的物资储备。计算公式为：

$$某种物资经常性储备定额 = 平均每日需用量 \times 储备天数$$

$$平均每日需要量 = 计划期需用量 / 计划期天数$$

② 保险储备：在货源短缺、采购困难或进货误期等情况下，为保证供应使用而建立的储备。计算公式为：

$$保险储备定额 = 平均每日需用量 \times 保险储备天数$$

③ 季节性储备：某种物资的使用应季节性变化而建立的储备。计算公式为：

$$季节性储备定额 = 平均每日需用量 \times 季节储备天数$$

④ 特殊储备：是指某一计划期内超出正常医疗业务所需要的某些特殊专用、稀有物资及一些重大科研、试验项目需用的物资，经上级主管部门批准后建立的储备。这种物资储备所有权有时属于上级主管部门。由于特殊储备是临时性的或一次性的，所以与经常性储备不同，无须再建立保险储备。

五、护理院物资采购

（一）定义

采购是指护理院采办物资材料的一种活动。采购人员根据护理院物资供应计划，按时、按质、按量地采办到护理院所需各种物资，是保证护理院各项工作顺利进行的前提条件。

（二）物资采购任务

（1）物资市场调查。护理院物资采购人员在采购过程中与市场密切接触，应该及时广泛收集有关物资材料发展的新趋势、新情况，全面了解护理院物资材料的供应来源、市场情况、技术发展等方面的信息，为护理院正确制订供应计划和采购决策服务。采购市场调查应包括：护理院所需各种物资的市场供求变动和价格变化；各种新材料、新产品、新技术的发展调查；供货厂商。

（2）物资采购预算和采购计划编制。采购部门应根据护理院物资供应总体计划，及时编制计划期内的物资采购预算，使财务部门可根据预算安排筹措所需款项。

$$护理院物资计划采购量 = 计划需用量 - 计划期初库存量 + 计划期末库存量$$

$$护理院物资计划采购金额 = 物资计划采购数量 \times 物资计划价格$$

（3）组织订货和采购。按照物资来源的不同渠道和不同特性，采取相应的方式组织物资。采购时应严把质量关。

（4）签订管理合同。采购人员在采购物资时必需签订合同，合同中应包括有关物资名称、类型、规格、特性、质量、价格和技术要求、注意事项、交货时间、付款方式、供货方式、违约责任等各项内容，经财务部门审核、主管部门批准后订立合同。合同签订后,采购人员还应该负责合同的管理、交涉等,维护护理院的合法权益。

六、护理院物资仓库管理

（一）仓库设置的基本要求

（1）便于物资管理部门进货和业务部门领用。

（2）便于物资的安全管理,设有防火、防水、防盗等安全设施。

（3）要根据各类物资的特点,便于各类物资的分门别类的妥善保管。

（4）有较宽敞的容积。

（二）仓库管理工作的基本要求

（1）做好物资验收入库,保证入库物资的数量和质量。

（2）对库内物资,妥善保管,避免短缺、变质、变形。

（3）健全仓库管理制度,使物资的收发要准确、迅速、手续简便,做到账务清楚、账务相符。

（4）保障物资安全,做好防火、防水、防盗、防变质、防损坏。

（5）注意保持库房清洁卫生。

（三）物资的验收

（1）验收准备工作。

① 收集和熟悉验收凭证及有关资料。

② 根据入库物资的性能和包装条件,确定入库物资的存放货位。

（2）把好验收质量关。验收物资品种、数量、规格均要与发货票或调拨单仔细核对,并检验有无破、损、短、缺及霉烂变质情况。

（3）专业设备,由专业技术人员协助验收。验收工作完成后,库房保管人员应填写物资验收单。

（四）物资的保管

（1）管理专职化,实行专人专库管理,建立健全责任制、手续和凭证。

（2）计量标准化。入库物资要根据物资保管制度的规定,建立物资账和物资登记卡,贵重物资要建立档案,做到有账有卡,数量准确。

（3）货物存放规格化。库存物资要按类别和规格分别存放,标志明显,不同材质不同规格的物资要分别存放。

（4）库容整齐,防害经常化。对物资的摆放要整齐美观,便于记数。还要做到物资无灰尘,库区无杂物,通道无垃圾。搞好环境卫生和虫、鼠害防治工作。做好安全工作以及防火、防水、防盗等安全措施。

（5）认真管理好库区内的空气的温、湿度。

（6）注意安全。

（五）物资的发放

物资发放应遵循以下原则:

（1）坚持先购进的物资先发的"先进先出、推陈储新"的原则。

（2）严格物资发放制度。做到凭领物单发放，发放物资分类登记。

（3）掌握供应标准，出库手续必须符合要求，坚持按任务定额发料。

（4）物资的退缴。对退缴的物资应认真验收，办理入库手续。

（5）仓库物资不得私人借用，属借用物资，要建立物资借用审批手续。

（六）清仓盘点

1. 物资检查和盘点的内容

（1）查质量。检查在库物资有否发生锈、蛀、老化、发霉、变质、干裂、鼠咬等情况。

（2）查数量。核对账、卡、物是否一致，数量是否准确。

（3）查保管条件。检查货架是否牢固，库房有否漏雨。

（4）查安全。检查各种安全措施是否符合要求。

（5）查库存物资是否符合储备要求。

2. 物资检查和盘点的方法

（1）日清周对。即每天清点一次在库物资的数量和质量，每周核对账物是否相符。有利于早发现差错，及时解决问题。

（2）经常性盘点。对一般物资一般一年盘点一次，贵重物资一般一个月盘点1次，对有保存期或易变质的物资要及时盘点。

（3）年终大盘点。由护理院组织物资清点小组，在年终财务结算前对所有在库物资进行全面盘店。

（4）重点盘点。根据季节或某种特定目的而进行的盘点。如梅雨季节的防雨防潮检查，冬季的防冻检查，节假日的安全检查，以及临时发现问题而决定的重点检查。

七、护理院物资库存控制

（一）定义

库存控制，是指在保障供应的前提下，为使库存品的数量最少所进行的有效管理的技术经济措施。是物资库存变化动态的管理过程。这个过程要求随时掌握库存变化的动态，适时、适量地进行调整，以最少的耗费对物资实行控制，使之经济合理的储存来满足护理院医疗护理服务的需要。

（二）库存控制方法

传统使用的库存控制方法有定量订货库存控制法、定期订货库存控制法。

（1）定量订货库存控制。是指库存下降到一定水平（订购点）时，按固定的订购数量进行订购的方式。该方法关键在于计算出订购点时的库存量和订购批量。订购点，即配送不活的库存量。

$$订购点＝平均需求速度交货量＋安全库存量$$

订购批量,以总成本最低为原则,即经济订购批量。

定量订货库存控制法管理简便,订购时间和订购量不受人为判断影响。便于按经济批量订购,节约成功。

(2)定期订货库存控制。定期库存控制方法也称为固定订购周期法,这种方法的特点是按照固定的时间周期来订购(1个月或1周等),而订购数量则是变化的。一般都是事先依据对商品需求量的预测,确定一个比较恰当的最高库存额,在每个周期将要结束时,对库存进行盘点,决定订购量,商品到达后的库存量刚好到达原定的最高库存额。

与定量库存控制法相比,定期订货库存控制法不必严格跟踪库存水平。价值较低的商品可以大批量购买,不必关心日常库存量,只要定期补充就可以了。

订货周期的确定:

$$最优订货周期 = 经济订购批量 / 年需求量$$

$$经济订货批量 = \sqrt{\frac{2 \times 产品需求量 \times 产品成本}{产品库存成本}}$$

最大库存水平确定:

$$最大库存量 = 需求速度 \times (订购间隔时间 + 平均订购时间) + 安全库存量$$

采用这种库存管理方法进行订购时,每次订货量计算公式如下:

$$订货量 = 最大库存量 - 现有库存量 - 在途库存量 - 已售出尚未提货的库存量$$

定期订货库存控制法适用于消费金额高,需要实施严密管理的重要物品。

八、护理院被服装具管理

护理院被服装具指患者使用的床上用品和穿着的衣服,以及工作人员的服装和各种敷料布及洗手衣。

(一)护理院员工服装配备

(1)护理院员工服装既是防护服装,也是职业标志服装,要求端庄、整洁、美观、大方,符合隔离消毒,防止交叉感染。有利于员工岗位责任制的执行,符合心理学原理。

(2)医、护、政、工勤人员冬夏装各准备2～3套,帽子3顶,口罩4个;行政人员冬夏装各有2套,帽子2顶,口罩2个,以便更换洗涤。

(3)各类服装实行以旧换新,调离收回制度。衣料选择,冬夏装应分别选用厚薄不同面料,以利洗涤后浆烫平整。

(二)被服装洗换

(1)护理院各类员工服装力求做到冬季每周至少换洗一次,特殊情况应随时洗换。

（2）患者的衣服、使用的被套、床单、枕套等，应每周更换1～2次。污染时随时更换消毒。

（3）分类洗涤。工作人员与患者分开。

（4）清点、分类脏被服时，应将污染敷料、金属制品及其他杂物剔出。

（5）洗涤晾晒干燥后，作平整或浆烫，再按科室分类严格分开叠放。

（6）被服破损、掉扣子的应予缝上。难以修补的，应嘱科室交旧换新。

（三）洗衣房管理

（1）洗衣房由后勤总务科领导，内部分工由缝纫、洗涤平整、取送、消毒、保管等部分组成。

（2）被服装具属固定资产，应采取定额管理，实耗实销办法。

（3）购置、加工、保管等程序严格按规范管理，做好材料账、成品账和月报账，严格执行出入库手续。

九、护理院废旧物资管理

（1）废旧物资是护理院在物资消耗过程中产生的废品、余料和报废的机器、工具和劳保用品等。护理院应成立废旧物资处理小组，对回收的废旧物资进行审核，有利用价值的尽可能的再利用。

（2）凡报废的物资，应办理报废手续，提出报废原因，经院领导批准方能报销，并从账内注销，然后集中进行报废处理。

第三节　护理院设备管理

一、护理院设备管理

（一）设备管理的作用和意义

（1）护理院设备管理作用。是现代护理院管理的一个重要领域，也是护理院管理系统工程中的一个较完整又相对独立的子系统。

（2）护理院管理意义。

① 护理设备是护理院技术建设的重要支持条件，也是护理康复工作的物质基础。

② 护理设备是开展护理技术服务的工具和手段，也是提高护理技术水平的技术保障。

（二）设备的分类

护理院设备都是为促进患者康复而设置的。按照设备在护理院医疗护理服务中的功能定位、属性可分为三类：

（1）诊断设备类。包括 X 射线诊断机、心电图机、功能检查仪、B超声诊断仪、超声心动图仪、生化分析仪等。

(2) 治疗设备类。在护理院该类设备主要集中在病房或理疗科,包括护理设备、理疗设备、激光设备、各种急救设备及其他如电疗、激光、磁疗、频谱等治疗设备。

(3) 辅助设备类。包括高温高压消毒设备、中心吸引及供氧设备、空气调节设备、供电、电梯等设备。

(三) 设备管理的原则

(1) 动态管理原则。指因地制宜、因人制宜、因事制宜的,根据实际情况灵活应变,对不同类型、不同科室和不同性能的仪器设备采取不同的管理方法。

(2) 系统管理原则。指要把设备的管理作为护理院系统下属的子系统来管理,要树立整体观念,要从整体功能的发挥和整体效益的大小,防止仪器设备资源浪费。

(3) 经济管理原则。在护理院设备管理中,包括购置、使用、保管、领取、维修、更新过程中,都应该进行经济考核,讲究经济效益,发挥资源效果以提高护理质量服务。

(4) 开放协调原则。指在仪器设备管理中坚持开放观念,充分提高资源利用率,重视仪器设备利用的信息交流和反馈,要提高资源共享。

二、水及电管理

(一) 供水管理

(1) 护理院供水管理包括两方面:一是保证水质合格、水量充足;二是要对污水排放进行无害化处理。

(2) 目前护理院使用自来水系统,管理的任务主要是院内供水系统的保养及检修,防止溢漏和污染。

(3) 建立巡回检查维修制度。对地面管道及各种水龙头要经常巡视检查,及时处理漏水现象。特别是对内部卫生设施、室外管道和供水设备的检修工作要特别重视。

(二) 供电管理

(1) 护理院是一级负荷供电单位,耗电量一般可按每床 $0.5 \sim 1.2 \, kW \cdot h$ 左右计算。

(2) 供电设备是维持护理院各类设备正常运行的原动力。它主要由变配电设备、照明用电设备、动力用电设备组成。变配电设备是连接本地区供电网和自备发电设备与护理院用电设备的纽带,是护理院的供电控制中心。由于各护理院的规模及用电量不同,所以其供电方式也不同。变配电设备一般由变压器、高低压配电器、高低压输送电线路等组成。照明用电设备与动力用电设备包括了护理院内的一切用电设备。

(3) 变配电设备的管理要求。一般护理院每病床用电量 $1 \, kW \cdot h$ 左右,现在新建护理院一般按每病床 $2 \sim 3 \, kW \cdot h$ 设计。护理院变配电设备应设有变配电房,其室内要注意通风、防火和防止动物进入。用电经配电室配电后,分别通过照明和动力两个电表,再分路输送,避免相互干扰。护理院供电控制一般采用电源自动切换装置。各科室、各部门和楼房的各层应设配电箱,安装在走廊、门厅或楼梯附近,以便分别控制和维修。

(4) 护理院的变配电设备设有专门的设备技术档案,设备档案的内容至少应包括:变配电房的线路控制图,运用记录,各用电部门的线路负荷分配资料,各线路负荷的变化情况以及变配电房的操作规程等。对于变压器总装机容量超过 1 500 kW或进户电压在 35 kV 以上的变压器房应有专人值班。

(5) 照明用电设备的管理要求。

① 防止眩目:避免眼睛受到光源发光部分的直接刺激,医疗场所的所有灯泡均应安装灯罩。

② 照明均匀:避免眼睛频繁地明暗交换,在室内 5 米的距离内,最大和最小亮度之比不低于 0.3。

③ 不应有明显的阴影,通常在阴影之间的照明度,不应该在 1 倍以上。

④ 照明光谱应接近日光光谱。

(6) 动力用电设备的管理要求。护理院的用电量除日常照明用电外,占护理院用电量很大比例的是动力用电。如锅炉房、X 光室、电梯、制冷设备、水泵房、洗衣房、电动设备等。

① 做好人容量用电设备及部门的计划用电工作,对锅炉房、制冷设备等,根据不同季节的温度,合理调整其开机次数及容量。

② 及时采用国内外先进的节能设备,在购置与设计制造设备时,首先应考虑其用电效率。

③ 在制订各种用电设备的操作规程时,应制订相应的节电条款。

④ 对用电量大、效率低的用电设备,应优先考虑其更新时间。

⑤ 建立并健全动力设备的技术档案,制订保养维修制度。

⑥ 设立专职或兼职的动力用电设备管理人员。

(三) 护理院空调设备的管理

(1) 集中式空调系统。在使用时应有专人进行值班和操作,在初次使用时,应对各路管道进行调节,使风量和水量基本平衡,不致造成各室温度差过大现象。各室内空调箱中的过滤器要定期组织人员进行清洗更换,对风道应定期检查有无锈蚀,防止里面滋生细菌。

(2) 单独式空调装置。应定期组织人员对过滤器进行清洗。对新装房间,应首先确定被装房间用电线路的负荷情况,确保安全。

(四) 电梯管理

(1) 护理院电梯一般分为载人电梯、载人载货两用电梯和简易载货电梯 3 种。载人、载人载货两用电梯的最大额定载重量为 1 t。

(2) 医用电梯驾驶员,应派专人经过培训,经考试取得合格证后才能担任或兼任。

（3）新装、大修的电梯必须经过有关专业检验单位验收后，才能使用。

（4）建立定期保养维修制度和安全操作规程。

三、供氧设备管理

（1）护理院应设中心氧气站，氧气瓶嘴应配合流量计和盐水过滤瓶使用，病房每床都要设置一个。

（2）中心氧气站应设在远离人群的地方，最好有单独的建筑。要有专人进行管理，平时中心氧气站应上锁，防止闲人进出，做好防火措施。

（3）要定期对输氧管道进行检修，防止泄漏，减少浪费。

四、护理医疗设备使用管理

（一）医疗仪器设备的常规管理

（1）建立规范化的固定资产账务及卡片。

① 常采用账、卡双重制。设备管理部门的设备账务要与财务部门固定资产总账内的设备账务相符（账账相符）。设备管理部门对医疗仪器可自立账务系统，设立总账、分类账和分户账三种账务。

② 为了便于使用科室对设备的清点和核对，每台仪器在建账的同时，设有内容相同的正副卡片两张。正卡保存在设备管理部门，副卡随设备的流动而转移，直至仪器报废，正副卡片与账务同时注销。每次清产核资，必须做到设备账务、卡片与实物三相符。

③ 护理院设备的账务开始利用计算机信息系统，逐步实现计算机数据库代账。

（2）做好医疗仪器设备技术档案的归口管理。

① 技术档案资料应包括：请购审批文件、可行性论证报告、购置合同及附件、到货装箱单、技术验收记录、使用说明书及图纸、使用维修记录及其他技术资料等。在设备尚在使用阶段，设备技术档案原则上可由设备管理部门归口管理。

② 设备报废处理后，技术档案按序装订成册，交由技术档案管理部门收藏管理。

（3）制订和健全设备管理和各项规章制度。

设备管理的规章制度应包括：医疗设备申请及审批的程序；采购、谈判、验收、仓储及供应制度；医疗设备技术档案管理制度；医疗设备使用、维修制度；医疗设备计量管理规定；医疗设备报损、报废赔偿条例；中心诊疗室（实验室）的管理制度；设备对外协作与服务的管理办法以及设备使用安全环保制度等。

（二）护理医疗仪器设备的技术管理

设备使用阶段的技术管理主要包括技术验收、操作技术培训和维修3个方面。

1. 医疗设备的技术验收

一般技术验收包括数量验收与质量验收两个方面。

（1）数量验收。根据合同（发票）及装箱单上所列品名、数量，逐一对照实物，进行清点验收。清点的同时检查设备及附件的外观，漆膜有无撞击性损伤和改变。清点中发现数量不足或有损坏之处，应一一记录在案，以便日后进行数量索赔。

（2）质量验收。在认真阅读设备技术资料及使用说明书后，弄懂所有技术指标的含义，测试条件、测试仪器和测试方法，按规定要求安装、调试设备，逐个测量技术参数并记录在案，对照设备出厂技术指标及允许误差范围，分析评估设备的质量状况，做出验收鉴定。若达不到原定技术指标的医疗设备，可作质量索赔处理。

2. 护理医疗设备操作的技术培训

护理医疗设备的使用操作、维护保养及管理应定点由专人负责。上机操作的医技人员必须严格遵守事先一定要经过上机操作培训和考核的规定。设备操作的技术培训应包括：了解医疗设备的基本原理、结构和主要功能；使用操作的规程和方法；正常运行状态与非正常运行状态的鉴别和处理，以及测试结果的正确分析等内容。

3. 护理医疗设备的日常维护保养和维修

设备的日常维护、保养与修理，都必须在设备维修记录本上做详细记录，以备日后查考分析。

（1）护理医疗设备的维护保养。指在日常运行过程中，必须经常（或定期）对影响设备功能和精度的某些不正常技术状态，如脏、松、漏、卡、堵的情况，进行擦洗、上油、疏通及调整等技术处理，使其恢复功能和精度的日常例行工作。一般性的技术维护保养工作应列入操作规程，由使用操作者自行解决。

（2）医疗设备的维修。医疗设备在使用中出现各种各样故障时必须立即进行修理，修理包括康复性修理和预防性修理两种形式。

五、护理医疗设备维修管理

护理医疗设备维修是对在使用中设备实施检验、修理、测试、校正等技术保障工作，通过检修设备，使设备从故障状态转为工作状态，恢复其原有的功能，延长使用寿命。指导操作人员搞好设备保养。积极采用预防性修理技术，以减少故障；按照设备的操作规程要求进行操作使用，避免超负荷运转。

护理医疗设备检修质量指标

（1）年修理率：应达到90%以上，表达公式为：

$$年修理率 = \frac{已修理台数}{送修总台数} \times 100\%$$

（2）年修复率：应达到80%以上表达公式为：

$$年修复率 = \frac{修复台数}{修理台数} \times 100\%$$

（3）返修率：应在5%以下。表达公式为：

$$返修率 = \frac{返修台数}{修复台数} \times 100\%$$

六、车辆运输及通信设备管理

（一）车辆运输管理

（1）护理院车辆的主要任务是运输物资、接送人员。车辆和驾驶员配备视护理院工作需要和实际情况而定。

（2）强化车辆维修保养。随时掌握车辆技术状况,做好日常保养和年审维护,车辆完好率达到95%。

（3）认真抓好安全学习,严格遵守交通管理规范,保证出车及时、行车安全;改善服务态度,搞好车辆清洁卫生。

（二）通信设备管理

（1）电话。护理院程控自动交换机,其容量应根据护理院规模选配。

（2）配备相应专业人员,持证上岗,以保证设备安全运行。

（3）加强维护保养、注意防尘、防潮、防霉、防震以及恒温、恒湿等。

七、护理院庭园化管理

护理院庭园式也称园林化,是按心理学、美学原理对环境进行绿化和美化,室内设施家庭化。内容包括庭园、花坛、盆栽植物和屋顶花园等。

（一）护理院庭园化的意义

（1）美化环境,有利于老年护理患者康复。美化环境对住院患者的心理有调节和镇静作用。

（2）净化环境,树木吸收空气中的二氧化碳,放出氧气,起到净化空气、防尘吸尘、吸声隔音作用,相应降低空气中细菌含量。

（3）病室家庭化,使患者感到如同在家,有利于平衡老年患者,增进疗效。

（二）护理院庭园化管理要点

（1）护理院的庭园化。使护理院环境卫生符合要求,色彩明亮而柔和,整体建筑既合理又体现护理与专业特色。

（2）庭园设置。

① 应大小相宜,易于清洁,简繁适当,高与低、动与静结合(包括有条件的设养鱼池、喷水池等),使之线条鲜明,错落有致,富有生气和动感。

② 栽种花卉、植物,既符合环境气候,又有形态、色彩、香味多样化的特点。

（3）一般要求护理院先绿化后美化,绿化面积应占总面积的40%~50%。用地不足的护理院应因地制宜搞垂直绿化,如爬墙植物,利用屋顶、天台、建筑物飘檐种植物等。常青树可占1/3左右。

第四节　护理院房屋管理与修缮

一、房产管理

（一）护理院房产是固定的重要组成部分

房产产权是房产所有权、使用权的简称，它是房屋所有人、使用人在法律范围内，对房产占有、使用、收益和处分的权利。护理院的房产产权管理，就是总务部门对房屋所有权和土地使用权及其合法变动情况的确认和保护，并以此为目的进行管理。

（二）房产产权的确定

也称房产产权登记，就是确定房产的方位、地极、面积、用途、使用状况、所有权年限以及权源等，发给《房屋所有权证》等。房产权经确认后，便具有合法性。

（三）房产管理的基本要求

（1）掌握房产的全部资料。房产产籍是房产的登记簿册，是护理院房产自然状况、社会经济关系以及法律表现的调查记录、法权登记等的书面证明材料。包括全院总面积、所用房占地面积、使用面积、全院房屋栋数等。具有档案属性，同时对护理院的房产管理也起到凭证和依据作用，应妥善保管。

（2）房产管理的主要内容：

① 图：包括房地产平面图，分栋、分层、分间平面图，建筑物竣工图等。

② 档：主要是指文字记载的各种产籍档案。包括房产的调查档案，房产价格的评估档案，房产的登记档案及房地产统计、征拨综合档案等。其中以房产的登记档案最重要。

③ 卡：是摘要反映房产基本情况的卡片。包括房屋管理卡，土地证、归户卡等。

④ 册：主要是房产登记簿册，如房地产产权登记名册，房屋产业目录等。

（四）房屋修缮

（1）护理院房屋修缮基本原则。应遵循"预防为主、全面养护、整治病害、改善条件"的方针，实行统一管理，定期检查维修，使各类房屋基本上保持完好状态。

重点做好供电、供气及空调制冷保障，并将使用和维修情况记录存档。

（2）重点管理。总务部门对房屋建筑的一部分或某栋房屋建筑的某些结构部分，根据季节变化特点或某些特殊需要而进行检查。主要由担负维修保养的人员与总务部门管理人员或负责人一起进行，也可以单独组织房屋专业技术人员进行。

（3）年度检查。一年一次有计划对全部房屋建筑进行全面普查，多在春季或秋季进行。可根据实际情况，结合部分重点检查的内容一起检查。

二、建筑管理

（一）建筑的概念

（1）建筑是一切建筑物、构筑物的通称，也是各种土木工程、建筑工程的建造活动,包括与之有关的房屋设备。

（2）护理院建筑主要是指护理院的选址、规划、设计、建造、扩建、改建等。

（3）护理院建筑必须由建筑设计人员和护理院管理人员密切配合,共同努力,才能达到较好的效果。

（二）护理院建筑总体规划

（1）护理院建筑的总体规划是在已确定的规模大小的前提下,进行护理院的选址、总平面规划和竖向设计,包括道路、构筑物和附属工程等的规划和设计。

（2）护理院选址必须符合区域卫生规划,还应注意：① 地理位置；② 交通状况；③ 卫生条件；④ 环境状况；⑤ 城市规划。

（三）护理院总体布局

（1）护理院建筑设计原则。

① 符合一般建筑要求。

② 符合护理活动规律的要求。

③ 符合护理院工作特点的要求。

④ 符合卫生学要求。

⑤ 符合护理院的需要。

⑥ 符合安全的要求。

⑦ 符合护理院长期发展规划的要求。

⑧ 符合公共关系学的需要。

⑨ 符合经济管理要求。

（2）护理院建筑规模。

① 用地面积：一般护理院的用地面积为每床 80 m^2。

② 建筑面积：一般护理院每床建筑面积为 40 m^2。

（3）护理院的功能分区。合理划分护理院的功能区是保证护理院总体布局成功的关键。护理院的区域划分至少包含护理医疗区和行政管理区,在布局上应予明确区分,一般留一个联系出口,以利于管理。

（4）建筑形式。目前常见护理院建筑按其空间组合的集中程度分为三种不同的组合形式：

① 分散式护理院建筑组合。

② 集中式护理院建筑组合。

③ 综合式（混合式）护理院建筑组合。

（四）护理院改、扩建管理

对现有护理院进行改、扩建,是目前发展护理院的一种投资少、收效大的行之有效的办法。

（1）改、扩建原则。

① 根据区域卫生规划和对护理院的需求提出改、扩建的计划和规模。

② 护理院改、扩建计划必须符合护理院的总体布局,在不破坏原有合理布局结构的条件下,尽量使改、扩建后的建筑现代化。

③ 改建工程应以最小改动,收取最大效益为原则。

④ 护理院要尽量为改、扩建工程提供方便,并采取一定措施,使工程尽可能不影响护理院正常的工作。

(2) 护理院改、扩建管理要点。

① 必须充分办好各种手续,不可在手续不齐全的情况下擅自开工。

② 应先确定改、扩建地点。

③ 认真进行改、扩建设计,使改、扩建后建筑经济实用,美观大方。

④ 为保障改、扩建工程顺利进行。护理院应提供必要的帮助和条件,安排改、扩建施工。

(卞蓉民)

第二十七章

护理院膳食工作管理

第一节 膳食管理特点、任务和职责

一、护理院住院者膳食特点

（一）住院者膳食特点

（1）护理院患者为长期卧床、晚期姑息治疗患者、生活不能自理老年人及其他需要长期护理服务的患者，其人体各种器官的生理功能都会有不同程度的减退，尤其是消化和代谢功能，直接影响人体的营养状况，如牙齿脱落、消化液分泌减少、胃肠道蠕动缓慢，使机体营养成分吸收利用下降。故膳食以营养为主、兼顾口味、卫生美观、增进食欲为原则，注意色、香、味、形俱佳，使膳食品种多样化。

（2）适应各种护理活动的需要。

（3）适应护理期间康复和治疗的需要。

（4）充分考虑被护理人员器官功能衰退的特点，可增加膳食纤维和微量元素。

（5）根据护理者的心理特点，及时调整护理膳食。

（二）膳食人员组成

（1）根据床位多少配备相应人力，一般100张床位以上应该配备1名经过专业培训的营养护士1人，500张床位以上应有专职营养师1人，负责营养室的管理工作。

（2）另外配备受过训练的护理员或炊事员若干人，担任具体工作。

二、膳食工作管理的任务

（1）负责分配督促检查护理员的工作质量。

（2）负责领取所需的原材料。

（3）负责各种膳食配置、分配、计算营养成分。

（4）随时与病房联系，定期参加晨间查房，以便及时了解临床治疗上对营养供应方面的需求。

（5）定期举行业务学习，提高全体工作人员的业务水平。

（6）检查供应食品质和量，检查食具消毒、灭菌、隔离工作是否符合要求。

（7）定期清点各种用具。

三、配膳室的管理工作

（一）配膳室管理要求

（1）凡与食品或食品器具、容器直接接触的用水，应符合饮用水水质标准。装有过滤器者，定期清洗或更换滤芯并记录在册以供查询。

（2）使用的食材符合相关之食品卫生标准或规定，可追溯来源并具完整进货记录。

（3）食品在制备过程中，不得与地面直接接触。容器亦不得直接放置地面。

（4）与食品直接接触的餐具、锅具、容器在使用前确认其清洁，使用后清洗干净、有效消毒并且妥为存放避免再受污染。

（5）刀具及砧板使用后确实洗净杀菌完全。抹布保持干净并经有效消毒。

（6）制备之菜肴，应于适当温度储存；加热保温食品之中心温度不得低于60摄氏度。食品调制后，置于室温下不得超过2小时。并按防尘、防虫等卫生设施分类储存及供应。

（7）制备过程中所使用之设备、器具及容器，其操作、使用与维护应避免食品遭受污染。

（8）洗涤餐具时，应以食品级洗涤剂，不得使用洗衣粉。

（9）储存食物原料的仓库需设置栈板，离地、离墙壁各5厘米以上，并保持清洁，良好通风及良好温、湿度控制。

（二）配膳室人员管理

（1）患有出疹、脓疮、外伤、结核病、甲型肝炎及肠道传染病等可能造成食品污染之疾病，不得从事与食品有关之工作（含临时人员等）。

（2）工作时必须穿戴整洁的工作衣帽和止滑工作鞋，不得涂指甲油。

（3）手部应保持清洁。于进入食品作业场所前、如厕后或于工作中吐痰、擤鼻涕或其他可能污染手部之行为后，应立即正确洗手或消毒。

（4）工作中不得有吸烟、嚼槟榔、嚼口香糖、饮食及其他可能污染食品之行为。

第二节　护理院营养工作的管理

一、护理膳食与营养工作的重要性与作用

（1）护理膳食是护理工作的重要组成部分，又是应用合宜的营养膳食防治疾病的一门科学。在护理院管理中十分重要，必须努力搞好。

（2）营养治疗（也称饮食治疗），是临床医学的主要环节和内容，是维持护理院患者正常新陈代谢和调节各项生理功能、增加防御能力。对于护理院患者调整免疫功

能,维持机体健康,提高生命质量,促进康复具有重要的意义。

（3）营养本身对护理院患者而言也是重要护理因子之一,俗话说"三分治,七分养",饮食治疗就是护理院患者促进康复护理发挥作用的物质基础。

二、营养科(室)的任务

（1）负责制订全院住院护理患者的饮食制度。

（2）计算食物的营养成分,制订完善护理方案,检查执行情况。

（3）负责住院门诊患者、炊事员及配膳员营养治疗知识的教育及宣传工作。

（4）参加护理院查房,提出饮食治疗方案。深入临床,了解患者对饮食要求,改进工作。

（5）开展营养饮食治疗的研究工作,不断提高护理院饮食治疗科学水平。

三、营养科(室)的组织形式

（1）营养科(室)是护理院具体组织实施护理营养工作的单位,是护理部门的一个组成部分。

（2）营养科(室)属医技科室,由业务副院长领导。

（3）营养科(室)的组织机构与其他医疗科室不同,其特点是既包括卫生技术人员,如营养医师(士)、营养护师(士),又包括食堂管理员、财会、厨师、厨工等人员,其工作任务是与卫生技术人员密切配合,以科学合理的护理膳食参与患者的营养治疗全过程。

四、营养科(室)的工作分工

（一）护理膳食调配及营养治疗工作

营养科(室)的核心工作是护理膳食调配及营养治疗必须由掌握营养治疗知识的营养医师(士)、营养护师(士)担任。其工作任务是:

（1）掌握营养治疗的技术管理,设计各种治疗膳食,并计算其营养价值。实行食品的鉴定、留验、检查制度。

（2）参加制订食谱和检查各种膳食的制作。

（3）检查营养厨房及食品卫生。严防食物中毒。

（4）参加营养教学,给炊事人员讲授营养治疗与卫生知识。

（二）营养厨房管理工作

（1）负责厨房一切工作的管理及库房保管工作。

（2）负责对营养师(士)的管理,如请假、替班、分配及临时调换。

（3）验收采购的食品,登记并统计每日库房物品入出库数量,每月结账一次,与会计核对账目。

（4）协助卫生技术人员监管各种食物的备制、烹调及分发等工作。

（5）经常深入临床科室及餐厅征求意见，定期组织召开座谈会，及时调整饮食，做到优质服务。

（三）采购工作

（1）负责采购患者食用的全部食品，检查合格后交库房入库、保管。

（2）向会计报销账目。

（四）营养科（室）财务工作

（1）负责掌握护理者在院就餐期间的膳食费。

（2）掌握营养厨房的每日收支情况，每月结账一次，并与库房保管核对账物，公布收支情况。

（五）炊事工作

护理院膳食的炊事工作性质与一般食堂不同，应按照供应标准，营养配方及营养治疗的原则进行烹调，要求食物美观、可口、保证营养价值成分准确，以达到营养治疗的效果。

五、营养科（室）管理要点

（1）营养科（室）要满足护理临床需要，提供基本膳食。治疗膳食、代谢膳食、护理膳食和特殊膳食等种类的膳食，治疗饮食就餐率达到100%，一般患者就餐率达到大于90%。

（2）建立、健全营养科（室）的工作制度。

① 制订营养科（室）各类人员工作职责，完成自己所承担的工作任务。

② 制订营养科（室）的卫生制度，以保证患者饮食为主要目的，如工作人员卫生要求，食物采购、运输、储藏、制备的卫生要求，厨具、食具的卫生要求，厨房环境的卫生要求等。

（3）对营养不良及饮食治疗的特殊病例应写营养病历。做好营养状况评价，进行食物营养成分计算，制订营养治疗方案，进行效果观察。

第三节　护理膳食基本原则

一、选择合理的食物

护理食谱应由4组食物组成，使膳食来源多样化，有利于达到营养平衡。

（1）粮食。是供给人体热能最主要的来源，可提供碳水化合物、蛋白质、B族维生素及各种微量元素。砂糖主要是碳水化合物，是膳食中最重要的甜味剂。大豆及豆制品，蛋白含量高，营养丰富，而且容易消化吸收。豆类含不饱和脂肪酸较高，具有降低血脂、胆固醇，防止冠心病的作用。

（2）奶类。是营养丰富且容易消化吸收的食品。主要提供优质蛋白质、钙、维生素 A 和核黄素等营养素,是护理膳食中理想的营养食品。

（3）动物性食品及油脂类(包括蛋类)。动物性食品是优质蛋白的主要来源,也是 B 族维生素、铁、锌、硒及其他微量元素的重要来源。鸡蛋蛋白质的氨基酸最适应老年人体需要生物价值较高,故在选择动物性食品应列为首选。鱼类蛋白质的生物学价值也较高,且脂肪含量低,不饱和脂肪酸比例大,也是护理膳食常选佳品。一般植物油的营养价值及消化吸收率高于动物油脂,是必须脂肪酸的重要来源。

（4）蔬菜和水果。是护理膳食的重要食品,是维生素 C,胡萝卜素,维生素 A 的主要来源,也是钙、铁及其他维生素的来源之一。护理膳食中的食物纤维素,主要来源于蔬菜、水果及粮食。蔬菜水果在合理营养占有重要位置。

（一）护理患者的膳食必须平衡

膳食平衡就是膳食中所含的营养素必须做到种类齐全,数量充足,比例适当,既不过多有不缺乏,要达到平衡。一般可采用粮食占 20%～40%,蛋、肉、鱼占 8%～16%,油脂食品占 12%～18%,糖和甜食占 10%,蔬菜和水果占 12%～20%。各种主要营养素的热量分布以蛋白质占 12%～14%,碳水化合物占 55%～70%,脂肪占17%～20%。

（二）营养素比例适当

（1）足量的蛋白质。蛋白质供给量每日每公斤体重 1～1.5 克,占总热量的13%～15%,并以优质蛋白质为主,一般应占蛋白质总量的 40%～50%。护理院患者因消化吸收功能降低,如过量摄入蛋白质会导致消化不良和加重肝脏负担,也会损害身体健康。蛋白质含量如表 27－1 所示。

表 27－1　各种食物中蛋白质含量(克/100 克)

食物名称	蛋白质含量	食物名称	蛋白质含量
大　豆	39.2	鸡　肉	21.5
花　生	25.8	鲤　鱼	18.1
小　麦	12.4	牛　肉	15.8～21.7
面　粉	11.0	猪　肉	13.3～18.5
稻　米	8.5	羊　肉	14.3～18.7
高　粱	9.5	鸡　蛋	13.4
小　米	9.7	牛　奶	3.6
玉　米	8.6	对　虾	20.6

（2）人体微量元素平衡。必需微量元素参与了各种营养及其次生代谢物的合成、转化、代谢、吸收和利用,故是人的生存和进化中不可缺少的物质基础。市售事物中微量元素如表 27－2 所示。

表 27 - 2　市售食物中微量元素(微克)

食物名称	碘	锌	硒	铁	氟	铜
粳　米	1 896.84	1.22	1.84	0.88	154.63	220.79
标准粉	0.00	1.82	10.91	3.68	111.47	54.01
玉　米	515.43	1.43	7.78	1.53	35.37	137.76
黄　豆	0.00	5.56	3.94	8.69	54.16	1 099.34
甘　薯	35.00	0.01	0.1	1.33	32.6	12.04
胡萝卜	23.00	0.24	0.11	7.17	21	7.96
青　菜	24.08	0.48	0.39	1.69	27.05	53.11
韭　菜	36.80	0.36	0.25	15.15	36.8	126.84
茄　子	17.33	0.37	0.23	1.17	27.38	110.61
番　茄	18.50	0.17	0.68	0.43	3	58.4
青　椒	119.16	0.33	0.21	1.29	19.83	98.58
香　菇	3 920.00	4.43	16.05	2.68	26.65	1 847.71
黑木耳	2 612.15	2.17	1.66	109.16	52.36	619.1
海　带	10 509.40	2.87	3.28	41.85	256.3	758.79
柑　橘	516.25	0.01	0.03	0.02	21.3	10.81
苹　果	4.45	0.01	0.01	0.01	1.13	3.82
黑　枣	0.00	0.62	1.54	4.15	140.88	1 012.79
猪　肉	0.00	1.97	12.26	2.6	0	163.91
牛　肉	0.00	5.78	16.35	3.42	0	63.21
羊　肉	0.00	4.92	3.45	4.18	0	46.29
鸡　肉	0.00	1.75	9.13	1.04	0	84.32
鸭　肉	0.00	1.96	9.38	1.1	0	153.64
鸡　蛋	3.80	0.64	3.91	1.23	11.54	23.4
草　鱼	0.00	0.73	8.63	0.71	0	217.79
鲜牛奶	0.00	0.07	0.07	0.02	3.55	2.11

　　(3) 低脂肪为主。脂肪要以植物脂肪为主。脂肪量过多会引起肥胖,导致动脉粥样硬化及某些癌症,但脂肪量也不宜过低,否则会影响脂溶性维生素的吸收。

　　(4) 碳水化合物。应以各类谷物为主,尽量少食甜食和糖类,因为老年人、长期卧床患者对糖的耐受差,容易引起腹胀、反酸而影响食欲;过剩的糖可转化成脂肪而导致肥胖和加重动脉粥样硬化,还可引起糖代谢障碍而诱发和加重糖尿病。

(5) 丰富的维生素。特别是维生素 A、D、E、C 及 B 族维生素等,它们对调节生理功能,维持正常代谢,增强免疫力,增进机体健康,防治疾病有重要意义。

(6) 足量的膳食纤维。维持正常的排泄及预防某些疾病。

(7) 低盐。每日食盐量应在 5 g 以下,低盐膳食对预防高血压有重要意义。

(8) 充足的水分。患者的饮水应充分,有利于营养素的吸收和废物的排泄。膳食中除有汤类食物外,还应饮水 1 000 毫升左右,以达到口不渴,这样一般能满足需要。

(三) 食物品种合理搭配

(1) 动物性食物和植物性食物合理搭配。动物性食物脂肪含饱和脂肪酸多,植物性脂肪则含不饱和脂肪酸多,其他维生素、无机盐等所含也不相同。所以搭配食用优于单一食用。

(2) 细粮与粗粮搭配。大米和面粉是日常膳食中的主食,其营养价值和消化吸收率一般来说优于杂粮如玉米、荞麦等,但杂粮的某些营养成分如 B 族维生素等甚至比大米和面粉还高。因此间隔吃一些粗粮对调和口味,增进食欲,提高营养价值。

(3) 在选择适合食品时注意营养、新鲜、易于消化的食物,饭菜的品种、花样要多种多样,做到粮、菜、荤、素搭配,要尽量使饭菜的颜色和形状能刺激食欲。但要少用盐、糖,要注意交换主副食花样,有利于增进食欲。食品加工要切成小块、碎米或薄片样,便于住院患者咀嚼和有利于消化吸收。少吃油炸、油煎、油腻、过粘的食物。

二、食谱制度

(1) 编制食谱是按质定量供给膳食的制度,以实现合理营养和平衡膳食的要求,充分发挥食物对人体的作用,保证各种营养素的需要,使护理膳食多样化、合理化。从事营养工作的人员要掌握食谱编制原则和方法。

(2) 编制食谱应以膳食调配原则为基础,再参考食物供应情况,以及炊事人员的技术水平。

(3) 按照配膳基本原则制订一日食谱和一周食谱。护理食谱每周编制一次为宜。

三、注意食物的合理烹调

注意饭菜制作方法和烹调技术,最大限度地减少因烹调引起营养素损失,提高食物营养素利用率。合理烹调从烹调前的处理、烹调时的操作及烹调后的供应 3 个方面着手。

四、合理的膳食制度

(1) 膳食制度是指将全天食物按一定数量、质量、次数及时间分配到各餐次的一种制度。

(2) 根据我国制订的营养素供给标准,结合护理患者的病情特点和护理目的,将各类食品配成可口饭菜,按时定量供应。

(3) 按照我国人民的生活习惯和护理院的膳食制度,多为一日三餐。各餐进食量的分配,早餐占 30%,午餐占 40%,晚餐占 30%。因昼间活动较多,餐间间隔时间较长,所以,早、中餐应摄入足够的能量。晚餐数量应严格控制,以避免因餐后活动减少。

第四节　护理营养与膳食调配

一、护理膳食种类

护理院的膳食很多,但按其性质和烹调原则,基本上可分为基本膳食、治疗膳食、康复护理膳食及实验膳食 4 类。基本膳食又名阶梯膳食,分为流质、半流质、软饭、普通饭四种。

二、患者基本膳食

(一) 普食

(1) 主要用于养护照料患者。

(2) 消化功能尚可,咀嚼功能良好,无发热等的患者。在膳食配置时不仅要合乎营养的需要,并应注意到患者心理因素。膳食设计、餐次分配、用料和烹调均应全面考虑,少用油炸及不消化食物;同时要注意以下几点:

① 平衡膳食。即要有主食,又有副食(即有荤菜、素菜、豆制品、烹调油)。

② 每日三餐。开饭时间早晨 7:00,中午 11:30,晚上 5:30。每日进入混合性食物,其消化时间为 4~4.5 小时,为此不宜过早开饭。

(二) 软食

它是由半流质饮食过渡到普食的一种饮食,这种膳食除了主食要煮烂外,副食、菜也要软及含少量纤维素。适用于拔牙术后、低热、消化不良、咀嚼不便及康复恢复期老年患者。

(三) 半流质膳食

(1) 食物被加工成半液体状,比软食更易消化。

(2) 适用于发热较高、口腔有病、手术后及消化道疾病、无牙咀嚼困难和吞咽困难等疾患患者。

(3) 食物呈半液体及液体状态,更易于消化吸收,因此,少量多餐,每日 5~6 次,禁用煎炸食物、大量肉食及强烈调味品(如辣椒、胡椒、咖喱、芥末等)。

（四）流质膳食

（1）食物呈液体状态，或在口腔内即可融化为液体，最易于消化，便于吞咽。

（2）流质膳食用于高热患者、急性感染、消化道炎症、病情严重不能进食者、吞咽严重困难患者。

（3）少食多餐，每天应进餐 6～7 次，每次 250 毫升为宜，一般不宜长期使用。

（4）可选用浓的肉汁、过筛的牛肉汤、瘦猪肉汤、少量蛋白水、嫩蛋羹、果子水、乳类加工食品：如奶油、可可、牛奶、冰淇淋等。供给患者的流质必需咸、甜相隔。

三、治疗膳食

（一）高蛋白膳食

（1）适用于明显消瘦、营养不良或肿瘤患者等各种消耗性疾病。

（2）要求全日蛋白量大于 80～100 克，并以瘦肉、鸡、鸭、鱼、蛋及豆制品为主，以保证蛋白质充分利用和储备。

（二）低蛋白膳食

（1）用于肾功能不全、肝性脑病及作肌酐清除度的患者。

（2）肾功能不全老年患者每日蛋白质摄入量宜在 20～25 克之间，根据病情注意调整蛋白质质量，并禁用豆制品。相反，肝性脑病患者应供给以支链氨基酸为主的豆制品，并禁用动物性制品。

（三）低盐膳食

（1）盐。临床上按浮肿轻重、血压高低分别给予低盐、无盐、低钠膳食；限制钠盐摄入。

（2）低盐。适用于轻度浮肿、血压略偏高患者可用低盐。低盐烹调时每日食盐不超过 2～4 克或酱油 13～26 毫升，一般早晨饮食不用盐，中、晚各用 1 克盐。1 克盐相当于中华牙膏小号盖子的容量。一般 7 克盐相当于 5 毫升酱油。

（3）无盐。适用于肾功能衰竭、水肿严重的患者及血压明显的增高者，全日均不使用盐，全日主食、副食的含钠量少于 700 毫克。烹调时可采用无盐酱油及糖醋调味品。

（4）低钠（少钠）。适用于急性肾炎或浮肿极为明显，血压极高的心、肾等病患者。全日不仅不用盐，全日主、副食物含钠量少于 500 毫克。凡有浮肿、高血压的患者，均要禁食咸肉、咸蛋、咸菜等腌制品。

（四）低胆固醇膳食

（1）总热量正常或稍低（根据体重而定），蛋白质正常，脂肪占总热量 20% 以下。限制膳食中胆固醇高的食物，降低低密度脂蛋白含量。低胆固醇膳食适用于冠心病、高血压、高脂血症患者。

（2）肝、胆、胰系统的疾患均用低脂饮食。对于消化功能减低的患者也可选用不同的脂肪量。低脂饮食者全日脂肪少于 40 克，可选用鸡、鸭、鱼、青菜、豆制品为主，尽量少用瘦肉、更要禁用肥肉。

(3) 低胆固醇膳食。患有高胆固醇的患者,可用低胆固醇饮食,全日胆固醇少于300毫克。高胆固醇患者禁用动物的内脏、鱼子、不带鱼鳞的鱼、软体动物。

(4) 忌油(忌脂)。急性胆囊炎、胰腺炎及重度腹泻的患者用不含脂肪的食物,如蔬菜、豆制品、米面、酱菜。烹调时不用油。

(五) 高热量膳食

(1) 每日总热量要高于一般护理膳食或软食。

(2) 适用于消耗高热量、消瘦、甲亢、甲状腺功能亢进、病后恢复期等患者,一般在正常三餐后2小时各加餐一次。如藕粉、饼干、蛋糕、面条、麦乳精等。

(六) 高渣膳食

(1) 此种膳食要多供给脂肪、纤维素及产气多的食物,同时补充水分。如芹菜、青菜、青菜、韭菜、蛋清、水果等。

(2) 适用于张力减退性老年便秘患者。

(七) 少渣膳食

(1) 膳食应清淡、少油、少渣、细致、易消化、无刺激性、不引起胀气,含纤维少的食物。忌用酒类、咖啡、萝卜、汽水、辛辣及多纤维蔬菜、水果等。

(2) 适用于急慢性肠炎及肛门、直肠、结肠手术等患者。

(八) 贫血膳食

(1) 根据患者个体情况及贫血原因,给贫血普通饭、贫血软饭、贫血半流质和贫血流质膳食。

(2) 选择富含铁、铜、钙、动物性蛋白、维生素等易消化食物,如内脏、瘦肉、鸡蛋,选用绿叶蔬菜,如菠菜、油菜、青菜、大白菜或西红柿、胡萝卜等。

(九) 胃病护理膳食

(1) 胃病消化功能减退,其护理膳食要营养丰富,易于消化、减少刺激、温度适宜、少食多餐(每日5～6餐),避免过甜、过酸、过冷及辛辣的食物及硬而不易消化的食物,忌用油炸和富含粗纤维食物。

(2) 宜用煮、熬、蒸、氽等烹调方法。

(3) 适用于病情稳定,恢复期患者。

(十) 糖尿病膳食

(1) 糖尿病膳食主要原则。

① 合理节制饮食、摄取必需的最低热量。每日饮食中三大营养素所占全日总热量的比例为:蛋白质15%,脂肪20%～25%,碳水化合物60%～70%。

② 在掌握好规定的热量,糖尿病患者可以吃与健康人相同的食品,但不要偏食,保持健康时所必需的理想的饮食内容和质量,肥胖的患者要保持标准体重。

③ 糖尿病患者在食品选择上要注意多吃低糖、低脂肪、高蛋白、高纤维素的食物以及足够的水分、少吃盐、减少胆固醇和饱和脂肪酸摄入。

④ 糖尿病患者出院时,经治医师和营养科(室)应拟定出院后食谱,并提出膳食注意事项。

(2) 护理的糖尿病患者食谱。

① 护理的糖尿病患者食谱与护理院护理质量密切相关,在订制食谱时,必须有营养医师(士)或营养护师(士)参加。

② 护理院营养食堂根据糖尿病患者每日所需的总热量,设计制订出不同患者的食谱,通过膳食调配可以纠正糖代谢紊乱。

③ 肥胖型糖尿病患者食谱每日提供的总热量约 5 100 kJ(1 150 kcal),具体如表 27-3 所示。

表 27-3　肥胖型糖尿病食谱的食物与营养素含量

食 物 名 称	食物重量/克	蛋白质/克	脂肪/克	碳水化合物/克
牛　奶	250	7.8	8.8	11.5
鸡　蛋	45	6.7	5.2	0
瘦牛肉	50	9	5	0
豆　腐	100	5.5	0.7	3.6
蔬　菜	500	10	0	15
主　粮	175	12	3	134
植物油	9	0	9	
合　计		51	31.7	164

④ 普通型糖尿病食谱。本食谱每日提供的总热量为 6 694.9 千焦(1 650 千卡),其食物搭配及营养素量值见表 27-4 所示。

表 27-4　普通型糖尿病食谱的食物与营养素含量

食 物 名 称	食物重量/克	蛋白质/克	脂肪/克	碳水化合物/克
牛　奶	250	7.8	8.8	11.5
鸡　蛋	45	6.7	5.2	
瘦牛肉	75	13.5	7.5	
豆　腐	100	5.5	0.7	3.6
蔬　菜	750	15		22.5
主　粮	225	16	3.7	171
植物油	18		18	
合　计		64.5	43.9	208.6

四、护理患者的营养与膳食调配

（一）护理膳食调配的基本原则

（1）根据护理患者消化生理的特点，提供合理的营养素，并保持各营养素之间的比例。

（2）保证由 4 大类食物组成膳食，以保证主、副食品来源多样化，提供较完善、全面的营养。

（3）食物应新鲜可口、品种多样和硬度适中。

（4）护理患者膳食的质和量必须以能维持能量代谢、满足机体对营养素的生理需要为原则。提倡少量多餐，防止过饥过饱，并注意早餐质量。

（二）护理患者各种营养素供给量

（1）蛋白质。一般每天按体重 1.0～1.29 克/千克供给，其中至少有 1/3 以上优质蛋白质。

（2）碳水化合物。患者对一时性低血糖或高血糖的耐受能力降低。因此，应减少糖和甜食的摄入量，增加膳食中复合碳水化合物和食物纤维。

（3）脂肪。老年患者因从血中运转脂肪的能力降低，因此膳食应限制脂肪，特别是饱和脂肪酸。脂肪一般占总能量的 20%～25% 为宜，还应限制胆固醇较高的食物，如动物内脏、肥肉、蛋黄等。

（4）矿物质。主要提供含丰富的铁和钙食物。

（5）维生素。维生素是调节代谢，维持生理功能的必需物质。患者增加维生素的摄入，对于维持机体生理功能需要，提高生命质量具有重要作用。

第五节　护理院患者的心理需求与膳食营养

一、护理院患者的心理需求

（1）了解患者的心理需求，有针对性地设置目标，使护理与心理治疗有机地结合起来，对提高护理质量有积极的作用。

（2）根据对患者心理需求调查，结合在护理中对优质服务、膳食营养、安静舒适等具有十分重要的意义。

（3）护理患者的膳食营养与心理。饮食习惯是客观心理现象和意识反映，从心理因素影响患者的摄食现象极为常见。通过心理疗法和加强营养心理卫生宣传及营养指导等措施，保护患者的心理健康，预防心因型营养不平衡而引起的各种疾病。

二、护理膳食的营养卫生调查

为了保证患者获得合理的平衡膳食，必须定期或不定期进行营养卫生调查，以便及时发现问题,采取切实的改进措施,不断提高营养水平。

（1）膳食调查是营养卫生调查中最基本的调查,目的是了解在一定时期内调查对象,通过膳食所摄取的热能和各种营养素需要得到满足的程度。

（2）一般膳食调查有 3 种方法,即询问法、查账法和称量法。对调查结果进行分析和正确评价,判断护理膳食是否合理,找出问题并提出改进意见。

（3）营养调查结果评定。全面了解患者营养状况,对膳食调查结果进行综合分析,才能较全面地做出评价。

三、护理院食堂管理要点

（一）食堂管理制度

（1）遵守中华人民共和国食品卫生法,学习食品卫生知识;严格执行卫生管理制度,保护食品不受污染。

（2）讲究个人卫生,做到勤洗手、剪指甲,勤洗澡、理发,勤洗衣服、被褥,勤换工作服。在工作岗位上,戴好工作帽,穿好工作服,保持衣帽整洁,双手干净。

（3）食堂员工在上班时间内工作衣服必须整洁,佩戴胸牌,并服从食堂经理领导。

（4）任何员工不得以任何理由收取现金,上班不准带包进入食堂,各组所用的餐具、用具、原料以及剩饭不准带出食堂。

（5）食堂员工不得将自己的亲属、朋友、闲杂人员擅自留客在食堂就餐;除本食堂员工外,非食堂员工不得进入食堂。

（6）严防污染,冰箱、冰柜生熟分开摆放,菜、货架、洗菜池、灶台、墙壁经常保持清洁、干净、无杂物。做好环境卫生及防尘、防蝇、防鼠、防腐等四防工作,防止食品污染。食品存放要做到"四隔离",防止交叉污染。

（7）注意自身安全,不要穿拖鞋、背心、短裤。经常检修所用的电器设备,发现问题及时报修,安全操作,严防热油锅、热汤锅、开水锅烫伤,以及电器击伤。

（8）餐具、茶具使用前必须洗净、消毒,不消毒的不使用。

（9）各组下班后,关掉一切水、电源,盖好炭火,以防漏火、漏电、漏水,下班时间锁门。

（10）值班人员认真负责,不准擅自离岗,注意安全,防火、防盗、防投毒。

（二）食堂从业人员健康检查制度

为保障护理院患者和职工身体健康,必须从食堂源头做起,食堂的源头就是工作人员,对此对食堂工作人员进入食堂工作必须做到以下要求:

（1）凡进入食堂工作人员必须是年满 18 周岁、成年人。

（2）必须携带本人身份证和当地派出所户口证明。

（3）进入食堂后首先要进行体检,不合格者不予录用;如有传染性疾病者如肝炎、肺炎、肺气肿、呼吸道传染病等不予录用。

（4）必须进行上岗培训，取得岗位培训合格证书者方能上岗。

（三）烹饪加工管理制度

在对菜肴加工以前，应对所有的原料、调副料必须进行质量检验。肉类、冷藏冷冻原料、剩余原料、调料、酱制卤制品作为重点的检查对象。

（1）颜色不正常的原料、有异味的原料、标识不清楚的调料、没有彻底解冻的肉类、不熟悉的鱼类和菌类一律不加工。

（2）上岗前必须严格洗手；身体有切口或其他化脓性病灶的，一律不许上岗。

（3）取放干净餐具、烹饪用具时，手不准与其内缘直接接触；持烹饪用具、餐具时，只可接触其柄、底部、边缘；试尝菜肴口味时，应用小汤匙取汤在专用的小碗中，尝后将余下的菜汁倒掉，不准倒回锅中；盛装合理，烹制好的菜倒入洁净熟食盆内离地放置。

（4）加工第二道菜时一定要将锅清洗干净；掉落的原料及熟食弃之不用。

（5）炊事工作结束后对操作区、用具、炊具、灶具、盛具、水池清洗打扫干净，按规定放置。

（四）食堂库房管理制度

（1）原料入库前必须抽样验收，检查质量、数量、重要是否与票单一致，是否达到验收标准，不合乎标准的不许入库。

（2）原料入库后存放于防鼠台上，做到隔墙离地。

（3）各种原料必须分类存放，码整放齐，配挂标志牌，标明品名及进货日期。经常检查，以防漏雨、生虫、霉变、鼠啃。

（4）做好安全防范、防火、防盗、防投毒、门窗牢固，电器安全。遵守先进先出原则，所有原料必须在保质期内领用。库房内保持通风干燥、无污物、无异味、无易燃易爆及有毒物品。

（5）出入库完毕后对库房进行彻底清扫并保洁。闲杂人员不准进入库房，不得存放个人物品。离开库房时，关闭所有电源及门窗。

四、食堂质量控制

（一）保证食品原料质量

（1）按重量交付的各种食品必须过称，要保质保量。

（2）检查餐料是否符合要求的质量标准，严格按有关标准进行货物验收。

（3）检查装箱餐料，保证完整无缺，箱内所有餐料相同，是否在有效期内，是否符合卫生检疫部门要求。

（4）在收货后，把所有物品存放仓库（冷库）合适储藏位置上。

（二）保证菜肴质量

（1）根据每天菜谱的标准与数量负责每餐的配菜要工作。

（2）按照菜谱要求"切丝粗细均匀，切块大小适中，切片薄厚一致"进行切配，保证当餐的供应数量。切配每一个菜时都要尽最大的利用率,做到物尽其用。减少和杜绝浪费。

(3) 每位配菜人员要严格遵守《中华人民共和国食品卫生法》,不加工腐烂、变质和过期的食品。切配完的菜必须彻底清洗干净,送到炒菜处。配菜时应时刻保持周边环境卫生及做好食品卫生。

(4) 切配后,当天使用的菜要整齐地放在菜架上,未用完的菜马上进行冷库。所有配菜人员都要彻底清洗自己的卫生区域和切配工具。

(5) 经常检查所使用设备,发现问题及时报修。

(三) 保证出品质

(1) 将所有菜肴、汤和饭推到配餐间,进行合理摆放。

(2) 所有配餐人员必须戴好口罩、手套,对个人卫生进行自我检查,是否符合卫生要求,符合后方可上岗工作。

(3) 所有配餐人员必须保持良好的工作状态和精神面貌。

(4) 配菜时必须按照规定定量分菜,不得随意增量或减量。

(卞蓉民)

护理院统计工作管理

本章节融入了统计学原理,围绕着护理院整个统计程序,并结合在此过程中相互关联的统计指标体系展开。不但介绍了各类指标的具体计算方法,而且根据护理院的实际管理需要介绍了各种分析、运用的方式,以供实际统计工作中使用。

第一节　护理院统计工作概述

一、护理院统计工作的基本概念

（一）护理院统计

护理院统计是统计学在护理院统计工作中的具体运用,也是卫生统计的重要组成部分。其主要工作是围绕这一系列相互关联的统计指标构成的整体开展,这个指标体系说明和研究了护理院护理活动的各个方面和全过程,完整的医疗统计指标反映了护理院的总体水平。

（二）护理院统计工作的地位和作用

护理院统计工作是科学管理护理院的一项重要基础工作。它是为指导工作实践,改进护理院管理服务的。在护理院的宏观调控和监督体系中护理院统计工作具有非常重要的地位和作用,它为护理院管理者制订和检查工作计划、合理分配和利用医疗资源、分析和评价护理服务质量和效益、深入开展其他科研工作提供统计依据,并起到信息服务、咨询和监督的作用。护理院只有依靠统计手段,才能真正实现管理的科学化和定量化。

护理院统计是护理院实现科学化管理不可缺少的重要工作,它为护理院的上级卫生行政部门、护理院管理者和护理院各个职能科室从事组织、计划、协调、指挥、监控、决策都提供了重要的依据。护理院的发展、医疗资源的利用、护理质量的提高、护理院的经济效益和社会效益的评价都离不开护理院统计工作。

（三）统计工作

统计工作即统计实践活动,是指运用科学的方法,按照预先设计的要求,对客观现象总体数量方面进行搜集、整理、展示和分析的工作过程。护理院统计工作是运用统计学的原理和方法,准确、及时、系统、全面的反应护理院工作数量、质量效果的活动。为护理院管理者了解情况、做出决策、指导工作、制订和检查计划执行情况提供统计依据。

（四）统计学

统计学是运用概率论和数理统计的原理、方法，研究数字资料的收集、整理、分析、应用，从而掌握事物的客观规律。它是一门方法论的学科，是认识社会和自然现象数量特征的重要工具。正确的统计分析能够帮助人们正确认识客观事物的规律性，做到心中有数，有的放矢地开展工作，提高工作质量。

二、统计信息是护理院信息的基础和关键

现代社会信息化建设使护理院信息成为现代化科学管理护理院的重要组成部分。在护理院的众多信息当中统计信息是护理院信息的基础与关键。对于护理院的管理者，管理水平的高低，取决于他们掌握和分析信息的能力；而对于护理院的统计人员而言，如何为护理院的管理者提供高质量的统计信息，是做好统计工作的关键。

三、统计工作为护理院管理提供优质有效的信息

以往的统计工作往往都是"被动型"的，只要完成上级卫生行政部门布置的相关统计任务。为护理院管理者提供的信息也都是局限于统计报表上的数字。在新形势下，护理院的统计工作也由原来的"被动型"转向"主动型"，即不但要完成上级卫生行政部门布置的相关统计任务，还要对各类统计数据进行收集、整理、分析、应用，为护理院的管理者提供优质有效的信息。

四、护理院统计工作的任务

根据统计法的规定，结合护理院管理工作的实际情况和需要，护理院的统计工作主要任务如下：

（1）严格执行统计法律法规进行统计调查、统计分析、提供统计资料、实行统计监督工作。对护理院各个工作环节的资料进行数据采集、汇总分析与咨询监督。同时准确、及时、系统、全面地执行上级卫生行政部门布置的护理院相关统计任务，为上级卫生行政部门掌握医疗服务和卫生资源利用情况，了解护理服务的社会效益和经济效益，为提高护理院的管理水平提供科学依据。

（2）收集与整理护理院各种原始资料与数据。运用各类统计指标对护理院的工作质量、工作效率、社会效益和经济效益进行分析评价，总结成功经验，吸取错误教训，使护理院保持良好的运营状态，不断提高护理院的社会效益和经济效益。

（3）充分运用计算机网络信息技术，做好护理院统计分析工作。为护理院管理者及各个科室负责人了解护理院工作情况，编制工作计划，检查计划执行情况，掌握各个科室工作进度，提高医疗质量，改善护理院内部管理，进行宏观控制等提供必要的综合统计信息。结合护理院实际工作情况定期、不定期地对护理院进行总体调查

和专题调查,撰写统计分析报告为护理院的发展规划提供有价值的参考信息。

(4) 全面的统计信息,为护理院提供全面的咨询和监督。为制订护理院年度工作计划提供服务,为实现工作计划进行监督,从多层次、多角度服务于护理院的管理工作。

五、护理院统计工作的基本要求

(1) 重视基础信息资料的收集。护理院统计资料的收集是护理院管理者做出管理决策的根本依据。完善的资料可以见证护理院的管理水平,完备的资料给未来发展的预测提供了充分的历史材料。在日常的统计工作中一定要做好基础信息资料的收集积累。要对上级卫生行政部门要求上报的数据进行认真、细致地收集和登记。

(2) 转变统计服务的模式。现在护理院的统计资料不单纯是对上级卫生行政部门简单的统计反馈,更多的要满足护理院内部管理者及各个相关科室的管理需求。把简单的静态数据转变成形象的动态数据,这更便于护理院管理层的参考与决策。统计信息的公开透明,能够让护理院全体职工对护理院的整体信息有个全面的认识,从而更能够让职工理解护理院的发展规划与提高效益的相关措施。

(3) 增强统计数据的分析能力。定期将统计数据进行分析,对护理院各个科室的工作效率、工作质量、工作量、工作经济效益进行科学的分析。对这些数据进行横向和纵向的比较,对各个科室的工作目标的完成情况进行比较分析。通过科学的统计分析方法找出对工作的积极影响因素以及消极影响因素,提出具有针对性的建议或意见,供护理院管理者进行决策。

(4) 提高统计人员的素质。统计工作在护理院的管理中受到越来越多的重视,应建立单独的统计部门,需要抓紧培养专业的统计人员,全面提高统计工作能力。现在护理院的统计工作大多都是通过计算机网络技术完成的,因此护理院的统计工作人员不仅要具备统计的专业技能,还应具备计算机网络操作知识,和具备护理院管理知识的复合型人才。

六、护理院统计工作的特点

护理院为患者提供优质的、高效的、低耗的医疗护理服务。在保证社会效益的前提下,要求应有的经济效益是护理院工作的根本目的。通过对大量数字资料进行分析研究,以反映事物的本质和规律性,这是护理院统计工作的基本特点。护理院的统计工作有以下特点:

(1) 护理院统计资料的完整性和系统性。护理院科室众多、统计项目繁多、容易发生统计资料的丢失和统计项目的残缺不全。这就要求统计工作一定要认真、细致,做到一切记录在册,表格以及填写项目等必须完整无缺、真实可信,以保证统计资料的完整性和系统性。

(2) 护理院统计资料的连续性。一方面,护理院的统计资料需要长期积累,每个时期的统计资料在时间上都应具有连续性,只有连续不断的积累才会有系统全面的资料。研究护理院护理质量和护理院管理活动情况也要依靠连续性的数据积累,才能提供真实可靠的支撑材料。另一方面,护理院配备的统计人员必须是专兼职的,这样才能保证统计资料的有效连续性。

（3）护理院统计资料的广泛性。护理院的绝大多数科室是要用数据来反映他们的工作量、工作质量、工作效率和经济效益的,这都离不开统计工作。护理院统计工作贯穿于护理院的各个科室和各项业务工作之中,是护理院管理的一项重要工作。

（4）护理院统计资料的专业性。由于护理院自身的复杂性,这就要求其统计人员除了具备统计学的专业知识以外,还应具备医学基础知识以及护理院管理知识等相关专业知识。

七、护理院统计工作的范围

护理院统计工作在护理院的经济运行中发挥信息、咨询和监督的三大职能。主要包括以下 4 个方面:

（一）基本情况统计

（1）护理院建设情况。主要包括:护理院的占地面积、建筑面积、环境设施、核定床位数以及实际开放床位数等。

（2）护理院人员情况。主要包括:人员编制数、实际人员配备数、人员的职务和职称的编配与变动情况、人员的学历和学位情况、各类专业人员的岗位培训情况等。

（3）护理院固定资产情况。主要包括:医疗护理及其他设备台数、设备完好率、设备使用率、办公用品及后勤保障物资的使用情况等。

（二）业务活动统计

（1）护理院住院情况。主要包括:住院人数、患者来源、病种构成、住院天数和护理费用等。

（2）护理质量情况。主要包括:差错事故情况、院内感染与并发症、护理文书质量、基础护理质量和技术操作质量等。

（三）财务管理统计

（1）护理费用情况。护理费用主要是指护理患者的各项护理医疗费用支出。主要包括:出院患者平均医疗费用、出院患者日均医疗费用、出院患者平均药费等。

（2）护理院经济情况。主要包括:护理院的总收入、总支出、护理业务收入、药品收入、卫生材料支出以及资金周转情况等。

（四）科研工作与继续医学教育统计

（1）科研工作情况。主要包括:科研课题及其分类、科研经费、科研成果以及获奖情况等。

（2）论文发表情况。主要包括:论文发表数、发表等级、论文获奖数以及获奖等级等。

（3）继续医学教育情况。主要包括：继续医学教育项目申报数量、项目执行情况、Ⅰ类、Ⅱ类学分管理情况等。

八、护理院统计工作的程序

（一）统计资料的收集

统计资料的收集是统计工作过程中有计划、有组织地向调查对象收集资料的一个过程。统计资料的收集分为两种类型：一种是对调查对象的情况直接进行调查登记；另一种是对已经加工过的资料进行收集。统计资料的收集是护理院管理者进行管理决策的根本依据，也是提高统计工作科学性和连续性的重要基础。护理院统计资料的来源主要有以下几个方面：

（1）护理院日常工作的原始记录和登记记录。原始记录主要是指住院患者的病案记录资料，病案记录资料是护理院统计资料中的一个重要组成部分，对于这部分病案记录资料的使用和保管方法应有特别要求，以满足统计资料的收集和医疗质量检查等需要。登记记录主要是指各个科室根据相应登记制度应登记的各种记录资料。

（2）各类统计报表。统计报表是指用表格的形式，按照规定的时间系统收集的统计资料。护理院的统计报表主要包括：上报上级卫生行政部门的各类日报、月报、季报、年报等外部报表以及护理院内部的各类统计报表。内部统计报表是护理院结合自身的实际情况和管理工作的需要，自行设计的一些供护理院内部评价工作质量使用的统计报表。在设计这些表格时，应将各个科室的业务工作需要与统计工作需要相结合，避免烦琐重复的劳动。与此同时，统计科室应将设计的各类内部统计报表发至各个科室，或利用护理院的 HIS 和其他管理系统通过网络传送至各个科室，由各个科室指定专人负责，准确填写后在规定时间内报送统计科室。

（3）专题调查资料。护理院的管理层为了不断提高护理院的管理水平和护理质量，在不同时期会针对不同情况，开展专题调查。这种专题调查往往是不定期的，其调查方式也是多种多样的，可以用全面调查、抽样调查、重点调查和典型调查等方式。做好这类专题调查资料的收集，可以为以后其他专题调查做好铺垫准备工作。

（二）统计资料的整理

统计资料的整理是根据统计研究的目的和任务，将收集来的大量的、分散的原始资料运用科学的方法进行加工处理，使其成为系统化、条理化的综合统计资料的工作过程。统计资料的整理是统计资料收集的必然继续，又是统计分析的基础和前提条件，在整个统计工作中起到承上启下的作用。统计资料的整理分为以下三个步骤：

（1）统计资料的审查。在整理统计资料之前，应对收集来的原始资料进行严格审查，审查的内容包括资料的真实性、完整性、准确性、适用性以及时效性等。

① 真实性是统计工作的根本，失去了真实性，就失去了统计工作的意义。

② 完整性主要是审核应收集的各类调查表是否齐全以及其中应填报的项目填写是否有遗漏等。

③ 准确性包括两方面的内容：

● 计算检查，即审查资料的统计口径、范围、计算方法和计量单位是否符合要求，计算结果是否准确；

● 逻辑检查，即根据常识或从理论上来判断调查资料的内容是否合情合理，各个项目之间是否存在矛盾等。

④ 适用性就是要弄清楚数据的来源、数据的口径以及相关的背景资料，确定数据是否符合统计分析研究的需要。

⑤ 时效性就是要审核统计资料是否是最新的数据。

（2）统计资料的分组。

① 统计分组是根据事物内在特点和调查研究任务的要求，按照某种标志将所研究现象的总体划分为若干组成部分的一种统计方法。通过这种分组形式，将不同性质的现象分开，相同性质的现象归纳在一起，从而反映出被研究对象的本质、差异和特征。统计分组是统计资料整理中及其重要的一个步骤。统计资料的分组主要是为了区别事物之间客观存在的质的差别。有按品质标志分组和数量标志分组两种：

第一种按品质标志分组。品质标志分组是根据统计研究的目的，选择反映事物性质、属性差异的品质标志作为分组标志，在品质标志变异的范围内划定各组的界限，将总体区分为若干个性质不同的部分或组别。例如将护理院的职工按性别、文化程度、民族等进行分组。把同质的资料归纳在一起，使统计资料系统化，以便于从数量方面揭示事物的本质特征。

第二种按数量标志分组。数量标志分组是根据统计研究的目的选择反映事物数量差异的数量标志作为分组标志，在数量标志范围内划定各组的数量界限，将总体划分为性质不同的若干部分或组别。例如将护理院的职工按年龄分组。按数量标志进行分组，要从各组的量的变化中研究确定各组的质的特征，其中涉及变量的类型、变量值的多少、变化范围大小等问题。

② 统计分组的基本原则是必须保证在某一标志上组内各数据的同质性和组与组之间的差异性。统计分组的关键在于正确选择分组标志，分组标志是统计分组的依据。任何一个总体现象都有许多标志，正确选择分组标志应考虑以下几点：

● 根据研究目的选择准确的分组标志。研究的目的不同，选择的分组标志也不同。如果要研究护理院职工素质对提高医疗服务质量产生的影响，可以选择"文化程度"作为分组标志。如果分组标志选择不准确，就无法达到研究的目的。

● 选择能够反映事物本质区别的标志。在护理院总体的若干标志中，有些是根本性的或是主要的，有些是非根本性的或是次要的，要根据研究问题目的的需要，选择最能反映本质特征的标志作为分组标志，才能揭示总体的本质特征。

● 根据经济发展变化及历史条件选择适合的分组标志。社会是不断变化发展的，在不同的历史条件和经济条件下，选择的分组标志也是不一样的，要根据情况的变化而变化，要结合当下的具体条件来确定。此外，在将最新收集资料与历史资料进行对比时，要注意可比性的问题，尤其在改变分组标志时，必须注意选择与历史资料可比的分组标志。

统计资料分组是统计的基本方法之一，在整个统计工作中具有重要意义。分组的科学与否对统计结果的正确性有直接影响。所以，在分组时必须熟练掌握统计口径：坚持同质合并，不同质分开的原则。

（3）统计资料的归类。把统计资料进行分组后，即可分别输入事先在计算机中设计好的统计表格中，以便于计算机计算各类统计指标。在输入统计数据时，一定要认真仔细，尽量避免人为的输入错误，导致计算数据失真。计算机中统计表格的设计也应简明扼要，坚持便于计算的原则，避免重复输入、重复计算。

（三）统计资料的分析

统计资料分析是在统计资料收集、统计资料整理之后一项十分重要的工作。统计分析是运用统计学特有的方法及与分析对象有关的知识，将定量与定性结合进行的研究活动。开展统计资料分析和利用是实现统计优质服务、发挥统计监督作用的关键，也是统计工作更好地为护理院管理服务的重要途径。

（1）统计资料分析的步骤。

① 统计分析工作一般都是有计划、有步骤地进行的。

② 通常有以下几个步骤：第一步，确定统计分析的目的。只有明确了统计分析的目的，才能确定统计分析过程中使用的具体分析方法。第二步，正确选择统计分析所需要的资料。护理院运营过程中会产生大量的数据资料，统计分析是建立在统计数据资料基础之上的，只有选取了准确的数据资料才能达到最终的统计分析的目的。第三步，做出统计分析的结论。

③ 根据统计分析的要求，对所要解决的问题做出判断，提出结论和建议。统计分析的结论要有充分的依据，提出的建议也要结合护理院的实际情况，力求切实可行。

（2）统计资料分析的内容。统计分析是对统计整体功能的发挥，高质量的统计分析能够提高统计工作在护理院管理工作中的地位。统计分析的内容主要有以下6个方面：

① 分析事物的内在联系。客观事物总是相互联系、相互影响的。护理院统计指标都存在一定程度的相互关联、相互制约的关系。因此，不能简单地评价某一个单项指标，而是应该把相互关联的指标综合起来进行研究和分析，通过分析研究来发现问题、研究解决问题、促进事物的转化，推动事物的前进，达到预期设想的效果。

② 分析事物的内部构成。调查和分析事物的内部构成，研究影响事物构成的各种因素。设法将不利因素改进成有利因素是研究事物内部构成的主要目的。

③ 分析事物的外部环境。护理院向社会提供服务,同时从社会取得一定的价格补偿,社会外部环境的变化必然会给护理院的各项工作带来影响。对护理院医疗护理业务指标的评价,要结合社会外部环境的变化和护理院内部相关科室的工作状况来进行全面的研究和分析,以了解和判定影响因素,及时提供改进措施。

④ 分析事物的发展动态。客观事物是不断运动变化着的,它的变化不是刻板重复的单循环,而是随着时间的推移有着密切的联系和相应的变化。通过对统计指标的动态分析,可以了解和掌握护理院工作的发展规律,用以评价当下的工作水平和预测将来的发展趋势,为护理院制订未来的工作计划提供充足的依据。

⑤ 分析计划的执行情况。制订护理院的工作计划指标必须要结合护理院的历史统计资料,分析当前护理院的主要任务、技术力量、设备条件、人员素质等因素,经过管理层综合研究,制订下一年度的工作计划指标。工作计划指标是经过护理院管理层充分考虑、周密思考制订出来的,一经确定在执行过程中就应保证其落实,定期检查其执行情况。一旦发现工作计划指标不理想,就要及时地调整人力、物力必要时也可动用财力,来保证工作计划的实现。只有在执行过程中如发生不可抗力等因素,才可对工作计划指标进行调整。

⑥ 运用综合对比的方法进行统计分析。利用计算机系统将统计分析中的对比法、排序法、作图法等分析方法运用进来,使护理院的统计分析指标更简洁明了、通俗易懂,便于管理层的决策。

(3) 统计分析报告。

① 统计分析这个阶段是提供统计研究成果的阶段,是充分发挥统计的认识作用、检查作用和监督作用的阶段,同时又是统计科室发挥独特优势,为护理院管理者、各个职能科室提供优质服务的阶段。所以统计分析报告要注意结构安排。统计分析报告的结构能体现出报告者对问题认识的思想发展过程,即提出问题、分析问题和解决问题的过程。

② 统计报告的结构一般可分为基本情况、成绩和经验、问题及其原因、建议或措施等几个部分。首先,统计分析报告应该以基本统计数据作为事实基础,并围绕这些方面予以叙述清楚。其次,要把护理院运行中所取得的成绩如实地反映出来,并指出取得这些成绩的主要经验。再次,是把工作中存在的问题如实地反映出来,并且加以分析,指出存在问题的原因以及影响的程度。最后,针对护理院所存在的问题提出建议、拟定措施、提出改进意见,供管理层参考。

③ 统计分析报告的种类众多,它根据研究的目的、内容不同,而有不同的形式,比较多见的有定期分析、专题分析、统计简报、年度汇编、信息反馈和统计橱窗等。

- 定期分析。定期分析一般是每月或每季度进行一次,由统计科室将期内护理院主要情况写出统计分析报告,送护理院管理者及相关职能科室传阅,其主要目的在于定期向护理院管理者反映护理院的整体情况,总结好的经验、指出存在的问题、提出解决问题的方法,以便护理院管理者从各个方面来考虑问题。

- 专题分析。专题分析的主要目的在于对护理院运行中的重要问题或关键性问题进行深入分析,及时向护理院管理者提出建议,一个分析报告说明一个问题。对于这类分析报告的结构,就应该突出重点,围绕存在的问题展开各方面的探讨,层层深入,引出结论。
- 统计简报。统计简报主要是选择与护理院和患者密切相关的内容,不定期的印发。统计简报的时间性较强,编写统计简报要求迅速。简报的发布面广,所以要注意其内容和影响,有的内容不宜登上简报。
- 年度汇编。年度汇编是每年进行一次,将一年内护理院各项数量和质量的统计数据全部编入年度统计汇编内。年度统计汇编既有现实参考意义,又是护理院历史统计资料,为护理院管理者日常工作提供参考,这是护理院统计科室的一项重要工作,必须坚持、不可间断。
- 信息反馈。统计科室应主动建立"信息反馈"制度,以满足护理院各个科室使用统计数据的需要。即将各个科室在一定时期内所产生的统计数据经过统计处理后再反馈到相关科室,使各个科室负责人能及时了解本科室的实际工作情况。这种能够让统计科室主动帮助各个科室,又与各个科室建立良好工作关系的制度,有助于长期合作,进一步推进统计工作的日后顺利开展。
- 统计橱窗。开辟统计橱窗,将护理院的主要统计指标绘制成简洁明了的统计图表,张贴在统计橱窗内,有助于相互比较学习。要定期更新橱窗内的统计资料,有助于护理院员工了解所关心的统计指标的升降情况,对护理院的科学管理起到监督作用。

(四)统计资料的应用

护理院要科学管理必须从多个角度结合多种因素的指标进行正确的判断和评价。应用统计资料分析护理院的工作,借以找出护理院各项事物的相互依存关系和护理院工作的客观规律,并为管理者改进工作,进一步提高社会效益和经济效益提供科学依据。

(1)充分发挥护理院统计各项指标数据在医疗管理中的应用。护理院是否能够实现健康持续地发展,医疗护理服务质量和效率是关键。只有通过对护理院医疗护理信息资料的定期分析,才能不断改善服务质量、提升服务效率。对出入院人数、病床周转次数、治愈好转人数、出院者平均住院天数等质量控制指标定期分析,了解各个科室质量指标完成情况,为各个科室业务达标方向提供依据,为护理院管理决策提供服务。

(2)充分发挥统计信息在护理院资源配置中的作用。通过对护理院现有的人力、物力、财力资源的统计调查与分析,为护理院改善和加强这些资源的管理提供服务。

人力资源是护理院最重要也是最具有竞争力的资本,通过对护理院工作人员工作效率、工作数量、经济创收等指标的数据统计,从而真实地反映每个工作人员的知识、技术、精力、劳务等无形资本投入所创造的绩效。使这些统计数据成为综合评价个人绩效的重要手段,真正体现公开、公平、公正的原则,才能充分调动护理院职工工作的积极性、主动性和创造性。

通过对护理院的各种医疗护理仪器设备的利用情况进行统计调查分析,使这些物力资源得到充分、有效、合理的利用。病床资源管理是护理院管理最重要的一个部分,病床使用率、病床周转率、出院者平均住院天数等指标是反映护理院工作效率的重要指标。病床使用率过高说明病床数量不足,过低则说明病床闲置;有的护理院病床使用率高但是周转率低,这就是俗称的"压床"现象,造成已经紧张的床位资源的浪费。针对这些情况应结合这几个工作效率指标对病床资源作相应的调整,让护理院的各种资源得到科学、合理的配置和利用。

（3）充分发挥护理院统计信息在财务管理中的应用。在当前社会主义市场经济的大环境下,护理院要加强财务管理,必须要充分发挥统计信息的作用,有效的开发和利用统计信息。建立健全量化评价指标体系,对护理院各个科室完成的业务指标和财务指标进行量化管理,从而做出全面、公开、客观的评价。用科学的统计预测方法制订出各个科室的业务开展数量、工作效率指标、经济收入和支出等目标值,建立健全一套完整的目标管理体系。在年终绩效考核时,如果各个项目指标均达到预期值应给予相应的绩效奖励,反之则应扣减相应的绩效奖励。

第二节　护理院常用统计指标及应用

一、护理院常用统计指标类型

（一）绝对指标（总量指标）

（1）总量指标的概念。总量指标是统计资料经过汇总整理后得到的反映总体规模和水平的总和指标,其表现形式是具有计量单位的绝对数。总量指标的数值大小与总体范围成正比。

（2）总量指标的作用。

① 总量指标反映了护理院的医疗护理运行状况和实力。从护理院的角度来讲,护理院基本情况的数量资料首先一定是以一个总量的形式表现出来。这不仅表明了护理院的医疗护理水平和规模,还可以和同类护理院之间进行比较分析。

② 总量指标是加强护理院管理、保证护理院良性循环和健康发展的重要工具,也是护理院进行财务核算和经济活动分析的基础。把护理院在一定时期内的总收入、总支出等总量指标加以比较分析,能在一定程度上反映出护理院管理水平和经济效益的高低。护理院在制订各类计划时,其基本指标通常也是以总量指标的形式来确定。

③ 总量指标是计算平均指标和相对指标的基础。平均指标和相对指标一般都是两个有关联的总量指标对比的结果,是总量指标的衍生指标。总量指标计算的是否科学合理,直接影响着平均指标和相对指标的准确性。

(3) 护理院统计总量指标。

① 编制床位。由卫生行政部门核定的床位数。

② 实有床位。指期末固定实有床位数,包括正规床、简易床、监护床、超过半年加床、正在消毒和修理床位、因扩建或大修而停用的病床。

③ 实际开放总床日数。指年内护理院各科每日夜晚 12 点开放病床数总和,不论该床是否被患者占用,都应算在内。

④ 实际占用总床日数。指护理院各科每日夜晚 12 点实际占用病床数(即每日夜晚 12 点住院人数)总和。包括实际占用的临时加床在内。患者入院后于当晚 12 点前死亡或因故出院的患者,按实际占用床位 1 天进行统计,同时统计"出院者占用总床日数"1 天,入院及出院人数各 1 人。

⑤ 期末时有床位数。指报告期末即 24 小时的固定时有病床数。

⑥ 陪护床日数。报告期内住院者经管理医生同意并发陪护证的陪护床日之和。

⑦ 出院者占用总床日数。指所有出院人数的住院床日总和。

⑧ 出院者医疗总费用。

⑨ 病床使用率=平均每天占用病床数/实有病床数×100%。

⑩ 病床周转次数=出院患者数/平均每天占用病床数。

(二) 平均指标

(1) 平均指标的概念。平均指标又称平均数,是指一组数据的总和除以这组数据的个数所得到的商。平均指标是统计指标中常用的综合指标之一。它表明同类现象在一定时间、地点、条件下所达到的一般水平,是总体内各个个体参差不齐的标志值的代表值。平均分析法是统计分析中一种重要的方法。

(2) 平均指标的作用。

① 平均指标可以用来比较同类现象在不同单位、不同地区发展的一般水平,以反映各单位、各地区的工作成绩和工作质量。例如,评价不同地区的护理院各个科室的工作情况,如果用总量指标来进行比较,会受到规模大小、地区差异等因素的影响从而导致统计数据并不能说明问题。但是把总量指标换成平均指标如人均医疗费用、出院者平均住院天数等统计数据来进行比较,就可以比较公平的评价不同单位的运行情况。

② 平均指标可以用来比较同一单位同类指标在不同时期的变化情况。例如,将护理院出院者平均住院天数、平均开放床位数等指标进行比较,就可以比较客观的反映护理院在不同时期的工作效率。

③ 平均指标可以用来分析现象之间的依存关系。护理院医疗护理质量的好坏

直接关系到护理院的工作效率,从护理院的工作质量指标和工作效率指标中能够充分显现出来。只有通过正确的诊断、合理的治疗、规范的护理,才能使护理院的工作效率、服务质量不断提高。

(三)相对指标

(1)相对指标的概念。相对指标又称相对数,是用两个有联系的指标进行对比的比值来反映现象数量特征和数量关系的综合指标。要进行比较就一定要有比较的标准或者比较的基础。对于不同的分析目的可以有不同的比较标准,从而产生不同的相对指标。例如:与计划数比较,就是计划完成相对数;与总体数比较,就是结构相对数;与总体内另一部分数字比较,就是比例相对数;与不同时期的同类数比较,就是动态相对数等。这些相对指标说明不同的相对水平、不同的结构性质等,并在各种统计分析中被广泛运用。

(2)相对指标的作用。

① 相对指标可以说明总体内在的结构特征。相对指标为深入分析事物的性质提供依据。例如,在分析一个地区不同等级护理院的结构时,相对指标可以比较清楚地说明该地区不同护理院的医疗条件和运行状况。

② 相对指标可以将现象的绝对差异抽象化。相对指标可以使一些原本不能直接比较的指标找到可以共同比较的基础。例如,在护理院内部不同科室由于工作性质和工作内容的不同,不能直接用来对比。但是以计划指标为依据,计算计划完成情况的相对指标,这就让它们有了可以共同比较的基础,建立起对比关系。

③ 相对指标可以说明现象的相对水平。相对指标可以表明一种现象的发展过程和程度,反映事物发展的变化和趋势。例如,院内感染率、院内压疮发生率等相对指标可以反映护理院的医疗管理水平等。

④ 相对数种类。

- 计划完成相对数。反映老年护理院某段时间内某一计划完成程度,计算方法为:

$$计划完成相对数＝完成指标÷计划指标×100\%$$

- 结构相对数。是部分与全体之比,反映部分在全体中的比重,是说明内部结构的相对数,总体中各部分的结构相对数的总和为100%,计算方法为:

$$结构相对数＝\frac{某部分指标}{(总体内某部分数量)}÷总指标(各部分数量之和)×100\%$$

- 强度相对数。用来说明某种现象在一定范围内发生次数(频度),计算方法为:

$$强度相对数＝某现象实际发生的次数÷某现象可能发生的次数×100\%$$

- 对比指数。是指两个同类事物的绝对数之比,说明一个数为另一个数的百分之几或几倍。计算方法为：

$$对比指标 = 某一事物的绝对数 \div 另一事物的绝对数 \times 100\%$$

⑤ 相对数的正确应用。

● 正确理解各相对数的性质。"比"通常只说明比重和分布；"率"则能说明事物发生的频数和强度。

● 计算率时要选择适当的分母。任何率的计算，其分母应是可能发生某现象的观察单位总数，分子应是实际发生此现象的观察单位总数。

● 分子、分母要合理组合，要能说明事物的特点和性质。

● 要注意每个相对数背后隐藏的绝对数，其代表的绝对量是否也是如此。

二、护理院常用统计指标体系

（一）基本物质条件

基本物质条件主要反映的是护理院规模、医疗护理技术力量、医疗仪器设备等情况。基本物质条件的主要指标有：占地面积、建筑面积、总床位数、人员总数、人员构成（按学历、职称、年龄等）情况、医疗仪器（按性能、价格等）分类情况等。

（二）医疗护理业务活动指标

（1）服务人次数。

① 总诊疗人次数。指所有诊疗工作的总人次数。

② 门诊人次数。以挂号室每天挂号的门诊次数为统计依据。

③ 专家门诊人次数。看（接）诊医师必须具有副主任医师以上技术职称，以挂号为统计数据。

④ 医保患者（普通）。凡享受本市社会公共医疗保障的患者，不包括干部保健（干包）患者。

⑤ 干部保健患者。持干保证就医的患者。

⑥ 外省市患者。外省市来沪就医的患者。

⑦ 入院人数。指由门（急）诊医师签准入院并办理入院手续者，包括已办住院手续后未收入病房的死亡人数及虽未办住院手续但实际已收容入院后的死亡者。

⑧ 出院人数。指所有住院后出院的人数。包括治愈、好转、未愈、死亡及其他人数。

● "死亡"。包括已办住院手续后死亡、未办理住院手续而实际上已收容入院的死亡者；

● "其他"。指未治和住院经检查无病出院者。

⑨ 门诊待查人数。指在门诊医生签准住院时无明确诊断的患者数。

⑩ 入院待查人数。指患者入院后，主治医生首次查房未给予明确诊断的患者数。

⑪ 出院待查人数。指患者出院时仍未明确诊断的患者数。

⑫ 入院 3 日内确诊人数。指入院后确诊日期－入院日期 ≤ 3 日的出院人数。

（2）诊断质量指标。

① 门（急）诊诊断新病例 3 次确诊率＝就诊 3 次内确诊的病例数÷新病例总数×100％。

② 门（急）诊诊断与出院诊断符合率＝门（急）诊收住院时诊断与出院时的诊断相符合数÷新病例总数×100％。

③ 门诊新病例待诊率＝待诊例数÷门诊新病例总数×100％。

④ 入院诊断与出院诊断符合率＝入院后完成病史时与出院诊断相符合数÷（出院患者总数－待诊人数）×100％。

⑤ 手术前后诊断符合率＝手术前后诊断符合率÷手术总数×100％。

⑥ 临床诊断与病理活检诊断符合率＝临床与病理活检诊断相符合数÷病理活检总例数×100％。

⑦ 临床诊断与尸检诊断相符合率＝临床诊断与尸检诊断相符合数÷尸检总例数×100％。

⑧ 出院接待率＝出院时接待患者数÷出院患者总数×100％。

⑨ 误诊率＝其中误诊例数÷临床诊断总例数×100％。

⑩ 漏诊率＝其中漏诊例数÷（临床正确诊断例数＋漏诊例数）×100％。

（3）治疗质量指标。

① 住院治愈率＝治愈患者数÷期内出院患者数×100％。

② 某疾病门诊治愈率＝某疾病门诊治愈数÷期内门诊治疗某疾病总例数×100％。

③ 住院好转率＝好转患者数÷期内出院患者数×100％。

④ 住院未愈率＝未愈患者数÷期内出院患者数×100％。

⑤ 住院病死率＝病死人数÷期内出院患者数×100％。

⑥ 危重患者抢救成功率＝抢救成功例数÷期内抢救患者数×100％。

⑦ 无菌手术切口甲级愈合率＝切口甲级愈合例数÷无菌切口总例数×100％。

⑧ 出院患者平均住院日数＝期内出院患者占床总日数÷期内出院患者总数。

⑨ 某疾病治愈患者占床总日数＝期内某疾病治愈患者占床总日数÷期内某疾病治疗人数。

（4）护理质量指标。

① 压疮发生率＝期内压疮发生例数÷期内一级（特级）护理病例总数×100％。

② 口腔合并感染率＝期内口腔感染发生例数÷期内一级（特级）护理病例总数×100％。

③ 输液反应率＝期内发生输液反应人次数÷期内输液总人数×100％。

④ 输液漏液率＝期内发生漏液人次数÷期内输液总人数×100％。

⑤ 服药准确率＝期内服药准确的人次数÷期内服药总人数×100％。

⑥ 肌肉注射化脓率＝期内发生化脓人次数÷期内肌肉注射总人数×100％。

⑦ 无菌手术切口化脓率＝期内无菌手术切口化脓例数÷期内无菌手术切口总例数×100％。

⑧ 院内交叉感染率＝同期院内感染的患者数÷期内出院患者数×100％。

（5）设备利用指标。

① 床位使用率＝实际占用总床日数÷实际开放总床日数×100％。

② 病床周转率（平均病床周转次数）＝出院人数÷平均开放床位数。

③ 科室病床周转次数＝（科室出院人数＋转出人数）÷科室平均开放病床数。

（6）科技成果指标。科技成果指标包括年度完成科技项目数、发表学术论文数、参加学术会议人次数。

（三）经济效益指标

（1）医院经济收入情况分析。

① 业务收入总额及收入构成。

② 门诊收入及构成。

③ 住院收入及构成。

④ 自制制剂产值和利润。

⑤ 其他产业产值和利润。

⑥ 药品、卫生材料的加成率、报损率、盘盈盘亏率、库存量。

⑦ 药品、治疗、化验、放射、检查等划价符合率。

⑧ 医师人日均业务收入数。

⑨ 床日均业务收入数。

⑩ 平均每平方米建筑的业务收入。

⑪ 每千元固定资产与业务收入比。

⑫ 每万元固定资产与业务收入比。

（2）医院经济支出情况分析。

① 医院支出及构成。

② 医疗成本及构成。

③ 业务收入每100元平均支出人事费（或管理费、药品材料费）。

④ 药品（或卫生材料、医疗杂支、办公用品、水、电、燃料等）床日均消费额、门诊人均消费额。

⑤ 流动资金占用率（流动资金占用额÷业务收入×100％）。

⑥ 固定资金占用率（固定资金占用额÷业务收入×100％）。

（3）医疗费用分析。

① 人均门诊医疗费及构成。

② 人均住院医疗费及构成。

③ 每床日医疗费及构成。

④ 平均处方费。

三、指标计算公式

（一）诊断质量指标

（1）临床诊断与出院诊断符合率＝临床初步诊断与出院诊断相符合数÷出院人数×100%。

（2）补充诊断率＝补充诊断人数÷出院人数×100%。

（3）入院3日确诊率＝入院3日内确诊人数÷出院人数×100%。

（4）门（急）诊诊断新病例3次确诊率＝就诊3次内确诊的病例数÷新病例总数×100%。

（5）门（急）诊诊断与出院诊断符合率＝门（急）诊收住院时诊断与出院时的诊断相符合数÷新病例总数×100%。

（6）入院诊断与出院诊断符合率＝入院后完成病史时与出院诊断相符合数÷（出院患者总数－待诊人数）×100%。

（7）出院接待率＝出院时接待患者数÷出院患者总数×100%。

（8）误诊率＝其中误诊例数÷临床诊断总例数×100%。

（9）漏诊率＝其中漏诊例数÷（临床正确诊断例数＋漏诊例数）×100%。

（10）临床诊断与病理活检诊断符合率＝临床与病理活检诊断相符合数÷病理活检总例数×100%。

（二）治疗质量指标

（1）住院治愈率＝治愈患者数÷期内出院患者数×100%。

（2）住院未愈率＝未愈患者数÷期内出院患者数×100%。

（3）住院有效率＝（治愈＋好转）人数÷期内出院患者数×100%。

（4）住院病死率＝病死人数÷期内出院患者数×100%。

（5）治愈患者平均住院日数＝治愈患者住院总日数÷治愈患者数。

（6）出院患者平均住院日数＝期内出院患者占床总日数÷期内出院患者总数。

（7）某疾病治愈患者占床总日数＝期内某疾病治愈患者占床总日数÷期内某疾病治疗人数。

（三）护理质量指标

（1）褥疮发生率＝期内褥疮发生例数÷期内一级（特级）护理病例总数×100%。

（2）口腔合并感染率＝期内口腔感染发生例数÷期内一级（特级）护理病例总数×100%。

（3）输液反应率＝期内发生输液反应人次数÷期内输液总人数×100%。

（4）输液漏液率＝期内发生漏液人次数÷期内输液总人数×100%。

（5）服药准确率＝期内服药准确的人次数÷期内服药总人数×100％。

（6）肌肉注射化脓率＝期内发生化脓人次数÷期内肌肉注射总人数×100％。

（7）院内交叉感染率＝同期院内感染的患者数÷期内出院患者数×100％。

四、护理院常用统计指标

（一）护理院基本情况

（1）人员数。

① 在岗职工数。指在单位工作并有单位支付工资的人员。包括在编及合同制人员、返聘本单位半年以上人员、临聘本单位半年以上注册护士。不包括离退休人员、退职人元、离开本单位仍保留劳动关系人员、返聘和临聘本单位不足半年人员。多点执业医师一律计入第一执业单位在岗职工人数，不再计入第2、3执业单位在岗职工人数。

② 卫生技术人员。包括执业医师、执业助理医师、注册护士、药师（士）、检验及影像技师（士）、卫生监督员和见习医（药、护、技）师（士）等卫生专业人员。不包括从事管理工作的卫生技术人员（如院长、副院长、党委书记等）。

③ 其他技术人员。指从事医疗器械修配、卫生宣传、科研、教学等技术工作的非卫生专业人员。

④ 管理人员。指担负领导职责或管理任务的工作人员。包括从事医疗保健、疾病控制、卫生监督、医学科研与教学等业务管理工作的人员；主要从事党政、人事、财务、信息、安全保卫等行政管理工作的人员。

⑤ 工勤技能人员。指承担技能操作和维护、后勤保障、服务等职责的工作人员。工勤技能人员分为技术工和普通工。技术工包括护理员（工）、药剂员（工）、检验员、收费员、挂号员等，但不包括实验、技术员、研究实习员（计入其他技术人员）、经济员、会计员和统计员等（计入管理人员）。

（二）护理院统计总量指标

（1）床位数。

① 编制床位。由卫生行政部门核定的床位数。

② 实有床位。指期末固定实有床位数，包括正规床、简易床、监护床、超过半年加床、正在消毒和修理床位、因扩建或大修而停用的病床。

③ 实际开放总床日数。指年内护理院各科每日夜晚12点开放病床数总和，不论该床是否被患者占用，都应算在内。

④ 实际占用总床日数。指护理院各科每日夜晚12点实际占用病床数（即每日夜晚12点住院人数）总和。包括实际占用的临时加床在内。患者入院后于当晚12点前死亡或因故出院的患者，按实际占用床位1天进行统计，同时统计"出院者占用总床日数"1天，入院及出院人数各1人。

⑤ 期末时有床位数。指报告期末即24小时的固定时有病床数。

⑥ 陪护床日数。报告期内住院者经管理医生同意并发陪护证的陪护床日之和。

⑦ 出院者占用总床日数。指所有出院人数的住院床日总和。

⑧ 出院者医疗总费用。

⑨ 病床使用率＝平均每天占用病床数／实有病床数×100％。

⑩ 病床周转次数＝出院患者数／平均每天占用病床数。

（2）服务人次数。

① 总诊疗人次数。指所有诊疗工作的总人次数。

② 门诊人次数。以挂号室每天挂号的门诊次数为统计依据。

③ 专家门诊人次数。看（接）诊医师必须具有副主任医师以上技术职称，以挂号为统计数据。

④ 医保患者（普通）。凡享受本市社会公共医疗保障的患者，不包括干部保健（干包）患者。

⑤ 干部保健患者。持干部保健证就医的患者。

⑥ 外省市患者。外省市来沪就医的患者。

⑦ 入院人数。指由门（急）诊医师签准入院并办理入院手续者，包括已办住院手续后未收入病房的死亡人数及虽未办住院手续但实际已收容入院后的死亡者。

⑧ 出院人数。指所有住院后出院的人数。包括治愈、好转、未愈、死亡及其他人数。

- "死亡"。包括已办住院手续后死亡、未办理住院手续而实际上已收容入院的死亡者；
- "其他"。指未治和住院经检查无病出院者；
- 3 日确诊人数；指入院后确诊日期－入院日期≤3 日的出院人数。

⑨ 门诊待查人数。指在门诊医生签准住院时无明确诊断的患者数。

⑩ 入院待查人数。指患者入院后，主治医生首次查房未给予明确诊断的患者数。

⑪ 出院待查人数。指患者出院时仍未明确诊断的患者数。

⑫ 入院 3 日内确诊人数。指入院后确诊日期－入院日期≤3 日的出院人数。

（3）护理医疗质量质标。

① 感染例数，指患者住院期间新发生的感染例数。包括之前住院在获得出院后发生的感染，但不包括入院前已开始感染或入院时已处于潜伏期的感染。

② 医疗纠纷，指患者及其家属等关系人对医疗机构及其医务人员提供的医疗护理等服务及效果不满意而与医疗机构发生的纠纷。

③ 医疗事故报告例数，按鉴定日期（不以发生日期）统计。

④ 住院危重患者抢救及成功人次数。按实际抢救人次数进行统计。急危重患者经抢救后，治愈、好转或病情得到缓解者，视为抢救成功。患者经数次抢救，最后 1 次抢救失败而死亡；则前几次抢救计为抢救成功，最后 1 次作为抢救失败（不包括慢

性消耗性疾病患者的临终前抢救及无抢救特别记录和病程记录人数,亦不包括抢救过程中患者家属要求放弃或自动出院者)。

⑤ 差错、事故发生次数。

- 差错指所有诊断、治疗、护理、用药等发生错误,但并未影响患者健康及未发生其他不良后果;
- 事故按造成的后果分为一、二、三级,按性质可分为技术性和责任性事故。

⑥ 治愈,指症状和体征消失,器官功能恢复正常,伤口愈合。

⑦ 显效,指症状明显减轻,器官功能较入院时明显改善。

⑧ 无效,指症状和器官功能与入院时变化不大。

⑨ 转院,指老年护理患者转住上级医院。

⑩ 死亡。

- 进入老年护理院后死亡,不论入院时间多长,统计死亡人数均应计入;
- 如尚未办入院手续,在接诊室死亡,计入接诊室死亡人数;
- 转院和后送途中死亡者,由转出的老年护理院统计。

⑪ 住院康复人次,指老年患者住院接受康复训练的人次。

五、护理院常用统计指标的应用

如何正确地应用计算出来的总量指标、平均指标、相对指标,直接关系到统计分析的准确性与科学性,应注意以下几个方面:

(1)注意统计数据的可比性。用来对比的指标在含义以及包括范围、计算方法、计量单位、时间跨度等方面必须保持一致。如果各个时期的统计数字因为行政划区、组织机构、隶属关系等变更,或因统计制度方法的改变而不能直接对比,则应以报告期的口径为准,调整基期数据。

(2)注意要在科学分组的基础上运用对比分析指标。护理院统计分组的一个重要任务,在于划分护理院医疗运行中各种现象的不同类型,它不但用于确定研究现象的同质总体,而且在现象总体中进一步依据分析任务要求,划分不同的各组或各部分,提供深入的研究分析。结构分析指标就是在这样分组的基础上来分析现象结构及其变化情况。

(3)注意要把相对指标与总量指标结合在一起运用。相对指标相对于总量指标而言,可以更深层次的揭示事物之间的联系与对比关系,但是相对指标也有它的弊端,它容易掩盖事物之间绝对量上的差别。因此,在许多研究领域,利用相对指标进行统计分析时必须要考虑到相对指标背后的绝对水平,只有结合运用了总量指标才能充分说明被研究对象的现象与过程。

(4)注意要把各种相对指标结合在一起综合运用。不同的相对指标其具体作用也是各有不同的,它们从不同的角度、不同的方面来说明被研究对象。为了能更全面、更深入地说明被研究对象及其发展过程的规律性,应根据统计研究的目的,综合运用各类相对指标。在分析事物变化中的相互关系时,把相对指标结合起来运用,可以更好地说明事物之间的发展变化情况。

(5)注意要把平均指标与分组法相结合运用。计算平均指标的前提条件是被研究对象必须是同类的。科学地进行平均分析的首要条件就是要与分组法相结合,在许多情况下按同质总体所计算的总平均数,并不能充分地反映所研究内容的特征和规律,这就有待进一步利用分组法。根据与分析任务有关的某些指标进行分组,计算组平均数,以弥补总平均数的不足,从而深入研究现象的总体特征与内部结构影响,进一步分析现象之间的依存关系。

(6)护理医疗质量指标分析。

① 诊断质量指标的分析。

② 治疗质量指标的分析。

③ 护理质量指标的分析。

④ 住院时间指标的分析。

⑤ 给老年患者增加痛苦和损害的分析。

六、护理院统计表

(一)统计表的作用

统计表是用表格形式把事物间的数量关系表达出来。一个绘制合理的统计表可代替冗长的文字叙述,便于计算、分析和比对。统计表分广义和狭义两种,广义统计表包括收集资料用的调查表、整理资料用的整理表及分析资料用的统计分析表。

(二)统计表的结构

统计表由标题、横标目、线条、数字等构成;其基本格式如表 28-1 所示。

表 28-1 标题(何地、何时、何事)

横标目的总标目 (也可为空白)	总标目(单位)		
	纵标目	纵标目	纵标目
横标目		数 字	

(三)编制统计表的基本要求

(1)主语和宾语要划分清楚。要有合理的顺序排列。所说明的事物一般放在表的左侧,统计指标放在表的右侧。

(2)简单明了。统计表的结构要简单,使人一目了然,一张表最好表示一个中心内容。

(3)统计表可分为简单表和组合表。简单表只按一种标志分组,组合表是按两种或两种以上标志组合起来分组。

（四）编制统计表的注意事项

（1）标题。是统计表的总称,其位置在表的上端中央。标题应简明扼要说明表的基本内容,必要时注明资料来源及时间、地点。常见毛病是标题过于简单或烦琐,标题不确切等。

（2）标目。文字应简明,有单位的标目应注明单位。应避免标目过多重复,层次不清。标目分横标目、纵标目,它们都可冠以总的标目。横标目说明横行的意思,纵标目说明纵行的内容。

（3）线条。不宜过多,除上面顶线,下面的底线和纵标目下面与合计上面的横线条外,其余线条均可省去。两个总标目之间以线条分开,如表28-1所示。

（4）数字。小数位数应一致,位次对齐。表内不留空格,暂缺或未记录的数字用"…"表示,无数字用"—"表,示数字为0则写"0"。

（5）备注。一般不放在表内,必要时用"﹡"号标出,写在表下方或右方。

（五）统计表的种类

根据被说明事物标志分组情况,统计表可分为两种,即简单表和复合表。

（1）简单表。只按一个主要标志分组的称为简单表,如图28-2所示,只按不同病种这一标志分组,说明年度内住院老年患者病种情况。

表 28-2　某住院老年患者病种分析

第一诊断	人数/%	患两种以上疾病
		人数/%
脑卒中	54(30.00)	49(90.74)
老年痴呆	41(22.78)	26(63.41)
肿　瘤	16(8.89)	10(62.50)
冠心病	9(5.00)	8(88.89)
老慢支	6(3.33)	5(83.33)
骨　折	4(2.22)	4(100)
糖尿病	2(1.11)	2(100)
其　他	48(26.67)	35(74.47)
合　计	180	139(77.22)

（2）复合表。将两种或两种以上的标志结合起来分组的统计表称为复合表,如表28-3所示。将不同付费承担形式和不同地区(城市)两个标志结合起来分组,比较不同地区患者承担医疗费用的情况。

表 28-3 某医院年城乡就诊患者医疗费用承担形式

费用承担形式	各种费用承担率/%	
	城 市	乡 村
公 费	17.7	12.5
医 保	61.4	14.1
半劳保	8.3	39.6
自 费	12.6	33.8

七、护理院统计图

（一）统计图的作用

（1）用于不同单位、地区、时间、类型的某些同类指标的比较。

（2）表示某一现象（事物）在时间上发展变化。

（3）表示某一现象（事物）的内部构成。

（4）用于检查计划执行情况。

（5）表示某一现象对另一现象的依存关系。

（6）表示其现象与标准（理论）图形符合程度。

（二）统计图的种类

（1）常用的统计图有直条图、百分条图、圆图、普通线图、半对数线图、直方图。根据资料的性质和分析的目的选择不同的图形。

（2）统计资料可分为数量资料和品质资料两类。

① 数量资料可分为连续性资料和间断性资料。

② 品质资料可作为间断性资料处理。

（3）统计资料的性质决定采用何种统计图。

（三）绘制统计图的基本要求

（1）选择图形：按资料的性质和分析的目的选用合适的图形。

（2）标题：扼要说明图的内容，必要时注明资料来源及时间、地点。一般写在图的下方。

（3）纵横坐标轴与标目。条图、直方图、线图和散点图都有纵横轴。纵横轴应有标目，标目如有单位应注明。

（4）尺度。横轴尺度自左而右，纵轴尺度自下而上，数量由小到大。尺度的单位距离有两种：一种是等距，称为算术尺度；另一种是不等距，如对数尺度。条图与直方图纵轴坐标必须从零开始，要标明零点。纵横坐标轴长度的比例一般以 5：7 为宜。

（5）图例。比较不同事物时，用不同的线条或颜色表示，并附有图例说明。

（四）各种统计图

（1）条图。条图是用等宽直条的长短表示相互独立的各指标数值的大小的图。

绘制方法和步骤如下：

① 以横轴为基线，标出各直条的内容。纵轴上标出尺度和单位，尺度必须以零点为起点。

② 各直条宽度相等，间距一致，间距宽度与直条宽度相等或为直条宽度的一半。

③ 为了便于比较，一般将被比较的直条按高低顺序或某种特征排列。

常用的有单式条图和复式条图，如表 28 - 4 所示，将资料制成单式条图，可以比较不同病种的住院率。

表 28 - 4　某院不同疾病住院率

病 种	住院率/%
脑卒中	30
老年痴呆	41
肿 瘤	12
其 他	17

（2）构成图。构成图可分为百分条图和圆形图两种，用于表示全体中各部分所占的比重。

① 百分条图的绘制要点。长条总面积为 100%；按各部分的百分比大小把长条分成若干段；为便于比较一般将被比较的指标按大小顺序排列，在长条的各段上标出所占的百分比。

② 圆形图绘制要求：圆面积为 100%；将各构成百分比分别乘以 3.6 度得圆心角度数。圆心角计算方法如下：3.6 度×48.1＝173.16 度；一般以相当于时钟 9 点或 12 点处为起点，顺时针方向按数值大小排列。

（3）直方图。用于表示连续变量的频数分布。以矩形（宽度为组距）的面积代表各组段的频数。绘制要点：① 以纵轴表示被观察事物或现象，纵轴表示频数或频率；② 纵轴尺度必须从零开始；③ 由于是连续性变量，各矩形之间没有间隔。

（4）线图。线图用于连续性资料，用以表示事物或现象的变动情况或发生过程。绘制线图时应注意：① 通常以线图的横轴代表时间，以纵轴代表指标；② 线图的横轴或纵轴的刻度可不从零开始；③ 线图的左右不留空隙；④ 比较两种率升降速度时，应用半对数纸绘制成图（称为半对数线图）。

第三节　护理院统计工作管理

一、护理院统计人员职责

（1）严格遵守《统计法》，认真按照国家规定的统计制度和方法，扎扎实实地做好统计工作。

（2）保证统计数字的准确性和报表上报的及时性，并且遵守保密制度。

（3）负责护理院各种统计资料的收集登记、整理、分类和保管，并定期进行医疗工作效率和医疗质量的统计分析，并向领导汇报。

（4）统计人员要对统计数字的真实性负责，对于虚报、瞒报统计数字，违反国家统计制度的行为等错误，应予抵制。

（5）根据上级规定，及时做好各种统计，核对准确、完整，经护理院领导审签后按时上报。

（6）汇集保管有关统计资料。

二、护理院统计工作制度

统计工作是对护理院实行科学管理，监督整个护理院的重要手段，是护理院制订政策和计划的主要依据。统计工作是通过收集、整理、分析、应用统计数据来反映事物的面貌与发展规律的。统计数据的准确性和及时性是整个统计工作的灵魂。为了保证护理院统计工作任务的完成，护理院统计科室必须要有严格的工作制度。

（1）护理院必须制订严密的系统工作制度，并认真执行，才能保证统计工作有条不紊地按期完成。

（2）护理院统计工作在院长办公室主任、副主任领导下，负责护理业务统计工作。

（3）统计人员负责护理业务原始记录表格的设计和修改，并广泛收集资料、严格审核、科学整理、正确计算指标。能及时、准确、全面地提供所需要的资料。

（4）各业务科室按要求做到原始资料的登记、统计、填写日报、月报等。统计人员对此实行监督和业务指导。

（5）统计人员必须严格按照上级卫生行政部门的规定准确及时地完成各种报表，并应根据护理院的实际需要向院领导及各科室提供统计资料。

（6）每半年向护理院领导提供统计分析报告一次。重要事项要写出专题统计分析报告，供管理人员参考。统计人员进行统计调查时，各个科室应全力配合，不得弄虚作假。

（7）医学科学研究和护理临床观察的设计，以及论文数据处理，统计人员要给予协助。

（8）严格执行保密制度。

三、护理院统计机构及编制

（一）护理院统计机构设置

护理院的统计机构是根据国家、部门、地方的统计任务的需要而专门设置的统计职能机构。依据实际情况，对于统计任务比较少的护理院，可以不单设统计机构，但为了保证统计任务的完成,应当在有关职能机构中设置统计人员,并指定统计负责人。

（二）护理院统计人员配备

根据卫生部《全国卫生统计工作制度》的规定,老年护理院专职统计人员的配备如下(不包括病案管理人员和计算机专业人员)：

（1）300 张床位以下的护理院设 1～2 人。

（2）300～500 张床位的护理院设 2～3 人。

（3）500～800 张床位的护理院设 3～4 人。

（4）800～1 000 张床位的护理院设 4～5 人。

（5）1 000 张床位以上的护理院设有高级统计师。

同时,500 张床位以上的老年护理院设统计室,隶属于院长办公室管理。

（王瑞芳）

第二十九章

护理院信息管理

第一节 护理院信息管理概述

一、基本概念

（一）信息的概念

（1）信息是一个含义复杂、内容广泛、运用普遍的概念。人通过获得、识别来自外界及内在的信息来认知和改造世界。现代信息概念已广泛地渗透到各门学科之中，人们可以根据各学科自身的特点为信息做出各种各样的定义。

（2）信息就是符号排列的顺序。但作为一个概念，信息有着多种多样的含义。一般来说，与信息这一概念密切相关的概念包括约束、沟通、控制、数据、形式、指令、知识、含义、精神刺激、模式、感知以及表达。信息是人们在适应外部世界并使这种适应反作用于外部世界过程中，同外部世界进行互相交换的内容和名称。

（二）信息的定义

信息是物质、能量、信息及其属性的标示。信息是确定性的增加，是事物现象及其属性标识的集合。信息以物质介质为载体，传递和反映世界各种事物存在方式和运动状态的表征。

（三）信息的含义

指经过分析和加工的资料，可以用于指导护理院日常运作和管理。

（1）信息是事物运动的状态与方式，是物质的一种属性，泛指一切可能的研究对象，包括外部世界的物质客体。

（2）包括主观世界的精神现象；"运动"泛指一切意义上的变化，包括机械运动、化学运动、思维运动和社会运动。

（3）"运动方式"是指事物运动在时间上所呈现的过程和规律。

（4）"运动状态"则是指事物运动在空间上所展示的形状与态势。

（四）护理院信息管理的过程

即是护理院资料转化为信息的过程；而护理院信息系统则是护理院信息管理的一种行之有效的方法和形式。

二、信息的基本属性

（1）普遍性。只要有事物的地方，就必然地存在信息。信息在自然界和人类社会活动中广泛存在。

（2）客观性。信息是客观现实的反映，不随人的主观意志而改变。如果人为地篡改信息，那么信息就会失去它的价值，甚至不能称为"信息"了。

（3）动态性。事务是不断变化发展的，信息也必然地随之运动发展，其内容、形式、容量都会随时间而改变。

（4）时效性。由于信息的动态性，那么一个固定的信息的使用价值必然会随着时间的流逝而衰减。

（5）可识别性。人类可以通过感觉器官和科学仪器等方式来获取、整理、认知信息。这是人类利用信息的前提。

（6）可传递性。信息是可以通过各种媒介在人—人、人—物、物—物等之间传递。

（7）可共享性。信息与物质、能量显著不同的是信息在专递过程中并不是"此消彼长"，同一信息可以在同一时间被多个主体共有，而且还能够无限地复制、传递。

三、护理院公开信息的原则与项目

（一）护理院公开信息的原则

护理院公开信息应当按照规定权限和程序，遵循公正、公平、便民的原则，做到公开内容真实，公开程序规范。护理院若发现与自身相关的、可能扰乱社会管理秩序的虚假或者不完整信息，应当及时发布准确的信息予以澄清。

（二）护理院公开信息的项目

护理院应实行院务信息公开，向社会公开服务信息、服务规范、服务流程、服务价格，向职代会公开发展规划、年度工作计划、规章制度、岗位职责、人事任免、财务预决算、领导干部廉洁自律情况等。

第二节　护理院信息系统及技术应用

一、信息系统

护理院信息系统是护理院信息管理的一种途径和方法，目的是运用系统的理论与方法，将护理院几个组成部分的信息处理过程综合成有机整体，及时有效地为护理院日常管理和发展提供决策依据。

（一）信息系统的目标

（1）护理院服务质量评估。设计和提供准确而全面的护理临床服务资料和信息,目标是能够随时提供护理服务质量的个案、科室(班组)和全院信息。

(2)控制护理服务成本和提高工作效率。信息系统的职能之一是定期进行成本分析和工作效率报告,以提供决策参考。

(3)简化护理院内外信息传报过程。

(4)对护理服务项目和资源的利用进行分析及照护人群需要进行估计。

(5)简易护理院管理的研究和护理临床科研。

(二)护理院信息系统的分类及组成

护理院信息系统可分为临床和护理信息系统、日常管理信息系统及管理规划和控制信息系统 3 类,每类信息系统又由其子系统、各子系统相互关系制约(见图 29-1)。

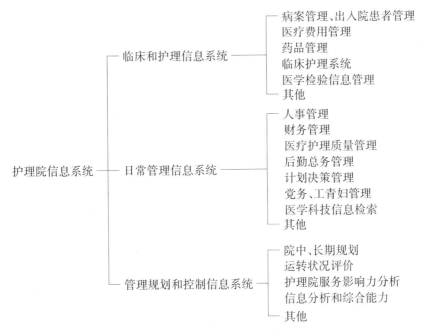

图 29-1　护理院信息系统

(三)建设护理院信息系统的主要方法

(1)护理院领导应认识到计算机网络的信息化系统建设势在必行,从组织、经费、人员 3 个方面给予充分保证。

(2)总体规划、分步实施、科学管理、统筹安排。

(3)护理院信息系统的建设是一项复杂、发展的系统,应采取重点突破、以点带面的分阶段建设。

(4)护理院信息系统建设是一项涉及全院方方面面的复杂工程,从网络布线到软件运行都需要全院的参与。因此,必须要对全院职工广泛动员,分层次进行宣传发动和培训。

（5）更新观念，调整管理模式。

二、信息技术

（一）概念

信息技术是主要用于获取、传输、处理和管理信息所采用的各种技术总称。在现代社会中，信息技术由计算机技术、通信技术、微电子技术结合而成，有时也称为"现代信息技术"，是利用计算机进行信息处理，利用现代电子通信技术从事信息采集、存储、加工、利用以及相关产品制造、技术开发、信息服务与信息管理的技术领域。

（二）护理院信息技术研究与应用

（1）信息技术的研究，包括科学、技术、工程以及管理等学科，这些学科涉及信息管理、传递和处理中的应用，相关的软件和设备及其相互作用。

（2）护理院信息技术的应用，包括计算机硬件和软件，网络和通信技术，应用软件开发工具等，方便人们利用计算机、网络及各类电子设备和技术来生产、处理、交换和传播各种形式的信息，如数据、图像、文字、语音、多媒体影像等。

（3）具体实例：

① 物联网。物联网是新一代信息技术的重要组成部分。它是通过射频识别（RFID）、红外感应器、全球定位系统、激光扫描器等信息传感设备，按约定的协议，把任何物体与互联网相连接，进行信息交换和通信，以实现对物体的智能化识别、定位、跟踪、监控和管理的一种网络。物联网的实质就是"物物相连的互联网"，其核心和基础仍然是互联网，是在互联网基础上，进行延伸和扩展的网络；同时，他的用户端延伸和扩展到任何物体与物体之间，以便进行信息交换和通信。总体来说，通信系统、感知系统、计算系统、控制系统和数据库等五大技术支撑系统，共同组成了"物联网"的含义。该项技术可重点应用于远程监护、照护对象的移动定位等应用领域。

② 狭义云计算。狭义云计算是指 IT 基础设施的交付和使用模式，指通过网络以按需、易扩展的方式获得所需资源；广义云计算是指服务的交付和使用模式，指通过网络以按需、易扩展的方式获得所需服务。这种服务可以与 IT 和软件、互联网相关，也可以是其他服务。云计算包括 3 个服务模式——IaaS 基础设施即服务、PaaS 平台即服务、SaaS 软件即服务。总体来说，云计算是网格计算、分布式计算、并行计算、效用计算、网络存储、虚拟化、负载均衡等传统计算机和网络技术发展融合的产物。该项技术可重点应用于护理院健康档案、临床护理等软件应用系统的架构和部署。

③ 电子签名与时间戳。电子签名，是指数据电文中（指以电子、光学、磁或者类似手段生成、发送、接收或者储存的信息）以电子形式所含、所附用于识别签名人身份并表明签名人认可其中内容的数据。"可信时间戳"是指由权威专业的时间戳服务机构利用权威可信的时间源和现代密码技术产生的一个用来证明电子文件存在的时间和内容完整性的一种方法。可以为信息网络中产生的、以电子形式存在的数据电文

提供完成时间的证明。由于采用了权威可信的时间源和电子签名技术，这个"时间确认"便有了"客观性""不可抵赖性"，因而是"可信"的。该项技术可重点应用于护理院健康档案、电子病历等有效性、合法性认证。

（三）信息技术架构体系

护理院是具体的机构组织，信息技术体系结构是一个为达成目标而采用和发展信息技术的综合结构。它包括管理部分和技术部分：

（1）管理部分。梳理和明确管理目标、职能定位、信息需求、业务流程以及人员保障和有效投入。

（2）技术部分。针对既定业务模式和管理体系，制订相应的信息技术标准和具体的技术实现，如网络建设、软硬件采购与系统集成、各类应用系统的实施开发，并提供运维管理与运维服务。

第三节　护理院信息化管理

一、信息化建设职责

健全护理院信息化组织是搞好信息化技术应用的前提，计算机的开发应用是护理院建设的一项长期任务。院信息领导小组的职责是：

（1）制订护理院信息化建设规划及计划。

（2）确定全院计算机信息系统的目标与实现途径。

（3）制订全院性有关计算机的规章制度。

（4）提出硬件购置计划，审查财务预算。

（5）批准开发方案和指定的项目负责人。

二、信息化建设原则

密切护理院业务实际需要，在坚持先进性、实用性、安全性和稳定性的基础上，建设中应遵循以下原则：

（1）着眼长远、统一规划、分步实施。充分利用已有的 IT 基础设施和当前信息化建设成果，系统设计内容必须符合整个医护信息化长远发展的需求，统筹规划，有计划、分阶段地实施。

（2）规范业务标准、统一管理制度，明确各业务部门、各类角色的职责。在使用统一的编码标准、业务操作流程的基础之上，根据业务规则采取对信息实行集中存储和分布储存相结合的方式，实现对信息的准确采集和充分共享。

三、信息系统管理的作用

（1）提供信息以帮助护理院领导设立目标和制订中长期计划。

（2）提供信息以帮助护理院领导做短期需求预测和制订工作计划。

（3）提供信息以帮助护理院领导进行护理资源分配和成本控制。

（4）提供信息以帮助护理院领导进行绩效考核和质量控制。

（5）提供信息以帮助护理院领导进行项目评价。

四、信息工作人员的组成与要求

（一）组成

成立院计算机管理委员会（领导小组），需由一名院领导担任主任委员（或组长），院部和有关科室负责人及信息科（室）人员一起组建计算机室。委员会领导小组以护理院业务流程优化重组为基础，利用计算机技术、网络技术、通信技术和数据库技术，对护理院管理、医疗护理业务和科研教学等活动的所有信息进行有效的管理和利用，实现院内、外部信息资源共享，以提高护理院现代化管理水平和综合发展实力。由此，需要建立相应的信息化管理委员会和工作小组，通过有组织、有分工、有配合的协同工作，共同推进护理院的信息化建设。

（二）人员

（1）信息主管。作为护理院可持续发展的战略决策，其信息化不是一般的 IT 技术人员重视起来就能实现的，要求必须有一位主要领导亲自抓信息化建设，即信息主管。

① 信息主管工作职责。

- 制订护理院可持续发展的信息化战略，明确信息化建设的核心任务，即在网络环境下实现医护质量管理现代化、卫生资源数字化、信息检索平台化、医学教育手段多媒体化。

- 加快推进护理院信息化进程。带领信息工作小组，将工作职责定位在"承上启下"：向上（决策层），精确、快速地反馈整个护理院各项业务信息；向下（一线业务层），不断建立和完善基础业务应用系统，实现信息的资源化管理，同时，准确传达实施领导层的管理控制信息、决策信息。

- 协调业务需求与技术实现之间的平衡。如何更好、更有效地利用信息技术，满足业务需要，推动业务发展，并充分考虑信息技术应用过程中的风险、投入与产出效果的。性价比，平衡好实际业务需求与技术实现之间的关系，是信息主管的一项重要的工作。

- 组织强化人员培训。信息技术能否在医护服务中的广泛应用和真正发挥作用，最终取决于医护人员。因此，信息主管的另一项重要工作职责就统筹规划，全力实施培训任务，即在不影响正常工作的情况下，集中人力、物力分期、分批全员培训医护人员的信息技术技能，确保一线的医护工作人员尽快掌握网络环境中基本的技能，如计算机操作基本技能，掌握电子处方、电子病历、健康档案等应用的各项操作。同时，为信息化工作小组中的技术人员创造专项技术培训(如软件网络管理、安全管理、数据库维护等)的机会和条件。

② 信息主管的能力与素质。

- 护理院管理相关知识。护理院信息主管必须精通院内各部门、各环节的管理流程,了解卫生经济学、管理学以及国家有关护理院管理的相关政策,从而针对护理院的医护服务管理和行政后勤管理各自不同的特色,加强护理院信息化建设。

- 管理创新意识。护理院信息主管是为适应护理院信息化引发的卫生服务体制变革而设立的。因此,管理创新意识是信息主管必备素质之一。信息主管应将信息技术渗透到医疗、教学、科研、管理、生活和文化氛围的全过程中,实现管理机构的扁平化。同时,要树立以人为本的管理理念,注重机构内部信息化氛围建设和科研合作的团队精神,使管理方式多元化、人性化。

- 组织协调能力。护理院信息化建设过程中,对内涉及管理层领导、一线的医护从业人员、后勤保障人员和行政人员,对外涉及卫生行业专家、信息技术专家、IT 技术供应商等各类角色。所以需要具备较强的组织协调能力和人际关系处理能力,充分调动各方面力量,推进信息化建设。

- 基本的信息化建设知识。信息主管作为信息化工作小组的负责人,应通过不断学习和交流逐步掌握信息化建设的基本知识。

(2) 信息技术人员。

信息技术人员是信息化工作小组的核心技术力量,主要负责护理院内各项信息化工作的技术支撑。

① 信息技术人员的主要工作职责:

- 技术分析与选型。针对护理院具体的信息化建设项目,要对项目涉及的软硬件技术作全面深入的了解,重点关注技术的实用性、适用性、先进性和成熟度,对项目风险进行预测和评估,从而为信息化主管提供客观的分析报告,辅助后者完成技术选型。

- 信息化项目的实施质控与监管。在具体的信息化项目建设过程中,要代表护理院对实施方提供的设计方案、各阶段的技术实施工作、工程进度、工程质量等项目内容进行必要的审核与监管,在技术层面确保信息化项目能保质保量地按期推进。

- 信息化项目的技术协调。

- 系统运维与院内 IT 技术支持服务响应。针对现有信息化建设成果进行日常的运维管理。及时响应护理院内的各项信息化技术需求,包括故障维修响应、信息系统功能需求调整记录、应用终端操作技术培训等。

- 针对不同规模、不同信息化应用程度的护理院,其信息化建设内容、系统运维及日常 IT 支持服务响应的工作压力差别很大,在技术人员的组成上,应结合实际情况合理配置。配置参考意见:每 150 张床位配置 1 名信息技术人员。

② 信息技术人员的能力与素质要求：

- 具有一定的 IT 技术能力或专长。能快速处理简单的系统故障，能有效响应院内的各项信息技术支持需求，并能解答一部分常见的、基础的技术性问题。在网络、主机存储、终端 PC、应用软件等方面至少有一技之长。
- 具有良好的服务意识和积极的服务态度。
- 具有一定的学习能力。作为专业技术人员，应对信息技术的快速发展，要求能不断学习和吸收新技术、新知识，了解最新的信息技术动态和发展方向；同时，也要不断学习和掌握业务知识，清楚地了解院内的业务流程和业务模式，能基于业务需求考虑技术实现，为本单位的信息化建设提供有力的技术支撑。
- 具有相当的沟通和组织协调能力。

五、护理院信息化内容与方法

（一）内容

（1）IT 基础设施建设。IT 基础设施建设的内容包括基础网络、主机服务器、存储以及安全系统的软硬件建设，是信息化建设的基础工程。

（2）网络建设。

① 护理院计算机网络系统的重要性和关键性在于，实现信息和数据实时、动态地共享，为护理院工作人员提供完善的电子化工作环境，为院领导的管理决策提供信息支撑，为医护对象提供更优质、更便捷的医疗服务。

② 计算机网络系统设计时，须着重考虑内部、外部高效、安全的使用环境，考虑业务应用的特点。根据医护业务对计算机网络系统的需求，整个护理院须部署两套独立的网络系统。

③ 内网系统。用于承载核心业务系统的运行，如费用结算、护理管理、健康档案调阅等。

④ 外网系统。用于承载非医护业务系统的网络连接，如办公自动化、门户网站等，同时对外连接互联网。

同时，应充分考虑无线联网技术的应用，满足医护人员利用便携式设备进行患者资料快速查询。

（3）主机系统。

① 根据护理院的实际业务需求，服务器的选型以 PC 服务器为主，具体配置须根据具体应用系统的设计要求，选择对应性能配置的服务器。原则上，配置偏高不偏低，须采用主流品牌，设备选型时应注意性价比。

② 针对核心的关键应用系统，必须构建双机热备集群架构，后端连接磁盘阵列，以保证系统运行的稳定性和高效性。正常情况下，一台作为主服务器对外提供应用服务，另外一台为热备份服务器，当主服务器出现故障时，应用服务可在极短的时间

内切换至备份服务器。

（4）存储系统。护理院核心业务系统的主机下端均通过高速链路与高性能磁盘阵列相连，并分别用两条线路与光纤交换机相连，实现冗余热备和负载均衡，提高线路连接的可靠性。从存储架构的完整性考虑，应建立 3 级存储模式：

① 主存储。主存储设备主要用于存储系统核心数据，并通过存储快照功能在本地保存数据副本；也可通过卷拷贝或阵列的镜像功能，与二级存储进行数据同步，保证数据的可用性，并建立离线存储。

② 二级存储。二级存储设备主要用于存储系统的近线数据（近 1～2 年的历史数据），并对主存储设备进行数据复制，保证数据安全。

③ 三级离线存储。可配置一台高速光纤虚拟磁带设备，作为集中备份设备，对系统数据进行离线备份（2 年之前的数据）。

（5）系统软件。系统软件即第三方的系统软件配置，包括：

① 备份软件。支持多种数据库，支持多种备份方式。

② 系统管理软件。支持对多种服务器管理，支持多种网络设备管理（包括交换机、防火墙），支持网络访问审计功能。

③ 防病毒软件。网络版防病毒软件。

④ 操作系统。如微软公司窗口操作系统等。

⑤ 数据库。如微软公司、甲骨文公司推出的数据库管理系统等。

⑥ 终端管理。支持终端桌面的控制与管理。

（6）信息安全体系。信息安全体系是指通过建立完整的信息安全体系，以实现信息安全保障。

① 安全保密保障。建立完善的安全保密保障方案，包括信息系统安全等级保护通信技术规范、信息系统安全管理规范、信息系统网络安全规范、数据库系统安全使用技术规范、操作系统安全使用技术规范、访问控制管理规范等。

② 隐私管理。鉴于医护数据的私密性，应建立完善的隐私管理方案，内容包括：数据建模、数据调阅规则、用户合法身份认证、用户请求合理性判断、关键信息加密等。

③ 安全措施。包括内外网防火墙、网络审计、数据访问控制策略、设备冗余设计、终端控制等。

④ 信息安全管理制度。应建立网络信息安全管理规范，并在此基础上制订具体的信息安全管理制度，对各部门的安全管理工作做出指导，以明确权责。具体包括：场地与设施安全管理制度、人员安全管理制度、设备安全管理制度、软件安全管理制度、网络安全管理制度、技术文档安全管理制度、应急管理制度、审计管理制度。

（7）护理系统。

① 护理对象问题点评测管理。建立护理对象问题点评等级评估体系，确定对象在感觉方面、精神方面、心理方面、健康方面、护理方面、失禁方面的详细问题点。

② 护理计划管理。根据护理对象家属的要求以及护理院医护人员的评估建议，为对象建立的总体护理方案，包括：制订长期护理目标、短期护理目标、制订日常生活照料计划（每日固定计划、制订临床护理计划以及护理计划评价）。

③ 日常护理服务记录。针对日常的护理，建立对应的护理服务记录管理，包括：心理访谈记录、日常生活照料记录、排泄护理记录、身体清洁记录、膳食护理记录、临床护理记录、康复活动记录等。

④ 接待记录管理。对来访人员进行登记，记录包括来访日期、来访者姓名、证件号码、联系电话、出入时间及被访者姓名、房号等信息。可供日后随时查询和调用。

（8）医疗服务系统。针对护理院为护理对象提供的医疗服务，完成相关服务信息的记录与管理。

① 病历管理。为护理对象建立对应的入院病历管理和护理病历管理。

- 入院病历管理。医生将护理对象入院时的患病既往史以及相关化验单据保存到系统中，并根据对象的患病情况编写长期医嘱。根据医生的长期医嘱由护士制订对象健康护理计划。

- 护理病历管理。护理对象在医护过程中遇到突发疾病或者原有疾病情况发生变化，由医生进行短期医嘱的编写或者长期医嘱的变更。根据医嘱由护士制订短期护理计划或者变更护理对象的健康护理计划。

② 日常配药。指根据医嘱以及健康护理计划，护士需要制订长期配药计划，按照计划监督每位护理对象的药物服用。同时，护士还要根据短期医嘱对护理对象的药物服用制订临时配药计划，并严格按照配药计划执行。

③ 计费管理。针对护理对象在院期间，由护理院提供的各项医疗、护理服务，进行系统计费，包括床位费、诊疗费、护理费、伙食费等费用的计费，并提供每日结算等财务服务。在护理对象出院时，对应的计费信息提交到出院管理系统，完成出院费用结算。

（9）入出院管理系统。出入院系统主要处理护理对象的入院、转院和出院管理，并完成与之对应的入院预交金管理、出院结账管理以及相关收入统计报表等业务功能。在护理对象入院后，入院系统可向病区发送各项登记信息；出院时，须从在院计费管理系统中读取计费信息，完成对应的出院结算处理。对出入院操作员所使用的预交金收据和发票提供专项票据管理，并支持操作员结账和全班结账功能。同时，提供催款、退费等财务功能。

（10）院长综合查询系统。院长综合查询系统可以为护理院领导掌握全院运行状况而提供数据查询、分析。系统从各业务系统中加工处理出有关护理院管理的医、教、研和人、财、物分析决策信息，以便为院长及各级管理者决策提供依据。

院长查询系统涵盖各部门中心业务的查询，利用直观的表格统计图，对护理对象情况进行分析，为护理计划的修改提供参考，为决策管理人员及操作人员提供全面的、形象生动的图表管理，并且随着分析人员的数据变化，图形分析随机变化。

（11）与健康档案的互联互通。通过与市、区两级卫生信息平台接轨，一方面，充分利用区域平台提供的健康档案调阅服务，及时获取护理对象已记录在档的健康信息，辅助日常医护工作的开展；另一方面，完成配套的数据采集工作，即将护理对象的医护记录、健康信息纳入统一的居民健康档案。

（12）电子病历数字认证。电子病历的电子认证（也称数字认证）应用是解决电子病历使用的身份认证、授权管理、责任认定的技术支持平台，是保证电子病历信息安全所应具备的法律保障，电子病历采用电子认证技术保障其真实性、完整性、机密性、不可抵赖性。

建立院内电子认证体系；采用电子认证服务，提供电子病历应用的身份认证、数据加密、数字签名、数据解密、数据验证、电子签章、可信数据托管、数据写入时间戳、电子认证审计、数字证书管理的整体解决方案，为电子病历应用提供具有法律依据的信息安全保障的目标。电子病历的电子认证技术应用范围包括所有临床过程记录、结果信息。

（二）方法

（1）环境分析：环境分析是护理院信息化规划的依据，深入分析护理院所处的行业环境、护理院具有的优势与劣势、面临的发展风险等。

（2）发展分析：明确护理院的发展目标、发展需求和发展前景。明确为了实现护理院的发展目标，护理院各个部门要做的各项工作。明确上述各个要素与信息化之间的潜在关系，从而确定信息化技术应用的方式方法，使信息化规划与护理院战略实现融合。

（3）护理院信息化关键流程分析与优化：分析护理院信息化管理的关键流程，必要时可请外来专业单位协助设计，使护理院管理和信息系统相融合。

（4）信息化需求分析：在护理院现状评估的基础上，制订护理院适应发展的信息化规划，指出信息化的需求。需求分析包括系统基础网络平台、应用系统、信息安全、数据库等需求。

（5）确定信息化的总体构架和标准：从系统功能、信息架构和系统体系三方面对信息系统应用进行规划，确定信息化体系结构的总体架构，拟定信息技术标准。使护理院信息化系统具有良好的可靠性、兼容性、扩展性、灵活性、协调性和一致性。

（6）护理院信息化执行：针对护理院信息化建设或改造，定义每一个项目的范围、优先次序，以及预计的时间、成本和资源，财务上给予保障，对信息化项目进行分派和管理，指定信息主管对每一项目进行监控与管理，分配任务至信息技术人员。

六、远程健康监护

远程健康监护是护理服务的一种延伸，是在"知情同意"的前提下为护理对象提供的个性化的健康监护服务，是对护理过程中医疗卫生服务模式的一种探索。通过引入 2G/3G 网络技术，使用便携式健康监测设备，对护理对象的生理指标进行自测，并将生成的生理指标数据通过固定网络或 3G 无线网络传送到护理院,从而有效扩大健康监护的覆盖范围。基于远程健康监管,还可提供相关增值业务,如紧急呼叫救助服务、专家咨询服务、健康档案管理服务等。

(一)远程安全监护

利用行动报警器(利用红外线探测器自动分析人体的肢体动作制作而成的报警器)为护理对象提供远程安全监护服务:在对象摔倒时,自动给护理人员发送信息,以便医护人员及时前往查看情况,第一时间提供救助。

(二)护理对象区域定位系统

利用无线射频和移动定位计算技术,为护理院的护理对象提供移动定位管理。护理院的护理对象都佩戴射频卡,射频卡在正常的环境下,可以接收定位器发出的位置信息,并把接收到的定位器的地址信息和射频卡自身的 ID 信息发送给感应读写器,读写器再把读到的信息发给管理系统,完成对护理对象的行动路线的记录。医护人员可以通过管理后台,实时对护理对象的行动路线进行实时监控,亦可查询路径。

(徐　民)

护理院档案与病案管理

第一节　护理院档案与病案管理概述

一、基本概念

（一）档案

国家机构,社会组织或个人在社会活动中直接形成的有价值的各种形式的历史记录。或档案是组织或个人在以往的社会实践活动中直接形成的清晰的、确定的、具有完整记录作用的固化信息。档案是直接形成的历史纪录。"直接形成"说明档案继承了文件的原始性,"历史纪录"说明档案在继承文件原始性的同时,也继承了文件的记录性,是再现历史真实面貌的原始文献。正因为档案继承了文件原始记录性,具有历史再现性,所以档案才具有凭证价值的重要属性,并以此区别于图书情报资料和文物。

（二）护理院档案分类

根据护理院的情况档案分类可以分成以下几类:

（1）文书档案。指护理院在贯彻执行方针、政策、计划、报告、总结、交流等活动中形成的档案。

（2）护理医疗业务档案。指护理院在护理、医疗业务、工作中形成的档案。

（3）人事档案。根根据 1991 年 4 月 2 日中共中央组织部和国家档案局于发布的《干部档案工作条例》人事档案分为十大类。第一类是履历材料;第二类是自传材料;第三类是鉴定、考察、考核材料;第四类是学历和评聘专业技术职务材料(包括学历、学位、成绩、培训结业成绩表和评聘专业技术职务、考绩、审查材料);第五类是政治历史情况的审查材料(包括甄别、复查材料和依据材料,党籍、参加工作时间等问题的审查材料);第六类是参加中国共产党、共青团及民主党派的材料;第七类是奖励材料(包括科学技术和业务奖励、英雄模范先进事迹);第八类是处分材料(包括甄别、复查材料,免予处分的处理意见);第九类是录用、任免、聘用、转业、工资、待遇、出国、退(离)休、退职材料及各种代表登记等材料;第十类是其他可供组织参考的材料。

（4）会计档案。指护理院在经济活动和财务收支过程中形成的档案。主要有凭证、账册、报表等。

（5）声像档案。指护理院在工作活动中，利用现代录音、数码、摄像等方法将原声、原貌记录下来的材料，包括照片、录音、录像带、视频等。

（三）档案工作的任务

督促和协助护理院各科室或有关人员整理好需要归档的文字材料，并按时归档。

（1）提高档案服务能力。

① 提高对档案服务功能的认识，收集、整理鉴别，保管和统计护理院生成的各类档案材料。

② 提高档案信息服务能力和积极开展利用工作。要善于对档案信息进行深入研究、综合加工、深度开发，主动为各方面提供经过提炼的、深层次、高质量的档案信息产品。

③ 提高帮助建立和管理档案等服务能力。

（2）加强档案资源建设。

① 护理院必须依法建立档案工作，应建立和修改完善本单位的文件归档范围和保管期限。凡是反映护理院基本职能和人员情况、涉及重大活动的文件材料，都要列入归档范围并确定较长的保管期限，把护理院履行职能过程中形成的应归档文件收集全、保管好。

② 采用现代化手段，对档案实体或档案信息进行科学整合，包括整合不同部门的档案资源，促进档案资源配置更加科学合理。

二、病案（病历）的基本概念

（1）病案（病历）的定义：是指医务人员通过问诊、查体、辅助检查、诊断、治疗、护理等医疗活动获得有关资料，并进行归纳、分析、整理形成的医疗活动记录，即医务人员在医疗活动过程中形成的文字、符合、图表、影像、切片等资料的总和，包括门（急）诊病历和住院病历。

（2）在护理院管理中，病案（病历）作为医疗活动信息的主要载体，不仅是医疗、教学、科研的第一手资料，也是医疗质量、技术水平、管理水平综合评价的依据，同时具有法律价值。

三、护理院档案作用与意义

护理院档案是在护理院行政管理、护理医疗业务、护理科学研究等活动中形成的，其作用也是多方面的。

（一）护理院管理工作的凭证作用

这是护理院工作的原始记录档案，具体记录了护理院领导的决策指导思想，以及护理院工作成就、经验和教训。从其产生来看，档案是在工作活动中客观形成的文件转化而来的，档案保留着护理院真实的历史标记，如有的是当事人的亲笔手稿、亲笔签署,还有的是原来形象的拍照和原声的录音等,档案能为护理院开展新的工作提供参考依据。

（二）作为护理院工作的参考作用

护理院档案是第一手的原始资料,它不仅记录了历史活动的事实经过,而且记录了护理院在各种活动中的思想发展、科学研究和业务建设的创新成果。所以,档案既是护理院工作和生产的必要条件,又是统一管理的宝贵财富。

（三）可作为护理院进行宣传教育的生动资料

利用档案写院史,举办各种展览,同时护理院档案的内容极为丰富,它记载了护理院的发展状况,如护理院成立、发展、职工队伍发展情况以及取得成绩和成果等。利用这些档案材料对员工进行宣传教育,其具体生动、真实性强,富有说服力和感染力。

第二节　护理院文书档案管理

一、主要内容及归档范围

（一）主要内容

（1）凡能准确反映护理院各项业务活动的文件、材料、音像、报表,都必须及时归档,确保完整无缺。

（2）档案内容包括从成立护理院之日起每年在管理工作中形成护理院执发的应归档的文件材料。

（3）负责档案管理的专（兼）职人员必须坚持随时立卷的归档制度,并分门别类,做好收集、整理、立卷、归档工作。

（二）归档范围

（1）行政综合类。包括重要的会议材料;制订内部制度、政策性文件;组织变革、变迁、大事记、年报等文件材料、发展规划、工作总结汇报,政府及卫生行政部门颁发的重要文件。

（2）组织人事/教育培训类。员工个人档案、员工变化表、员工花名册、培训登记表、继续医学教育登记簿等。

（3）护理医疗业务类。卫生部门统计年、季报表,本院主要护理医疗业务材料等。

（4）会计统计类。年度计划、财务会计预算报表及其说明、卫生行政部门下发的有关文件材料。

二、文书档案的收集管理

文书档案的收集管理需坚持院办收集管理文件材料制度。

（一）文书收发文

凡本护理院印发的公文(批复请示、转发文件会被转发的原件)一律由办公室统一收集管理。

（1）在发文时，要将发文的印件与定稿、正件与附件等收集齐全。

（2）在收文时，要将经过登记、批办、承办、注办等环节处理过的文件材料，按照收文登记簿及时清退收集。

（二）收集文件范围

（1）重要会议、工作会议、专业会议所形成的请示报告卡、预算、会议通知、会议记录、纪要、领导讲话、总结、典型材料等均应收集齐全。

（2）外出开会。凡单位领导、各部门负责人或一般干部外出开会带回来的材料，应及时催收、登记、清理。

（3）内部文件材料。主要指的是单位内部形成的工作计划、总结、规章制度、各种统计报表、员工名册、向上级部门上报的典型材料、汇报资料、调研材料等，文书人员都应及时收集。

三、文书档案的整理

（一）档案整理工作的内容

档案整理工作的内容包括：档案的分类、立卷、卷内文件整理、卷宗封面的编目、装订，案卷的排列和案卷目录等。

（二）文书档案整理的基本原则

（1）按照档案形成的特点和规律，保持档案间的历史、整理出反映护理院史真实面貌，便于保管和利用。

（2）历史联系的原则。

（3）便于保管和利用的原则。

（三）文书档案分类的要求

（1）客观性。即从实际出发，使分类能够反映护理院真实面貌。

（2）逻辑性。分类体系要有严密的逻辑性。

（3）实用性。档案的分类，必须便于保管、检索和利用。

（四）文书档案整理的方法

（1）文书立卷是将已经处理完毕的文件组合为各个案卷，以案卷作为档案的基本保管单位。该方法具有较强的科学性和实用性。

（2）文书立卷的步骤：收集文件→分年度分类→划分保管期限→组织案卷→排列文件→编写页号，登记卷内文件目录，填写备考表→装订→拟写案卷标题→排列案卷→编制目录。

（3）归档文件。归档文件是相对于传统的立卷方式，是文书立卷的改革。它是在"简化立卷、深化检索"的思想指导下，破除卷的概念，直接以单份文件为单位归档整理,最大限度地保持文件的历史原貌,便于计算机管理和应用,逐步与办公自动化(随办随归档)相结合的一种归档文件整理方法。

归档文件整理工作步骤:收集文件→分类(按年度、划分保管年限、分问题)→排列编号→目录录入→装盒。

四、文书档案的积累及归档

(一)文书档案的积累的特点

(1)文书档案的特点是:

① 专业性强。医学护理技术档案其内容和形式具有很强的专业技术性。

② 形式多样化。

(2)文书档案的积累即收集工作,既是将本单位在其职能活动中形成的、办理完毕的、具有保存价值的各种文字材料收集集中起来的工作过程。要求材料齐全完整、内容真实准确。

(3)文书文件材料的积累工作始终贯穿于职能活动的形成过程中,其方法有:

① 科室积累。

② 专业积累。

③ 个人积累。

(二)文书档案归档的范围与时间

(1)文书立卷归档的范围。凡属档案种类所涵盖的文件资料,均应立卷归档。

(2)立卷归档的时间。

① 凡已办理完毕的具有保存价值的各种文件资料,均应在3日内递交院办公室立卷归档。

② 明确归档范围。凡是反映本单位各种职能活动,具有查考利用价值的文件材料均属归档范围。

③ 归档时间。可由各护理院自行拟定,或按照上级主管部门要求安排归档时间。为确保按时完成,一般运用3种形式结合收集:随办随归、定期收集、年终集中收集。

(三)归档要求

(1)归档的文件材料应齐全完整,内容准确。制成材料要耐久规范。字迹材料一律使用碳素墨水或蓝黑墨水,禁止用圆珠笔或铅笔,字迹清楚。

(2)收集工作应立足本单位,注意业务部门形成的反映专业职能活动的文件材料的收集;重大活动事件材料的收集。

(3)底稿与印件一起收集。若底稿是直接在计算机上起草的打印件,则一般只要收集发文稿纸与印件,其中发文稿纸上除了领导签发外还需加盖单位公章以示效力。若计算机打印的底稿上有领导的重要修改或批示,应收集与印件一并归档。

(4)附件与正件一并收集归档。

（5）关于同一问题的请示和批复应一起归档。

（四）关于文书档案确定"件"

（1）文件正本与定稿为一件。

（2）计算机及其网络环境中形成的文件，无定稿的，或打印出的定稿上无重要修改手迹、领导批示，定稿不归档，但发文稿纸必须归档，且与正文合为一件。

（3）正文与附件为一件。附件一般是指正文后注明的附件，它是正文内容的一部分。

（4）原件与复制件为一件。

（5）转发文与被转发文为一件。

（6）会议记录一本为一件，如党支部会议记录、行政会议记录等。

（7）成套的会议材料分别为一件。

（8）重要文件的正文与历次修改稿各为一件。

（9）正文与文件处理单（办文单）为一件。

（10）来文与复文（指请示与批复、报告与批示、批函与复函）分别为一件。

（11）报表、名册、图册、成册的编研材料、刊物等按其原来的装订方式，一册（本）为一件。

（12）未装订的式样同一的表格，以一定的单位（如部门或时间等）组合，可装订在一起作为一件。如先进审批表、工资审批表、统计年报等。

（13）介绍信一般一份为一件，若单位一年形成的介绍信数量较多时，也可结合其他特征划分成若干件。

（五）件的装订、排序与分类

（1）正本在前，定稿在后；正文在前，附件在后；原件在前，复制件在后；转发文在前，被转发文在后。计算机及其网络环境中形成的文件，无定稿的，正文在前，发文稿纸在后。文件处理单（办文单）归档的应放在最前面。

（2）件的分类。

① 分类是归档文件整理工作的基本步骤，是将归档文件按来源、时间、内容等方面的异同，分成若干层次和类别，构成有机体系的过程。

② 按年度归档。

- 一般文件归入文件签发年度。如计划总结和奖惩材料等内容涉及不同年度的文件均归入文件的签发年度；

- 跨年度办结的文件归入办结年度。如处理案件、同一问题的来文和复文等；

- 跨年度的会议或活动材料统一放在闭幕年度归档；

- 几份文件作为一件时，归入排在最前面文件的签发年度。如会议记录、介绍信、审批表、统计报表等。

（六）编制归档文件目录

编目是指对归档文件编制目录的工作。编目应做到准确、全面、详细、深入，以适应档案管理现代化及计算机检索的需要。填写归档文件目录的要求如下：

（1）件号。填写文件的编件号。作为一件看待的文件只编一个件号，但一组会议材料等应分别编件号。

（2）责任者。填写制发文件的组织或个人，即文件的发文机关或署名者的名称。可写通用简称或全称，注意不要用"本单位、本部门"等。若是几个文件组成的一件，只填写排在最前面的文件责任者。

（3）文号。填写文件的发文字号，一般由机关代字、年度、顺序号组成，须填写完整。没有文号的空着不填，不得填写诸如"会议文件之一"或"某刊第几期"等。

（4）题名。即文件标题，一般应如实填写。

① 没有题名或题名不规范的可自拟标题，外加"[]"号；如干部任免、表彰先进等文件。

② 在计算机辅助管理条件下，若标题较为笼统，需进一步细化著录，以便快速检索。

（5）日期。文件形成时间以阿拉伯数字标注年月日，如"201 10611"，若文件无日期，可用"0000"代替。若此件是由几份文件组成且日期不一致，则安排在最前面的文件形成时间填写。

（6）页数。填写归档文件有字（有内容）页面的总页数。

（7）备注。注释文件需说明的情况。归档文件目录应以 A4 幅面打印后统一装订成册，前面放置统一格式的归档文件目录和封面，之后放入档案盒内保管。

（七）装盒

将归档文件按编件号顺序装入档案盒，并填写档案盒封面、盒脊及备考表项目。装盒时应注意以下问题：

（1）不同归档年度的文件不应放入同一档案盒。

（2）不同保管期限的归档文件不应放入同一档案盒。

（3）装盒时尽量选择厚度适宜的档案盒放置文件，并做到下边齐，防止文件在盒内弯曲。

（4）统一使用当地档案局监制的无酸化档案盒。有厚为 2、3、4 cm 的档案盒。一个单位使用的档案盒应厚度相对统一。

（八）档案排架

（1）编制盒号。用铅笔分保管期限编制年度流水号。

（2）排架方法。在同一保管期限中，按年度顺序，从左至右、从上至下。

五、声像档案管理

护理院的声像档案是指护理院在护理实践活动中直接形成的有保存价值的录

音、录像、照片、VCD(影片)、视频等辅助文字说明的历史记录。声像档案一般由录音带、录像带、摄像带、视频、照片(底片)等文字说明两部分组成。

（一）照片档案

（1）照片档案是以感光或数码材料为载体，以影像为主要反映方式，辅以文字叙述的历史记载。

（2）照片档案的收集。收集范围有：护理院工作活动中产生的具有凭证和参考价值的照片；护理院领导活动的照片；社会知名人士在本院工作、学习的照片；护理院重要外事活动的照片；其他具有保存价值的照片。归档的照片应附有文字说明材料，作为照片档案的组成部分。

（3）照片档案的整理。

① 按内容分类是常用的分类方法。

② 照片的分类可以按反映的内容或专题进行。

（4）照片档案的保管及销毁。采用照相册保管，在每张照片下方或右下方注明照片的内容、时间、地点、人物和案卷号。照片属专门档案，如要销毁照片档案必须编制清单，报请院领导审批后方可销毁。

（二）录音、录像档案

（1）声像档案的整理，包括分类、组合、排列和编目，使其成为系统，便于保管和利用。

（2）按年代、问题分类，按内容编号。

（3）声像档案的保管。底片、照片、录音、录像带应竖放，存放磁带最好不用铁皮柜。声像档案包括照片档案要两年检查1次。

第三节　护理院会计档案管理

一、会计档案收集

会计档案是护理院档案中的一个门类，会计档案收集归档的收集范围一般是指会计凭证、会计账簿、会计报表以及其他核算整理4个部分，它是记录和反映经济业务的重要历史整理和证据，是形成会计档案的前提和基层。

（一）会计凭证

（1）是记录护理院经济业务、明确经济责任作为记账依据的书面凭证。包括自制原始凭证、外来原始凭证、原始凭证汇总表、银行存款余额调节表等。

（2）原始凭证粘贴时张与张之间要均匀、整齐，对于超过账本尺寸的大中型原始凭证等应折叠摆放；银行存款对账单、银行存款余额调节表应附在月末最后一张银行收款或银行付款凭证后面一并装订。

（3）会计凭证装订要整齐、牢固、美观、不掉页、不压字、不串页、不倒置，便于翻阅。

（二）会计账簿

（1）是以会计凭证为依据，记录和反映经济业务的簿籍。包括按会计科目设置的总分类账、各类明细分类账、现金日记账、银行存款日记账以及辅助登记备查簿等。对于这些账簿要分别整理立卷，组成保管单位。

（2）订本式账簿以一本为一个保管单位；活页式账簿在整理时去掉空白页，按科目顺序整理成册，装订后要加封面、封底和扉页；计算机生成的总账、明细账等应单独组卷并加装封面和扉页，填齐封面和扉页的各项内容。

（3）账簿装订后应依次在每页非装订线一侧上角编页号，每册账簿单独编一个流水号，编号可用号码机打印，也可用碳素或蓝黑钢笔编写。

（三）会计报表

（1）是根据日常会计核算的资料，加以汇总整理，概况反映护理院在一定时期内经济活动情况和成果的一种报告文件。分月、季、年度会计报表。

（2）每类报表包括资产负债表、损益表、利润分配表、现金流量表、成本费用表及各种附表、报表附注和决算说明等。

（3）会计报表按本单位隶属单位和月、季、年分别整理，报表附注和决算说明应与报表一并组卷装订。各类会计报表应编写页码，方法与账簿相同。

（四）其他会计核算资料

此属于财务业务范畴，数据资料与会计核算、会计监督紧密相关。如经济合同、数据统计资料、财产清算汇总资料、核定资金定额的数据资料、会计档案移交清册等。会计电算化存储在磁性介质上的会计数据、程序文件及其他会计核算资料均应视同会计档案一并管理。

二、会计档案整理

每年形成的会计文件材料，均应由会计部门按照会计档案立卷归档的要求，进行规范化的整理立卷。

会计档案的分类方法。最常用的几种是按年度一名称分类法，即首先按年度分开，把一年形成的会计材料分为会计报表、会计账簿和会计凭证3个类别，分别组成保管单位，一年编一个流水号。

（一）会计档案组卷

（1）会计凭证。按照会计凭证材料形成的时间顺序，连同所附的原始凭证整理装订成卷。

（2）会计账簿。一般是一本为一卷册。

（3）会计报表。按年报、季报、月报等分别组卷，填写报表封面栏目和备考表，编写卷内目录。

（4）会计档案封面的规格要符合财政部门的规定。在案卷排列上，一般先排报表,再排账簿,最后是凭证。

（二）会计档案归档

当年的会计档案在会计年报终了后,应由会计部门装订成卷,并可暂由会计部门保管1年。保管期满后,按规定手续交给院档案部门集中保管。

三、会计档案鉴定与销毁

会计档案保管期限可分为永久和定期两种,划分保管期限应按《会计档案管理办法》的附件规定执行。应由本单位档案部门会同财务会计部门共同鉴定,报请护理院领导批准后实行监督销毁。

（一）过期会计档案的鉴定标准

（1）会计凭证的鉴定标准。以下过期的会计凭证不能销毁:

① 单位建立时,征地、房屋拆迁补偿的付款凭证;

② 单位与周边单位矛盾(水、电、路、围墙等)处理时一次性了结的付款凭证;

③ 单位发生的重大事故(工伤、医疗事故等)的一次性理赔付款凭证;

④ 单位职工被辞退、死亡等一次性解决的付款凭证;

⑤ 单位较大基建项目(50万元以上)的大额付款凭证(10万元以上);

⑥ 如有重要的经济合同在有关凭证的附件中,文书档案中没有保存,不予销毁;

⑦ 本单位认为不能销毁的其他会计凭证;

⑧ 本单位职工反响比较大的经济事项有关会计凭证。

（2）会计账簿的鉴定标准。凡涉及与鉴定认定不予销毁的会计凭证相对应的会计账簿不予销毁。

（3）会计报表的鉴定标准。会计年报表作永久保存,不予销毁。如某个年度年报表缺失,则该年度的月、季报表不予销毁。

（二）会计档案在保管期满需要销毁时参照的程序

（1）由本单位档案机构会同会计机构提出销毁意见,共同鉴定和审查,编制会计档案销毁清册,并列明销毁会计档案的名称、卷号、册数、起止年度和档案编号、应保管期限、已保管期限、销毁时间等内容。

（2）护理院领导在会计档案销毁清册上签署意见。

（3）销毁会计档案时,应当由单位档案机构和会计机构共同派员监销。

（4）监销人在销毁会计档案前,应当按照会计档案销毁清册所列内容清点核对所要销毁的会计档案;销毁后,应当在会计档案销毁清册上签名盖章,注明"已销毁"字样和销毁日期,同时将监销情况写出书面报告(一式两份),一份报告本单位负责人,另一份归入档案备查。

第四节　护理院病案(病历)管理

一、病历的基本要求

《侵权责任法》规定,医疗机构及其医务人员应当按照规定填写并妥善保管住院志、医嘱单、检验报告、手术及麻醉记录、病理资料、护理记录、医疗费用等病历资料。国家卫计委《病历书写基本规范》对病历书写提出以下具体要求:

(1)病历书写应当客观、真实、准确、及时、完整、规范。

(2)病历书写应当使用蓝黑墨水、碳素墨水,需复写的病历资料可以使用蓝色或黑色的圆珠笔。计算机打印的病历应当符合病历保存的要求。

(3)病历书写应当使用中文、通用的外文缩写和无正式中文译名的症状、体征、疾病名称等可以使用外文。

(4)病历书写应规范使用医学术语,文字工整,字迹清晰,表述准确,语句通顺,标点正确。

(5)病历书写过程中出现错字时,应当用双线划在错字上,保留原记录清楚、可辨,并注明修改时间,修改人签名。不得采用刮、粘、涂等方法掩盖或去除原来的字迹。上级医务人员有审查修改下级医务人员书写的病历的责任。

(6)病历书写应当按照规定的内容书写,并由相应医务人员签名。实习医务人员、试用期医务人员书写的病历,应当经过本医疗机构注册的医务人员审阅、修改并签名。进修医务人员由医疗机构根据其胜任本专业工作实际情况认定后书写病历。

(7)病历书写一律使用阿拉伯数字书写日期和时间,采用 24 小时制记录。

(8)对需取得患者书面同意方可进行的医疗活动,应当由患者本人签署知情同意书。患者不具备完全民事行为能力时,应当由其法定代理人签字;患者因病无法签字时,应当由其授权的人员签字;为抢救患者,在法定代理人或被授权人无法及时签字的情况下,可由医疗机构负责人或者授权的负责人签字。

因实施保护性医疗措施不宜向患者说明情况的,应当将有关情况告知患者近亲属,由患者近亲属签署知情同意书,并及时记录。患者无近亲属的或者患者近亲属无法签署知情同意书的,由患者的法定代理人或者关系人签署知情同意书。

二、入院和病程记录

(1)入院记录是指患者入院后,由经治医师通过问诊、体格检查、辅助检查获得有关资料,并对这些资料归纳分析书写而成的记录。可分为入院记录、再次或多次入院记录、24 小时内入出院记录、24 小时内入院死亡记录。

入院记录、再次或多次入院记录应当于患者入院后 24 小时内完成;24 小时内入出院记录应当于患者出院后 24 小时内完成;24 小时内入院死亡记录应当于患者死亡后 24 小时内完成。

（2）病程记录是指继入院记录之后，对患者病情和诊疗过程所进行的连续性记录。内容包括患者的病情变化情况、重要的辅助检查结果及临床意义、上级医师查房意见、会诊意见、医师分析讨论意见、所采取的诊疗措施及效果、医嘱更改及理由、向患者及其近亲属告知的重要事项等。

① 首次病程记录是指患者入院后由经治医师或值班医师书写的第一次病程记录，应当在患者入院 8 小时内完成。

② 日常病程记录是指患者住院期间诊疗过程的经常性、连续性记录。由经治医师书写，也可以由实习医务人员或试用期医务人员书写，但应有经治医师签名。对病危患者应当根据病情变化随时书写病程记录，每天至少 1 次，记录时间应当具体到分钟。对病重患者，至少 2 天记录 1 次病程记录。对病情稳定的患者，至少 3 天记录 1 次病程记录。

③ 上级医师查房记录是指上级医师查房时对患者病情、诊断、鉴别诊断、当前治疗措施疗效的分析及下一步诊疗意见等的记录。主治医师首次查房应当于患者入院 48 小时内完成。主任（副主任）医师查房记录至少每周 1 次。

三、护理文书

（1）护理文书包括体温单、医嘱单、护理记录单、出入量记录、病房交班报告、护理病历、护理出诊记录等。

（2）护理文书除特殊规定外，一律采用钢笔书写。表达内容真实、文字工整、字迹清晰、语句通顺，标点正确，使用规范医学术语，及时记录，并签全名。

（3）眉栏项目、页数应逐项填全，不得空项、漏项。

（4）护理文书书写出现错字时，应用双横线画在错字上，进行修改并签名。

（5）度量衡单位一律使用国家统一拟定的名称和标准，数字一律使用阿拉伯数字书写。

（6）护理文书纳入病案资料一并保存。

四、电子病历及病历系统

（一）电子病历

电子病历是指医务人员在医疗活动过程中，使用医疗机构信息系统生成的文字、符号、图表、图形、数据、影像等数字化信息，并能实现存储、管理、传输和重现的医疗记录，是病历的一种形式。根据国家卫计委发布的《电子病历基本规范》，使用文字处理软件编辑、打印的病历文档，不属于电子病历。

（二）电子病历录入的原则

电子病历录入应当遵循客观、真实、准确、及时、完整的原则。电子病历录入应当使用中文和医学术语，表达准确，语句通顺，标点正确。通用的外文缩写和无正式中文译名的症状、体征、疾病名称等可以使用外文。电子病历录入一律使用阿拉伯数字书写日期和时间,采用 24 小时制。

电子病历包括门急诊电子病历、住院电子病历及其他电子医疗记录。电子病历内容应当按照国家卫计委《病历书写规范》执行,使用国家卫计委统一制订的项目名称、格式和内容,不得擅自变更。电子病历应当满足国家信息安全等级保护制度与标准。严禁篡改、伪造、隐匿、抢夺、窃取和损坏电子病历。

（三）电子病历系统

（1）电子病历系统运行要求。医疗机构电子病历系统运行应当符合以下要求:

① 具备保障电子病历数据安全的制度和措施,有数据备份机制,有条件的医疗机构应当建立信息系统备用体系,应当能够落实系统出现故障时的应急预案,确保电子病历业务的连续性。

② 对操作人员的权限实行分级管理,保护患者的隐私。

③ 具备对电子病历创建、编辑、归档等操作的追溯能力。

④ 电子病历使用的术语、编码、模板和标准数据应当符合有关规范要求。

（2）电子病历归档。《电子病历基本规范（试行）》规定,患者诊疗活动过程中产生的非文字资料（CT、核磁共振、超声等医学影像信息,以及心电图、录音、录像等）应当纳入病历系统管理,确保随时调阅、内容完整。门诊电子病历中的门（急）诊病历记录由接诊医师录入确认即为归档,归档后不得修改。住院电子病历随患者出院经上级医师于患者出院审核确认后归档,归档后由电子病历管理部门统一管理。归档后的电子病历采用电子数据方式保存,必要时打印纸质版本,打印的电子病历纸质版本应当统一规格、字体、格式等。

（3）电子病历信息安全及保密。医疗机构应当建立电子病历信息安全保密制度,设定医务人员和有关医院管理人员调阅、复制、打印电子病历的相应权限,建立电子病历使用日志,记录使用人员、操作时间和内容。未经授权,任何单位和个人不得擅自调阅、复制电子病历。

五、住院病历顺序装订保存

按照国家卫计委《病历书写规范》(2008 版)规定,归档的住院病历按以下顺序装订保存:

（1）住院病案首页。

（2）出院记录（死亡记录）。

（3）入院记录。

（4）病程记录（包括首次病程记录,日常病程记录、上级医师查房记录、疑难病历讨论记录、交接班记录、转科记录、阶段小结、抢救记录、会诊记录、术后首次病程记录、死亡病历讨论记录等）。

（5）授权委托书。

（6）治疗方案知情同意书。

（7）特殊检查（治疗）知情同意书。

（8）输血同意书。

（9）术前小结。

（10）术前讨论记录。

（11）术前知情同意书。

（12）手术记录。

（13）麻醉知情同意书。

（14）麻醉记录单。

（15）麻醉记录。

（16）手术护理记录单。

（17）会诊单。

（18）责任制护理病历。

（19）临床护理记录单。

（20）病理检查报告单。

（21）特殊检查报告单。

（22）常规检查报告单。

（23）长期医嘱单。

（24）临时医嘱单。

（25）体温单。

（26）住院病历质量评定表。

按上述顺序排列后，应复查每页一般项目是否填全；遗漏的应补填。再依次在每页用纸（包括首页）的右上角编号，并用红墨水笔将总页数填写在病历首页的左上角处。经上级医师审核签名后送病案室存档。

六、护理院病案管理制度

护理院管理制度如下：

（1）设置专门部门或者配备专（兼）职人员，负责病历的保存与管理工作。

（2）门（急）诊病历及住院病历，应分别统一编号。实行封闭式管理，严防病历丢失。

（3）严禁任何人涂改、转借、拆散、伪造、隐匿、销毁、丢失、抢夺、窃取病历。

（4）任何机构和个人不得擅自查阅患者的病历。因科研、教学需要查阅病历的，需经主管领导同意后查阅，查阅后应当立即归还，不得泄露患者隐私。

（5）患者诊疗活动结束后，24小时内及时收回门诊病历；患者住院期间，住院病历由科室统一保管；各种检查报告单结果出具后，24小时内归入门诊病历或住院病历。

（6）住院病历如需要带离病区时，由病区指定专门人员负责携带和保管。需要复印病历时，按规定复印病历的客观部分。

（7）发生医疗事故争议时，机构指派专人在患者或其代理人在场的情况下封存相关病历记录，专人保管，封存的病历可以是复印件。

（徐　民）

护理院科研管理

第一节　护理院科研现状

一、文献

（1）2012 年—2014 年，国内护理管理基金论文和 Sci 护理管理基金论文共1 740 篇，其中政府和护理院相加才只有 2 篇。2010 年—2014 年文献计量分析中医护理论文，选取了符合影响因子大于 0.7 的六种杂志，共收录中医护理文献 485 篇，没有护理院人员发表的文章。

（2）2012—2014 中国核心期刊护理管理论文 2 646 篇，专科和本科在读仅发表了186 篇，护师及以下发表 425 篇。其中上海发表了 590 篇。

（3）某研究于 2012 年 11 月—2013 年 2 月对上海 45 家社区卫生服务中心的护理科研现状进行调查，从而了解护理科研队伍实力和科研水平，为护理科研管理决策提供参考依据。45 家社区卫生服务中心护理人员近 5 年内科研相关数据发表论文总计 73 篇，类型以综述为主共计 42 篇，占发表论文数的 57.5%，第一作者发文共计64 篇。参与护理科研课题级别以院级课题为主，以项目负责人参与课题 30 项，以项目组人员参与科研项目 74 项。在护理人员科研能力自评量表中，分别按发现能力、文献查阅能力、科研设计能力、科研实践能力、数据资料处理能力、论文写作能力等6 个条目进行数据分析。在护理科研障碍因素调查表中，分别按外源性环境因素、外源性支持因素、内源性科研能力因素、内源性自身因素等 4 个方面进行数据统计。结果显示影响护理人员科研能力的主要因素从大到小依次为：科研时间、支持程度等。而本研究还认为科研能力与六项影响因素均呈正相关，即工作满意度水平高、学历高、学习及培训机会多、科研时间多、所受支持多的护理人员科研能力较强。社区护士科研现状水平较低，各社区对护理科研工作支持程度及科研奖励方面均有一定支撑，仍需进一步加强对社区护士科研能力的培养和鼓励。

（4）湖北省 600 名三级医院一线护士科研能力调查显示，82.81% 的人愿意参加护理科研，主要因为晋升需要的占 55.73%。大专及以下只有 30% 左右的护士发表过论文，年龄越大，对科研的兴趣相对越低。护理人员认为的科研障碍，主要是工作压力大、科研经费不足、缺乏科研相关知识、缺少科研时间、护士的社会地位低。

二、护理院科研问题和困难分析

护理院科研工作与发达国家以及国内护理科研相比：护理院科研还处于学科初级阶段，由于普遍缺乏科研意识，部分护理院领导对科研管理薄弱，护理等相关人员相对意识水平较低，以及信息资源不及时、不全面，导致护理院科研存在以下现象。

（1）护理院从业人员从事科研人数少，不愿意或无能力承接科研，取得护理院科研成果更是寥寥无几。

（2）护理院护理人员工作忙、负担重没有时间是最大的困难。

（3）缺乏高学历具有丰富临床经验的学科带头人。

（4）护理院晋升空间较小，现有人员职称学历偏小、年龄偏大，没有科研动力。

三、护理院科研优势和机遇分析

（1）近年来政府越来越重视护理工作，护理科研项目和护理论文发表数量逐年升高，对护理院开展科研是环境利好，有助于提高科研项目申请和护理论文发表成功率。

（2）近年来国家出台医养结合政策、鼓励护理院发展的相关政策，对护理院的关注度越来越高，从而使护理院科研项目能够紧跟政策热点，整体趋势向着积极进取的方向发展。

（3）随着护理院从业护理人员逐步趋于年轻化，对于职称晋升和个人发展提高都将有新的认识，科研动机也会越来越强。

第二节　护理院科研管理

一、组织结构

（1）护理院应建立护理科研管理组织体系及相关制度，并妥善保存护理科研管理工作原始档案资料。

（2）有条件的护理院要设立护士教育与科研委员会，或者指定专人负责科研工作。负责制订护理科研计划，审查护理科研题目及设计、鉴定护理科研成果，并推广使用。护理科研计划与科研项目申请书须呈报院部审批并登记。

二、护理院科研工作内容

（1）组织护理学术交流，介绍国内外先进的护理科研信息。

（2）凡受到奖励的护理科研成果须填写护理科技成果登记表上报，并记入个人技术档案内。

（3）凡属科研资料，包括论文、录像、录音、幻灯、照片等，均应分类妥善保管。护理人员参加会议、获奖、成果等证书及科研成果资料要复印1份上交保管。

（4）每项重大的科研成果均应有上级有关部门的鉴定和批准后方可推广。

（5）护理人员发表科技论文须经科室、院部两级审批，在领取由院部发出的论文介绍信后，方可投稿。

（6）学术论文评定程序：由各专科区护长审阅后提交科护长审阅，之后上交护士教育与科研委员会复审，盖护理部公章，才可投稿。

（7）定期召开护士教育与科研委员会会议进行小结，总结成功经验，建立相关制度、规范相关标准。

三、激励政策

（1）护理院每年根据院部相关规定，结合护理人员的论文发表数量，论文属性以及论文的影响因子等综合评价指标，对护理人员论文发表情况进行奖励。

（2）申请科研经费专款专用，对科研人员进行绩效奖励，并按照规定提取课题实施费。

（3）护理论文完成要求：护师以上人员每年完成学术论文一篇。

四、附录

科研申请书、开题报告书、申请查新咨询书、课题进展报告书、课题技术成果鉴定书、课题结题报告书。

附件一

课题编号：

中华护理学会
科研基金申请书
（　　年度课题）

　　　　课题名称：

　　　　申 请 人：

　　　　所在单位：

　　　　起止时间：　　　　年　　月至　　　　年　　月

　　　　填表日期：　　　　年　　月　　日

填 写 说 明

（1）填写前要认真阅读《中华护理学会科研课题管理办法（试行）》和《中华护理学会科研课题基金申请指南》。内容表达要明确、严谨，空格不够时可另加页。使用外来语要同时用中文表达。首次出现的外文缩写标明外文全称。

（2）"研究领域"分为临床、管理、教学。填写时要按照主要研究内容确定所属领域。只能选择一项。

（3）项目名称限制在30个汉字以内。

（4）申请者必须是所在单位实际主持本研究工作的首席研究人，有研究、组织能力，时间上有保证。参加人为实际从事本研究工作的人员，顾问等指导性工作人员不列入其中。

（5）项目经费限于本项目研究工作直接需要的开支，实事求是，勤俭节约。

课题情况	课题名称					
	研究领域：1. 临床　2. 管理　3. 教学					
	申请金额		万元	资助金额		万元
申请人情况	姓　　名		性　　别		年　　龄	
	技术职称		最后学历		职　　务	
	联系电话		手机号		电子邮箱	
	身份证号		开户银行	请具体完整填写到支行	单位账号	
合作人员	姓　名	职　　称		所 在 单 位	承担本课题工作	

项目摘要（限300字）

(续表)

关键词(限 5 个)	

一、立项依据(研究意义、国内外研究现状分析、拟解决的关键科学问题及其应用前景、主要参考文献)

二、研究内容、研究目标、研究方法和技术路线

三、研究基础与工作条件(包括现承担课题)

四、预期成果

五、年度计划
1. 第一年度:
2. 第二年度:

六、经费预算

科　　目	申请经费/元	备注(计算依据及说明)
合　计		

七、所在单位医学伦理委员会审查意见

负责人签字(单位盖章): 　　　年　　月　　日

（续表）

八、所在单位推荐意见

负责人签字(单位盖章)：　　　　　　　　年　　月　　日

九、所在省、自治区、直辖市护理学会推荐意见

负责人签字(学会盖章)：　　　　　　　　年　　月　　日

十、中华护理学会科研课题评审委员会意见

负责人签字(学会盖章)：　　　　　　　　年　　月　　日

十一、备注

负责人签字(盖章)：　　　　　　　　年　　月　　日

附件二
报告编号：

省级科技查新咨询单位
科技查新报告

项目名称：
委托单位(委托人)：
委托日期：　　年　　月　　日
查新机构(盖章)：
查新完成日期：　　年　　月　　日

×× 省 科 学 技 术 厅
填写说明

一、查新报告格式说明

本报告采用 A4 纸,左、右页边距为 28 mm,上、下页边距为 30 mm。每栏的大小,可随内容调整。

二、查新目的

可分为立项查新、成果查新等。立项查新包括申报各级、各类科技计划,科研课题开始前的资料收集等;成果查新包括为开展成果鉴定、申报奖励等。

三、查新项目的科学技术要点

详细说明项目的技术领域,主要特征或结构、使用范围或用途。简要说明项目的基本原理、结构、工艺流程、配方、技术指标等主要方面的科学技术资料。

四、查新点与查新要求

查新点是指需要查证的内容要点,即体现项目新颖性的技术创新点。要求精炼明确,条理清楚,以 1,2 的形式逐条列出。

查新要求是指查新委托人对查新提出的具体愿望。一般分为以下四种情况:① 希望查新机构通过查新,证明在所查范围内国内有无相同或类似研究;② 希望查新机构对查新项目分别或综合进行国内对比分析;③ 希望查新机构对查新项目的新颖性做出判断;④ 查新委托人提出的其他愿望。

五、关键词

关键词是编制检索策略式以及确定检索范围的重要依据。

六、背景材料

此处填写文件名称:包括委托人提供的项目研制报告、专利说明书、论证报告等技术文件及背景材料,作为查新咨询的依据。

查新项目名称	

一、查新目的

二、查新项目的科学技术要点(项目主要内容或项目简介)

三、查新点与查新要求(项目的技术关键)

（续表）

委托人 （课题负责人）		联系 电话		预计完成 时　间	
接待人		查新咨询电话		0632 - 3183805 邮箱：sdzzcx@tom. com	

四、关键词

_____

五、背景材料

_____

附件三

×××××××××
科研课题
开题报告

立项编号　_____

课题名称　_____

一般（　）　重点（　）

课题类别　_____

课题承担人　_____

所在单位　_____

×××××××××××

201　年　月制表

一、开题活动简况(开题时间、地点、评议专家、参与人员等)

范例：(供参考)

×年×月×日,×××承担的课题"×××××××××××"在昆明卫生职业学院行政楼三楼会议室举行开题报告会。课题组邀请×××教授、×××教授、××教授、×等多位导师和专家担任了课题评议专家。在开题报告会上,专家组听取了课题负责人的汇报后,对本课题的意义、研究目的、技术路线、研究内容及框架、重点难点、创新点、实施进度步骤及时间安排等进行了指导,提出了建设性意见与建议。课题组成员×××、×××、×××及学校科研处同志参加了本课题的开题会议。

二、开题报告要点(题目、内容、方法、组织、分工、进度、经费分配、预期成果等,限 5 000 字,可加页)

题目：

(一) 研究背景(意义、作用,讲"为什么做")

(二) 研究目的及产出

1. 研究目的

2. 预期产出

(三) 技术路线(可以用操作步骤路线图示)

(四) 研究内容及框架(可文字表述＋图示,说清楚即可)

(五) 重点、难点及对策

(六) 创新点

（续表）

（七）时间进度

序号　时间安排　工作内容（任务分解）　产出　承担人

1

2

3

4

5

（八）经费分配（可表格式）

课题负责人签名：　　　　　　　　　　　　　　　　　　年　　月　　日

三、专家评议要点（侧重于对课题组汇报要点逐项进行可行性评估，提出的意见和建议，限
　　800 字，可加页）

主要意见：

建议：

评议专家组长签名：　　　　　　　　　　　　　　　　　　年　　月　　日

四、重要变更（侧重说明：对照课题申请书，根据专家评议意见所做的研究计划调整和修改，限
　　1 000 字，可加页）

五、科研管理部门意见

评议专家组长签名：

　　　　　　　　　　　　　　　　　　　　　　　　　　盖　章

　　　　　　　　　　　　　　　　　　　　　　　年　　月　　日

附件四

科研项目年度进展报告

（　　年度）

项目名称						项目编号
项目负责人		项目类别	（　）人文社科类 （　）自然科学类	研究类别	（　）基础研究 （　）应用研究	
依托单位			起止年限		年　月至　年　月	

项目经费（万元）

学校资助经费		课时补贴		其他		合计	
已支出经费			剩余经费				

（一）本年度（阶段）研究工作进展和成果（比照《合同书》中规定计划任务）

（二）本年度（阶段）经费使用情况

（三）下一年度（阶段）研究工作安排和经费开支计划

（四）存在的问题和下一步解决的措施及需要说明的问题

（五）计划结题验收时间：　　年　　月

项目负责人意见：	学院意见：	科研管理部门意见：
（签　字） 年　　月　　日	负责人签字：（公章） 年　　月　　日	（公章） 年　　月　　日

说明：此表用 A4 纸双面打印。

附件五

上海市卫生计生委委级科研项目总结报告
（2018 版）

项目编号：＿＿＿＿＿＿＿＿＿＿＿＿＿＿＿＿＿＿＿

项目名称：＿＿＿＿＿＿＿＿＿＿＿＿＿＿＿＿＿＿＿

起止日期：＿＿＿＿＿＿＿＿＿＿＿＿＿＿＿＿＿＿＿

项目负责人：＿＿＿＿＿＿＿＿　联系电话：＿＿＿＿＿＿＿＿

承担单位：＿＿＿＿＿＿＿＿＿＿＿＿＿　（盖章）

填表日期：　　20　　年　月　日

一、项目基本情况

一、本项目原定考核指标（与《计划任务合同书》内容一致）

二、简要逐条说明原定考核指标的实际完成情况：

三、本项目的主要概况（研究背景、研究内容、研究方法及研究成果）：

二、研究产出情况

指　标　名　称	单　位
1）专利	件
（1）发明专利	件
（2）实用新型专利	件
（3）外观设计专利	件
（4）软件登记	件
（5）集成电路设计	件
（6）其他	件
2）发表科技论文	篇
3）出版科技专著	万字
（1）国内著作	篇
（2）国外著作	篇

(续表)

指 标 名 称	单 位
4）人才培养情况	人
（1）培养博士生	人
（2）培养硕士生	人
5）获奖	项
（1）省部级奖项	项
（2）国家奖项	项
6）成果转让数和金额	件/万元
（1）发明专利	件/万元
（2）实用新型专利	件/万元
（3）外观设计专利	件/万元
（4）其他	件/万元

三、发表的与研究工作相关的论文、专利证明等，需提交复印件一份。

三、项目实效性

附件六

科研项目验收证书

沪卫科成验字〔　　　〕第　　　号

项目编号：

项目名称：

完成单位：　　　　　　　　　　　　　（盖章）

验收形式：会议验收

验收组织单位：上海市卫生和计划生育委员会　（盖章）

验收日期：

验收批准日期：

上海市卫生和计划生育委员会

二 〇 一八年制

填 写 说 明

1. 本表编写请使用 A4 普通纸张单面打印填报,各栏空格不够时,请自行加页。申请时勿装订,验收会后由组织验收单位统一装订。本表一式五份。

2. 验字编号:指组织验收单位按年度组织验收的顺序编号(如:上海市卫生局 2006 年组织验收的项目,编号为:沪卫科成验字〔2006〕×××号),由组织验收单位填写。

3. 项目编号:由验收单位填写,与《科研验收申请书》编号一致。

4. 项目名称:由验收单位填写,与《科研验收申请书》项目名称一致。

5. 完成单位:指承担该项目的单位,与《科研验收申请书》或合同项目名称一致,须盖公章。

6. 验收形式:会议验收。

7. 验收组织单位:指上海市卫生局。

8. 验收日期:指该项目通过专家验收的日期,由组织验收单位填写。

9. 验收批准日期:指组织验收单位签署意见的日期,由组织验收单位填写。

10. 项目主要参加人员名单:由项目完成单位填写,填写内容与《科研项目验收申请表》中的项目主要参加人员名单相同,须参加人员本人签名。

11. 验收专家名单:验收专家名单由组织验收单位指定。

12. 验收意见:由验收专家讨论形成。

计划任务书验收指标

技术考核指标:

项目完成情况及主要技术性能指标

经济、社会效益指标完成情况及前景

技术资料目录

1. 研究报告

名称:

2. 论文

论文名称	署名情况 （第一或 通信作者）	期刊名	年卷期及 页码	期刊种类 （核心、SCI、 EI、CI 等）	期刊影响因子

3. 专著

专著名称	出版时间	出版社	编者身份	书籍性质

注：编者身份包括主编、副主编、编委等；书籍性质主要是指学术专著、科普类或教材等。

4. 专利

专利名称	专利类型	专利申请号	专利号	申请日期	授权日期	是否转化	经济效益 （万元）

5. 其他（推广应用、学术交流、培训等）

项目主要参加人员名单

序号	姓名	性别	出生年月	技术职称	文化程度	工作单位	对项目创造性贡献	本人签名
1								
2								
3								
4								

验收专家名单

序号	验收会职务	姓名	工作单位	所学专业	现从事专业	职称职务	签名
1							
2							
3							
4							

验　收　意　见
专家组组长： 年　　月　　日
主持验收单位意见
主管领导签字_____（盖章） _____年_____月_____日
组织验收单位意见
主管领导签字_____（盖章） _____年_____月_____日

附件七

成果登记	登　记　号	
	批准日期	

科学技术成果鉴定证书

鉴字〔　　〕第　　号

成 果 名 称：

完 成 单 位(盖章)：

鉴 定 形 式：

组织鉴定单位：

鉴 定 日 期：　　年　　月　　日

鉴定批准日期：　　年　　月

中华人民共和国科学技术部
二〇〇五年制

简要技术说明及主要技术性能指标

推广应用前景与措施

主要技术文件目录及来源

鉴定委员会专家测试报告

测试组长：_____ 成员：_____、_____、_____

_____年____月____日

鉴　定　意　见

鉴定委员会主任：_____ 副主任：_____、_____

_____年____月____日

主持鉴定单位意见

主管领导签字：_____（盖章）

_____年____月____日

组织鉴定单位意见

主管领导签字：_____（盖章）

_____年____月____日

科技成果完成单位情况

序号	完成单位名称	邮政编码	所在省市代码	详细通信地址	隶属省部	单位属性
1						
2						
3						
4						
5						
6						
7						
8						

注：（1）完成单位序号超过8个可加附页，其顺序必须与鉴定证书封面上的顺序完全一致。

（2）完成单位名称必须填写全称，不得简化，与单位公章完全一致，并填入完成单位名称的第一栏中，其下属机构名称则填入第二栏中。

（3）所在省市代码由组织鉴定单位按省、自治区、直辖市和国务院各部门及其他机构代码填写。

（4）详细通信地址要写明省（自治区、直辖市）、市（地区）、县（区）、街道和门牌号码。

（5）隶属省部是指本单位的行政关系隶属于哪一个省、自治区、直辖市或国务院部门主管，并将其名称填入表中。如果本单位有地方/部门双重隶属关系，请按主要的隶属关系填写。

（6）单位属性是指本单位性质：① 独立科研机构；② 大专院校；③ 企业；④ 医疗机构；⑨ 其他。

主要研制人员名单

序号	姓名	性别	出生年月	技术职称	文化程度（学位）	工作单位	对成果创造性贡献
1							
2							
3							
4							
5							

注：主要研制人员超过15人可加附页。

鉴定委员会名单

序号	鉴定会职务	姓名	工作单位	所学专业	现从事专业	职称职务	签名
1							
2							
3							
4							
5							
6							

成果公报文摘

　　成果名称：

　　登 记 号：

　　完成单位：

　　主要研究人员：

　　研究起止时间：　　　　年　　　月至　　　　年　　　月

　　推荐部门：

　　内容摘要：（文摘要扼要地介绍该成果地创新性、主要数据及结果。

　　　　　　　不超过 300 字，必须打印）

填 写 说 明

（此说明可不随"鉴定证书"上报）

　　（1）《科学技术成果鉴定证书》。本证书规格一律为标准 A4 纸，骑缝装订。必须打印或铅印，字体为 4 号字。纸质一式若干份，电子版一式一份。

　　本证书为国家科学技术部制订的标准格式，任何部门、单位、个人均不得擅自改变内容、增减证书中栏目。

　　（2）编号：指组织鉴定单位科技成果管理机构按年度组织鉴定的顺序编号。（如国家科技部 2005 年组织鉴定项目编号为国科鉴字〔2005〕×××号）。

　　（3）成果名称：申请鉴定时经组织鉴定单位审查同意使用的成果名称。

　　（4）成果完成单位：指承担该项目主要研制任务的单位。由两个以上单位共同完成时，按技术合同中研制单位顺序排列（与《科技成果鉴定申请表》中成果完成单位排列一致）。

　　（5）组织鉴定单位：组织此项成果鉴定的单位。

　　（6）鉴定形式：指该项成果鉴定所采用的鉴定形式，即检测鉴定、函审鉴定或会议鉴定。

　　（7）鉴定日期：指该项成果通过专家鉴定的日期。

　　（8）鉴定批准日期：组织鉴定单位签署意见的日期。

　　（9）技术简要说明和主要性能指标：应包括如下内容：

　　① 任务来源：计划项目应写清计划名称及其编号。计划外的应说明是横向或自选项目。

　　② 应用领域和技术原理。

　　③ 性能指标（写明合同要求的主要性能和实际达到的性能指标）。

　　④ 与国内外同类技术比较。

⑤ 成果的创造性、先进性。

⑥ 作用意义（直接经济效益和社会意义）。

⑦ 推广应用的范围、条件和前景以及存在的问题和改进意见。

（10）主要文件和技术资料目录：指按照规定由申请鉴定单位必须递交的主要文件和技术资料。

（11）测试报告：指采用会议鉴定形式时，根据需要由组织鉴定单位聘请的专家测试组到现场进行测试结果的报告。

（12）鉴定意见：会议鉴定是鉴定委员会形成的鉴定意见；函审鉴定是函审专家组正副组长根据函审专家意见汇总形成的意见；检测鉴定是检测机构出具的"检测结论"（含必要时聘请 3～5 名专家提出的综合评价意见）。

（13）主要研制人员名单：由成果完成单位填写。填写内容与《科技成果鉴定申请表》中的主要研制人员名单相同。

（14）鉴定专家名单：采用会议鉴定时，由参加鉴定会的专家亲自填写；采用函审鉴定时，由组织鉴定单位根据函审专家填写的《科技成果函审表》中有关内容填写；采用检测鉴定时，由组织鉴定单位根据专家在《检测鉴定检测报告》中的"专家评价意见"填写。

（15）主持鉴定单位意见：由受组织鉴定单位委托，具体主持该项成果鉴定工作的单位填写，单位领导签字，并加盖公章。

（16）组织鉴定单位意见：由负责该项成果鉴定工作的省、自治区、直辖市科委，国务院有关部门科技成果管理机构和经授权的组织鉴定单位填写，由主管领导签字。

（17）组织鉴定单位对鉴定证书所有栏目审查无误后，方可加盖"科技成果鉴定专用章"鉴定证书生效。

（刘　登）

护理院继续教育与岗位培训管理

第一节 护理院继续教育与岗位培训管理概述

一、基本概念

1. 继续医学教育

继续医学教育：是指完成基础医学教育和毕业后医学教育之后进行的在职进修教育。其目的旨在使在职卫生人员不断学习同本专业有关的新知识、新技术，跟上医学科学的发展。因此，从教育的职能上看，它属于成人教育的范畴，是专业教育的继续、补充和完善。对已完成院校医学教育的卫生人员进行的新理论、新知识、新方法和新技术的终身性的训练活动。目的是使卫生人员在整个专业生涯中不断更新知识，以提高业务技术水平和工作能力，适应医学科技、卫生事业的发展。

2. 继续护理学教育

继续护理学教育是继毕业后规范化专业培训之后，以学习新理论、新知识、新技术、新方法为主的一种终生性护理学教育，目的是使护理技术人员在整个专业生涯中，保持高尚的医德医风，不断提高专业工作能力和业务水平，跟上护理学科学的发展。

3. 岗位执业培训

岗位执业培训就是根据岗位要求所应具备的知识、技能而为在岗员工安排的培训活动。其目的是提高在岗员工的业务知识，服务态度和专业技能。其特点是：针对性、实用性强，干什么学什么，缺什么补什么；培训环境与工作环境一致，使员工进入角色；就地取材，便于操作；培训对象已具备一定理论知识和技能，因此员工之间可以相互交流经验和体会。

二、护理院继续医学教育目标与任务

（一）目标

护理院护理工作人员继毕业后规范化专业培训之后，以学习新理论、新知识、新

技术、新方法为主的一种终生性护理学教育。目的是使护理院护理技术人员在整个专业生涯中,保持高尚的医德医风,不断提高专业工作能力和业务水平,跟上护理院护理学科学的发展。

根据"十二五"期间继续医学教育要求,在巩固"十一五"继续医学教育发展成果的基础上,进一步完善继续医学教育制度,基本普及继续医学教育,广泛深入开展各种适宜、有效的继续医学教育活动,全面提升各地区各级各类医疗卫生机构全体卫生技术人员的职业综合素质和岗位服务能力,促进卫生体系服务绩效进一步改善。

（二）任务

《全国医疗卫生服务体系规划纲要（2015—2020）》要求,护理院继续医学教育的目标是以护理院人员需求为导向,改革完善护理院继续医学教育制度,提升护理院人才队伍整体素质。紧密围绕护理院的需求,广泛深入开展各种事宜、有效的继续医学教育活动,全面提升护理院全体卫生技术人员的职业素质和岗位服务能力。

三、护理院继续护理学教育目标与任务

任务包括：学术会议、学术讲座、专题讨论会、专题讲习班、专题调研和考察、疑难病例护理讨论会、技术操作示教、短期或长期培训等,为护理院继续护理学教育提供教学、学术报告、发表论文和出版创作等,亦应视为参加继续护理学教育。

四、护理院成人教育的发展趋势

（一）终身教育与分层次教育紧密结合

（1）终身教育理念已被普遍接受。院校教育是全部终身教育的一部分,而不是接受。终身教育以法律文书的形式予以确定,"适时教育"将是护理院从业人员一个增长的需求。

（2）分层教育将更加明显。鼓励护士在获得大学学位后继续学习,在一些学校鼓励优秀学生去获得硕士和博士研究生教育,奖学金也有了同步的改善。在教学科研集中的护理学院中,还需要增加与健康机构使命相一致的博士后人才的培养。

（二）联合教育不断增加

（1）护理教育的特点是要求从事护理服务专业人员接受医学、护理、保健和伦理等综合知识的联合教育。

（2）护理等某些培训项目已越过地区的界限而联合起来。《国家中长期教育改革和发展规划纲要（2010—2020）》鼓励"开展多层次、宽领域的教育系统与合作,提高我国教育国际化水平。"对护理专业此类技术发展日新月异的专业来说,中外合作办学可以引进国外优质教育资源,加快护理教育改革开放进程,促进国际型创新护理人才的培养。

第二节 护理院岗位培训管理

一、岗位及岗位培训的概念

（1）岗位的概念。岗位，泛指职位。岗位是组织要求个体完成的一项或多项责任以及为此赋予个体的权力的总和。

（2）岗位培训。岗位培训是指组织有计划、有组织为医护人员提供思路、信息和技能，帮助医护人员提高能力和效率的过程。岗位培训要包括岗前培训、规范化培训和在职培训等。

二、岗位培训的目的与意义

（1）目的：帮助医护人员适应护理院内外环境的变化，满足护理需要和患者需求，促进自身发展，提高工作效率和满意度。

（2）意义：通过培训使医护人员在工作数量和质量上不断提高，使护理服务工作得到不断改善，护理服务成本消耗不断降低。

三、岗位培训原则

（1）按需施教，学用一致原则。要将培训与临床实际效果相结合，达到利益的最大化。

（2）与老年护理院发展战略相一致原则。应从老年护理院的发展战略出发，结合护理医疗的发展目标进行培训，促进老年护理院发展目标的实现。

（3）综合素质与专业素质相一致原则。加强医护岗位专业素质培训，同时要加强医护人员个人素质、文化修养、工作态度、个人价值观、服务信念等综合素质的培训，实现医护人员提高职业技能和个人综合素质全面提高的目的。

（4）重点培训和全员培训相一致原则。重要培训就是要结合老年护理院发展战略需要对医护技术骨干力量进行培训。全员培训就是结合老年护理发展需要，有计划地进行共性内容的培训。

（5）长期性和急用性相一致原则。医护人员培训是一个系统工程，必须坚持长期性，应该及时针对所变化的工作岗位进行急需的知识和技能的培训。

四、岗位培训程序

（1）确认培训需求。通过了解培训对象的特点进行培训需求分析，包括护理院发展、工作岗位及医护人员三方面。

（2）制订培训计划。根据培训目标制订有针对性的培训计划，内容包括培训项目和负责人、培训师资和对象、培训内容和方式、培训时间和地点、培训资料和考核方式、培训费用预算等。

（3）培训实施。落实培训计划，并在实施过程中根据实际情况进行必要的调整。

（4）培训评价。这是保证培训实际效果的重要环节，主要以培训目标为依据，结合培训的实际效果对培训计划、培训过程进行综合评价。通过考核、征求意见、临床科室反馈和追踪评估等方式进行评价。

医护岗位培训是在职培训的主要内容，是指在定员定额的基础上，以岗位职务需要为依据，有针对性地对在职人员进行岗位专业知识和实际技能的培训。其主要特点在于使培训内容与岗位需要直接挂钩，帮助医护人员及时获得适应护理院发展所必需的知识和技能，完备上岗任职资格。

五、岗位培训形式与方法

（一）培训形式

（1）岗前培训。指对各类医护专业毕业生上岗前的基本培训，目的是帮助医护人员尽快适应新组织的要求，学习新的工作准则和有效的工作方法。

（2）在职培训。指在医护日常工作中，一边工作一边接受指导、教育的过程，包括操作技能培训。

（3）脱产培训。指老年护理院根据需要选派不同层次，有培训前途的医护骨干，离开原有工作岗位，集中时间到专门学校、指定的医院或其他培训机构如学会、研究机构进行学习和接受教育。

（4）医护管理人员培训。医护管理人员培训是指对医护管理人员的专项培训，培训内容包括管理理论、管理技能、管理方法与医护管理岗位相关的新知识、新思维。

（二）培训方法

（1）个人自学。这是指培训医护人员的一项非常重要而有效的方法，可以根据医护工作实际需要和发展需要规定学习内容。

（2）讲授法。是指以教师讲解为主，学院接受为辅，比较传统的对知识的传授方法。

（3）演示法。是指通过实物和教员的实际示范，使受培训者了解某种工作操作过程的一种教学方法，在医护人员培训中具有较高的实用性。

（4）讨论法。是指通过培训学员之间的讨论来加深对知识的理解，掌握和应用。实施讨论法需要事先选定题目，讨论效果有时也受到学员们自身水平、讨论时间的影响。

六、助理医师与护士规范化培训教育

（一）规范化培训

助理医师和护士规范化培训是使医学、护理专业毕业生顺利完成从理论知识到实际工作能力转变的重要措施，对提高医师、护士专业水平和整体素质有着十分重要的意义。

（二）培训对象

（1）已经取得《中华人民共和国护士执业证书》并经注册的护士，以及取得国家承认护理专业学历的见习期内在岗护士（含聘用制护士）。

（2）已经取得国家承认临床专业学历（含中医）的助理执业医师。

（3）护理院管理者，包括院长、副院长、中层管理干部等。

（三）培训目标

是使经过规范化培训，达到国家规定的医师、护师任职的基本条件。

七、护师以上人员的岗位培训培训

（一）护师培训

（1）通过培训使护师具备扎实的基本技能、熟练的护理专科技术，成为合格的专科护师。

（2）每月要安排不同类型的培训项目，包括专题讲座、专项护理技术培训、临床护师资培训讲座。

（3）每年必须取得 25 学分，未能完成继续教育学分，各周期考核不合格者，取消主管护师资格，聘用护师解除聘用合同。

（二）主管护师培训

（1）通过培训使主管护师具备扎实的老年护理专科理论和技能、较强的处理老年护理疑难问题的能力，成为优秀的老年护理学科带头人。

（2）每年必须取得继续教育学分 30 分。

（3）参与一项在研课题，每年发表论文一篇。

（4）每两年承担一项继续教育项目（Ⅲ类）。

（三）副主任护师以上人员培训

（1）通过培训使副主任护师以上人员具备扎实的老年护理理论与技能，较强的管理、教学、科研能力，成为老年护理学科带头人。

（2）每年必须取得继续教育学分 30 分。

（3）负责老年护理院临床护理工作质量控制。

（4）有一项在研课题（主要负责人）。

（5）每年有 1～2 篇见刊论文，负责一项继续教育项目。

八、执业医师岗位培训

（1）通过培训使执业医师具备扎实的临床理论和技能，成为合格的执业医师。

（2）每年必须取得继续教育学分 30 分。

（3）每月要安排不同类型的培训项目，包括专题讲座、专项技术培训、临床执业医师资培训讲座。

第三节　护理院继续医学(护理学)教育管理指南

一、组织管理

（一）对象

继续医学(护理)教育的对象是毕业后通过规范或非规范化的专业培训,具有医(护)师及以上专业技术职务的从事医疗护理专业的医护技术人员。参加继续医学(护理)教育,既是老年护理院医护技术人员享有的权利,又是应尽的义务。

（二）继续教育范围

（1）老年护理院管理者。包括管理知识培训和专业知识培训。

（2）医务人员。

① 基于学分管理的继续教育：每年参加国家级继续教育项目。

② 专业知识继续教育。

③ 职业技能继续教育。

④ 新知识、新技术的培训。

（3）护理人员。

① 基于学分管理的继续教育。

② 临床护理知识培训。

③ 社区护理知识培训。

④ 急需人际沟通知识培训。

（4）财务人员。

① 每年相关要求的继续教育。

② 财务部门相应要求的财务知识培训。

（三）组织形式与方法

护理院继续教育的形式与方法应随教育对象、时间、场所及目标不同而选择。

（1）护理院的教育形式。

① 制度化培养：以提高医务人员的技术质量为目标,促进医务人员培养过程的管理制度建设,加强医务人员质量保障机制建设。

② 办班与进修：为已有文凭的医护人员进一步深造开设班级。

③ 参观与考察：通过组织医护人员去示范点参观与考察学习其先进经验及优秀做法。

④ 自学与师带徒：通过计划强化学习,以徒弟自学为主,师傅辅导为辅,学习过程中以本专业现场实际操作基本技能为重点,查阅有关资料,了解和掌握所在岗位应具备的基本知识,工作程序,工作要求和管理要点,使尽快地进入角色。

⑤ 在职攻读学位：医护人员通过业余时间到学校学习提升个人职业素质并获得

一定的学位。

⑥ 学术活动：开展以课题研究、成果汇报、技术交流等学术性话题为主题的学术会议以提高医务人员的职业素养及技术水平。

⑦ 电化教育：在教育教学过程中，运用投影、幻灯、录音、录像、广播、电影、电视、计算机等现代教育技术来传递教育信息。

（2）护理教育的方法。

① 随机教育法：没有计划到的，针对随时出现的问题、情况的变化进行的相对性的教育。

② 模拟想象法：在导师指导下，学员通过模拟扮演或想象某一角色或在导师创设的一种背景中，把现实中的情境微缩到模拟课堂，并运用专用的教学器具进行模拟讲演。

③ 阅读指导法：导师指导学习人员独立阅读教科书和参考书以获取知识，并培养独立阅读能力。

④ 情景教育法：在教学过程中，导师有目的地引入或创设具有一定情绪色彩的、以形象为主体的生动具体的场景，以引起学习人员一定的态度体验，从而帮助学习人员理解教材。

⑤ 欣赏与讨论医案。

二、学分管理要点

学分的概念：是用于计算学习量的一种计量单位，按学期计算，每门课程及实践环节的具体学分数以专业教学计划的规定为准。学分越多，说明学到的东西也就越多。

（1）护理院医务科（或医教科）为学分管理的主体，应有专人进行学分管理工作，做好继续教育的信息传达和学分的登记工作。

（2）中级及以上职称的医务人员，要求每年都要参加一定学时的院内、院外继续教育，要求院外的Ⅰ类学分为5分，Ⅱ类学分为25分，其中院内组织的学术报告、专题讲座、临床病理讨论、大查房等全年不超过10分。

（3）初级职称的医务人员，要求每年完成院内、院外继续教育共计20分。

三、学分的分类

（1）初级护师每年必须取得20学分（不区分Ⅰ、Ⅱ类），当年超过规定数的学分不能移至下一年。任职期至第4年修满规定学分，方可参加中级职称专业技术职务资格考试，至第5年修满规定学分，并通过资格考试，方可参加晋升主管护师职称评审。

（2）主管护师、副主任护师及以上，每年必须取得30学分（其中Ⅰ类5分，Ⅱ类25分）。未达到年度规定学分一次，职称缓评一年。任职期至第5年修满规定学分方可参加高一级职称专业技术职务资格考试。其中国家类一类项目学分必须满10学分,方可参加晋升相应职称的评审。当年未获得批准晋升者,次年仍必须修满 30 学分,依此类推。

（3）西医类初级医师每年参加继续医学教育活动,获得的最低学分数不得低于 20 分（不区分 Ⅰ、Ⅱ 类学分）；西医类中级或中级以上专业技术职务的医师每年参加继续医学教育活动,获得的最低学分数不得低于 30 学分,其中 Ⅰ 类学分须达到 5 学分,Ⅱ 类学分达到 25 学分。

（4）初级中医药人员（包括中医、中西医结合、民族医、中药专业）每年获得的继续医学教育学分不得低于 30 学分（其中 Ⅰ 类不低于 10 分）。

（5）中级及以上专业技术职务的中医药人员每年获得的继续教育学分不得低于中医药类学分项目 Ⅰ 类 5 分,Ⅱ 类 25 分。

四、计分细则

根据全继委发〔2006〕11 号文件关于《继续医学教育学分授予与管理办法》,Ⅰ、Ⅱ 类学分计分细则如下：

（一）Ⅰ 类学分计分细则

项目类型	参加者 经考核合格	主讲人	每个项目 所授学分数
国家级项目	1 学分/3 小时	2 学分/小时	最多不超过 10 学分
省/市级项目	1 学分/3 小时	1 学分/小时	最多不超过 10 学分
国家级远程 和推广项目	1 学分/1 小时 （按课件的学时数）		最多不超过 5 学分
市级远程项目	1 学分/3 小时	1 学分/小时	一般不超过 5 学分
市级临时项目	1 学分/3 小时	1 学分/小时	一般不超过 5 学分

（二）Ⅱ 类学分计分细则

序号	内　容	单位	主讲人	参加者	备　注
1	自学写出综述	2 000 字		1 学分	每年最多 5 学分
2	发表论文和综述	刊物类别		10～1 学分	依第 1～3 作者不同
3	科研项目	课题类别		10～2 学分	依第 1～5 作者不同
4	出版医学著作	1 000 字		1 学分	
5	出国考察报告、国内调研报告	3 000 字		1 学分	
6	发表医学译文	1 500 字		1 学分	

（续表）

序号	内　容	单位	主讲人	参加者	备　注
7	单位组织的学术报告、专题讲座、技术操作示教、手术示范、新技术推广等	每次	2学分	0.5～1学分	全年最多10学分
8	临床病理讨论会、多科室组织的案例讨论会、大查房	每次	1学分	0.5学分	
9	现代远程继续医学教育Ⅱ类学分	项目		5学分	全年最多10学分

（三）Ⅱ类学分种类

（1）论文（需提供首页）。

在刊物上发表论文和综述，按以下类别计算学分：（第一作者～第三作者，余类推）

① 国外刊物10～8学分。

② 具有国际标准刊号（ISSN）和国内统一刊号（CN）的刊物6～4学分。

③ 省级刊物5～3学分。

④ 地（市）级刊物4～2学分。

⑤ 内部刊物2～1学分。

（2）科研项目（需提供复印件）。

当年立项课题按以下标准授予学分：

课　程　类　别	课题组成员排序（余类推）12345
国家级课题	10　9　8　7　6学分
省、部级课题	8　7　6　5　4学分
市、厅级课题	6　5　4　3　2学分

（3）院内Ⅱ类学分，全年不得超过10分。

① 单位组织的学术报告、专题讲座、技术操作示教、手术示范、新技术推广等主讲人授予2学分，参加者授予0.5～1学分。

② 临床病理讨论会、多科室组织的案例讨论会、大查房，主讲人授予1学分，参加者授予0.5学分。

（王俊琪）

护理院规章制度和岗位职责管理

第一节 护理院规章制度的职责概述

一、护理院规章制度的概念

（1）制度是一个内涵十分丰富、外延非常广泛的术语，大至一个国家的政治体制，小到一个人的起居休息，都可以称为制度。通常所说的制度，一般系指人们在共同生活的工作中必须自觉遵守的行为规范。因此，习惯上往往把规章与制度联系起来，统称为规章制度。

（2）规章制度是在一定条件下人们社会实践的产物。

（3）护理院的规章制度，则是用文字形式对全院各项工作、操作技术、科学管理等所做的指令性规定。按管理权限划分，有国家行政部门，地方行政部门颁发的规章制度和护理院自行制订的规章制度三类，并且对护理院员工具有相应的约束力。

（4）规章制度管理是护理院各项工作的规范，是护理院达到管理制度化、操作常规化、工作规范化、设置规格化的基础。

二、护理院规章制度的一般特性

（1）护理院的规章制度，大部分属于医疗卫生法规中的技术规范，调整人和自然关系的准则，具有很强的业务性和技术性。

（2）在行政管理中，行政机关为了执行其职权，要求有关人员做或者不做某种事情，无论有关人员同意与否，都不同影响行政关系。

（3）行政法在形式上不是一部系统的、完整的、统一的法典，而是散见于成千上万个管理法规之中。

三、护理院规章制度的管理作用

（1）规章制度就是"法规"，加强规章制度的管理，实质上就是加强"法治"。护理院是一个以护理技术为主体的复杂体系，服务对象主要是老年人，因而加强规章制度管理,显得尤为重要。

(2)规章制度管理是护理院各项工作的规范,其对老年护理院员工具有约束力,没有这种约束力,规章制度就失去了存在的意义。

(3)规章制度是使老年护理院达到管理制

度化、操作常规化、工作规范化、设置规格化的基础。

四、岗位职责概念

(一)管理作用

(1)职责的定义:职位上必须承担的工作范围、工作任务和工作责任。岗位的定义:是组织为完成某项任务而确立的,由工种、职务、职称和等级内容组成。岗位职责是对某一工作部门或个人的工作任务、责任与权限所做的统一规定。

(2)护理院制订岗位职责就是最大限度地实现劳动用工的科学配置,提高工作效率和工作质量,规范操作行为,减少违章行为和违章事故的发生,同时也是组织考核的依据。

(二)重要性

(1)有效明确的职责分工、合理清楚岗位设置,对于护理院来说是至关重要的。岗位职责规范清晰,员工担负的责任与权力清晰,才能保持高质量的护理水准,提高患者的生活质量。

(2)护理院岗位职责不是一成不变的,它将随着护理工作内涵的延伸和管理发展而进行调整、充实和发展。

第二节　护理院规章制度的建立

一、制订护理院规章制度的依据

(1)护理院的社会属性。护理院是我国卫生事业的一个重要组成部分。因此,在制订护理院的规章制度时,必须以党和国家法律、法规、政策、制度、卫生工作方针以及政府各级卫生行政部门颁发的条令、条例、规则、标准等为依据,从制度管理上体系护理院的功能定位。

(2)护理院建设的工作经验。我国护理院发展的过程中,摸索和积累了许多丰富的管理经验,形成了一套行之有效的管理制度,对加快护理院建设,促进护理院事业的发展,都起到了很好的作用。这些成功的管理经验,应当加以继承和运用。这也是规章制度具有历史继承性的一种表现。

(3)护理院工作的客观规律。针对护理院各个部门,科室班组各项工作的特点制订管理制度,从形式和内容上反映客观事物的本质特征。

(4)国外先进的管理经验。在制订护理院有关管理制度时,应借鉴国外先进的管理经验,以便不断提高管理效能和管理效益。

二、制订规章制度的原则

（一）服务性原则

（1）护理院属于医疗机构。

（2）为分期卧床患者、晚期姑息治疗患者、慢性病患者、生活不能自理的以及需要长期护理服务的患者提供医疗护理、康复促进、临终关怀等服务。

（3）从社会属性决定了护理院必须贯彻国家的卫生工作方针政策,遵守政府法令,必须坚持全心全意为患者服务的办院宗旨,必须坚持"以患者为中心"和一切为了患者,一切方便患者的办院方针,这是制订护理院规章制度的出发点和基本原则,用制度保障为患者服务的措施得到真正落实。

（二）目标性原则

（1）护理院管理的最终目的,是实现护理院系统的最佳运行和最优服务。

（2）制订规章制度的目的是实现护理院管理走向规范化、制度化和法制化,不断提高医疗护理服务质量。

（3）护理院任何部门和个人都应严格遵守各项规章制度,只有保证每个环节的最优化,才能保障各项工作有序进行,才能实现护理院最终目标的实现。

（三）标准化原则

（1）标准化是评价质量优劣的依据,也是实行科学管理的基础。

（2）现代化护理院的规章制度不仅包括部门职能,岗位职责和工作制度,而且还包括服务标准、操作规程、工作流程,以及考核评价标准等。为了使各种服务、操作规范,紧密衔接,准确划一,制订规章制度必须坚持标准化原则。

（3）制订护理院的各项规章制度,更应遵循事物的客观规律,坚持标准化管理的原则对一般事务性工作,应从工作内容、方法、程序等方面拟订工作质量标准;对专业技术性工作,则应按有关要求制订诊断治疗、护理等医疗质量标准。

（四）条理化原则

（1）现代护理院的规章制度必须具有可操作性,否则再好的制度也不能发挥其应用的作用。特别是医疗工作方面的规章,多半是业务工作程序和技术操作要令的指令性规定,是必须遵守的行动规范和准则。

（2）制订的规章制度,内容要严密;规定要明确,要求要合理,文字要简练,条理要清晰,使人一目了然,易于操作。反之,若模棱两可,含糊不清,就会使人无法实施,丧失规章制度应有的严肃性和约束力。

（五）稳定性原则

（1）现代护理院的规章制度是护理院工作客观规律的反映,本身就具有相对稳定性的特点。

（2）人们对规章制度的认识需要有一个过程。任何一项制度,只有被群众所熟悉和掌握,养成习惯,形成作风之后,才能充分发挥制度的管理作用。

(3)规章制度也不是一成不变的,随着客观情况的变化,经实践证明不合理和不完善的条文,可以按规定的程序经审批后加以修订。

三、制订规章制度应注意的事项

(1)所需制订的规章制度,必须以上级颁发的规章制度和现行的方针政策为准绳,不得与之违背或抵触,只能作为填补它的不足和空白。

(2)执行中发现上级颁发的规章制度有缺陷和不完善之处,应按规定逐级上报,提出具体修改意见。

(3)所制订的规章制度应符合各项工作的固有规律和管理原则,有利于提高工作效率,有利于提高技术水平和质量水平,有利于杜绝差错事故,保证安全。

(4)制订医疗工作制度和技术操作的补充规定,应力求标准化或量化,并经医务人员充分讨论后贯彻执行。

(5)日常生活和工作方面的管理制度,应规定合理、宽严适度,一般不宜烦琐多变,可根据管理经验沿袭应用,保持其连续性。

四、规章制度的贯彻实施

(1)加强组织领导。护理院指挥系统要发挥作用,在院长领导下,培养一支具有较高业务能力和管理水平的中层干部队伍,以提高管理水平。

(2)提高护理院护理队伍的素质和业务水平。规章制度的贯彻落实要靠全院员工共同努力,特别是全体护理人员。明确规章制度的重要性和必要性,掌握各项规章制度的内容,提高全体护理人员执行规章制度的自觉性和自觉地贯彻执行。

(3)护理院各科室班组密切配合。护理院是一个有机整体、规章制度的贯彻实施要考全院内各科室班组互相配合,全院员工共同努力,其中也包括患者及家属的理解及配合。

(4)加强检查、监督和指导。护理院部要对规章制度的贯彻落实情况进行检查、监督。特别是对薄弱环节、重要点管理。

第三节　护理院规章制度的主要内容

一、护理管理制度

(一)依据

(1)根据《全国医院工作条例》《医院工作制度》《医院工作人员职责》的规定,各项护理技术操作规范和疾病护理常规等,护理院应制订护理管理制度。

(2)岗位职责制:是按照护理人员行政职务、业务技术职称制订的不同职责范围和行为规范。

（二）一般护理管理制度

（1）一般护理管理制度。是指护理行政管理部门和科室护理人员需要共同贯彻执行的有关制度，主要包括患者出入院制度、分级护理制度、值班与交接班制度、查对制度、消毒隔离制度、探视与陪伴制度、差错事故管理制度、报表制度、会议制度、护理文件管理制度、检查制度、护理查房制度、药品及仪器物品管理制度，健康教育制度等。

（2）分级护理制度。

① 新病员入院每天测体温、脉搏、呼吸 3 次、连续三天，体温在 37.5 摄氏度以上及危重患者每隔 4 小时测一次。

② 一般患者每天早晨及下午测体温、脉搏、呼吸各一次，每天问大小便一次。

③ 新入院病员测血压及体重一次，其他按常规和医嘱执行。

④ 病员入院后，应根据病情决定护理分级，并做出标记。

⑤ 特别护理：病情危重，需要随时进行抢救的患者。派专人昼夜守护，严密观察病情变化，备齐急救器材、药品、随时准备急救；制订护理计划，预防并发症，及时准确地填写特护记录。

⑥ 一级护理：重症患者需要严格卧床休息的患者。卧床休息，生活上给予周密照顾；密切观察病情变化，每 30 分钟巡视一次；认真做好晨、晚间护理；根据病情更换体位、擦澡、洗头、预防并发症。

⑦ 二级护理：病情较重，生活不能完全自理的病员。适当地做室内活动，生活上给予必要的协助；注意观察病情变化，每 1～2 小时巡视一次。

⑧ 三级护理：一般病员。在医护人员的指导下生活自理，注意观察病情。根据病情参加一些室内外活动。

（3）值班与交接班制度。

① 病房护士实行 1 周倒班一次，3 班轮流值班。值班人员应严格按照医嘱和护士长安排，对病员进行护理工作。

② 交班前，护士长应检查医嘱执行情况和危重患者记录，重点巡视危重患者和新患者，并安排护理工作。

③ 病房应建立日夜交班簿和护理院用品损坏、遗失记录簿。

④ 晨间交接班时，由夜班护士重点报告危重病员和新病员病情诊断以及与护理有关的事项。

⑤ 早晚交班时，日夜班护士应详细阅读交班簿，了解病员动态，然后由护士长或主管护士陪同日夜班重点巡视病员做床前交班。交班者应给下一班做好必须用品的准备，以减少接班人忙乱。

（4）查对制度。

① 护士临床执行医嘱时要进行"三查七对"：摆药后查；服务、注射、处置前查；服

药、注射处置后查。对床号、姓名和服用药的药名、剂量、浓度、时间、用法。

② 清点药品时和使用药品前,要检查质量、标签、失效期和批号,如不符合要求,不得使用。使用毒、麻、限、剧药时要经过反复核对。静脉给药要注意有无变质,瓶口有无松动、裂缝;给多种药物,要注意配伍禁忌。

(5)护理查房制度。护士长组织护理人员每周进行一次护理查房,主要检查护理质量和研究解决疑难问题。

(三)护理部门工作制度

(1)护理部门有健全的领导体制,实行三级管理,对科护士长、护士长进行垂直领导,或实行总护士长与护士长二级管理体制。

(2)护理部门负责全院护理人员的聘任、调配、奖惩等有关事宜。

(3)护理部定期讨论在贯彻护理院护理质量方针和落实质量目标、质量指标过程中存在的问题,提出改进意见与措施,并有反馈记录文件。

(4)护理部门有年计划、季度计划、周工作重点,并认真组织落实,年终有总结。

(5)建立健全各项护理管理制度、疾病护理常规及各级护理人员岗位责任制度。

(6)健全科护士长、护士长的考核标准,护理部每月汇总科护士长、护士长月报表,发现问题及时解决。

(7)全面实施以患者为中心的护理服务。

(8)全面负责护理质量控制工作。

(9)组织定期不定期开展多种形式的护理质量管理活动,将护理质量控制的信息传达到科室、传递至各级各类护士。

(10)组织定期不定期召开相关工作会议,如护理部例会、夜班督导交班会、护士长例会、全院护士大会等。

(11)定期对护理人员岗位技术能力评价工作。

(四)护理病房管理制度

(1)病房由护士长负责管理。

(2)保持病房整洁、舒适、安全,避免噪声,工作人员做到走路轻、关门轻、说话轻、操作轻。

(3)统一病房陈设,室内物品和床位要摆放整齐,固定位置,精密贵重仪器有使用要求并专人保管,不得随意变动。

(4)定期对患者进行健康教育。定期召开患者座谈会,征求意见,改进护理病房工作。

(5)保持病房清洁整齐,布局有序,注意通风。

(6)医务人员必须按要求着装,佩戴有姓名胸牌上岗。

(7)患者必须穿护理院患者服装,携带必要生活用品。

(8)护士长全面负责保管病房财产、设备,并分别指派专人管理,建立账目,定期清点,如有遗失及时查明原因,按规定处理。

（五）护理技术操作规程

是对护理技术工作的程序、方法和质量等方向所做出的规定，是护理技术管理的基本制度。包括基础技术操作规程和护理技术操作规程。

二、护理院行政管理工作制度

（一）护理院办公室制度

（1）护理院办公室在院长的领导下，负责做好门诊部、住院部、后勤保障部的人员配置，指导职能科室的信息、资料、档案收集工作。

（2）耐心接待来信来访，做到事事有登记，件件有落实，在接待患者及家属咨询、医疗保险等咨询时，办公室人员须做到文明用语，礼貌待人，热情诚恳，耐心解答，提高护理院服务的满意度。

（3）配合护理院领导做好劳动人事制度改革及岗位聘用工作。

（4）加强信息资料计算机管理，及时向院领导提供护理院医疗护理服务的各种信息、资料、数据，为领导正确决策护理院医疗护理服务工作提供可靠依据。

（5）定期检查各科室的安全防范设施，杜绝隐患，确保一方安全。

（6）负责制订年度工作计划，工作总结，定期检查督促职能科室的组织落实情况；并做好新进职工上岗培训工作。

（7）安排和落实院内召开的各种行政会议，做好会议记录。

（二）医疗服务价格公示制度

（1）根据《中华人民共和国消费者权益保护法》的规定精神，护理院有义务向患者提供医疗服务项目内容及医疗服务价格的真实情况，对医疗护理机构医疗护理服务价格及药品价格公示。

（2）可采取多种形式进行公示。设立公示栏、公示牌、价目表（册）或电子屏、电子触摸屏等。

（3）公示要以"竖得起、看得清、留得住"为原则，做到项目齐全、内容真实合法、标示醒目、字迹清晰，长期固定设置在收费场所或方便群众阅读又不易损坏的地方。

（4）公示内容不能随意删减，实行动态管理，对变更的价格及收费项目和标准，各执行单位应根据上级文件精神及时变更。

（三）住院患者费用"一日清"制度

（1）为方便患者医药费用的了解和查询，对住院患者费用实行一日清单制度，或提供计算机网上实时查询。这有利于改善医患关系、增强患者诊疗信息透明化、提高患者对每日诊疗费用的可信度。

（2）护理院应该向住院患者提供"一日清"服务，或计算机网上查询，包括每一笔医药费用收费名称、单价、数量、金额等。

（3）患者出院时，住院费用核实无误后，给患者办理费用结账手续，同时向患者提供总费用清单。

（四）社会监督制度

（1）护理院内要设立社会监督电话和意见箱，有专人负责管理。

（2）建立护理院领导与所在地区联系制度，听取和了解所在地区群众的反映与意见。

（3）不定期向患者发放"征求意见卡"，进行满意度调查。

（4）聘请社会义务监督员，定期召开有关人员座谈会，征求意见。

（五）医德教育和医德考核制度

（1）护理院须把医德教育和医德医风建设作为目标管理的重要内容。

（2）护理院须认真贯彻执行卫生部颁发的《医务人员医德规范及实施办法》。

（3）护理院要根据医德规范，结合实际情况，建立医德考核与评价制度，制订具体的、切实可行的医德考核标准及办法，建立医务人员医德档案。

（4）医德考核以自我评价与社会评价、科室考核与上级考核、定期考核与随时考核相结合的办法进行。

（5）医务人员的医德考核结果，要作为聘任、任职、提薪、晋升以及评优的重要条件之一。

（6）医德考核成绩优秀者，应给予表彰和奖励；对医德考核成绩差者应进行批评教育；对于严重违反医德规范，触犯行政规章及法律者，应给予相应的处罚。

（六）岗前教育制度

（1）护理院要对每年新分配到岗的职工实行上岗前教育。岗前集中培训的时间不得少于一周。

（2）上岗前职业教育主要内容：法规与理念教育；医疗卫生事业的方针政策教育；医学伦理与职业道德教育；护理院工作制度、操作常规、医疗安全管理措施及各类人员岗位职责；医学文件（病历）书写的基本规范与质量标准；心肺复苏的基本技能；当地医疗卫生工作概况及所在护理院情况；现代护理院管理和发展，以及消防安全知识与技能培训等有关内容。

（3）岗前教育要经院方考核合格者方可上岗。

（4）其他新上岗的职工，要依照本制度进行自学和考核。

（5）岗前教育集中培训应与试用期教育结合起来。新上岗的医务人员在试用期内，除进行专业技术培训外，仍须坚持岗位教育培训，并在试用期结束前做出评价。

（七）护理院应急管理制度

（1）为使在遭遇灾害与突发公共卫生事件危害时能够顺利渡过，护理院要有紧急状态管理预案与实行的体制，同时在思想上要有充分的准备。

（2）制订突发事件（包括公共卫生事件、灾害事故等）应急管理预案文件，并定期组织演练。

（3）院长是实施"护理院的灾害与突发公共卫生事件应急管理"的责任者，院领导班子是组织决策层，中层干部是承担具体贯彻实施的职责，各级各类人员是执行者。

（4）建立紧急人员召集、物资器材调配的程序。

（5）设置休息日、夜间、节假日的应急对策体制。

（6）护理院应有承担突发公共卫生事件和灾害事故的紧急医疗救援任务的应急管理体制，根据功能、任务、规模，设定贮备在区域性灾害与应急事件时的食物、医药品的品种与数量。

（7）对各种人员如住院患者、门诊患者、家属、本院员工以及其他来院人员等，突发紧急意外事件（主要是指心脏骤停、猝死、意外损伤）时，要有明确的应急预案与措施，要有明确的主持的职能部门。

三、医疗业务工作制度

（一）门诊工作制度

（1）护理院应有一名副院长分工负责领导门诊工作。各科主任、副主任应加强对本科门诊的业务技术领导。各科应确定一位主治医师或高年住院医师协助科主任领导本科的门诊工作。

（2）各科室参加门诊工作的医务人员，在医疗护理管理部门统一领导下进行工作。人员调换时，应与医疗护理管理部门共同商量，上岗前进行门诊病历书写规范的培训。

（3）门诊的医护人员应是具有一定临床经验的执业医师、注册护士担任，实施医师兼管门诊和病房的护理院，必须安排好人力。

（4）对疑难重病员不能确诊，病员两次复诊仍不能确诊者，应及时请上级医师诊视。科主任、主任医师应定期出门诊，解决疑难病例。对某些慢性病员和专科病员，应根据护理院具体情况设立专科门诊。

（5）对病员要进行认真检查，简明扼要准确地记载病历。主治医师应定期检查门诊医疗质量。

（6）门诊检验、放射等各种检查结果，必须做到准确及时。

（7）加强检诊与分诊工作，严格执行消毒隔离制度，防止交叉感染。做好疫情报告。

（8）门诊标示清晰明白，设有导诊服务工作人员，要做到关心体贴病员，态度和蔼，有礼貌，耐心地解答问题。尽量简化手续，有计划地安排病员就诊。

（9）门诊应经常保持清洁整齐，改善候诊环境，加强候诊健康教育，有饮水设施及服务项目收费标准公示栏。

（10）门诊医师要采用保证疗效，经济适宜的诊疗方法，合理检查、合理用药，尽可能减轻病员的负担。

（二）处方制度

见第十八章护理院药品管理内容。

（三）病历书写制度

（1）纸质病例书写制度。

① 医师应严格按照《病历书写基本规范（试行）》要求书写病历，应用钢笔书写，力求通顺、完整、简练、准确，字迹清楚、整洁，不得删改、倒填、剪贴。医师应签全名。

② 病历一律用中文书写，无正式译名的病名，以及药名等可以例外。诊断、手术应按照疾病和手术分类名称填写。

（2）门诊病历书写的基本要求。

① 要简明扼要。病员的姓名、性别、年龄、职业、籍贯、工作单位或住所由挂号室填写。主诉、现病史、既往史，各种阳性体征和必要的阴性体征，诊断或印象诊断及治疗、处理意见等均需记载于病历上，由医师书写签字。

② 间隔时间过久或与前次不同病种的复诊病员。一般都应与初诊病员同样写上检查所见和诊断，并应写明"初诊"字样。

③ 每次诊察，均应填写日期，急诊病历应加填时间。

④ 请求他科会诊，应将请求会诊目的及本科初步意见在病历上填写清楚。

⑤ 被邀请的会诊医师应在请求会诊的病历上填写检查所见、诊断和处理意见并签字。

⑥ 门诊病员需要住院检查和治疗时，由医师签写住院证，并在病历上写明住院的原因和初步印象诊断。

⑦ 门诊医师对转诊病员应负责填写转诊病历摘要。

（3）住院病历书写的基本要求。

① 住院医师要为新入院患者书写一份完整病历，内容包括姓名、性别、年龄、职业、籍贯、工作单位或住所、主诉、现病史、既往史、家族史、个人生活史、女患者月经史、生育史、体格检查、化验检查、特殊检查、小结、初步诊断、治疗处理意见等，由经治医师书写签字。

② 书写时力求详尽、整齐、准确，要求入院后 24 小时内完成。

③ 住院医师书写病历，主治医师应审查修正并签字。

④ 再次入院者应写再次入院病历。病员入院后，必须于 24 小时内进行拟诊分析，提出诊疗措施，并记于病程记录内。

⑤ 病程记录（病程日志）包括病情变化、检查所见、鉴别诊断、上级医师对病情的分析及诊疗意见、治疗过程和效果。凡施行特殊处理时要记明施行方法和时间。病程记录要及时记载，一般应每天记录一次，重危病员和骤然恶化病员应随时记录。病程记录由经治医师负责记载，主治医师应有计划地进行检查，提出同意或修改意见并签字。

⑥ 会诊及疑难病症的讨论，应做详细记录。请他科医师会诊由会诊医师填写记录并签字。

⑦ 凡移交病员均需由交班医师写出交班小结于病程记录内。阶段小结由经治

医师负责填入病程记录内。凡决定转诊、转科或转院的病员,经治医师必须书写较为详细的转诊、转科或转院记录,主治医师审查签字。转院记录最后由科主任审查签字。

⑧ 各种检查回报单应按顺序粘贴,各种病情介绍单或诊断证明书亦应附于病历上。

⑨ 出院总结和死亡记录应在当日完成。出院总结内容包括病历摘要及各项检查要点、住院期间的病情转变及治疗过程、效果、出院时情况、出院后处理方针和随诊计划(有条件的医院应建立随诊制度)由经治医师书写,主治医师审查签字。死亡记录除病历摘要、治疗经过外,应记载抢救措施、死亡时间、死亡原因由经治医师书写,主治医师审查签字。死亡病历讨论也应做详细记录。

(4) 中医、中西医结合病历应包括中医、中西医结合诊断和治疗内容。

(5) 电子病例书写制度。

① 医生应按照《电子病历基本规范(试行)》规定进行书写。电子病历是指医务人员在医疗活动过程中,使用医疗机构信息系统生成的文字、符号、图表、图形、数据、影像等数字化信息,并能实现存储、管理、传输和重现的医疗记录,是病历的一种记录形式。使用文字处理软件编辑、打印的病历文档,不属于规范所称的电子病历。

② 医疗机构电子病历系统的建设应当满足临床工作需要,遵循医疗工作流程,保障医疗质量和医疗安全。

③ 电子病历基本要求:

● 电子病历录入应当遵循客观、真实、准确、及时、完整的原则。

● 电子病历录入应当使用中文和医学术语,要求表述准确,语句通顺,标点正确。通用的外文缩写和无正式中文译名的症状、体征、疾病名称等可以使用外文。记录日期应当使用阿拉伯数字,记录时间应当采用 24 小时制。

● 电子病历包括门(急)诊电子病历、住院电子病历及其他电子医疗记录。电子病历内容应当按照卫生部《病历书写基本规范》执行,使用卫生部统一制订的项目名称、格式和内容,不得擅自变更。

④ 电子病历系统应当为操作人员提供专有的身份标识和识别手段,并设置有相应权限;操作人员对本人身份标识的使用负责。医务人员采用身份标识登录电子病历系统完成各项记录等操作并予确认后,系统应当显示医务人员电子签名。

⑤ 电子病历系统应当设置医务人员审查、修改的权限和时限。实习医务人员、试用期医务人员记录的病历,应当经过在本医疗机构合法执业的医务人员审阅、修改并予电子签名确认。医务人员修改时,电子病历系统应当进行身份识别、保存历次修改痕迹、标记准确的修改时间和修改人信息。

⑥ 电子病历系统应当为患者建立个人信息数据库(包括姓名、性别、出生日期、民族、婚姻状况、职业、工作单位、住址、有效身份证件号码、社会保障号码或医疗保险号码、联系电话等),授予唯一标识号码并确保与患者的医疗记录相对应。

⑦ 电子病历系统应当具有严格的复制管理功能。同一患者的相同信息可以复制，复制内容必须校对，不同患者的信息不得复制。

⑧ 电子病历系统应当满足国家信息安全等级保护制度与标准。严禁篡改、伪造、隐匿、抢夺、窃取和毁坏电子病历。

（四）查房制度

（1）科主任、主任医师或主治医师查房，应有住院医师、护士长和有关人员参加。科主任、主任医师查房每周1～2次，主治医师查房每日一次，查房一般在上午进行。住院医师对所管病员每日至少查房两次。

（2）对危重病员，住院医师应随时观察病情变化并及时处理，必要时可请主治医师、科主任、主任医师检查病员。

（3）查房前医护人员要做好准备工作，如病历、X光片，各项有关检查报告及所需用的检查器材等。查房时要自上而下逐级严格要求，认真负责。经治的住院医师要报告简要病历、当前病情并提出需要解决的问题。主任或主治医师可根据情况做必要的检查和病情分析，并做出肯定性的指示。

（4）护士长组织护理人员每月进行一次护理查房，主要检查护理质量，研究解决疑难问题，结合实际教学。

（五）医嘱制度

（1）下达与执行医嘱的人员，必须是本院具备注册执业医师与注册护士资格的人员，其他人员不得下达与执行医嘱。

（2）医嘱一般在上班后二小时内开出，要求层次分明，内容清楚。转抄和整理必须准确，不得涂改。如需更改或撤销时，应用红笔填"取消"字样并签名。临时医嘱应向护士交代清楚。医嘱要按时执行。开写、执行和取消医嘱必须签名并注明时间。

（3）医师写出医嘱后，要复查一遍。护士对可疑医嘱，必须查清后方可执行，必要时护士有权向上级医师及护士长报告。除抢救外不得下达口头医嘱，下达口头医嘱，护士需复诵一遍，经医师查对药物后执行，医师要及时补记医嘱。每项医嘱一般只能包含一个内容。严禁不看患者就开医嘱的草率作风。

（4）护士每班要查对医嘱，夜班查对当日医嘱，每周由护士长组织总查对一次。转抄、整理医嘱后，需经另一人认真查对后，方可执行。

（5）凡需下一班执行的临时医嘱，要交代清楚，并在护士值班记录上注明。

（6）无医师医嘱时，护士一般不得给病员进行对症处理。但遇抢救危重患者的紧急情况下，医师不在现场，护士可以针对病情临时给予必要处理，但应做好记录并及时向经治医师报告。

（7）通过护理院HIS系统下达医嘱的医院，要有严格授权体制与具体执行时间记录

（六）感染管理制度

（1）护理院要认真贯彻执行《中华人民共和国传染病防治法》《中华人民共和国

传染病防治法实施细则》及《医院感染管理办法》的有关规定,护理院感染管理是院长重要的职责,是护理院质量与安全管理工作的重要组织部分。

(2) 建立健全护理院感染管理组织与部门,配备专(兼)职人员,并认真履行职责,建立与完善护理院感染突发事件有应急管理程序与措施。

(3) 护理院要制订和实施感染管理与监控方案、对策、措施、效果评价和登记报告制度,确定临床预防和降低护理院感染的重点管理项目,并作为护理院质量管理的重要内容,定期或不定期进行核查。

(4) 将对医务人员的消毒、隔离技术操作定期考核与护理院感染管理指标的完成情况,纳入定期科室医疗质量管理与考核的范围,并定期向医务人员与管理部门通报。

(5) 建立护理院感染控制的在职教育制度,定期对全院职工进行预防院内感染的宣传与教育。

(6) 护理院须规范消毒、灭菌、隔离与医疗废物管理工作,严格执行无菌技术操作、消毒隔离工作制度,要加强感染性疾病科、口腔科、临床检验部门和消毒供应室等重点部门的院内感染管理与监测工作。

(7) 执行《抗菌药物临床应用指导原则》,提高抗菌药物临床合理应用水平。制订和完善护理院抗菌药物临床应用实施细则,坚持抗菌药物分级使用。开展临床用药监控,实施抗菌药物用量动态监测及超常预警,对过度使用抗菌药物的行为及时予以干预。

(8) 应当按照《医疗废物管理条例》《医疗卫生机构医疗废物管理办法》的规定对医疗废物进行有效管理,并有医疗废物流失、泄漏、扩散和意外事故的应急方案。

(七) 护士工作制度

(1) 护工上班时必须着装整洁,仪表端庄,病房内不准吸烟。

(2) 在护士长管理和护士指导下进行职责范围内工作。

(3) 必须严格遵守劳动纪律,执行病室各项制度,不可擅离岗位。

(4) 只可担任患者的生活护理,绝对不允许替代护士做一些治疗性工作。

(5) 在病室中,必须做到五轻(走路轻、说话轻、操作轻、拿放物品轻、关门窗轻),不可带亲友在病室闲谈和留宿。

(6) 必须主动关心体贴患者,认真观察,病情有变化及时向护士汇报。

(八) 理疗科工作制度

(1) 定期讨论在贯彻护理院(理疗方面)的质量方针和落实质量目标、质量指标过程中存在的问题,提出改进意见与措施,并有反馈记录文件。

(2) 凡需理疗者,由医师填写治疗申请单,经理疗科医师检诊后,确定治疗种类与疗程。

(3) 严格执行查对制度和技术操作规程。治疗前交代注意事项;治疗中细心观察,发现异常及时处理;治疗后认真记录。

（4）理疗工作人员应经常深入病房，了解病情，观察疗效，介绍理疗方法，更好地发挥物理治疗作用。对不能搬动的住院病员，可到床边会诊及治疗。

（5）疗程结束后，应及时做出小结，存入病历供临床科参考。需继续治疗时，应与理疗科研究确定。因故中断理疗，要及时通知理疗科。

（6）进行高频治疗时，应除去病员身上一切金属物，注意地面与病员的隔离。病员和操作者在进行治疗时，切勿与砖墙、水管或潮湿的地板接触。高频之所有机器应避免与地面接触。超高频率治疗器材，电疗前，必须检查导线接触是否完善，板极有无裂纹、破损，否则不能使用。大型超短波禁用单极法。下班时，所有理疗器械一律切断电源。治疗中病员不得触摸机器。

（7）爱护理疗仪器，使用前检查，使用后擦拭，定期检查维修。要避免震动损坏。理疗机器每次治疗后应有数分钟的休息。

（8）体疗病员，由体疗医师及技术人员根据病情决定体疗种类。并对病员介绍治疗作用及注意事项。

（九）药剂科工作制度

（1）药剂科是在院长直接领导下工作，既具有很强的专业技术性，又有执行药政法规和药品管理的职能性。

（2）必须严格执行《中华人民共和国药品管理法》《医疗机构药事管理暂行规定》及《处方管理办法》等相关的法律法规。

（3）具体负责药品采购、保管、分发、调剂、制剂、质量监测，以及临床用药管理和药学服务等有关药事管理工作。

（4）应根据相关的规范要求制订出科学的、完善的、可行的工作制度、操作规程和岗位责任制，并认真落实和执行。

（5）应经常以各种不同的形式组织本部门的各级各类药学技术人员，学习和掌握专业技术知识与技能，提高全体人员的技术和服务水平。

（6）结合本院的功能、任务和本部门的实际情况，制订出切合实际的部门发展规划和服务工作计划，并予以实施。

（7）必须牢固树立以患者为中心，面向临床的服务意识。积极倡导和鼓励药师参与临床药物治疗工作，开展临床药学服务。

（8）建立临床药师制度，可开展专科的临床药师工作。

（十）医技科室工作制度

（1）检验科工作制度。

① 在主管院长领导下，实行科主任负责制，健全科室管理制度，科主任是临床检验服务质量与安全管理的第一责任者。承担医院临床诊疗的常规检验项目。

② 贯彻落实《医疗机构临床实验室管理办法》、《病原微生物实验室生物安全管理条例》等相关法律、法规和规章、规范。制订相应的工作制度与规程，由具有相应专业技术职称的人员进行临床检验工作。有计划对在职人员进行技能培训及考核。

③ 定期讨论在贯彻医院(检验方面)的质量方针和落实质量目标、质量指标过程中存在的问题,提出改进意见与措施,并有反馈记录文件。

④ 检验申请单(含电子申请单)由医师逐项清楚填写,急诊检验应有特殊标志,检验申请单必须有申请医生签名或唯一标识。

⑤ 接收标本时,检验科工作人员应检查申请单填写、采集的标本是否合格,如不符合要求可拒收。不能立即检验的标本,要妥善处理及保管。

⑥ 建立标本采集、运送、签收、核查、保存制度和工作流程。严格检验报告授权制度和审签、发放制度(检验报告双签,急诊报告除外。电子签名有效),建立检验"危急值"处理程序,保障医疗安全。检验科应明确出报告时间并在规定时间内发出报告。

⑦ 登记或核对患者的基本信息,审核检验结果,填写检验登记和检验报告单,签名后发出检验报告。检验结果有疑问时,应重复检验,并与临床科室联系。对于超过临床限定范围的生命指标(危急值)的结果,应及时报告临床医护人员。

⑧ 使用的仪器、试剂和耗材符合国家规定;定期对可能影响检验结果的分析仪器及相关设备和项目进行校准。

⑨ 建立并完善实验室质量保证体系,开展室内质量控制,参加室间质量评价活动。

⑩ 应制订检验后标本保留时间和条件,并按规定执行。废弃物处理应按国家有关规定执行。

⑪ 加强实验室安全管理和防护,包括生物安全及化学危险品、防火等安全防护工作,完善安全管理规章制度并组织落实。

⑫ 应征求临床科室对检验服务的意见及建议,尽可能满足临床诊疗活动需要,采用多种形式为临床科室提供临床检验信息服务。

(2) 医学影像及特殊检查科工作制度。

① 定期讨论在贯彻医院(医学影像、特殊检查)的质量方针和落实质量目标、质量指标过程中存在的问题,提出改进意见与措施,并有反馈记录文件。

② 特殊检查包括心电图、超声波、脑血流图、超声心动图、肺功能检查等。

③ 需作检查的病员,由临床医师填写申请单,必要时经上级医师同意,检诊医师在检查前应详细阅读申请单,了解病员是否按要求做好准备。危重病员检查时应有医护人员护送或到床边检查。需预约时间的检查应详细交代注意事项。发现有患传染病患者,应排于最后检查,检查完毕严密消毒仪器和用具。

④ 工作人员要严格执行患者识别规范、查对程序和技术操作常规,并要了解病情,及时准确报告检查结果,遇疑难问题应与临床医师联系,共同研究解决。

⑤ 严格遵守操作规程,认真执行医疗器械管理制度,注意安全,定期保养、维修,并对机器进行检测。

⑥ 各种检查记录应保管好,建立档案,经过批准和登记手续后才能借出。

⑦ 进修或实习医师应在上级医师指导下工作,不得独立执业。

⑧ 建立检查项目质量控制制度、程序与评价体系,有条件的科(室)每天由上级医师主持的集体读图制,确保诊断质量,经常研究诊断技术,解决疑难问题,不断提高工作质量。

⑨ 严格遵守操作规程,确实做好操作人员及患者的放射防护工作,保护患者的隐私。工作人员要定期进行健康检查,并要妥善安排休假。

⑩ 注意用电安全,严防差错事故。X线机应指定专人保养,定期进行检修。

第四节　护理院岗位职责

一、人员岗位职责

(一)护理院院长岗位职责

(1) 护理院院长是医院的法人,在现行法律法规的框架内,履行法人的职能,承担法人的责任,应具有相关管理知识与技能。

(2) 贯彻党的路线、方针政策、法规和上级指示,在上级卫生主管部门的指导下,全面领导医院的医疗、教学、科研、预防和行政管理等工作。按上级党委和主管部门的要求,准确、及时有效地完成各项任务,不断进行改革创新,使医院的各项工作高效有序地进行。

(3) 领导制订本院长远发展规划和年度工作计划,按期布置、检查、总结,并向上级领导机关汇报。

(4) 负责制订并保持医院的质量方针和质量目标、指标,并有具体实施的措施。

(5) 负责组织、检查医疗护理工作,定期深入门诊、病房及其他科室,并采取积极有效措施,保证不断提高医疗质量。

(6) 负责组织、检查临床教学、培养干部和业务技术学习。

(7) 负责领导、检查全院医学科学研究工作计划的拟订和贯彻执行情况,采取措施,促进研究工作的开展。不断地运用、开展和引进新技术,提高全院医疗、教学和科研水平。

(8) 负责组织、检查本院担负的分级分工医疗工作和社区医疗工作。

(9) 教育职工树立全心全意为人民服务的思想和良好的医德,改进医疗作风和工作作风,改善服务态度。督促检查以岗位责任制为中心的医院各项核心制度和技术操作规程的执行,严防差错事故的发生。

(10) 根据国家人事制度改革的要求,不断深化改革,建立新的用人机制;组织领导医院工作人员的考核、考察、任免、奖惩、调动及晋升等工作。

(11) 加强对后勤工作的领导,审查基本建设、物资供应计划,检查督促财务收入开支,审查预决算,关心职工生活,逐步提高职工的物资文化生活水平和福利待遇。

（12）组织落实社会监督制度，及时研究和妥善处理人民群众来信来访接待工作。

（13）经常深入实际，开展调查研究，不断总结经验，抓好典型，以点带面，推动医院各项工作不断深入发展。

（14）副院长协助院长负责相应的工作。

（二）办公室主任职责

（1）在院长、副院长领导下，负责全院的秘书、行政管理工作。

（2）安排各种行政会议，做好会议记录，负责综合护理院的工作计划、总结及草拟有关文件，并负责督促其贯彻执行。

（3）负责领导行政文件的收发登记、转递传阅、立卷归档、保管、利用等工作。

（4）负责院务公开目录制订及信息发布工作。领导有关人员做好印鉴、打字、外勤、通信联络、人民群众来访来信处理、参观及外宾的接待等工作。

（5）负责院长临时交办的其他工作。

（三）医务科长职责

（1）在院长领导下，具体组织实施全院的医疗、教学、科研、预防工作。负责护理院"医疗质量管理方案"具体实施与反馈工作。

（2）负责实施护理院的质量方针和质量目标、指标，制订医疗部分的具体落实措施，履行监控职能。

（3）拟订医疗质量管理方案与患者安全目标等有关业务计划，经院长、副院长批准后，组织实施。经常督促检查，按时总结汇报。

（4）深入各科室，了解和掌握情况。组织重大抢救和院外会诊。督促各种制度和常规的执行，定期检查，采取措施，提高医疗质量，严防差错事故。

（5）对医疗事故进行调查，组织讨论，及时向院长、副院长提出处理意见。

（6）负责实施、检查全院医务技术人员的业务训练和技术考核。不断提高业务技术水平。协助人事科做好卫生技术人员的晋升、奖惩、调配工作。

（7）负责组织实施临时性院外医疗任务和对基层的技术指导工作。

（8）检查督促各科进修和教学科研计划的贯彻执行。组织科室之间的协作，改进门诊、急诊工作。

（9）督促检查药品、医疗器械的供应和管理工作。

（10）抓好病案质量控制及统计、图书资料管理工作。

医务科副科长协助科长负责相应的工作。

（四）人事科长职责

（1）在院长领导下，根据国家人事工作政策、卫生行政部门规范、制度和有关规定，承担护理院人力资源的管理工作，重点对象是直接影响到护理院医疗质量与患者安全的卫生技术人员。

（2）定期讨论在为护理院贯彻的质量方针和落实质量目标、执行质量指标过程中提供人力资源支持工作中存在的问题,提出改进意见与措施,并有反馈记录文件。

(3)根据护理院功能任务与床位设置,与相关职能部门与诊疗科室负责人,按照国家规范,编制医院卫生技术人员配置计划,报经院长批准执后执行。

(4)掌握熟悉国家规范,制订卫生技术人员配置技能要求,任用或聘用合法的技术骨干、使其技术人员梯队适应医院功能任务的需要。

(5)与相关职能部门与诊疗科室负责人联合组织对卫生技术人员的定期技术评价,决定其是否能适宜本岗位继续任职为患者有质量保障、安全的服务。

(6)主动和有关科室研究,提出全院工作人员的考核、晋升、奖惩和调整工资的意见。

(7)担任人员调出、调入工作,按照国家规定,做好工作人员的退职退休、离职休养工作。

(8)负责管理工作人员档案和收集、整理档案材料及全院的人事统计、人员鉴定工作。

(9)收集、整理卫生技术人员的技术档案,建立健全技术档案制度。

(五)财务科长的职责

(1)在院长领导下,负责本院的财务工作。领导财务人员认真履行职责,做好各项财务管理工作,为医疗第一线提供优质的服务,保证医疗任务的完成。

(2)贯彻国家财政财务相关法律法规制度,遵守国家财政纪律。按照《会计法》《医院财务制度》和《医院会计制度》的要求,建立相应的部门管理制度以及岗位责任制。

(3)根据事业计划和按照规定的统一收费标准,合理的组织收入。根据护理院特点、业务需要和节约原则,精打细算,节约各项开支,监督资金使用的合理性、合法性和效率效果性。

(4)护理院收入增减因素和事业需要、业务活动需要和财力可能,正确、及时的编制年度和季度(或月份)的预算,定期对预算执行情况进行分析,并按照国家规定编制和上报预决算。

(5)按照护理院财务管理需要和内部控制的要求合理设置财务人员工作岗位,按照护理院会计制度组织财务人员进行会计核算,按照规定的格式和期限报送会计月报和年报。

(6)对护理院的财务工作进行研究、布置、检查、总结,根据本单位的实际情况,制订各项内部会计控制制度和财务制度。督促财务人员严格遵守财经纪律和各项规章制度,保证本单位各项财务制度健全有效。

(7)保证房屋及建筑物、设备、家具、材料、现金等国家财产的安全,进行经常的监督和必要的检查并经常清查库存,克服浪费和物资积压,以防止不良现象的发生。

(8)按照按劳分配、效率优先、兼顾公平的原则,组织好单位的奖金分配工作。

(9)按照国家物价制度,做好本单位的物价管理工作。

（10）定期和不定期对单位财务状况进行分析，及时向护理院管理层提供全面、真实、可靠的财务信息。对修建工程、大型设备购置、对外投资，从财务角度进行可行性分析和论证，为领导决策当好参谋。

（11）负责护理院的经济管理及其他有关财务制度之掌握和财务管理工作。

（六）总务科科长职责

（1）在院长领导下，负责全院的后勤工作；科主任是本科服务质量与患者安全管理和持续改进第一责任人，应对院长负责。

（2）定期讨论在为护理院贯彻的质量方针和落实质量目标、执行质量指标过程中提供后勤系统支持工作中存在的问题，提出改进意见与措施，并有反馈记录文件。

（3）有责任教育职工树立后勤工作为医疗第一线服务的思想，坚持下送、下收、下修，不断改善服务态度，提高服务质量。

（4）负责组织领导财务管理、物资供应、设备维修、病员膳食、职工食堂、房屋修建、院容整顿、交通、电话和生活等工作，保证医疗、教学、科研、预防工作的顺利进行。

（5）经常深入科室了解医疗及有关部门的需要，根据人力、物力和财力的可能制订工作计划，检查督促执行情况，研究工作中存在的问题，改进工作，总结经验。

（七）医疗统计人员职责

（1）在医务科长领导下，负责编报上级规定的报表和提供本院领导及医疗、教学、科研需要的统计资料。统计资料缮写完毕后必须核对准确、完整，并加以必要的说明，按期上报。

（2）每天深入门诊、病房及有关各科室收集工作日志，分别整理、核对，进行登记。

（3）每月将门诊、病房及各医技科室登记好的原始资料，分别进行统计，按月、季、半年、年度等分别对比分析，并做好疾病分类统计工作。

（4）每月终负责向医技科室催送月报表，分别进行登记。

（5）督促各科室做好医疗登记、统计工作，给予必要的帮助。

（6）努力钻研业务，不断提高统计水平，保管好医疗统计资料。

（八）病案管理员职责

（1）在医务科长/处长领导下进行工作。负责编报上级规定的报表和提供本院领导及医疗、教学、科研需要的统计资料，所需资料准确、完整，按期上报。

（2）经常检查各科病历书写情况，提出改进意见，提高病历书写质量。

（3）负责病案的回收、整理、装订、归档、检查和保管工作。

（4）负责病案资料的索引、登记、编目工作。

（5）查找再次入院和复诊病员的病案号，保证病案的供应，办理借阅病案的手续。

（6）提供教学、科研、临床经验总结等使用的病案。

（7）做好病案室的管理工作，保持清洁、整齐、通风、干燥，防止病案霉烂、虫蛀和火灾。

（九）临床主任医师职责

（1）在科主任领导下，指导全科医疗、教学、科研、技术培养与理论提高工作。

（2）定期查房并亲自参加指导急、重、疑、难病例的抢救处理与特殊疑难和死亡病例的讨论会诊，参加院外会诊和病例讨论会。

（3）指导本科主治医师和住院医师做好各项医疗工作，有计划地开展基本功训练。

（4）担任教学和进修、实习人员的培训工作。

（5）定期参加门诊工作。

（6）运用国内、外先进经验指导临床实践，不断开展新技术，提高医疗质量。

（7）督促下级医师认真贯彻执行各项规章制度和医疗操作规程。

（8）指导全科结合临床开展科学研究工作。

（9）副主任医师参照主任医师职责执行。

（十）临床主治医师职责

（1）在科主任领导和主任医师指导下，负责本科一定范围的医疗、教学、科研、预防工作。

（2）按时查房，具体参加和指导住院医师进行诊断、治疗及特殊诊疗操作。

（3）掌握病员的病情变化，病员发生病危、死亡、医疗事故或其他重要问题时，应及时处理，并向科主任汇报。

（4）参加值班、门诊、会诊、出诊工作。

（5）主持病房的临床病例讨论及会诊，检查、修改下级医师书写的医疗文件，决定病员出院，审签出（转）院病历。

（6）认真执行各项规章制度和技术操作常规，经常检查本病房的医疗护理质量，严防差错事故。协助护士长搞好病房管理。

（7）组织本组医师学习与运用国内外先进医学科学技术，开展新技术、新疗法，进行科研工作，做好资料积累，及时总结经验。

（8）担任临床教学，指导进修、实习医师工作。

（十一）临床住院医师（士）职责

（1）在科主任领导和主治医师指导下，根据工作能力、年限，负责一定数量病员的医疗工作。

（2）对病员进行检查、诊断、治疗，开写医嘱并检查其执行情况，同时还要做一些必要的检验和放射线检查工作。

（3）书写病历。新入院病员的病历，一般应病员入院后 24 小时内完成。检查和改正实习医师的病历记录。并负责病员住院期间的病程记录，及时完成出院病员病案小结。

（4）向主治医师及时报告诊断、治疗上的困难以及病员病情的变化，提出需要转科或出院的意见。

（5）住院医师对所管病员应全面负责，在下班以前，作好交班工作。对需要特殊观察的重症病员，用口头方式向值班医师交班。

（6）参加科内查房。对所管病员每天至少上、下午各巡诊一次。科主任，主治医师查房（巡诊）时，应详细汇报病员的病情和诊疗意见。请他科会诊时，应陪同诊视。

（7）认真执行各项规章制度和技术操作常规，亲自操作或指导护士进行各种重要的检查和治疗，严防差错事故。

（8）认真学习、运用国内外的先进医学科学技术，积极开展新技术、新疗法，参加科研工作，及时总结经验。

（9）随时了解病员的思想、生活情况，征求病员对医疗护理工作的意见，做好病员的思想工作。

（10）在门诊或急诊室工作时，应按门诊、急诊室工作制度进行工作。

（11）按照卫生部住院医师规范化培训的要求，完成到相关临床及医技科室轮转工作。

（十二）医学影像/放射科主任职责

（1）在院长领导下，负责本科的医疗、教学、科研、预防、行政管理工作；科主任是本科诊疗质量与患者安全管理和持续改进第一责任人，应对院长负责。

（2）定期讨论本科在贯彻医院（医学影像方面）的质量方针和落实质量目标、执行质量指标过程中存在的问题，提出改进意见与措施，并有反馈记录文件。

（3）制订本科工作计划，组织实施，经常督促检查，持续改进服务品质，按期总结汇报。

（4）根据本科任务和人员情况进行科学分工和管理，保证对病员进行及时的诊断和治疗。

（5）定期主持集体阅片，审签重要的诊断报告单，亲自参加临床会诊和对疑难病例的诊断治疗，经常检查放射诊断、治疗和投照质量。

（6）参加医院工作会议，主持科务会，经常与临床科室取得联系，征求意见，改进工作。

（7）组织本科人员的业务训练和技术考核，提出升、调、奖、惩的意见。学习、使用国内外的先进医学技术，开展科学研究。督促科内人员做好资料积累与登记、统计工作。

（8）担任教学，搞好进修、实习人员的培训。

（9）组织领导本科人员，认真执行各项规章制度和技术操作规程，检查工作人员防护情况，严防差错事故的发生。

（10）确定本科人员轮换、值班和休假。

（11）审签本科药品器材的请领与报销，经常检查机器的使用与保管情况。

（12）副主任协助主任负责相应的工作。

（十三）理疗科医师人员职责

（1）在科主任领导和主治医师指导下，负责具体诊疗工作。

（2）负责病员的检诊，确定理疗种类、剂量、疗程，疗程结束后做出小结，并与临床科室保持联系。

（3）积极钻研业务，学习、运用国内外先进经验，开展新技术和新疗法。

（4）参加会诊、临床病例讨论，担任一定的科研与教学，做好进修、实习人员的培训。

（十四）医院感染管理部门、分管部门及医院感染管理专（兼）职人员主要职责

（1）定期讨论在贯彻医院（医院感染部分）的质量方针和落实质量目标、执行质量指标过程中存在的问题，提出改进意见与措施，并有反馈记录文件。

（2）对有关预防和控制医院感染管理规章制度的落实情况进行检查和指导。

（3）对医院感染及其相关危险因素进行监测、分析和反馈，针对问题提出控制措施并指导实施。

（4）对医院感染发生状况进行调查、统计分析，并向医院感染管理委员会或者医疗机构负责人报告。

（5）对医院的清洁、消毒灭菌与隔离、无菌操作技术、医疗废物管理等工作提供指导。

（6）对传染病的医院感染控制工作提供指导。

（7）对医务人员有关预防医院感染的职业卫生安全防护工作提供指导。

（8）对医院感染暴发事件进行报告和调查分析，提出控制措施并协调、组织有关部门进行处理。

（9）对医务人员进行预防和控制医院感染的培训工作。

（10）参与抗菌药物临床应用的管理工作。

（11）对消毒药械和一次性使用医疗器械、器具的相关证明进行审核。

（12）组织开展医院感染预防与控制方面的科研工作。

（13）完成医院感染管理委员会或者医疗机构负责人交办的其他工作。

（十五）药剂科主任职责

（1）在院长领导下，负责领导、管理药剂科的工作；科主任是本科药学服务质量与安全管理和持续改进第一责任人，应对院长负责；负责制订药学部门的工作计划，并组织实施和督促检查。

（2）制订药品经费预算和采购计划，报上级主管审核。审批后负责组织落实。

（3）依据国家、地方的相关法律法规，结合本部门的实际情况，组织制订药学部门的各类工作制度、技术操作规程和岗位责任制。并组织实施及监督检查。

（4）组织和指导药学部门所属各部门的工作，经常检查和督促各部门执行法律法规和工作情况，解决工作中出现的问题和重大技术问题。

（5）定期组织相关人员督促和检查特殊药品、贵重药品及重点效期药品的使用

管理情况,并做好记录。

（6）在院长/分管院长领导下,积极组织建立临床药师制,并组织、指导和协调临床药师的工作。

（7）经常深入临床,参加危重和特殊患者的查房和病历讨论,参与临床用药的讨论,指导临床合理用药。

（8）组织领导全科人员进行业务学习、技术业务考核和开展科研工作;抓好人才培养和药师毕业后的继续教育。

（9）协助医疗机构负责人做好医院药事管理委员会的日常工作。

（10）负责对药学部门全体人员的考核、奖惩、调动和职务晋升等工作;检查监督本部门的经济管理工作和药品价格执行情况。

（十六）营养厨房人员职责

（1）管理员职责。

① 在科主任领导下负责营养厨房的行政管理和营养科的安全工作。

② 监督检查各项规章制度的执行情况。

（2）库房保管员职责。负责主、副食品、炊具的验收和保管工作。

（3）采购员职责。

① 负责主、副食品及炊具的采购供应工作。

② 严格执行财经制度。

（4）营养厨师职责。

① 负责制备各种膳食,保质保量,按时供应。努力学习营养知识及烹调技术和食品卫生制度,能根据食谱和治疗的需要制备各类治疗膳食。

② 严格遵守食品卫生制度,养成良好的卫生习惯。

③ 严格遵守劳动纪律和操作常规。

（5）配膳员职责。

① 熟悉医院各类饮食的基本要求,按时、准确发给患者。

② 严格遵守食品卫生制度,养成良好的卫生习惯。

③ 接受营养专业人员的检查和监督。

（十七）信息科主管职责

（1）发展信息服务系统,使之达到医院的目标和标准。

（2）制订本中心业务发展规划和年度工作计划,并组织实施。

（3）在已批准的预算控制下管理本部门。

（4）参加与医疗信息有关的委员会。

（5）做好本中心人员业务考核,配合提出调整、晋升及奖励意见。

（6）安排本中心主要业务人员的发展方向和业务进修,从事本专业的研究和开发。

（7）检查各组任务的执行情况,并组织协调。

（8）协调与用户的关系，组织本中心人员做好用户的业务指导与咨询工作。

（9）评估信息中心各项工作，建立有关的标准及技术，必要时做出适当的修正。

二、护理人员岗位职责

（一）护理部主任职责

（1）在院长的领导下，负责领导全院的护理工作，组织制订全院各科室护理人员配置方案，批准后组织实施与协调，适时调整；是医院护理质量与安全管理和持续改进第一责任人，应对院长负责。

（2）负责实施医院的质量方针和落实质量目标、实施质量指标，制订护理部分的具体落实措施，履行监控职能。

（3）根据医院的计划负责拟订全院的护理工作计划及目标，批准后组织实施。定期考核，按期总结汇报。

（4）深入科室了解掌握护理人员的思想工作情况，教育护理人员改进工作作风，加强医德医风建设，改善服务态度。督促检查护理制度、常规的执行和完成护理任务的情况，检查护理质量，严防差错事故的发生。

（5）组织护理人员三基三严培训、学习业务技术，定期进行技术考核，开展护理科研工作和技术革新，不断提高护理技术水平。

（6）指导各科护士长搞好病房和门诊的科学管理、消毒隔离和物资保管工作。

（7）组织检查护生、进修生的实习工作，指导各级护理人员严格要求学生，做好传、帮、带。

（8）确定全院护理人员的工作时间和分配原则，根据具体情况对全院护士做院内或临时调配。

（9）审查各科室提出的有关护理用具使用情况的意见，并与有关部门联系协同解决问题。

（10）主持和召开全院护士长会议，分析全院护理工作情况，并定期组织全院护士长到科室交叉检查，互相学习，不断提高护理质量。

（11）提出对护理人员的奖惩、晋升、晋级、任免以及调动的意见。

（12）教育全院各级护理人员热爱护理专业，培养良好的作风，关心他们的思想、工作、学习和生活，充分调动护理人员的积极性。

（13）作为医院质量管理组织主要成员，承担相关工作。

（二）主管护师职责

（1）在科护士长、护士长领导下及本科主任护师指导下进行工作。

（2）对病房护理工作质量负有责任，发现问题，及时解决，把好护理质量关。

（3）解决本科护理业务上的疑难问题，指导危重、疑难患者护理计划的制订及实施。

（4）负责指导本科各病房的护理查房和护理会诊，对护理业务给予具体指导。

（5）对本科各病房发生的护理差错、事故进行分析鉴定，并提出防范措施。

（6）组织本科护师、护士进行业务培训，拟定培训计划，编写教材，负责讲课。

（7）组织护理进修生和护生的临床实习，负责讲课考核和评定成绩。

（8）制订本科护理科研和技术革新计划，并组织实施。指导全科护师、护士开展护理科研工作，写出具有一定水平的护理论文及科研文章。

（9）协助本科护士长做好行政管理和队伍建设工作。

（三）护师职责

（1）在病房护士长领导下和本科主管护师指导下进行工作。

（2）参加病房的护理临床实践，指导护士正确执行医嘱及各项护理技术操作规程，发现问题，及时解决。

（3）参与病房危重、疑难患者的护理工作，承担难度较大的护理技术操作，带领护士完成新业务、新技术的临床实践。

（4）协助护士长拟定病房护理工作计划，参与病房管理工作。

（5）参加本科主任护师、主管护师组织的护理查房、会诊和病例讨论。主持本病房的护理查房。

（6）协助护士长负责本病房护士和进修护士业务培训，制订学习计划，并担任讲课。对护士进行技术考核。

（7）参加护校部分临床教学，带教护生临床学习。

（8）协助护士长制订本病房的科研、技术革新计划，积极参与科研活动。

（9）对病房出现护理差错、事故进行分析，提出防范措施。

（四）门诊护士长职责

（1）在护理部领导下，负责本科室护理业务及行政管理工作；是本部门护理质量与安全管理和持续改进第一责任人。

（2）制订门诊工作计划，明确护理人员的分工，经常进行督促检查，不断提高护理质量，改善服务态度，与门诊医师组长取得密切联系。

（3）认真执行岗位责任制、各项规章制度和技术操作规程。严防差错事故，认真执行登记及上报制度，及时总结经验与教训。

（4）负责组织护士做好协诊工作和实施等待服务。

（5）负责组织专科业务和新技术的学习，不断提高门诊护理人员的业务技术水平。

（6）负责对新调进的医生、护士和实习生、进修人员，介绍门诊工作情况及各项规章制度，负责实习、进修护士的教学工作。

（7）负责计划组织候诊教育和健康教育工作。

（8）负责督促检查抢救用物、毒麻药品和仪器管理工作。

（9）认真执行疫情报告、消毒隔离制度，预防交叉感染，保证门诊清洁及工作有序。

（10）督促检查诊疗登记和治疗统计工作。

（11）负责家具被服保管，物品请领、验收维修工作。

（12）负责考勤、考核，奖优罚劣，促进门诊文明建设。

（五）病区/病房护士长职责

（1）在科护士长和科主任的领导下，负责本病室行政管理和护理工作；是本部门护理质量与安全管理和持续改进第一责任人，科主任负责。

（2）根据护理部及科内工作计划，制订病房护理工作计划，并组织实施。认真做好护理质量检查，记录和统计工作，并定期总结。

（3）负责本病房护理人员的素质培养工作，教育护理人员加强责任心，改善服务态度，遵守劳动纪律，密切医护配合。

（4）合理安排和检查本病房的护理工作，落实质量控制方案，参加并指导危重患者的护理及抢救工作。

（5）督促护理人员严格执行各项规章制度和操作规程，严防差错事故的发生。对本病区发生的护理差错、事故，及时查明原因报告护理部，并组织整改。

（6）定期参加科主任和主治医师查房，参加科内会诊及疑难病例、死亡病例的讨论。

（7）组织护理查房，护理会诊，积极开展护理科研工作和护理经验总结。

（8）组织领导护理人员的业务学习及技术训练，实施三基三严培训工作。

（9）定期督促检查表格用品、护理用具、仪器设备、被服、药品的请领及保管。

（10）负责护生、进修护士的实习安排及检查护士的带教工作。

（11）督促检查护理员、配膳员、卫生员的工作质量，搞好病房的清洁卫生、消毒隔离工作。

（12）定期召开工休人员座谈会，组织安排健康教育宣传工作，听取患者对医疗、护理及饮食等方面意见，不断改进病室管理工作。

（六）病房护士职责

（1）在护士长领导及护师指导下进行工作。

（2）认真执行各项规章制度，岗位职责和护理技术操作规程，正确执行医嘱，准确及时地完成各项护理工作，严格执行查对及交接班制度、消毒隔离制度，防止差错事故的发生。

（3）做好基础护理和患者的心理护理工作。

（4）认真做好危重患者的抢救工作及各种抢救物品、药品的准备、保管工作。

（5）协助医师进行各种治疗工作，负责采集各种检验标本。

（6）经常巡视患者，密切观察记录危重患者的病情变化，如发现异常情况及时处理并报告。

（7）参加护理教学和科研工作，工作中应不断总结经验，写出论文，以提高护理水平。

（8）指导护生、护理员、配膳员、卫生员工作。

（9）负责做好患者的入院介绍、在院健康教育、出院指导。经常征求患者意见，做好说服解释工作并采取改进措施。定期组织患者学习、宣传卫生知识和住院规则，经常征求患者意见，做好说服解释工作并采取改进措施，在出院前做好卫生宣教工作。

（10）办理入院、出院、转科、转院手续，做好有关文件的登记工作。

（11）认真做好病室物资、器材的使用及保管工作，并注意坚持勤俭节约的原则。

（七）供应室护士职责

（1）在护士长领导下进行工作。遵守院内、室内各项规章制度及技术操作规程。

（2）负责各种医疗器械的清洁、包装及各种敷料的裁剪、制备工作。

（3）负责院内一切无菌医疗器械、敷料、溶液及有传染性被服用品的高压消毒工作，保证消毒物品的绝对无菌及安全使用。

（4）负责与病房及有关单位的无菌物品交换工作，坚持下收下送，做到态度和蔼、坚持原则。

（5）做好院内临时任务或急救工作的物品消毒及供应工作。

（6）指导消毒员进行医疗器材、敷料的制备、消毒工作。

（7）组织、领导院内临时任务及急救工作所需物品的供应。

（8）组织本室工作人员做好下收下送工作，深入临床第一线征求意见，改进工作。

（八）护理员职责

（1）在护士长领导下和护士指导下进行工作。

（2）担任患者生活护理和部分简单的基础护理工作，不得从事临床护理技术操作。

（3）随时巡视病房，应接患者呼唤，协助生活不能自理的患者进食、起床活动及递送便器等。

（4）做好患者入院前的准备工作和出院后床单、铺位的整理以及终末消毒工作。协助护士搞好被服、家具的管理。

（5）及时收集送出临时化验标本和其他外送患者工作。

（九）病房卫生员职责

（1）在总务科领导和护士长的业务指导下，担任病房的清洁卫生工作。

（2）担任病房的门、窗、地面、床头桌椅及厕所、浴室的清洁工作，并保持经常整洁。

（3）负责清洁和消毒患者的脸盆、茶具、痰盂、便器等用具。

（4）及时做好病房和病员的饮用水供应，协助配餐员做好配膳工作。

（5）根据需要协助护送患者，领送物品，送病理、检验标本及其他外勤工作。

（吴玉苗）

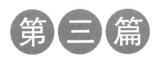

管理技能篇

第三十四章 护理院管理心理技能

第一节 护理院管理心理技能概述

护理院患者的心理需求受多种因素影响,有其特殊性、复杂性。学习和掌握心理技能已经成为护理院工作者的重要任务。

一、护理院管理心理技能的重要性

(1)护理院管理模式转变的需求。随着社会发展以及健康概念的改变,护理院管理模式转变为"以人为中心、以健康为中心"的全人全方位护理模式,心理技术成为护理院管理的重要内容之一。

(2)护理院护理对象的需求。人的心理因素与全身生理活动有密切的联系。情绪能影响免疫功能,如恐惧、紧张可使机体的"免疫监视"作用减弱,反之,良好的心理因素具有治疗价值。护理院的护理对象存在许多复杂的心理学问题,需要解决各类心理行为问题,心理技术有助于发现心理问题,解决心身困扰。

(3)护理院服务技能的需求。做好心理护理是提高护理质量的重要环节。护理人员通过掌握护理心理学,将心理学知识、原理和方法运用于护理院实践中,提高服务质量。心理护理是护理院实践不可缺少的服务技能。

二、护理心理学的定义

护理心理学,是指从护理情境与个体相互作用的观点出发,研究在护理情境这个特定的社会生活条件下个体心理活动发生、发展及其变化规律的学科。护理心理学主要研究在护理患者过程中的心理学问题,指导护理人员按照生物—心理—社会模式,结合患者的心理需要和在不同疾病状态下的心理活动特点,做好护理工作。上述定义中所指的"个体"即研究对象,包括护理人员与护理对象两个方面。"护理情境"不局限于护理院,还包括所有影响护理对象及护理人员心理活动的社会生活条件。

三、护理心理学的特征

(1)注重护理情境与个体之间的相互作用。

（2）重视护理情境的探讨。

（3）强调个体的内在心理因素。

四、护理心理学的研究对象

（一）研究对象

护理心理学研究的是护理工作中的心理问题、心理活动规律及心理护理措施,其研究对象包括:

（1）护理对象。

（2）护理人员。

（二）研究对象的特点

护理心理学研究对象特点的比较如表 34 - 1 所示。

表 34 - 1　护理心理学研究对象特点的比较

特　点	护 理 对 象	护 理 人 员
人际结构	庞大、松散、复杂的非正式群体	成分精干、紧密、单纯的正式群体
研究周期	短暂、限于某阶段	持久、伴随职业终生
研究目标	抽象、含糊	清晰、具体
研究途径	多渠道、全方位	明主题、重轴心
研究实施	由面及点展开、难采样、进度慢;研究对象合作性差、随意性大	从点到面推进、易采样、进度快;组织保障有力,研究对象主动合作好

五、护理心理学的实践任务

护理心理学一方面研究护理中的心理学问题,包括患者的心理特点、心理行为变化规律和护士的心理素质要求;另一方面研究如何应用心理学的知识和技术护理患者。其实践任务主要涉及:

（1）提供护理人才培养的心理学指导与咨询。

（2）研究护理对象的心理活动规律及特点。

（3）研究并提供临床心理护理的科学方法和规范模式。

（4）研究并解决护理过程中的人际关系问题。

六、护理人员在心理护理中的职责和任务

（1）帮助患者适应护理院生活环境。

（2）帮助患者建立人际关系,适应新的社会环境。

（3）帮助患者接受患者角色,认识疾病,正确对待疾病。

（4）帮助患者消除或减轻在疾病过程中由各种因素引起的紧张、焦虑、悲观、抑郁

等情绪,调动患者的主观能动性,树立战胜疾病的信念,以积极的态度与疾病作斗争。

(5)帮助患者改善生活态度,提高生命质量。

(6)加强自身调节,保障护理人员身心健康。

第二节　老年人心理需求及特征

老年人是护理院服务对象中的主要人群,由于受各种综合因素影响,老年人往往存在特殊的心理需求及复杂的心理特征。

一、老年人心理老化

通常人体的心理健康状况会随着生理功能的衰竭、生活环境和社会角色的变化而变化。由于个体的家庭环境、教育背景、经济状况和健康状况的差异,老年人心理方面的变化更为复杂多样。

(1)生理老化或疾病等因素容易引起老年人心理变化。

(2)生活环境和社会角色的变化对老年人心理状况的影响。老年人从工作岗位上退休回家,成为其社会生活环境改变的重大转折点。因为退休后生活圈缩小,生活内容从社会大环境转入了家庭小环境,他们更多地将注意力集中在自己或家人身上。家庭环境与在家庭中的地位也发生了根本性的变化。由于看法的分歧,意见的不一致,家庭中代沟的矛盾趋于明朗化。

(3)家庭类型的转变的影响。随着当前核心型家庭成为社会家庭的主要类型,与子女分开居住的"空巢"家庭或老人独居的家庭越来越多见。这些独居的老人,在料理日常家务等活动上常常力不从心,如遇生病等变故更是困难重重。

(4)内外环境变化的共同影响加速老年人心理上的老化。丰富的生活经历使老年人在漫长的生活中形成了一些对事物的固定看法,可能由于家庭及社会环境的变迁等因素影响,会表现出一些不同性质的精神行为障碍,如孤僻、多疑、自卑、抑郁以及情绪不稳、脾气暴躁等。随着步入高龄,表现出记忆力减退,注意力、判断力、计算力等都有所下降,定向力发生障碍。有些老人还伴有人格丧失和异常行为等,构成老年人的社会和家庭问题。

二、老年人的心理特征

(一)认知功能的变化

(1)感知觉的变化。认知能力是指一个人认知外界客观事物的能力。器官功能的衰退会使得老年人的感知觉功能有所减退。在视听觉、味觉、触温觉和痛觉会出现不同程度的改变。而这容易引起老年人产生负性认知和情绪体验。

(2)记忆力的变化。老年人在远期记忆和言语技巧能力方面退化较少,但近期记忆能力减退明显,文化程度越低或人脑受训练越少,记忆衰退越明显。

（3）注意力的变化。由于老年人精力的减退等诸多因素，致使其注意力分配不足。当对外界缺乏兴趣缺乏体力投入时，注意力容易转向自身健康，身体的细微变化会引起老年人的注意，容易使其产生疑病倾向。

（4）智力的变化。老年人随着年龄的增长，对事物的分析能力和理解能力下降，痴呆症或失智症的发生率也越来越高。

（二）情绪、情感的特点

各年龄阶段的老年人绝大多数对生活比较满意，有积极的情绪体验，表现为轻松感、自由感、满足感和幸福感。但也有部分老年人由于各种应激因素如疾病等，表现出负性情绪和情感特点。

（1）孤独。老年人不同程度的孤独感和寂寞感往往由于工作生活状态的改变、"空巢"状态、丧偶等因素引起。

（2）失落。老年人失落感源于工作生活中自我价值感的淡化、思想观念和行为方式对新事物新观念接受的影响程度。

（3）焦虑。老年人焦虑常见于对自身健康的担心和对死亡的恐惧、对家庭成员和家庭状况的担心。

（4）抑郁。各种引起老年人产生孤独、失落、焦虑情绪的原因没有得到及时有效的解决，则可能导致出现抑郁状态。

（三）意志力特点

老年人容易认为自己年老，过低估计自己的实际能力，丧失自信心，使其意志活动下降，出现人为的"老化"意念。有些老年人由于受到信息缺失和定势思维的影响，容易产生自以为是、坚持己见的行为表现。

（四）人格特征

老年人的人格特点既有持续稳定的一面，又有变化的一面，稳定多于变化。

（五）人际交往能力

由于工作和社会环境的改变，如面临退休、失去伴侣及朋友等危机，参与社会交际越来越少，易产生失落感和孤独感；还有些老年人，由于受身体衰老、疾病缠身和某些消极的社会因素的影响，易产生消极心理。上述因素都会引起人际交往能力的下降。

（六）性格行为的改变

进入老年后有些老年人对自体功能过于关注，表现出自尊心强、固执己见、言语重复。对外界环境有一定的淡漠表现，缺乏兴趣，生活单调、刻板，常不愿改变过去有害健康的习惯，不易适应新的环境。有些老年人心理和行为会变得幼稚，思维简单，情绪控制能力变差，容易出现多疑、依赖、易激动等改变，俗称"老小孩"。

三、老年人常见的精神和心理问题

（一）脑衰弱综合征

（1）常见原因。长期烦恼、焦虑，离退休后生活和居住环境过于安静，与周围人群交往甚少缺乏信息与交流,脑动脉硬化、脑损伤后遗症、慢性酒精中毒及各种疾病引起的脑缺氧等。

(2) 主要表现。脑力和体力活动均极易疲劳、疲乏,头晕、记忆力下降、注意力不集中,睡眠不稳定、不易入睡、多梦易醒、早醒、醒后不解乏,有时出现晨起头痛、眩晕感,情绪不稳、易激惹、焦虑。

(二) 焦虑症

(1) 常见原因。体弱多病、行动不便、力不从心,经常处于明显的焦虑状态等。

(2) 主要表现。以持续性紧张、担心、恐惧或发作性惊恐为特征的情绪障碍,伴有自主神经系统症状和运动不安等行为特征。

(三) 抑郁症

抑郁症是老年期最常见的功能性精神障碍,以持久的抑郁心境为主要临床特征,其临床表现以情绪低落、焦虑、迟滞和躯体不适为主,且不能归因于躯体疾病和脑器质性病变。

(四) 离退休综合征

离退休以后出现的适应性障碍称为离退休综合征。离退休后由于职业生活和个人兴趣发生很大变化,从长期紧张而规律的职业生活突然转到无规律、懈怠的离退休生活,加之随着离退休或社交范围的缩小,人际关系发生了改变,这种应激因素对心理、生理方面的干扰,使一些老年人在一个时期内难以适应现实生活,并出现一些偏离常态的行为,甚至由此而引起其他疾病的发生或发作,严重地影响了健康。

(五) 空巢综合征

“空巢”是指无子女或子女成人后相继离开家庭,形成老年人独守老巢的特点,特别是单身老人家庭,称之为“空巢”。由于生活在“空巢”环境下,人际关系疏远而产生被分离、被舍弃的感觉。常出现孤独、空虚、寂寞、伤感、精神萎靡、情绪低落等一系列心理失调症状,如体弱多病,行动不便时,上述消极感会更加加重。

(六) 临终心理反应

对绝大多数患者来说,在临终前都有一段清醒期,而且此时意识往往比较清楚,因而会有其心理特征的表现。每个患者的生活经历、人生态度、社会支持程度以及临终前的状况和生死观各不相同,其临终前心理反应也各不相同。

四、老年人的心理反应

(一) 心理反应特征

(1) 心理活动的强度与其“疾病认知”的严重程度成正比。疾病本身的轻重缓急、痛苦程度等,对老年人心理活动都具有直接的影响,但老年人对“病痛程度”的体验,通常有较强的主观色彩,也就是说,对疾病所认知的严重程度,并不一定与疾病的实际严重程度成正比。病痛体验的深浅,更主要是取决于个体对疾病的认知程度。老年人对疾病的认知程度,具体表现在疾病信息的敏感性和耐受性。

（2）心理活动的强度与其疾病的实际严重程度成正比。虽然对疾病认知的强度的差异，主要受个体的个性等心理素质的影响，通常不同个体在疾病严重程度相似的情况下会做出不同的反应。"心理活动与疾病的实际严重程度成正比"是指个体心理活动发生的另一个基本规律。也就是说，即使是那些平日里乐观、开朗且自制力较强的老年人，当自知身患重病之后，同样也会因疾病的严重后果而产生复杂的心理活动或激烈的内心冲突。虽然老年人通常能够冷静地面对现实，一般不会有过激的情绪或极端的冲动行为，但同样也会对自身疾病所导致的一系列严重后果产生恐惧。

（二）常见的心理反应

（1）情境性心理失调。老年人的病情程度、治疗过程、躯体功能状况等，对其自身心理活动的发生及变化而言，都是一种情境性的影响。此类心理失调，是相对于一定的背景而发生的，没有某种特定的情境，就不会发生此类心理问题。临床常见的情境性心理失调有：相对病情的认知反应、面临治疗的角色反应、躯体残缺的反应、久病不愈的消极反应等几种类型。

（2）不良心理反应常见形式。主要是指对老年人身心健康产生消极影响的负性情绪状态。临床资料表明，老年人在疾病过程中产生以恐惧、焦虑、忧郁、愤怒等为主要表现形式的负性情绪，对其身心健康将发生持续的消极影响。

① 恐惧。人们易产生恐惧感，主要是因其意识到危险存在，却又缺乏独自应对危险情境的能力。老年人力不从心的内心冲突，又可加剧恐惧感。恐惧感可导致老年人处于惶惶不可终日的情境，不仅严重影响其健康修复，甚至可造成致命性危害。如急性心肌梗死患者的极度恐惧即属于致命性打击，可能成为导致病情恶化的直接诱因。

② 焦虑。焦虑反应在老年人中较为常见。往往由于对疾病和预后的担心。临床上许多躯体疾病也可以出现焦虑症状，如甲状腺疾病、心脏疾病、某些神经系统疾病如脑炎、脑血管病、脑变性病等。某些药物如阿片类药物、镇静催眠药、糖皮质激素等在中毒、戒断或长期应用后可出现焦虑反应。严重的焦虑影响老年人的生活质量和病情进展，应引起重视。

③ 抑郁。相关研究表明，身患重病、长期受病痛折磨或病后久治不愈，易导致出现严重的抑郁反应，而抑郁反应又常是引起人们萌生轻生意念或自杀行为的直接原因。老年人是否发生抑郁反应，与个体的自身素质及年龄等因素有一定关系。

④ 愤怒。"怒大伤身"，生活中被"活活气死"者并非少见。现代医学研究显示，当个体处于愤怒状态且出现"冲动高峰"时，体内促肾上腺皮质激素大量释放，并与血液中白细胞结合，使白细胞杀灭致病微生物的能力大大减弱，机体免疫功能下降，以致各种病原体侵袭人体时，白细胞无法抵御，其患病概率继而显著增高。愤怒与其他负性情绪状态的显著区别在于，它既有溢于言表、易被察觉等特点，又有作用迅速、危

害直接、恶性循环等特性。特别是高血压病、脑动脉硬化的患者,其盛怒之下发生猝死的概率明显增高。

第三节　护理院心理护理原则及常用方法

在护理院管理实践中,提倡生理—心理—社会的全方位整体护理。其中,心理护理是整体护理的核心内容。

一、概念

心理护理(Psychological Care)是指护理全过程中,护士通过各种方式和途径(包括主动运用心理学的理论和技能),积极地影响患者的心理活动,帮助患者在自身条件下获得最适宜身心状态。

心理护理的概念有广义与狭义之分。广义的心理护理,指不拘泥于具体形式、给患者心理活动以积极影响的护士的一切言谈举止。狭义的心理护理,指护士主动运用心理学的理论和技能,按照程序、运用技巧,把患者的不佳身心状态调控至最适宜身心状态的过程。

二、心理护理的原则

(一)心理学的方法论原则

心理学方法论是护理心理学必须遵循的首要原则。护理心理学,从研究一个个具有典型意义的护士个体,到确定护士群体的执业特征,都必须在心理学方法论原则的指导下,采用心理学研究的方法和技术。

(二)比较文化的方法论原则

该方法论原则是强调对人的社会心理现象进行比较文化的研究,以揭示多种文化对人的心理活动制约因素,并折射出个体差异的文化根源。

(1)侧重于人们的身心健康。

(2)着眼于明确的实践意义。

(3)立足于公正的衡量标准。

(三)心理护理的伦理学原则

(1)无损于患者的身心健康。

(2)尊重原则,不强加患者主观意愿。

(3)保密原则,不泄露患者的个人隐私。

三、心理护理与其他护理方法的联系与区别

(一)联系

心理护理与其他护理方法有相同的实施对象——患者和(或)健康人群。心理护

理作为具体的护理方法,首先是"护理方法"大概念的基本组成。心理护理与其他护理方法共存于整体护理的新型模式。心理护理只有在护理全过程的各个环节中与其他护理方法有机结合,才能更充分发挥作用。

(二)区别

心理护理与其他护理方法的主要区别,如表34-2所示。两者依据的原理不同、使用的工具不同、行使的职能也不同。

表34-2　心理护理与其他护理方法的区别

内　容	心 理 护 理	其 他 护 理 方 法
(1)关注点和重心	更关注与"增进和保持健康"紧密关联的心理学问题	围绕着"增进和保持健康"的中心
(2)社会环境与物理环境的侧重点	更强调社会环境与个体健康的交互作用	重视物理环境对个体健康的影响
(3)护理方法	较多地通过激发个体的内在潜力,充分调动其主观能动性,以心理调节等方式去帮助个体实现较理想的健康目标	较多地借助外界条件或客观途径,以生物、化学、机械、物理等方式,去帮助个体实现较理想的健康目标
(4)护理模式	用准确评估、规范应用模式、优化护士素质等举措,去提高患者的健康质量	用美化环境、提供舒适、保障安全等对策,去满足患者的健康需求
(5)对实施者的要求	要求实施者既具备相应的专业基础知识,还需对心理学理论和技术有较深入的掌握	要求实施者对相关疾病与健康的临床专业知识有较扎实的理论功底和较丰富的实践经验,基本掌握普及的心理学知识

(三)心理护理在整体护理中的地位和作用

以现代护理观念衡量,心理护理与整体护理的关联主要概括为:

(1)心理护理是整体护理的核心部分。随着社会心理因素所致人类身心健康问题日渐严重,"健康的一半是心理健康"的观念已家喻户晓,人们对增强健康水平、提高生活质量寄予较高的期望。实践证实,个体心理状态的优势对其自身健康水平具有直接、决定性影响,从而确立了心理护理在整体护理中的核心地位。护士给护理对象以良好心理支持或即时危机干预,可帮助其以积极心态战胜病痛或超越死亡,赢得快乐、充实的人生。如为护理对象提供有益的心理咨询服务和积极的心理健康教育,可指导其排遣身心健康的潜在危机,预防或减少其身心健康的损害等。在"以疾病为中心"与"以人为中心"两种截然不同的护理模式中,心理护理的位置与作用也大相径庭,如表34-3所示。

表 34 - 3　疾病护理和整体护理的区别

比较内容	疾 病 护 理	整 体 护 理
工作轴心	躯体护理	身心护理
工作目标	常规事务	人的健康
工作标准	完成常规事务	患者及多方满意
工作结果	被动、机械、忙乱	主动、积极、有序
医护关系	相互推诿多、主动合作少	协调、合作好,互为"参谋与助手"
护患关系	易冲突、尊重少、谅解少	彼此易融洽、相互尊重、体谅多
心理护理	额外事务,不想做则不做	分内工作,需贯穿护理全过程

（2）心理护理在整体护理中具有独特的功能。心理护理侧重运用心理学的理论和方法,致力于护理对象心理问题的研究和解决;倡导建立良好的护患关系,为患者身心营造适宜的人际氛围,调控不良情绪状态等。心理护理可独立操作,亦可与其他护理方法同步展开,但绝不能脱离其他护理方法独立存在。心理护理与其他护理方法有机结合,既可促进各自相得益彰,还能突出心理护理的特殊功能和优势效用。

（3）心理护理贯穿整体护理始终。心理护理是连续、动态的过程,需应对患者伴随其健康状况而时有波动的心理活动。心理护理必须紧密跟踪患者身心健康的动态变化,分析出其心理失衡的主要原因,即时调整和优选实施对策,才能更有效发挥其对患者身心的积极影响。

四、临床心理护理的基本流程

（一）初始评估

初始评估需要采集的资料有如下几个方面:

（1）一般资料。性别、年龄、职业、文化程度、民族及婚姻状况,是否有酗酒、吸毒及药物滥用等,过往所患疾病史,家族遗传性疾病史。

（2）生理活动中的心理问题。症状体征及健康状况、消化泌尿睡眠情况、活动能力等。

（3）心理方面资料。认知功能、情绪状态、意志行为表现、人格自知力等。

（4）社会文化中的心理问题。对环境的适应情况、患者的求医行为、家庭及经济状况等社会支持情况、生活事件、价值观和宗教信仰等。

（二）深入评估

评估包括初入院阶段"存在问题"的患者,也包括初始评估为"状态适宜",但在其后入院由于各种因素引发"问题"的患者。深入评估的重点是其存在问题的性质、程度及其原因,以便为制订干预对策提供依据。

（三）心理干预

患者的心理干预包括对症和对因的策略，如对严重抑郁的癌症患者，防止其轻生的一系列措施即为对症干预；经深入分析得知其疾病认知不当是首要影响因素，改变其对疾病认知的各种做法即为对因干预。

（四）干预后再评估

评估的目的在于了解患者心理的动态发展，评价采用对因、对症心理干预措施的效果，做出小结记录并制订下一步方案。

五、临床心理护理的实施

（一）心理护理的实施步骤

（1）建立良好的护患关系。有效的沟通技巧是指护士运用言语沟通和非言语沟通等人际交往技巧与患者进行有效沟通。言语沟通，指护士运用文明性语言、安慰性语言、鼓励性语言、劝说性语言、积极的暗示性语言以及恰当的指令性语言与患者进行有效沟通；非言语性沟通，指护士通过声音特点、面部表情、目光接触、肢体语言、手势行为、人际距离、触摸等进行交流。通过有效的沟通技巧为建立良好的护患关系打好基础。

（2）全方位采集心理信息。主要运用临床观察法、访谈法，如通过观察患者的各种表情动作，倾听患者或其亲属的叙述等，收集反映其心理状态的大量信息。患者的心理信息应与其他临床资料同时收集，分析患者的基本心理状态，再根据需要将其从诸多资料中抽出。同时还可使用量表法、问卷调查法等收集患者的心理信息，根据其心理问题的特点，选用人格量表、情绪量表等心理测评工具，了解心理活动的深层信息。

（3）客观量化的心理评定。护士借助心理评定量表，对患者进行客观量化的心理评定。对千差万别的患者心理状态实施准确评估，需酌情选用评定方法和测评工具，客观地分析出心理问题的性质、程度及主要原因。心理的客观量化评定结果，应既反映某些患者心理活动的共性规律，也可甄别患者心理的个性特征。如对于某些特殊人群（如癌症、严重意外所致伤残等），不同年龄、性别、职业、文化程度等因素所致的心理共性规律，以及人格个性化特征（内向与外向、乐观与悲观、敏感与迟钝等），均可通过量化评定获得相应结果。

（4）确定患者的基本心理状态。首选是确定患者基本心理状态的性质，总体判断其心态"好、中、差"，重点确定占主导地位、具本质特征的心理反应，判定其是否存在"焦虑、抑郁、恐惧、愤怒"等负性情绪。其次是确定负性情绪的强度，以"轻、中、重"区分。

（5）寻找主要原因及影响因素。此步骤在于增强心理干预的针对性。通常个体罹患疾病、遭遇意外等挫折所致心理反应强度及其应对方式，主要取决于其人格类型。临床上常见同类疾病患者，可因其外向或内向、乐观或悲观等人格差异，使之心理负重程度不同,且对其疾病发展、转归的影响不同。性格外向的患者多以言行宣泄负性情绪而如释重负;性格内向的患者则易成天闷闷不乐,积郁成疾。

(6)选择适宜的对策,实施心理护理。患者心理状态是个性与共性的对立统一,既有个体差异,又有许多共性规律。实施心理护理,应选择适宜的对策。

(7)心理护理效果评定。心理护理的效果评定应为综合性评价,包括患者的主观体验、身心的客观指标(生理、心理的指标)。总之,需建立心理护理效果的评价体系及其相应评定标准。

(8)调整心理护理方案。护士通过心理护理的效果评定,总结前阶段心理护理的对策,并根据不同结果确定新的护理方案。对心理护理后获得适宜身心状态的患者,可暂时中止其个性化心理护理;对负性情绪已部分改善的患者,需巩固或加强心理护理的效果;对负性情绪持续未得到控制的患者,则需再做深入的原因分析,调整其心理护理对策。

实施心理护理是一个动态过程。心理护理的程序是相对的,心理护理步骤是灵活的,心理护理过程是循环往复的。

(二)心理护理的实施形式

开展临床心理护理,若借鉴现有的临床分级护理模式(依据个体病情的轻重,将其护理等级依次分为特别护理、一级、二级和三级护理),根据患者身心状态的好、中、差,区分轻重缓急地实施心理干预,有望显著增强心理护理的针对性、有效性。心理护理常用的两种分类:

(1)个体化心理护理与共性化心理护理。

① 个性化心理护理。指目标较明确、针对性较强、用以解决特异性、个性化心理问题的心理护理。

② 共性化心理护理。指目标不太明确、针对性不太强、仅从满足患者需要的一般规律出发用以解决同类性质或共同特征心理问题的心理护理。

患者心理问题的共性化和个性化是相对的,共性化问题可含有个性化特征,个性化问题又具有共性化规律。判断心理问题的特性,最关键的环节是掌握患者的人格特征,体察其主观体验。

(2)有意识心理护理与无意识心理护理。

① 有意识心理护理。也称为"狭义的心理护理",指护士自觉地运用心理学的理论和技术,以设计的语言和行为,实现对护理对象的心理调控、心理支持或心理健康教育的过程。

有意识心理护理,需要相应的科学理论体系和规范化操作模式作支撑条件,要求实施者接受过专业化培训,有心理护理的主动意识。

② 无意识心理护理。也称为"广义的心理护理",指客观存在于护理过程的每个环节中、随时可能对护理对象心理状态产生积极影响的护士的一切言谈举止,包括建立良好的护患关系等,无论护士能否主动意识到,都可发挥心理护理的效应。护士良

好的言谈举止,可向患者传递慰藉,使患者产生轻松愉快的情感体验,有助于其保持较适宜身心状态。无意识心理护理,要求护士经常、主动地自省并随时调控在患者面前的一切言谈举止,并使之尽可能成为患者身心康复的催化剂。

（3）心理护理方法。

① 支持疗法：又称一般心理治疗,是目前心理护理中最常用的一种心理治疗方法。主要是帮助和指导患者发现和找到心理支持资源,如物质的、生理的、心理的和社会的资源。最常用的方法有倾听、指导、劝解、鼓励、安慰和暗示疏导等。

② 行为疗法：又称认知行为疗法。着眼于当前的问题行为或症状,分析导致问题行为出现的环境因素,制订治疗目标和干预措施。

③ 认知疗法：根据认知过程影响情感和行为的理论假设,通过认知和行为技术来改变不良认知的一类心理治疗方法的总称。

④ 其他疗法：森田疗法,集体心理干预等。

六、心理护理时的注意事项

（1）注意患者的综合健康评估。

（2）特殊情况的应对。当患者心理问题严重或经心理护理后未得到缓解的情况,应转诊心理咨询或精神专科,必要时应有家属陪护,防止因严重心理问题而产生的不良后果。

（3）注意心理干预后的再评估与心理护理的持续有效性。

第四节　护理院心理护理评定量表及效果评估

一、心理卫生评定量表的分类

（一）按量项目编排方式分类

（1）数字评定量表。提供一个定义好的数字序列,给受评者的行为确定一个数值（等级）。

（2）描述评定量表。提供一组有顺序的文字描述,也可采用综合描述量表,给每一个描述一个等级。

（3）标准评定量表。根据一组评定标准判断受评者状况。

（4）检选量表。提供一个许多形容词、名词或陈述词构成的一览表,评定者将表中所列词汇与被评者的行为逐一对照,挑选出适合其行为特征的项目,最后分析结果。

（5）强迫选择评定量表。评定者在各项目中强迫选择一种与受试者状况最接近的情况。

（二）按评定者性质分类

（1）自评量表。受评者自行对照量表的各项目陈述选择符合自己情况的答案并做出程度判断。

（2）他评量表。由心理评估工作者、医生或护士等专业人员操作，评定者可根据其观察，也可询问知情者评议，或综合两方面情况对受评者进行评定。

（三）按评定量表的内容分类

心理卫生评定的常用量表颇多，包括反映身心状况的症状评定量表，与应激相关的生活事件量表、应对方式量表以及社会支持量表。

二、量表的选择原则与注意事项

（1）量表的选用原则。其最基本原则是根据评估目的、量表的评价功能选择适用工具。评估目的是指预先设置的评估目标，即评估的内容、指标；评价功能则指量表所具功效。选用的评定量表必须具备现实评估目的之功效。其次，还需充分考虑量表的特性、敏感性、简便性、实用性等特征，选用具特异评定功能的量表。量表选用原则具体有以下要点：

①首选可实现研究目的的特异量表。

②辅选具有同类评定功能、可佐证结果的量表。

③坚持简便、实用原则。

④优选有国内常模的量表。

⑤优选结果统计、分析简便的量表。

（2）量表使用的注意事项。量表法虽具有操作简单易行、结果量化特征良好、易于比较等优点，但量表的测评结果仅反映特定情景下或某时段被评者的心理特征和状态，还易受被评估者情绪状态、认知、态度和动机的影响，其结果有一定局限性。使用量表时应注意以下环节：

①评定者需经系统学习和操作培训。

②严格按照量表使用手册操作。

③遵守量表使用的时间、环境等要求。

④评定者与被评定者双方建立友好、信任关系，达成配合。

⑤及时检查评定资料的完整性，随时补漏。

三、临床常用心理卫生评定量表

（一）焦虑自评量表

焦虑自评量表（Self-Rating Anxiety Scale，SAS）是由美国心理学家 Zung W. K. 于 1971 年编制的。SAS 是一种分析患者主观症状的相当简便的临床工具，用于评价有焦虑症状的个体的主观感受，作为衡量焦虑状态的轻重程度及其在治疗中的变化的依据，适用于具有焦虑症状的成年人，也可用于流行病学调查，具有广泛的应用性。焦虑是较常见的一种情绪障碍,SAS 是了解焦虑症状的自评工具。如表34-4所示。

表34-4　焦虑自评量表(SAS)

序号	项　　目	偶或无	有时	时常	持续
1	我觉得比平常容易紧张和着急	1	2	3	4
2	我无缘无故地感到害怕	1	2	3	4
3	我容易心里烦乱或觉得惊恐	1	2	3	4
4	我觉得我可能将要发疯	1	2	3	4
5	我觉得一切都很好,也不会发生什么不幸	4	3	2	1
6	我手脚战抖	1	2	3	4
7	我因为头痛、颈痛和背痛而苦恼	1	2	3	4
8	我感觉容易衰弱和疲乏	1	2	3	4
9	我觉得心平气和,并且容易安静坐着	4	3	2	1
10	我觉得心跳很快	1	2	3	4
11	我因为一阵阵头晕而苦恼	1	2	3	4
12	我有晕倒发作或觉得要晕倒似的	1	2	3	4
13	我呼气吸气都感到很容易	4	3	2	1
14	我手脚麻木和刺痛	1	2	3	4
15	我因为胃痛和消化不良而苦恼	1	2	3	4
16	我常常要小便	1	2	3	4
17	我的手常常是干燥温暖的	4	3	2	1
18	我脸红发热	1	2	3	4
19	我容易入睡并且一夜睡得很好	4	3	2	1
20	我做噩梦	1	2	3	4

焦虑自评量表主要适用于具有焦虑症状的成年人,不受年龄、性别、经济状况等因素的影响。该表含有 20 个项目,测量的是最近 1 周内的症状水平,评分分 4 级,主要评定项目所定义的症状出现的频度,其标准为:

1级:很少有该项症状(过去 1 周内,出现这类情况的日子不超过 1 天);

2级:有时有该项症状(过去 1 周内,有 1～2 天有过这类情况);

3级:大部分时间有该项症状(过去 1 周内,3～4 天有过这类情况);

4级:大部分时间有该项症状(过去 1 周内,有 5～7 天有过这类情况)。

测试时间:5～10 分钟。

测试结果：(1) 粗分；(2) 标准分。

标准分＝粗分×1.25(取整数)。分数越高，焦虑程度越严重。按照中国常模结果，SAS 标准分的分界值为 50 分，其中 50～59 分为轻度焦虑，60～69 分为中度焦虑，70 分以上为重度焦虑。

焦虑指数＝粗分/80。0.5 以下者为无焦虑；0.5～0.59 者为轻度焦虑；0.6～0.69 者为中度焦虑；0.7 以上者为重度焦虑。

（二）抑郁自评量表

抑郁自评量表(Self-Rating Depress Depression Scale，SDS)是由美国心理学家 Zung 于 1965 年编制，简单实用，使用方便。可用于流行病学调查，也可用于抑郁状态评定。共 20 个项目，按症状出现的频度分 4 级评分：1 级为很少有该项症状；2 级为有时有该项症状；3 级为大部分时间有该项症状；4 级为大部分时间有该项症状。正向计分项目按 1～4 计分，但项目 2、5、6、11、12、14、16、17、18、20 为反向计分，即按 4～1 计分，然后将所有项目得分相加得到总分。按照中国常模，SDS 的总分超过 41 分即可能存在抑郁，需进一步检查。抑郁严重指数＝总分/80，指数范围为 0.25～1.0，指数越高，表示抑郁程度越重。

此外，还可以将原始分乘以 1.25 后取整数，即转换成标准分(T)。根据中国常模，标准分界值为 53，即 $T \geqslant 53$ 表示可能有抑郁存在，53～62 分者为轻度，63～72 分者为中度，72 分以上者是重度抑郁。

SDS 使用简便，能直观地反映患者抑郁的主观感受，使用者不需经特殊训练。需要注意的是，该量表仅仅用于抑郁症的自评提示，并不能作为诊断依据，必要时需要到专业医生处咨询。

（三）老年抑郁量表

老年抑郁量表(Geriatric Depression Scale，GDS)是专为老年人创制并在老年人中标准化了的抑郁筛查量表，如表 34－5 所示。能更敏感地检查老年抑郁患者所特有的躯体症状。30 个条目代表了老年抑郁的核心，包含情绪低落、活动减少、易激惹、退缩痛苦的想法，对过去、现在与将来的消极评价。一般来讲，在最高分 30 分中，得 0～10 分可视为正常范围，即无抑郁；11～20 分显示轻度抑郁；21～30 分为中重度抑郁。

表 34－5　老年抑郁量表(GDS)

序号	在以下问题选出"是"或"否"作为答案(在过去 1 周内)	计分 1	计分 0
1	你对生活基本上满意吗？	否	是
2	你是否已放弃了许多活动与兴趣？	是	否
3	你是否觉得生活空虚？	是	否

（续表）

序号	在以下问题选出"是"或"否"作为答案（在过去1周内）	计 分 1	计 分 0
4	你是否感到厌倦？	是	否
5	你觉得未来有希望吗？	否	是
6	你是否因为脑子里一些想法摆脱不掉而烦恼？	是	否
7	你是否大部分时间精力充沛？	否	是
8	你是否害怕会有不幸的事落到你头上？	是	否
9	你是否大部分时间感到幸福？	否	是
10	你是否常感到孤立无援？	是	否
11	你是否经常坐立不安，心烦意乱？	是	否
12	你是否愿意待在家里而不愿去做些新鲜事？	是	否
13	你是否常常担心将来？	是	否
14	你是否觉得记忆力比以前差？	是	否
15	你觉得现在活着很惬意吗？	否	是
16	你是否常感到心情沉重、郁闷？	是	否
17	你是否觉得像现在这样活着毫无意义？	是	否
18	你是否总为过去的事忧愁？	是	否
19	你觉得生活很令人兴奋吗？	否	是
20	你开始一件新的工作很困难吗？	是	否
21	你觉得生活充满活力吗？	否	是
22	你是否觉得你的处境已毫无希望？	是	否
23	你是否觉得大多数人比你强得多？	是	否
24	你是否常为些小事伤心？	是	否
25	你是否常觉得想哭？	是	否
26	你集中精力有困难吗？	是	否
27	你早晨起来很快活吗？	否	是
28	你希望避开聚会吗？	是	否
29	你做决定很容易吗？	否	是
30	你的头脑像往常一样清晰吗？	否	是

（四）纽芬兰大学的老年幸福度量表

老年幸福度量表（Memorial University of Newfound and Scale of Happiness，MUNSH）于 1985 年首次引进并应用于中国老人精神卫生的研究。该量表首先译成中文并经校正后使用。MUNSH 由 24 个条目组成，10 个条目反映正性和负性情感，其中 5 个条目反映正性情感（PA），5 个条目反映负性情感（NA），14 个条目反映正性和负性体验，其中 7 个条目反映正性体验（PE），另 7 个条目反映负性体验（NE）。总的幸福度＝PA－NA＋PE－NE 评分：对每项回答"是"，记 2 分，答"不知道"，记 1 分，答"否"记 0 分。第 19 项答"现在住地"，记 2 分，"别的住地"记 0 分。第 23 项答"满意"，计分 2 分，"不满意"，记 0 分。总分＝PA－NA＋PE－NE，得分范围－24 至＋24。为了便于计算，常加上常数 24，记分范围 0～48（见表 34－6）。

表 34－6　老年幸福度量表（MUNSH）

序号	题　　目	是	否	不知道
1	你处于巅峰状态吗？			
2	你情绪很好吗？			
3	你对自己的生活特别满意吗？			
4	你感到很走运吗？			
5	你烦恼吗？			
6	你非常孤独或与人疏远吗？			
7	你忧虑或非常不愉快吗？			
8	你会因为不知道将会发生什么事情而担心吗？			
9	你为自己目前的生活状态感到哀怨吗？			
10	总的来说，生活处境变得使你满意吗？			
11	这段时间是你一生中最难受的时期吗？			
12	你像年轻时一样高兴吗？			
13	你所做的大多数事情都单调或令你厌烦吗？			
14	过去你感兴趣做的事情，现在仍然乐在其中吗？			
15	当你回顾一生时，感到相当满意吗？			
16	随着年龄的增加，一切事情更加糟糕吗？			
17	你感到很孤独吗？			
18	今年一些小事使你烦恼吗？			
19	如果你能随便选择自己的住处的话，你愿意选择哪里？			

（续表）

序号	题　　目	是	否	不知道
20	有时你感到活着没意思？			
21	你现在和年轻时一样快乐吗？			
22	大多数时候你感到生活是艰苦的？			
23	你对你当前的生活满意吗？			
24	和同龄人相比，你的健康状况与他们差不多，甚至更好些？			

（五）日常生活能力量表

日常生活能力量表（activities of daily living scale，ADL），1969 年由美国的 Lawton 和 Brody 制订。主要用于评定被试者的日常生活能力，如表 34-7 所示。

表 34-7　日常生活能力量表（ADL）

序号	圈上最适合的情况 1. 自己完全可以做；2. 有些困难；3. 需要帮助；4. 根本没办法做				
1	使用公共车辆	1	2	3	4
2	行走	1	2	3	4
3	做饭菜	1	2	3	4
4	做家务	1	2	3	4
5	吃药	1	2	3	4
6	吃饭	1	2	3	4
7	穿衣	1	2	3	4
8	梳头、刷牙等	1	2	3	4
9	洗衣	1	2	3	4
10	洗澡	1	2	3	4
11	购物	1	2	3	4
12	定时上厕所	1	2	3	4
13	打电话	1	2	3	4
14	处理自己钱财	1	2	3	4

（1）项目和评定标准。ADL 的 14 个项目包括两部分内容：一是躯体生活自理量表 6 项（上厕所、进食、穿衣、梳洗、行走和洗澡）；二是工具性日常生活能力量表 8 项（打电话、购物、备餐、做家务、洗衣、使用交通工具、服药和自理经济）。

评分分 4 级：① 自己完全可以做；② 有些困难；③ 需要帮助；④ 根本没办法做。

（2）结果分析。评定结果可按总分、分量表分和单项分进行分析。总分最低 16 分，为完全正常，大于 16 分有不同程度的功能下降，最高 64 分。单项分 1 分为正常，2～4 分为功能下降。凡有 2 项或 2 项以上≥3 分，或总分≥22 分，为功能有明显障碍。

Barthel 指数（the Barthel index of ADL）是在 1965 年由美国人 Dorother Barthel 及 Floorence Mahney 设计并制订的，是美国康复治疗机构常用的一种 ADL 评定方法，我国自 20 世纪 80 年代后期在日常生活活动能力评定时，也普遍采用这种评定方法。Barthel 指数评定很简单，可信度、灵敏度较高，是应用较广、研究最多的一种 ADL 评定方法。主要适用于检测老年人治疗前后的独立生活活动能力变化，反映了老年人需要护理的程度，适用于患有神经、肌肉和骨骼疾病的长期住院的老年人。Barthel 指数记分为 0～100 分。100 分表示患者基本的日常生活活动功能良好，不需他人帮助，能够控制大、小便，能自己进食、穿衣、床椅转移、洗澡、行走至少一个街区，可以上、下楼。0 分表示功能很差，没有独立能力，全部日常生活皆需帮助。根据 Barthel 指数记分将日常生活活动能力分成良、中、差三级：＞60 分为良，有轻度功能障碍，能独立完成部分日常活动，需要部分帮助；60～41 分为中，有中度功能障碍，需要极大的帮助方能完成日常生活活动；≤40 分为差，有重度功能障碍，大部分日常生活活动不能完成或需他人服侍（见表 34 - 8）。

表 34 - 8　Barthel 指数评定表

项目	内　　容	评分标准	得　分
大便	失禁	0	
	偶尔失禁或需要器具帮助	5	
	能控制；如果需要，能使用灌肠剂或栓剂	10	
小便	失禁	0	
	偶尔失禁或需要器具帮助	5	
	能控制；如果需要，能使用集尿器	10	
修饰	需要帮助	0	
	独立洗脸、梳头、刷牙、剃须	5	
洗澡	依赖	0	
	自理	5	
如厕	依赖别人	0	
	需要部分帮助，在穿脱衣裤或使用卫生纸时需要帮助	5	
	独立用厕所或便盆，穿脱衣裤，冲洗或清洗便盆	10	

（续表）

项目	内　　容	评分标准	得　分
吃饭	依赖别人	0	
	需要部分帮助(如切割食物,搅拌食物)	5	
	能使用任何需要的装置,在适当的时间内独立进食	10	
穿衣	依赖	0	
	需要帮助,但在适当的时间内至少完成一半的工作	5	
	自理(系、开纽扣,关、开拉锁和穿脱支具)	10	
转移	完全依赖别人,不能坐	0	
	能坐,但需要大量帮助(2 人)才能转移	5	
	需少量帮助(1 人)或指导	10	
	独立从床到轮椅,再从轮椅到床,包括从床上坐起、刹住轮椅、抬起	15	
行走	不能动	0	
	在轮椅上独立行动,能行走 45 米	5	
	需要 1 人帮助行走(体力或语言指导)45 米	10	
	能在水平路面上行走 45 米,可以使用辅助装置,不包括带轮的助行	15	
上下楼梯	不能	0	
	需要帮助和监督	5	
	独立,可以使用辅助装置	10	

（六）改良长谷川式简易智能量表

改良长谷川式简易智能量表(HDS-R)是长谷川和夫于 1994 年在 HDS 的基础上对有关项目作了修改和删除,此表评分简单,更适合于临床检查,如表 34-9 所示。

表 34-9　长谷川智能量表(HDS-R)

序号	询　问　内　容	得　分
1	您今年几岁?	
2	今天是何年何月何日? 星期几?	
3	我们现在的所在地是什么地方?	
4	请说出我所述的三个名称,以后我还要问你的,请您记住。(在以下系列中任选一组并在选用系列上做记号)(1)(a)樱花　(b)猫 (c)电车;(2)(a)梅　(b)狗　(c)汽车	

（续表）

序号	询　问　内　容	得　分
5	请100－7－7,顺序减下去,共减2次。（100－7＝? 再－7＝?）（最初回答错误,中止检查）	
6	请您把我说的数字倒背过来。	
7	请把前面记住的名词再说一遍。	
8	下面给您看五件物品,因为要取走的,请记住,并要回忆出来。（钟表、钥匙、香烟、钢笔、硬币等互相无关的东西）	
9	请尽多地说出蔬菜的名称。	

实施的注意点及判定方法：

问题1：年龄。能正确答出自己实足年龄的得1分,允许有2年以内的相差。

问题2：日期的定向。年、月、日、星期答对的分别各得1分。

问题3：地点的定向。被检者自发答出的,得2分。即使不能答出医院名称、单位名称或具体地址等,而能抓住现在所在地的场所本质进行回答的,也算答对,得2分。如果被检者不能正确作答,检查者提问：这里是医院呢? 还是家里? 还是单位呢? 能正确选择的,得1分。

问题4：三个名词的即时记忆。列出有两个系列的名词,可以选择任一系列进行检查,检查者把三个事物的名词述毕后,令被检者复述,答对一个名词,得1分。如果被检者不能答对,检查者应教给正确的回答,并令记住。

问题5：计算。令检查者100－7－7顺着计算,不能采用重复"93减7等于多少?"这类最初运算的答案,答对给1分,最初运算错误时,中止检查,进入下面的问题检查。

问题6：数字倒背。检查者以从容的速度念数字,述毕令被检查者倒背该数。答对给1分。如不能完成3位数的倒背,中止检查,进入下题。

问题7：对三个名词的回忆。对于题4所提到的这三个名词,能自发地回忆出来的,各给2分。如果不能回忆出来,稍事间歇后给予提示,如植物、动物、交通工具,提示后能答对的给予1分。进行提示时需要边观察被检查者的反应,边逐个进行提示。

问题8：五件物品的回忆。预先准备相互无关的五件物品,边述物品的名称,边并列着让检查者看到,然后拿走物品,令被检查者回忆这五件物品的名称,答对的各给1分。

问题9：蔬菜的名称（言语的流畅程度）。向被检查者提出,请其尽可能多的说出所知道的蔬菜名称。在叙述过程中,如发现言语阻抑,过10秒钟左右仍不能叙述出其他的蔬菜的名称时,中止检查。得分法：所述的蔬菜在5种以内的为0分,以后6种＝1分,7种＝2分,8种＝3分,9种＝4分,10种＝5分。

以上为 HDS‐R 的检查内容,HDS‐R 的最高得分为 30 分,20 分以下为痴呆,21 分以上非痴呆。

（七）护士用住院患者观察量表

护士用住院患者观察量表（nurses observation scale for inpatient evaluation, NOSIE）由 Honigteld G. 等编制（1965），主要用于评定住院成年精神病患者和老年期痴呆患者的生活、行为和情绪等方面状况。它包括 30 项和 80 项两种版本,以下介绍 30 项版本。

（1）评定方法：应由经过训练、并熟悉患者情况的护士实施评定。每次评定应由两名护士同时分别评定,记分时将两位评定者的各项评分相加,如果只有 1 名护士评定,则其结果应当乘以 2。应根据患者最近 3 天（或 1 周）的情况评分；评分分 3 次在治疗前、治疗后 3 周和 6 周各评 1 次。评分为 0～4 分的 5 级评分（第 1～30 项）：无＝0,有时有＝1 分,常常有＝2 分,经常有＝3 分,一直是＝4 分。另有 2 个附加项目：即第 31 项"病情严重程度"及第 32 项"与治疗前比较",该 2 项由评定者据其经验,按 1～7 级评分。

（2）结构和内容：如表 34‐10 所示。

表 34‐10　护士用住院患者观察量表（NOSIE）

序号	项目	评分	序号	项目	评分
1	肮脏	0　1　2　3　4	16	进食狼藉	0　1　2　3　4
2	不耐烦	0　1　2　3　4	17	与人攀谈	0　1　2　3　4
3	哭泣	0　1　2　3　4	18	自觉抑郁沮丧	0　1　2　3　4
4	对周围活动兴趣	0　1　2　3　4	19	谈论个人爱好	0　1　2　3　4
5	不督促就一直坐	0　1　2　3　4	20	看到不存在的东西	0　1　2　3　4
6	容易生气	0　1　2　3　4	21	提醒后才做事	0　1　2　3　4
7	听到不存在的声音	0　1　2　3　4	22	不督促便一直睡着	0　1　2　3　4
8	衣着保持整洁	0　1　2　3　4	23	自觉一无是处	0　1　2　3　4
9	对人友好	0　1　2　3　4	24	不太遵守医院规则	0　1　2　3　4
10	不如意便心烦	0　1　2　3　4	25	难以完成简单任务	0　1　2　3　4
11	拒绝做日常事务	0　1　2　3　4	26	自言自语	0　1　2　3　4
12	易激动发牢骚	0　1　2　3　4	27	行动缓慢	0　1　2　3　4
13	忘记事情	0　1　2　3　4	28	无故发笑	0　1　2　3　4
14	问而不答	0　1　2　3　4	29	容易冒火	0　1　2　3　4
15	对好笑的事发笑	0　1　2　3　4	30	保持自身整洁	0　1　2　3　4

（3）结果分析：包括因子分计算和总分计算两种方法。

因子分计算包括：

社会能力＝［20－（第 13、14、21、24、25 项评分之和）］×2

社会兴趣＝（第 4、9、15、17、19 项评分之和）×2

个人整洁＝［8＋（第 8、30 项评分之和）－（第 1、16 项评分之和）］×2

激惹＝（第 2、6、10、11、12、29 项评分之和）×2

精神病＝（第 7、20、26、28 项评分之和）×2

退缩＝（第 5、22、27 项评分之和）×2

抑郁＝（第 3、18、23 项评分之和）×2

注：以上为 1 名护士评估所用计算方法，每项评分从 0～4 分；若两名护士同时评分，则应将 2 人每项评分结果相加，且应用以上公式计算时均不再乘以 2（即将每一因子计算公式后的"×2"省略）。

总分计算包括：

积极因素（分）＝社会能力（分）＋社会兴趣（分）＋个人整洁（分）

消极因素（分）＝激惹（分）＋精神病（分）＋抑郁（分）

病情估计（分）＝128＋积极因素（分）－消极因素（分）

病情估计分越高，说明病情越轻；反之，病情估计分越低，说明病情越重。

（八）汉密尔顿抑郁量表

汉密尔顿抑郁量表（Hamilton depression scale，HAMD）由 Hamilton 于 1960 年编制，是临床上评定抑郁状态时应用最为普遍的量表。本量表有 17 项、21 项和 24 项 3 种版本，这里介绍的是 17 项版本（见表 34-11）。该量表为他评量表，量表评定者需要受过专业培训，采用交谈和观察方式。评分标准：总分＜7 分（正常）；7～17 分（可能有抑郁症）；17～24 分（肯定有抑郁症）；＞24 分（严重抑郁症）。

表 34-11　汉密尔顿抑郁量表（HAMD）

序号	项目	评分标准	无	轻度	评定中度	重度	极重度
1	抑郁情绪	0. 未出现 1. 只在问到时才诉述 2. 在访谈中自发地描述 3. 不用言语也可以从表情、姿势、声音或欲哭中流露出这种情绪 4. 患者的自发言语和非语言表达（表情、动作）几乎完全表现为这种情绪	0	1	2	3	4

（续表）

序号	项目	评 分 标 准	无	轻度	评定中度	重度	极重度
2	有罪感	0. 未出现 1. 责备自己，感到自己已连累他人 2. 认为自己犯了罪，或反复思考以往的过失和错误 3. 认为目前的疾病是对自己错误的惩罚，或有罪恶妄想 4. 罪恶妄想伴有指责或威胁性幻想	0	1	2	3	4
3	自杀	0. 未出现 1. 觉得活着没有意义 2. 希望自己已经死去，或常想与死亡有关的事 3. 消极观念（自杀念头） 4. 有严重自杀行为	0	1	2	3	4
4	入睡困难	0. 入睡无困难 1. 主诉入睡困难，上床半小时后仍不能入睡（要注意平时患者入睡的时间） 2. 主诉每晚均有入睡困难	0	1	2		
5	睡眠不深	0. 未出现 1. 睡眠浅，多噩梦 2. 半夜（晚 12 点钟以前）曾醒来（不包括上厕所）	0	1	2		
6	早醒	0. 未出现 1. 有早醒，比平时早醒 1 小时，但能重新入睡 2. 早醒后无法重新入睡	0	1	2		
7	工作和兴趣	0. 未出现 1. 提问时才诉说 2. 自发地直接或间接表达对活动、工作或学习失去兴趣，如感到没精打采，犹豫不决，不能坚持或需强迫自己去工作或劳动 3. 病室劳动或娱乐不满 3 小时 4. 因目前的疾病而停止工作，住院病者不参加任何活动或者没有他人帮助便不能完成病室日常事务	0	1	2	3	4
8	迟缓	0. 思维和语言正常 1. 精神检查中发现轻度迟缓 2. 精神检查中发现明显迟缓 3. 精神检查进行困难 4. 完全不能回答问题（木僵）	0	1	2	3	4

（续表）

序号	项目	评　分　标　准	无	轻度	评定中度	重度	极重度
9	激越	0. 未出现异常 1. 检查时有些心神不定 2. 明显心神不定或小动作多 3. 不能静坐,检查中曾起立 4. 搓手、咬手指、头发、咬嘴唇	0	1	2	3	4
10	精神焦虑	0. 无异常 1. 问及时诉说 2. 自发地表达 3. 表情和言谈流露出明显忧虑 4. 明显惊恐	0	1	2	3	4
11	躯体性焦虑	指焦虑的生理症状,包括口干、腹胀、腹泻、打呃、腹绞痛、心悸、头痛、过度换气和叹息以及尿频和出汗等。 0. 未出现 1. 轻度 2. 中度,有肯定的上述症状 3. 重度,上述症状严重,影响生活或需要处理 4. 严重影响生活和活动	0	1	2	3	4
12	胃肠道症状	0. 未出现 1. 食欲减退,但不需他人鼓励便自行进食 2. 进食需他人催促或请求和需要应用泻药或助消化药	0	1	2		
13	全身症状	0. 未出现 1. 四肢,背部或颈部沉重感,背痛、头痛、肌肉疼痛、全身乏力或疲倦 2. 症状明显	0	1	2		
14	性症状	指性欲减退、月经紊乱等。 0. 无异常 1. 轻度 2. 重度 不能肯定,或该项对被评者不适合(不计入总分)	0	1	2		
15	疑病	0. 未出现 1. 对身体过分关注 2. 反复考虑健康问题 3. 有疑病妄想,并常因疑病而去就诊 4. 伴幻觉的疑病妄想	0	1	2	3	4

（续表）

序号	项　目	评　分　标　准	无	轻度	评定中度	重度	极重度
16	体重减轻	按 A 或 B 评定 A. 按病史评定： 0. 不减轻 1. 患者述可能有体重减轻 2. 肯定体重减轻 B. 按体重记录评定： 0. 一周内体重减轻 1 斤以内 1. 一周内体重减轻超过 0.5 kg 2. 一周内体重减轻超过 1 kg	0	1	2		
17	自知力	0. 知道自己有病，表现为忧郁 1. 知道自己有病，但归咎伙食太差、环境问题、工作过忙、病毒感染或需要休息 2. 完全否认有病	0	1	2		

（九）汉密尔顿焦虑量表（HAMA）

汉密尔顿焦虑量表（Hamilton anxiety scale，HAMA）也是常用的他评量表，评定者需要受过专业培训。汉密尔顿焦虑量表 14 项版本（见表 34 - 12），评分标准：总分≥29 分，可能为严重焦虑；≥21 分，肯定有明显焦虑；≥14 分，肯定有焦虑；超过 7 分，可能有焦虑；如小于 7 分，无焦虑。

表 34 - 12　汉密尔顿焦虑量表（HAMA）

	评　分　标　准	评　定
1	焦虑心境：担心、担忧，感到有最坏的事情将要发生，容易激惹	1　2　3　4
2	紧张：紧张感、易疲劳、不能放松，易哭、颤抖、感到不安	1　2　3　4
3	害怕：害怕黑暗、陌生人、一人独处、动物、乘车或旅行及人多的地方	1　2　3　4
4	失眠：难以入睡、易醒、睡眠不深、多梦、夜惊、醒后感疲劳	1　2　3　4
5	认知功能：记忆力差，注意力不集中	1　2　3　4
6	抑郁心境：丧失兴趣、对以往爱好缺乏快感，抑郁、早醒、昼重夜轻	1　2　3　4
7	肌肉系统症状：肌肉酸痛，活动不灵活，肌肉抽动，牙齿打战、声音发抖	1　2　3　4
8	感觉系统症状：视觉模糊、发冷发热、软弱无力感、浑身刺痛	1　2　3　4
9	心血管系统：心动过速、心慌、胸痛、血管跳动感、昏倒感、早搏	1　2　3　4
10	呼吸系统：胸闷、窒息感、叹气、呼吸困难	1　2　3　4

（续表）

	评　分　标　准	评　定
11	胃肠道症状：吞咽困难、嗳气、消化不良、饱胀感、肠动感、肠鸣、腹泻、便秘	1　2　3　4
12	生殖泌尿系统症状：尿意频数、尿急、停经、性冷淡、早泄、阳痿	1　2　3　4
13	自主神经症状：口干、潮红、苍白、易出汗、起鸡皮疙瘩、紧张性头痛、毛发竖起	1　2　3　4
14	会谈时行为表现：一般表现包括紧张、不能放松、忐忑不安、咬手指、紧紧握拳、摸弄手帕、面肌抽动、不停顿足、手发抖、皱眉、表情僵硬、叹气样呼吸、面色苍白。生理表现：反复吞咽、打嗝、安静时心跳呼吸快、腱反射亢进、震颤、瞳孔放大、眼睑跳动、易出汗	1　2　3　4

四、疗效评定

（一）疗效评定人

与疗效评定有直接关系的，是担任疗效的评定人。由于用以评估的信息来源不同，评估人的动机不同，所做的评估结果和意义也不同，这在评估心理护理效果时要加以注意，只有客观真实的信息才是正确评估效果的依据。

（1）患者本人。由被心理护理的当事人来评估护理的效果，是一种可以接受的方法，尤其是患者的主观体验或内心活动，非得依靠患者的自我评估。问题是护理人员在作这类记录时，一不要诱导患者，二要考虑患者在作自我评估时的动机，确定所获的资料是否真实可靠。

（2）患者亲属。这是一种由患者家人、亲属或与患者熟悉的周围人评估的方法。如患者有环境不适应，生活方面的困难，人际关系不良表现，用这种方法评估效果，较为客观。

（3）实施治疗者。实施心理护理者对患者各方面的情况都比较了解，对治疗的进展也很清楚，是一个拥有患者内外资料的评估者。问题是此类人员在进行疗效评估时，难免掺入主观成分，降低评估的客观性。

（4）专职研究人员。这是一种纯粹从研究角度对被治疗者进行疗效观察的方法，比较客观全面。这类评估往往由专职的研究人员担任，特别是运用治疗录像来分析比较患者接受心理护理前后的表现更为理想。但这种由专职研究人员进行的疗效评估与研究，是很花费精力和经费的，目前在国内的护理院临床中较难推广。

（二）疗效评估的时间选择

当一个患者在接受心理治疗或心理护理的过程中，何时作疗效的评估是一个需要注意的问题。如过早地作评估，可能因时间太短，患者的症状或表现还没有变化；如时间过长再做评估，可能患者的症状或表现早有好转，却不能及时地判断其症状改变的起始时间。一般来说,疗效评估有几个阶段:除在心理治疗或护理开始前测定患者表现外,治疗开始后的第 1、2 周进行疗效的初期评估,以后可每隔 2 周评估 1次,并持续到治疗结束。从患者临床心理所积累的资料看,一次的心理护理时间为2 个月左右较为理想。

(王华萍)

护理院康复护理技能

第一节 护理院康复护理技能概述

一、基本概念

（一）康复定义

（1）1969 年世界卫生组织对康复的定义是："康复是指综合地和协调地应用医学的、社会的、教育的和职业的措施，对患者进行训练和再训练，使其活动能力达到尽可能高的水平。"

（2）世界卫生组织医疗康复专家委员会于 1981 年给康复下了新的定义："康复是指应用各种有用的措施以减轻残疾的影响和使残疾人重返社会。"

（3）20 世纪 90 年代，联合国在 1993 年的一份正式文件中提出："康复是一个促进残疾人身体的、感官的、智能的、精神的和（或）社会生活的功能达到和保持在力所能及的最佳水平的过程，从而能使他们能借助于一些措施和手段，改变其生活而增强自理能力。康复可包括重建和（或）恢复功能，提供补偿功能缺失或受限的各种手段。"

（二）康复的含义

（1）随着社会的发展，康复事业也得到了长足的进步。除了应用医学、教育、社会和职业措施外，人们还通过医学心理学、康复工程学等措施改善了残疾者的功能。

（2）康复不仅是指训练残疾人使其适应周围的环境，而且也指调整残疾人周围的环境和社会条件以利于他们重返社会。在拟订有关康复服务的实施计划时，应有残疾者本人、家属以及他们所在的社区的参与。

（三）康复目的

改善身体功能是康复的主要目的。护理院可以利用医学的科学技术，包括心理治疗与康复工程等手段，努力做到早期诊断与评价，早期治疗，早期恢复，并与社会康复、教育康复、职业康复相配合，借以减轻、改善、消除患者生理、心理上的功能障碍，为重返社会创造条件。

（四）康复宗旨

护理院康复的宗旨是充分认识人口老龄化的发展所带来的老年康复的新问题，

要充分利用护理院的卫生资源,使老年患者在护理院中通过康复训练使之疾病有好转,生理功能得以改善,心理障碍得以解除,尽可能地接近患病前的生活自理能力,使患者的生活质量得以提高。

二、现代康复医学的定义和目标

（一）定义

康复医学,从广义上说是应用医学科学及其有关技术,使功能障碍者的潜在能力和残存功能得到充分发挥的医学科学。早在 20 世纪 90 年代,世界卫生组织对康复医学的定义是"康复医学是对身残者和精神障碍者,在身体上、精神上和经济上使其尽快恢复所采取的全部措施"。康复医学贯穿于疾病康复治疗的全过程,即康复医学是以功能为导向,为了达到全面康复的目的,主要应用医学和康复工程的技术,研究有关功能障碍的预防、评定和处理(治疗、训练)的一门医学科学。

（二）目的

护理院可以利用医学的科学技术,包括心理治疗与康复工程等手段,努力做到早期诊断与评价,早期治疗,早期恢复,并与社会康复、教育康复、职业康复相配合,借以减轻、改善、消除患者生理、心理上的功能障碍,为重返社会创造条件。

三、康复医学对象

服务对象主要是躯体残疾者以及各种有功能障碍的慢性病患者和老年患者,疾病或损伤急性期及恢复早期的患者、亚健康人群。

四、护理院康复内容

康复的领域主要包括医学康复和医疗康复,即利用医疗手段促进康复,教育康复,职业康复和社会康复这 4 个方面的康复就是全面康复。在康复过程中,它们应互相支持和协调的进行。

五、康复护理学定义、目的和特点

（一）定义

康复护理学是康复医学的重要组成部分,在总的康复医疗计划下,为达到全面康复的目标,与其他康复专业人员共同协作,对残疾者、老年病、慢性病而伴有功能障碍者进行适合康复医学要求的专门护理和各种专门的功能训练,以预防残疾的发生与发展及继发性残疾,减轻残疾的影响,以达到最大限度的康复并使之重返社会。

（二）目的

康复护理主要是通过实施各种康复护理技术和护理过程,使康复护理对象残余功能得到维持和强化,替代功能得到开发和训练,帮助康复对象提高和改善生活自理能力,提高生活质量;预防并发症和继发性损害,为康复功能锻炼打下良好的基础;重建患者心身平衡,尽早以与正常人同样的状态重返家庭和社会。

（三）特点

（1）强调自我护理为主。

（2）要求始终坚持"功能评估"和"功能锻炼"的信念。

（3）高度重视心理护理。

（4）团队协作是康复服务的重要环节。

（5）认真做好健康教育和指导。

六、残疾的定义和分类

（一）残疾定义

残疾是指因外伤、疾病、发育缺陷、人口老化、精神因素等各种原因造成身体上或精神上的功能障碍,以致不同程度地丧失正常人的生活、工作、学习的能力和负担其日常生活与社会职能的一种状态。

（二）残疾人

残疾人是指具有上述残疾特征的人。

（三）残疾的分类

按不同残疾分为视力残疾、听力残疾、言语残疾、肢体残疾、智力残疾、精神残疾和多重残疾。

七、康复医学的特征

（1）以躯体残疾者(如骨关节肌肉和神经系统的疾病和损伤的截瘫、偏瘫、各种关节功能障碍等)以及伴有功能障碍而影响正常生活、工作的慢性病患者和老年患者为主要的康复对象。

（2）按照"功能训练、全面康复、重返社会"三项原则指导康复工作。

（3）康复医学涉及多个学科,需要多个学科的配合来实现全面康复的目标,采用由多专业、多学科组成的康复治疗协作组的工作方式对患者进行康复。

（4）采用各种技术与方法包括所有能消除或减轻患者身心功能障碍的措施;大量使用功能方面的评定、训练、补偿、增强等技术和心理学、社会学等方面的技术与方法。强调了康复医学的综合性、全面性和社会性。

第二节　护理院康复医学应用

一、康复医学分类

（一）医学康复

即利用医疗手段促进康复。历来医学领域内使用的一切治疗方法都可以应用,也包括康复医学所特有的各种功能训练。对于护理院的老年人,医学康复最为关键。

（二）教育康复

通过各种教育和培训以促进康复。对能接受普通教育的残疾人应创造条件使其接受教育,开设特殊教育课程对不能接受普通教育的残疾人接受特殊教育。

（三）社会康复

从社会的角度推进和保证医学康复、教育康复和职业康复的进行,使其适应家庭、工作环境,充分参与社会生活,采取与社会生活有关的措施,促使残疾人重返社会。如残疾人就业、环境改造、社会福利等。

（四）职业康复

训练职业能力,恢复就业资格,取得就业机会,这些对于发挥残疾者的潜能,实现人的价值和尊严,取得独立的经济能力并贡献于社会均有重要意义。包括:职业评定;职业训练;选择、介绍职业;就业后的随访等。

以上四个领域的康复的实施,不是独立的,而是互相配合、紧密联系的,从而达到全面康复的目的,但对于护理院的老年人,医学康复最为关键。

二、康复医学对象

康复医学的诊疗对象与人类疾病结构的变化相吻合,也就是从过去的急性感染和急性损伤占优势转变为"慢性化、障碍化、老年化",其诊疗对象主要是残疾者,包括由于损伤所致的伤残,急性病、慢性病、老年病所致的病残,以及先天性发育障碍和异常的先天性残疾。

（一）躯体病残者

骨关节肌肉和神经系统的疾病和损伤,如截瘫、偏瘫、脑瘫及各种关节功能障碍,是康复治疗最早的和最重要的适应证。近年来,心脏康复、肺科康复、癌症和慢性疼痛的康复也在逐渐开展。按照目前国内外康复医学科或中心所开展的项目看,通常精神、智力和感官方面的残疾不列入处理范围,而是分别由精神病科、儿科、耳鼻喉科或口腔科的医师处理,随着"大康复"概念的传播,康复医师也越来越多地配合其他专科医师处理上述残疾。

（二）老年患者和各种慢性病患者

老年人因存在不同程度的退变,行动上常有不同程度的限制,为使他们能参加力所能及的活动,因此就需要康复医学的帮助。慢性病患者由于早期处于"患病状态",活动能力和心理均受到不同程度的影响,对这类患者采用康复治疗,可减少并发症的发生,避免其功能进一步损害。

三、护理院康复医学范围

护理院康复的对象包括老年退行性变疾病和慢性病患者,如:脑血管意外患者,及老年性骨折引起的功能障碍患者,如股骨颈骨折患者,脊椎骨折患者等,此外肿瘤患者,老年性多器官衰竭患者也在广义康复的范围,慢性病主要为:心血管、呼吸系统、神经系统、运动系统、内分泌等系统的疾病。

四、护理院康复评定

(一)躯体功能评定

(1)徒手肌力检查(MMT)。肌力是指肌肉主动收缩的力量夕肌力的定量测定是评定肌肉功能的重要参数,可反映肌肉骨骼系统及周围神经系统受损的程度及范围,是康复评定中的基本内容之一(见表35-1)。

表35-1　洛维特(Lovett)肌力分级标准

级　别	名　　称	标　　准
0	零(Zero, O)	肌肉无任何收缩
1	微缩(Trace, T)	触及肌肉收缩,不引起关节运动
2	差(Poor, P)	减重状态下能完成关节全范围的活动
3	可(Fair, F)	能抗重力作关节全范围运动,不能抗阻力
4	良好(Good, G)	抗一定阻力的情况下完成关节全范围活动
5	正常(Normal, N)	抗充分阻力的情况下完成关节全范围活动

(2)关节活动范围测定。关节活动范围(range of motion,ROM)是运动时关节活动的弧度(或转动的角度)。各关节活动范围大小不同,同一关节在主动运动和被动运动时也有差别,故检查者要熟知各关节的正常活动范围。

① 测量方法:应采取适当体位对被检测者进行检查,按照附件3~9放置固定臂及移动臂。

② 测量工具:通用量角器、指关节量角器。

③ 关节活动度测量注意事项:检查者应熟悉各关节解剖和正常活动范围,熟练掌握测定技术。

测量时应裸露检查部位,每次测量应取相同位置,量角器的轴心必须与关节活动轴心一致,两臂与关节两端肢体长轴平行,测量旋转动作以肢体纵轴为轴心,中立位为0°进行测量;

主动活动范围至最大限度时,加外力作被动运动,记录主动运动及被动运动时的关节活动花圈,必要时与对侧进行比较;

测量关节活动度时,应先测量健侧,后测量患侧;先测量主动运动活动范围,后测量被动活动范围;

说明关节的功能状态,必须记录关节活动的起止度数,不应只记录活动的度数。

(3)肌张力及痉挛评定。肌张力是指被动活动肢体或按压肌肉时所感觉的阻力。评定方法如表35-2。

表 35 - 2　肌张力临床分级

等　级	肌　张　力　标　准
0	轻瘫被动活动肢体无反应
1	低张力被动活动肢体反应弱
2	正常被动活动肢体反应正常
3	轻、中度增高被动活动肢体有阻力反应
4	中度增高被动活动肢体有持续性阻力反应

痉挛是指上运动神经元损伤后,脑干与脊髓不受大脑控制而反射性的亢进,使局部被动运动阻力增大的一种状态,一般使用改良的 Ashworth 痉挛量表进行评定(见表 35 - 3)。

表 35 - 3　改良阿什沃思(Ashworth)痉挛量表

等　级	标　　准
0	无肌张力增高,被动活动患者肢体在整个范围内均无阻力
1	肌张力轻微增高,被动活动患者肢体在中末端有轻微阻力
1+	肌张力轻度增高,被动活动患者肢体在前 1/2 ROM 有轻微"卡住"感,后 1/2 ROM 有轻微阻力
2	肌张力中度增高,被动活动患者肢体时大部分 ROM 内均有阻力,但仍可活动
3	肌张力重度增高,被动活动患者肢体在整个 ROM 内均有阻力,活动困难
4	肌张力重度增高,患肢僵硬,被动活动十分困难

(二)偏瘫运动功能评定

(1) Brunnstrom 评定法。Brunnstrom 评定法是瑞典学者 Brunnstrom 在观察了大量的脑卒中患者基础上提出的偏瘫恢复评定六阶段理论,即迟缓状态(阶段Ⅰ);出现肌Ⅴ、联合反应(Ⅱ);可随意引起共同运动,痉挛明显(阶段Ⅲ);出现明显分离运动(阶段Ⅳ、Ⅴ);协调运动、速度大致Ⅱ:常(阶段Ⅵ)。以此为基础,设定了 Brunnstrom 六级评价法,如表 35 - 4 所示。

表 35 - 4　Brunnstrom 偏瘫运动功能评价

功能评定	上　　肢	手	下　　肢
Ⅰ	无随意运动	无随意运动	无随意运动
Ⅱ	仅出现协同模式	仅有极细微屈伸	仅有极少的随意运动
Ⅲ	可随意发起协同运动	可作钩状抓握,但不能伸指	在坐位和站位上,有髋、膝、踝协同性屈伸

（续表）

功能评定	上　肢	手	下　肢
Ⅳ	出现脱离协同运动的活动；肩 0°屈肘 90°下前臂旋前旋后；肘伸直可屈 90°；手背可触及腰骶部	患侧捏及松开拇指，手指有半随意的小范围伸展活动	坐位屈膝 90°以上，可使足后滑到椅子下方，在足跟不离地的情况下能使踝背屈
Ⅴ	出现相对独立的协同运动活动；肘伸直肩外展 90°；肘伸直肩前屈 30°～90°时前臂旋前旋后；肘伸直前臂取中间位	可作球状或圆柱状抓握，手指同时伸展，但不能单独伸展	健腿站，患腿可先屈膝后伸髋，在伸膝下作踝背屈（重心落在健腿上）
Ⅵ	活动协调近于正常，手指鼻无辨距不良，速度比健侧慢	所有抓握均能完成，速度和准确性比健侧差	在站立位可完成髋外展；坐位下伸膝可完成髋关节内外旋，合并足的内外翻

（2）共同运动。共同运动是一种缺乏选择性的、只能按照固定运动模式进行的运动，其本质是由于中枢神经系统损伤造成的对低级中枢的控制能力减弱，从而出现异常的、固定而刻板的运动模式，其中一部分是随意的，一部分是不随意的。脑卒中偏瘫痉挛期上肢及下肢分别表现为屈肌共同运动模式和伸肌共同运动模式。

（三）日常生活活动能力评定

（1）日常生活活动定义。日常生活活动是指人们在每日生活中为照料自己的衣食住行，保持个人卫生整洁和独立生活所必需的一系列基本活动。

（2）日常生活活动分类

① 基本日常生活活动：又称躯体日常生活活动，是指在每日生活中与穿衣、进食等自理活动及与坐、行走等身体活动有关的基本活动，一般是比较粗大、无须利用工具的动作。

② 工具性日常生活活动：人们独立生活中常需操作卫生和炊事用具，使用家庭电器及一些常用工具，故称工具性日常生活活动，反映较精细的功能。

③ 其他：一些较新的日常生活活动量表，除含有躯体功能外，还有记忆、注意、思维、言语等认知功能。

（3）评定方法。Barthel 指数是临床应用最广，研究最多的日常生活活动评定方法，不仅可用来评估患者治疗前后的功能状态，也可以预测治疗效果、住院时间及预后。Barthel 指数包括 10 项内容，根据患者需帮助的程度分为 15 分、10 分、5 分、0 分四个等级，满分为 100 分，根据评分结果判断日常生活活动能力缺陷。0～20 分为极严重功能缺陷；25～45 分为严重功能缺陷；50～70 分为中度功能缺陷；75～95 分为轻度功能缺陷；100 分为日常生活活动能力正常。

（四）认知功能评定

Foleteln 的简易精神状态检查（MMSE）是著名的精神状态检查法，应用较多，不仅可用于临床认知障碍检查，还可用于社区人群中痴呆的筛选，具有简单易行、效果较理想的优点。

第三节　护理院康复护理应用

一、概述

（一）对象

主要是指伤残老人（先天性和后天性）和有功能障碍而影响正常生活、学习、工作的慢性病患者和老年病患者。近年来，一些伤、病者急性期及手术前后（包括器官移植）的患者也列入康复对象的范围。另外，以慢性疲劳为主要症状的亚健康人群也将成为康复护理的对象。

（二）特点

康复医学与基础医学、预防医学和临床医学共同组成全面医学，是一个新的医学领域，对护理有更高和特殊的要求，康复护理有别于一般临床护理。

（三）目的

临床医学的重点是解除病因和症状以治疗疾病，增进和恢复身体健康。康复医学的任务是解决患者的功能障碍和机能重建。康复护理的最终目的是使残疾者（或患者）的残存功能和能力得到恢复，重建患者身心平衡，最大限度地恢复其生活自理能力，以平等的资格重返社会。

（四）范围

护理院康复的对象另外也包括老年退行性变疾病和慢性病患者。

二、康复护理基本要求与服务原则

（一）基本要求

（1）制度落实。指建立一套比较健全可行的康复科工作制度，培养或引进专业康复医师，根据老年伤残人特点，给予基本的康复训练和康复护理，使老年人生活能力有所提高。生活质量有所改善。定期对康复老人进行评价，及时调整措施，做好康复训练手册的记录、保存。

（2）康复队伍建设。对护理院临床医务人员要进行康复知识培训，形成一支训练有素的康复队伍。康复科配有专职的、有一定康复医学知识与专业技能的医务人员担任康复师。这支康复队伍应热爱本职工作，对本专业要有坚定的信心，有高度的责任心和同情感。由于患者的认识能力下降，记忆力减退，注意力分散等，往往不能很好地遵守医嘱和依从医护人员指导。医护人员要认识患者的心理变化，忠于职守、专心工作,努力提高康复水平,减轻其身心痛苦。要尊重患者的人格,不论是其个人地位或社会经济状况异同都应一视同仁,热心为其服务。

医护人员言行要有礼貌,举止端庄,不做任何违反道德的不合格操作。应具有团队精神,能与所有医护人员密切合作协调安排好各种康复治疗时间、内容、保证康复训练的正常进行。

（二）康复服务原则

（1）功能训练原则。针对患者采取各种方式(含临床药物、器械、心理疏导、行为训练等)来保存及恢复人体功能活动,包括运动、感知、心理、语言交流、日常生活、职业活动和社会生活等方面能力。

（2）全面康复原则。康复的对象不仅是有功能障碍的肢体和器官,而是整体的人,是一个人的生理上、心理上、职业上和社会生活上的整体康复。

（3）尽可能让患者重返社会原则。20 世纪 70 年代,世界卫生组织对健康所下的定义是:"在身体上、精神上和社会生活上,处于完全良好状态,而不仅仅是没有病或衰弱。"人们为了能参加社会生活和履行社会职责,需具备以下 6 个方面的基本能力:① 意识清楚,有辨力、辨时、辨方向的能力;② 个人生活自理,在无他人协助状况下完成睡眠、起床、穿衣、穿鞋、洗脸、吃饭、喝水、上厕所等日常生活;③ 可以行动(步行或乘交通工具或利用轮椅);④ 可以进行家务劳动或消遣性作业;⑤ 可进行社交活动;⑥ 有就业能力,以求经济上自给。这也是康复医疗服务尽可能要求达到的目标。

三、康复护理的服务理念

（一）一般基础护理

采取的是"替代护理"的方法照顾患者,患者被动地接受护理人员喂饭、洗漱、更衣、移动等生活护理。康复护理则侧重于"自我护理"和"协同护理",即在病情允许的条件下,通过耐心的引导、鼓励、帮助和训练残疾患者,充分发挥其潜能,使他们部分或全部地照顾自己,同时鼓励家属参与,以适应新的生活,为重返社会创造条件。

（二）功能训练

贯穿于康复护理的始终保存和恢复机体功能,是整体康复的中心。早期的功能锻炼,可以预防残疾的发生与发展及继发性残疾。后期的功能训练可最大限度地保存和恢复机体的功能。护理人员应了解患者残存机能性质、程度、范围,在总体康复治疗计划下,结合护理工作特点,坚持不懈、持之以恒地对患者进行康复功能训练,从而促进机能的早日恢复。

（三）重视心理护理康复

患者突然面对因伤病致残所造成的生活、工作和活动能力的障碍和丧失,从而产生悲观、气馁、急躁乃至绝望的情绪,心理状态严重失常。只有当患者正视疾病、摆脱了悲观情绪、建立起生活的信心,才能使患者心理、精神处于良好状态,有效地安排各种功能训练和治疗,使各种康复措施为患者所接受。

（四）协作是取得良好效果的关键

康复护理人员应充分地与康复治疗小组的其他成员合作，保持其经常性的联系，严格执行康复治疗、护理计划，共同实施对患者的康复指导，对患者进行临床护理和预防保健护理，更重要的是注重患者的整体康复，促使其早日回归社会。

四、康复护理的内容

（一）评价患者的残疾情况

内容包括患者失去的和残存的机能、对康复训练过程中残疾程度的变化和功能恢复的情况，认真做好记录，并向其他康复医疗人员提供信息。

（二）预防继发性残疾和并发症的发生

协助和指导长期卧床或瘫痪患者的康复，如适当的体位变化、良肢位的放置、体位转移技术、呼吸功能、排泄功能、关节活动能力及肌力训练等技术，以预防发生褥疮，消化道、呼吸道、泌尿系感染，关节畸形及肌肉萎缩等并发症的发生。

（三）功能训练的护理

学习和掌握综合治疗计划的各种有关的功能训练技术与方法，有利于评价康复效果、配合康复医师和其他康复技术人员对患者进行康复评定和残存机能的强化训练，协调康复治疗计划的安排，并使病房的康复护理工作成为康复治疗的重要内容之一。

（四）日常生活活动能力的训练

指导和训练患者进行床上活动、就餐、洗漱、更衣、整容、入浴、排泄、移动、使用家庭用具，以训练患者的日常生活自理能力。

（五）心理护理

（1）针对残疾者比一般护理对象心理复杂的特点，对不同心理状态患者进行相应的心理护理。

（2）通过护士与患者的密切接触，观察他们在各种状态下的情绪变化及了解患者的希望和忧虑等心理状况，并对其进行记录。经常分析和掌握患者的精神、心理动态，对已发生或可能发生的各种心理障碍和异常行为，进行耐心细致的心理护理。

（3）通过良好的语言、态度、仪表、行为去影响患者，帮助他们改变异常的心理和行为，正视疾病与残疾。对心理上否认残疾的患者，耐心地劝解和疏导患者摆脱非健康心理的影响，鼓励其参加各种治疗和活动，使其情绪得到松弛。

（4）对有依赖心理的患者，要耐心地讲明康复训练的重要性，鼓励其积极训练，力争做到生活自理或部分自理，使护士真正成为康复教育和心理辅导的实施者。

（六）假肢、矫形器、自助器、步行器的使用指导及训练

根据不同功能障碍者指导选用合适的支具和如何利用支具进行功能训练，指导患者在日常生活中的使用和功能训练方法。

（七）康复患者的营养护理

根据患者疾病、体质或伤残过程中营养状况的改变情况，判断造成营养缺乏的不同原因、类型，并结合康复功能训练中基本的营养需求，制订适宜的营养护理计划。应包括有效营养成分的补充、协助患者进食、指导饮食动作、训练进食，配合治疗性的实施和训练吞咽机能，使康复患者的营养得到保障。

第四节　护理院康复护理技能

一、康复护理技能

（一）物理疗法

（1）概念。物理疗法又称"理疗"，是应用自然界的和人工的各种物理因子（例如声、光、电热、机械及放射能等）作用于人体，以达到防病治病的目的。

（2）分类。现代理疗用以治病的物理因子十分广泛，按其性质和能量来源，大体可分为两大类：一类为天然的物理因子。例如，阳光、大气、海水、温泉、泥浆等。第二类是人工制造产生的物理因子。例如，光、电、磁、声、红外线、紫外线、超声波、放射线、按摩、推拿等。各种物理因子作用机体会产生多种多样的作用。

（3）物理疗法作用。

① 充血消炎。

② 镇静止痛。

③ 促进组织再生。

④ 促进瘢痕吸收。

⑤ 其他作用。如：对各种疾病引起的软组织损伤，疼痛，肿胀等均有一定的疗效。

（二）运动疗法

（1）概念。运动疗法又称"医疗体育"或"体疗"。其把医疗和体育锻炼的特点，进行防病治病。运动疗法包括医疗体操、医疗运动、太极拳、气功、推拿手法等。

（2）分类。

① 医疗体操。特点是根据病情和治疗目的，有针对性选择运动治疗内容，在体疗师的指导下进行实战，运动可作用全身，又可作用于局部，发挥整体作用。

② 耐力训练。其为一种增强心肺功能和改善新陈代谢为目的的锻炼方。如，散步、步行和慢跑，其又称有氧训练法，是大众乐于接受的康复方法。

③ 传统方式理疗。中国传统方式的体疗：如气功、太极拳、武术、五禽戏等。特点是利用阴阳五行理论重视"意、体、气"三者的相互协调。这在我国有悠久的历史根源和深厚的群众基础，对防病治病、延年益寿确有作用。

（三）作业疗法

（1）概念。作业疗法也称"职业疗法"或"工疗"，适用于慢性病患者、老年患者及伤残人，通过让患者直接利用各种材料、工具及器具，进行与日常生活和工作有关的动作和作业，重点在于增强小关节的灵活性、眼手的协调性、工作的耐力，创造性和自信心，为患者回归社会创造条件。

（2）分类。

① 基本作业。用于日常生活自理康复目标所需的作业。如，体位移动训练，脱衣穿鞋训练，进食用餐训练，洗脸刷牙训练，简单家务劳动训练。

② 创造性作业。为评估患者的智力、体力、病前职业工作的特点和爱好从而进行安排的一些编织、书写、绘画、木工、园艺、刺绣、泥塑等方面的简单又安全的工作。

③ 休闲性作业。如病房娱乐、文艺活动，根据患者的娱乐特长，演奏乐器、歌唱、说唱、变小魔术和搭积木等，丰富病房气氛，消除不良情绪，调节精神心理。

④ 教育性作业。医务人员定期或不定期举办健康卫生讲座，让患者了解自己的病情，掌握治疗方法，自我护理，也可学习其他的科技知识和历史、自然等方面的知识。

（四）心理治疗

（1）概念。心理治疗是指应用心理学的理论和方法，对各种心理障碍进行干预和疏导，目的是帮助患者改变不良的行为和心理障碍，不健康的思想和情感，并对各种病态心理进行矫治。

（2）内容。

① 心理开导。

② 心理暗示。

③ 行为疗法。

④ 情感疗法。

（五）传统康复治疗

（1）概念。中国传统康复医学是在中医学基础理论指导下，具有独特的康复理论与治疗方法的一门医学学科，主要有中药、按摩、气功、针灸、运动、矿泉疗法、气功疗法、食物疗法、推拿、心理疗法等全方位的康复医疗技术。能调节神经系统和内脏功能，改善血液与淋巴循环修复创伤组织，改善肌肉功能状态，消除肌肉疲劳，同时具有调和阴阳，顺畅气血，调理脏腑，补养精气等作用。

（2）主要内容。

① 药物：主要有强身健补的中药，汤剂、丸剂、外擦剂、喷剂等。

② 针灸。

③ 气功。

④ 推拿。

⑤ 其他。如武术、功法、健身操等，五禽戏、八段锦、十八法、太极拳等。

（六）食疗

（1）概念。食疗是指食物在体内经过消化、吸收、代谢、供给机体营养，促进机体生长发育、益智健体，抗衰防病，延年益寿的综合过程。在摄取的食物中，机得到了蛋白质、脂肪、碳水化合物（糖类）等主要营养物资。为了生活和生存，机体必须不断摄取营养以维持正常生理、生化、免疫功能，以及生长发育、新陈代谢等生命活动，这些摄入的物资，也可以起到防御和治疗疾病的作用，这个作用就称为食疗。

（2）分类。

① 补益类。基本上属于营养和食补的范畴。富有滋补、强壮，抗衰老，益寿之意。例如，枸杞酒、人参粥、莲子粥、黄芪粥等。

② 活血化瘀、益气养阴类属于食疗范畴。具有活血化瘀、益气养阴、通脉止痛、升清阳，平肝祛风等各方面作用。如，山楂粥、菊花粥、葛根粉粥等。

③ 生津止咳类。其本属于食补、营养范畴。有清热、滋阴润燥、益气健脾、生津止渴作用，消渴患者的恢复。例如，五汁安中饮，猪肝丸，梅子丸。

④ 祛风除湿通络止痛类。可用于风寒温痹，关节不利，腰膝无力等。例如，五加皮酒，川芎肉桂汤。

⑤ 养血安神类。属食补、营养范畴。有养心安神、养血镇静、强身健脑作用。例如，桃仁粥、大枣粥、龙眼粥、猪心粥等。

⑥ 润燥通便类。如，紫苏麻仁粥、牛乳粥、怀山药茱萸肉粥。

二、康复护理的专业技术

（一）轮椅训练

（1）轮椅。是康复患者很重要的代步工具，日常生活的许多动作都需要借助轮椅完成，如床—轮椅—如厕—训练台的转移等。护士要教会患者如何使用。

（2）床与轮椅之间的转移。

① 轮椅与床之间的转移是一种复杂的转移动作，也是患者进行移动活动的第一步。在参与轮椅—床转移的护理过程中应遵循安全、快捷、实用的原则来手指导、帮助患者完成这一动作。

② 床与轮椅转移的基本条件：有较好的双上肢或双下肢肌力；要有良好的躯干控制能力；要有一定的转移技巧，必要时还需要辅助工具。

（3）使用轮椅的注意事项。

① 根据患者不同体型、不同病痛来正确选择适合患者自己使用的轮椅。

② 使用前全面检查轮椅各个部件的性能，以保障使用者的安全。

③ 乘坐轮椅的患者在站立之前，应先将轮椅的闸制动，以防轮椅移动跌伤。

④ 推乘坐轮椅患者下坡时，应倒向行驶，以保证安全。

⑤ 长时间使用轮椅的患者，应佩戴无指手套，以防止轮圈对手掌的摩擦。

⑥ 长时间乘坐轮椅的患者，要特别注意褥疮的预防，应保持轮椅座面的清洁、干

燥、柔软、舒适、定时进行臀部减压,每30分钟抬臀1次,每次3~5秒。

⑦ 高位截瘫乘坐轮椅者,必须有专人保护。

(二)良好肢位的摆放训练

注意纠正卧位姿态,不得压迫患侧肢体,一般采取仰卧或健侧卧位。肢体关节保持于功能位,如肩外展50度、内旋15度、屈40度,将整个上肢放在一个枕头上,防止肩内收;肘稍屈曲;腕背屈30~45度;手指轻度屈曲,可握一直径4~5厘米的长方形物;伸髋、膝、足下放置垫袋,使踝背屈90度。

(三)排泄训练

(1)膀胱功能训练目的是维持膀胱正常的收缩和舒张功能,重新训练反射性膀胱。须注意的是在无严重输尿管膀胱逆流且泌尿系感染得到控制时,才能进行此训练。掌握留置导尿管法、间歇导尿法及排尿训练法。

(2)肠道护理措施:① 鼓励自行排便有排便意识的患者应当给予鼓励,最初应训练患者排便的习惯和方法,如期达到自理的目的。② 排便训练:避免急躁,指导患者正确运用腹压或腹部按摩的方法,并口服缓泻剂或肛门用药。卧位排便时,使用橡皮囊式便盆,可随患者体位变形而密切接触皮肤,刺激性小;患者能坐位排便时,则使用坐式便盆。

(四)关节活动度训练技术

关节活动度有主动运动、被动运动、助力运动以及关节功能牵引法。可根据情况,选用适合的关节活动练习。

(五)沟通技术

(1)失语症患者,言语障碍并不等于就有听力障碍,因此不必高声讲话。如果经过训练仍不能说话时,可用发音方法加以诱导,待其理解后再改变话题;对语言理解力非常差的患者,可用简单的"是"或"不"来回答提出的问题,也可用图片或卡片示意。若患者能够正确应答,应给予鼓励。

(2)失认患者,对日常生活中的物品要反复加以说明,直至患者理解。对穿衣不能区分表里、左右、上下的患者,应标以不同的颜色或符号。

(3)失智、精神异常患者,精神症状因病灶部位、年龄、性格等不同而不同。患者的企求往往与现实有很大的差距,常因此而焦虑不安。患者一旦出现腹泻、便秘、失眠、排尿困难,就会呈现出假性忧郁病症状。可借助书、报、杂志及日常会话,促进患者思考问题,并消除一切不良精神因素,也可让患者做一些自己喜欢而又可以缓和精神紧张的手工操作,以便恢复其自信心。失智者不会述说自己的症状,常常是把几种症状都混在一起,对此应该认真地加以分析,制订正确的治疗、护理方案。

(六)吞咽技能与饮食指导

(1)协助患者进食,经口进食时,抬高床头,从偏瘫的一侧喂入,嘱患者一口一口地下咽。开始时用半流食,而后根据患者下咽情况改变饮食性状。若出现噎食等现象,应随时观察并记录,以便调整饮食。切勿发生误饮或窒息。

（2）指导饮食动作，患者如患手麻痹而又不易恢复时，则训练其健侧手功能；麻痹症状轻的患手，开始训练时使用叉或匙，而后逐渐改用筷子；对不能完成精细动作的患手，可用健手辅助之；若单靠健手吃饭，应备有一个装放餐具的小盒，或在食具下垫上金属板、硬纸板或毛巾等，使之稳固易于持拿；患者尽可能不在床上吃饭，如果患者能够在轮椅上持续端坐 30 分钟，则应在轮椅上吃饭；生活可以自理的患者应去食堂吃饭。

（3）治疗性饮食的制作，根据患者往日的饮食习惯和吞咽功能改善，可逐渐增加所进食物种类，不同温度、不同品味的流质食物、软食，以增加患者的食欲，使其得到所需的营养成分，根据病情的恢复情况随时调整饮食，逐渐给予难度更大的饮食（如软饭、面包等），最后进普食。

（七）呼吸功能训练和排痰方法

（1）呼吸功能锻炼：掌握最有效的呼吸方法，增大换气量；增强耐久力，促进肺内分泌物的排出；加强膈肌和辅助呼吸肌的活动；改善脊柱和胸廓的活动状态，维持正确姿势。种类和方法：通常是利用吹气囊、吹蜡烛的方法和胸廓向上抬举、上肢外展扩大胸廓的辅助性呼吸运动以增加肺活量、防止肺功能下降和肺栓塞；有胸式呼吸训练法、吸气呼吸训练法和腹式呼吸训练法。

（2）排痰方法：体位排痰法：借助于重力和震动协助患者排痰的方法：摆好体位，用机械刺激，结合拍打或震动促进咳嗽排痰；催痰法：术后患者因伤口疼痛不能咳痰时，用手紧压疼痛部位，在呼气瞬间，压迫胸廓，用力咳痰。

（八）各种康复操和医疗体操

医疗体操主要是肌力训练，对未瘫痪的肌肉施以充分的训练，着重于肩、背部和上肢的肌肉，最多采用的是徒手体操，还有利用哑铃、弹簧等进行抗阻力练习。体操每天 2 次，每次 10～15 分钟，以后逐渐增加下列练习，每次练习时间可加至 30～60 分钟（视患者体力和健康情况而定）。练习方法有：

（1）在俯卧位下发展背肌力量的练习。

（2）在俯卧位下运动躯体的练习。

（3）在四肢着地体位下用两短腋杖活动的练习。

（4）坐起训练，坐位平衡练习。

（5）离开床，坐在椅子上扶双杠支撑身体的练习。

（6）用两手帮助，从地上爬起并坐到不同高度椅子上的练习。

（7）垫上体操等。

（九）体位训练

开始时先将床头摇起 30～60 度，如无头晕、眼花、恶心、面色苍白、出汗等症状，一周内可以坐起。最初由他人扶助坐起，以后患者借助绳带（宽约 12～18 厘米，分三头缚在床尾）坐起，患侧予以支撑，一周后能坐稳，可两腿下垂坐在床边，再一周后可下地或坐椅。

三、护士在康复中的作用

（1）病情观察者。康复护理与患者接触机会最多，与患者接触时长，护理人员对患者功能障碍的情况、患者的心理状况等了解最清楚。护理人员对患者的病情观察为康复评定、制订康复计划和实施提供了非常重要的依据。

（2）护理实践者。康复护理人员围绕总的康复治疗计划，通过对患者康复护理评估，对患者存在的各种健康问题做出判断，根据康复护理程序制订康复护理计划，有目的、有步骤地实施一系列符合患者康复要求的各种专门老年护理活动和功能训练措施。

（3）健康教育者。健康教育必须是有计划地进行增进健康行为的建立，提供知识、技能与服务以促进行为的改变，使康复对象实行机体上的自我保护，心理上的自我调节，行为生活上的自我控制，人际关系上的自我调整，以便使康复目标全面实现。

（4）治疗协调者。康复治疗强调的是整体康复，它是由康复治疗小组整个团队共同完成的。康复护士将根据患者病情、治疗的项目、训练时间等与其他康复组成人员进行沟通、交流、协调，使康复过程做到合理、有序、统一、完善。

（5）病房管理者。护士不仅要为患者提供安静、整洁、舒适、安全的住院环境，而且要维护患者的尊严，充分调动患者的主观能动性。

（6）心理护理先导者。心理护理是以心理学基本理论为指导的心理康复工作。在康复护理中要充分发挥心理护理的主导作用，以心理康复促进机体功能康复，最后达到全面康复的目的。

四、整体康复护理技术

（一）常见的康复护理诊断

（1）自我照顾能力不足个体处于生活自理能力有限的状态。

（2）保护能力改变个体处于保护自己避开那些内在或外在威胁，（如疾病或损伤）的能力降低的状态。

（3）思维改变个体处于其认识过程和活动受到干扰的状态。

（4）适应能力降低个体适应内外环境变化能力明显低于正常。

（5）活动能力障碍个体处于独立移动的能力受限的状态。

（6）能量供应失调在个体周围能量流动混乱导致其身体、心理和精神的不协调。

（7）吞咽障碍个体主动运送液体和固体从口腔到胃的能力有所降低的状态。

（8）有孤独的危险个体处于主观上可能经受一种模糊的苦闷的危险状态。

（9）沟通障碍个体在与人的交往中表达自己需要的能力低下或缺如的状态。

（10）有亲属依恋改变的危险能促使家庭成员和患者之间保护性和养育性相互关系发展的互动过程受到干扰。

（11）照顾者角色困难照顾者在扮演家庭照顾者的角色时感到有困难。

（12）家庭动力改变一个家庭的心理、精神和生理功能处于紊乱状态,导致产生矛盾、否认问题、拒绝改变、问题解决方法无效和一系列自身存在的危机。

（13）社交隔离个体参加社会交往处于量的不足和与外界无法交往的状态。

（14）潜在的精神健康加强个体通过发自内在力量的协调的相互作用展现出精神上的健康过程。

（15）潜在的社区应对能力增强对适应和解决问题以满足社区要求或需要的社区活动形态是满意的,并对目前或将来的一些问题或应激的管理能力能够进一步得到提高。

（16）迁居应激综合征由于环境迁移而产生的生理或心理、社会的紊乱。

（二）康复护理程序

（1）更着重于从患者的整体需要出发,对患者身心存在的各种健康问题做出判断,和一般护理程序一样是护士解决患者健康、康复问题的基本程序。

（2）组成结构包括"评估(收集资料)→计划(制订康复护理计划)→实施(执行康复护理措施)→评价(评价效果)"四个步骤。

（3）护士对患者作全面的详尽的了解,找出患者所需要解决的护理问题,依据患者不同的康复目标,有步骤、有计划地进行一系列符合康复要求的各种专门护理活动和功能训练措施,最大限度地实现康复目标。

第五节　护理院常见疾病康复护理技能

一、脑卒中的康复护理技能

（一）概述

脑卒中即脑血管意外,又称卒中,是一组由不同病因引起的急性脑血管循环障碍(痉挛、闭塞或破裂)导致的持续性(>24 h),局灶性或弥漫性神经功能缺损为特征的临床综合征。

（1）主要病因为高血压、动脉粥样硬化、心脏病、糖尿病、高血脂、血液流变学异常,吸烟、过度饮酒、过度疲劳、过度紧张是本病的危险因素,年龄、性别、家族史和地理分布等也与脑卒中发病有关。

（2）病理机制和过程可分为出性和缺血性两大类。出血性脑血管病包括脑出血和蛛网膜下隙出血;缺血性脑血管病包括短暂性脑缺血性发作、脑血栓形成和脑栓塞。脑卒中的存活者中有$70\%\sim80\%$留有不同程度的功能障碍。对脑卒中患者进行康复治疗和护理能改善卒中患者的运、感觉、认知功能及吞咽功能障碍,改善和恢复其日常生活自理和工作能力,减轻社会及家庭负担,对于其最大限度回归社会具有重要意义。

（二）主要功能障碍的评定

脑卒中患者可出现各种各样的功能障碍,与病变的性质、部位、范围等因素密切相关,康复评定包括:

（1）活动功能工作和社会活动能力。包括个人日常生活功能,工作能力评定,参与社会活动情况等。

（2）评估患者的意识状态及对事物的注意、识别、记忆、理解和思维执行能力是否出现障碍。意识障碍评定:指大脑皮质的意识水平受损,认识活动的完整性降低。临床上可通过患者的睁眼反应、言语反应,对运动的反应、瞳孔对光反射等来判断意识障碍的程度。根据临床表现可分为嗜睡、昏睡和昏迷。意识状态是更高级的精神活动和认识活动的基础,意识状态的下降会降低认识活动的完整性。智力障碍评定:智力也称智能,是学习能力、保持知识、推理和应付新情景的能力,它表现了人的认识事物方面的各种能力,即观察力、注意力、记忆力、思维能力及想象能力的综合,其核心成分是抽象思维能力和创造性解决问题的能力。脑卒中可引起记忆力、定向力、计算力等思维能力的减退和智力低下。

（三）康复措施

脑卒中的康复应从急性期开始,一般在患者生命体征稳定、神经功能缺损症状不再发展后48小时开始康复治疗。对蛛网膜下隙出血(尤其是未行手术治疗者)和脑栓塞患者,由于近期再发的可能性大,应该注意观察,谨慎康复训练。康复目标是通过以物理疗法、作业疗法为主的综合措施,最大限度地促进功能障碍的恢复,防止废用和误用综合征,减轻后遗症;充分强化和发挥残余功能,通过代偿和替代工具,以争取患者达到生活自理。

（1）瘫痪期的康复。是指发病开始2～4周内(脑出血2～3周,脑梗死1～2周),患者在接受神经内科常规治疗的同时,生命体征稳定后1周内应尽快开展康复治疗,以物理疗法为主。此期患者的偏瘫侧肢体主要表现为迟缓性瘫痪,无随意的肌肉收缩,个别仅出现细微的联合反应,早期康复的基本目的是防止日后出现严重影响康复进程的并发症及继发性损伤,如肿胀、肌肉挛缩、关节活动受限等,争取功能得到尽早改善。

① 康复目标:防治并发症(如压疮、肺炎、尿路感染、肩手综合征等)、失用综合征(如骨质疏松、肌萎缩、关节挛缩等)和误用综合征(如关节肌肉损伤和痉挛加重等);从床上被动活动尽快过渡到主动运动;独立完成仰卧位到床边座位转换;初步达到座位平衡;调控心理状态,争取患者配合治疗;开始床上生活自理训练,改善床上生活自理能力。

② 康复护理,一般在软瘫期后2～3周开始,肢体开始出现痉挛并逐渐加重,一般持续3个月左右。此期的康复护理目标:抑制痉挛与共同运动模式、诱发分离运动、促进正常运动模式形成促进和改善偏瘫肢体运动的独立性和协调性;达到座位平衡;初步达到站位平衡;达到治疗性步行能力;改善床—椅—如厕转移、室内步行、个人卫

生等日常生活能力。

（2）恢复期的康复。

① 发病后第 4～6 个月，一些患者仍有肌肉痉挛运动失调，所以部分治疗方法与前期相同，恢复后期及后遗症期在社区或家庭中进行康复治疗，由社区家庭病床医师及治疗师上门指导并帮助患者进行必要的功能训练，包括辅助器具训练，同时加强康复护理，预防并发症的发生。此期患者可以在很大程度上使用患侧肢体。康复训练的主要目的在于如何使患者更加自如地使用患侧，如何更好地在日常生活中应用通过训练掌握的技能，提高各种家庭日常生活能力，在保证运动质量的基础上提高速度，最大限度提高生活质量。

② 康复目标：抑制痉挛与运动失调、修正错误运动模式；改善和促进精细与技巧运动；改善和提高速度运动；提高实用性步行能力；熟练掌握活动技能，提高生活质量。康复治疗方法主要采用神经促进技术、作业治疗、物理治疗、言语治疗、支具、矫形器及心理疏导等。

（3）后遗症期的康复。

① 经过前几期康复治疗，大多数患者 6 个月内神经功能已恢复至较高水平，但是程度不同的留有各种后遗症，如瘫痪、痉挛、挛缩畸形、姿势异常等，还有极少部分患者呈持续软瘫状态。

② 一般认为发病 6 个月后即为后遗症期，但言语和认知功能在发病后 1～2 年都还会有不同程度的恢复。对后遗症期患者除继续进行提高肢体功能的康复治疗，对手功能恢复较差者，继续进行利手交换训练，还应将重点放在整体水平的改善上，通过使用代偿性技术、环境改造和职生治疗尽可能使患者回归家庭、社会或工作岗位。

③ 由于患者发病后时间较短，一般一时不能接受现实，所以常有否认、拒绝、恐惧、焦虑、抑郁等多种心理障碍口为了能使患者认清现实，配合康复治疗，必须对患者进行心理治疗。

二、冠心病的康复护理技能

（一）概述

冠心病是冠状动脉粥样硬化性心脏病的简称，也称为缺血性心脏病。是由于冠状动脉粥样硬化，使血管腔狭窄，阻塞，引起心肌缺血、缺氧的心脏病，基本病变是心肌供血不足。病理生理核心是心肌耗氧和供氧失去平衡。

（二）主要功能障碍评定

冠心病患者主要影响的是患者的体力而不是肢体的功能。造成患者的残疾往往不像瘫痪，截肢这样直观。与残疾相关的因素包括低水平的耗氧运动能力、肌力下降和高抑郁评分，患者自我感觉的活动无力不一定与实际体力不足相符，冠心病对患者功能的影响可以通过以下方面的评定来衡量。

（1）冠心病患者往往减少体力活动，从而降低心血管系统适应性，导致循环功能降低。主要表现在血容量减少,回心血量增加;心脏前负荷增大,心肌耗氧量相对增加;血流较缓慢,血液黏滞性相对增加。这种心血管功能衰退只有通过适当的运动训练才能解决。血管功能障碍可导致肺循环功能障碍,使肺血管和肺泡气体交换的效率降低、吸氧能力下降,诱发或加重缺氧症状。冠心病患者在卧床休息时,因横膈活动降低,可发生通气及换气功能障碍。

(2)脂质代谢和糖代谢障碍,表现为血胆固醇和甘油三酯增高,高密度脂蛋白胆固醇降低。脂肪和能量物质摄入过多而缺乏运动是基本原因。缺乏运动还可导致胰岛素抵抗,除了引起糖代谢障碍外,还可促使形成高胰岛素血症和血脂升高。

(3)由于患者经常出现心绞痛、心律失常等,同时伴有一些相关的危险因素存在,患者随时有发生心肌梗死的可能,造成患者极大的心理压力和精神负担,出现情绪上的不稳定。此外,长期的卧床制动往往增加患者的恐惧、焦虑和消极情绪,均不利于患者的康复。

(三)康复护理措施

(1)冠心病患者康复护理目标是:改善心脏功能,减少再梗和猝死的发生,提高患者生活质量,包括:① 从冠心病有临床表现时就开始采取措施进行康复;② 康复服务的范围包括生理、心理、社会和职业康复,并维持良好适应性;③ 对潜在的疾病过程,采取针对性的措施推迟其发展。具体内容包括控制危险因素,增加患者相关知识,减少心理的焦虑和抑郁。

(2)根据疾病发病特点,护理院冠心病患者的康复主要分急性期、恢复期和稳定期进行,三期康复基本原则参照个体化原则,包括循序渐进原则、持之以恒原则、兴趣性原则和全面性的原则。

(3)康复护理的具体措施。

引起冠心病的危险因素包括吸烟、血脂代谢异常、高血压、肥胖、糖尿病、肾脏病、静坐的生活方式、过多生活压力等。根据世界卫生组织调查报告显示,由吸烟引起的冠心病病死率约为20%,如果停止吸烟1年,冠心病发生率将减少50%,停止吸烟15年以上,引发冠心病的可能性将很小。针对患者的危险因素积极进行健康教育。具体分期如下:

① 急性期。护理院一般采取目前在国内外比较一致的急性心肌梗死后康复程序,主要是规定患者每天所做运动的内容(包括日常生活练习、大小便处理等),并根据活动时的心率、血压反应和症状改变来调节训练进度。

② 恢复期。此期需等待患者病情完全稳定,准备参加后期康复锻炼。康复目标主要是保持并进一步改善出院时的心功能水平,逐步使生活完全自理,直至恢复正常的社会生活,提高生活质量,逐步恢复一般日常活动能力。

康复方案包括室内外散步、医疗体操(如降压舒心操、太极拳等)、气功(以静功为主)、作业治疗。患者最常用的锻炼方法是行走,须每天进行。行走可逐渐增强其耐力,从15~30分钟开始,在可耐受的情况下逐渐增加行走速度。此阶段应在康复治疗人员监护下进行,这种有氧运动锻炼,活动强度为最大心率的 40%～50%,一般活动无须医生监测。目前国内尚无成熟的这一时期的康复程序,康复治疗应根据患者的年龄、身体基本素质以及心功能状况制订相应的计划,在同等运动量持续 1 周康复治疗中,若患者无任何不良反应,可适当增加运动量;如增加运动量后出现异常反应时,应退回原运动量,一般运动量取该患者运动试验能达到的最大心率的 75%～85%。在进行较大强度活动时可采用远程心电图监护系统监测,或由有经验的康复治疗人员观察数次康复治疗过程,以确立安全性。对于没有异常表现的患者,可以通过自我监护或在家属的帮助下过渡到无监护活动,应安全稳步地提高运动负荷。

③ 稳定期。冠心病的康复重点放在此期(冠心病Ⅲ期),前 2 期的康复治疗的目的在于提高患者的日常生活能力,为此期康复奠定基础。康复程序一般为 2～3 个月,自我锻炼应该持续终身。

康复治疗以等张和节律性的有氧运动训练为主,通过训练,患者的临床症状有明显改善。一般认为,运动训练可以使外周骨骼肌和自主神经系统产生适应性而改善外周和中心血流动力学和心功能,提高人体的运动能力。此外,有氧运动可降低冠心病的危险性,控制血压、血脂、血糖,改善糖耐量,改善心理状态,恢复发病前的生活和工作。

三、骨质疏松症的康复护理技能

（一）概述

骨质疏松的英文原意是“骨头多孔”,是指以骨量减少、骨组织显微结构退化为特征,以致骨的脆性增高而骨折危险性增加的一种全身性骨病。骨质疏松患者可悄然发生腰椎压迫性骨折,或在不大的外力发生桡骨远端、股骨近端和肱骨上端骨折。骨折是骨质疏松症最严重的后果。主要表现为老年人全身不明因的疼痛、脊柱弯曲、驼背、四肢长骨,及肌肉无规律的酸痛、钙沉积、骨质退行性病变、骨关节病、肌肉萎缩、骨折以及骨折后并发症。

（二）定义

骨质疏松是指以骨量减少,骨组织显微结构退化为特征,以致骨的脆性增高,骨折危险性增加的一种全身性骨病。

（三）主要临床表现

骨质疏松一般多无症状,在 X 线摄片时偶尔发现椎体压缩性骨折;有的椎体压缩性骨折后,立即有急剧锐痛,大部分患者无明确外伤史,可发生在咳嗽或打喷嚏后,不给特殊治疗 3～4 周后疼痛可逐渐缓解,残留背部慢性深部广泛性钝痛,伴全身乏力等。

（1）骨痛。骨痛是骨质疏松症骨关节病患者的主要临床表现,约 60% 骨质疏松症患者存在不同程度骨痛。原发性骨质疏松症常以骨痛为主要临床表现。骨痛可发生于不同部位和不同程度,常见的部位是腰背疼痛,约占 67%,腰背伴四肢酸痛占

9%,伴双下肢麻木感占 4%。骨质疏松患者的疼痛多呈胀痛、酸痛、持续性疼痛,有突发性加剧。骨质疏松性骨痛多在久坐、久立、久卧等长时间保持某一固定姿势或劳累时疼痛加剧,休息后缓解,但休息过久疼痛又加重。另一特点是由静息状态开始活动时会出现明显的腰背痛,活动后缓解,但活动过久疼痛又加重。

(2)骨折。多数骨质疏松症患者无明显特征性或自觉性症状和体征,骨折往往是骨质疏松症的首发症状或就医原因。骨质疏松症患者发生骨折的概率为 20%左右,最常见的是椎体压缩性骨折、髋部骨折、桡骨远端及少数肱骨近端骨折,骨折常在扭转身体、肢体活动时发生,发生在踝部及髌骨、肋骨等部位较少见。

(3)活动功能。康复工作的主要任务是针对某些功能障碍进行相应的训练。对于功能障碍的评估是骨质疏松症康复重要的、必不可少的内容。由于疼痛、骨折及心理因素、环境因素导致的功能障碍都成为我们研究的对象。对于骨质疏松症患者功能的各个方面都提供了很好的评估途径。此外,除一些公认的、成熟的功能量表之外,我们还可以根据患者的具体情况来编制一些简单的量表,以便更好地对患者的一些特殊情况进行观察和评估。

① 改良巴塞尔(Barthel)指数,总分 0~100 分;>60 分:生活基本自理;40~60 分:需帮助;20~40 分:需很大帮助;<20 分:完全需帮助。

② 功能独立性测评,包括自理活动、括约肌控制、转移、行进、交流、社会认知 6 个方面,共 18 项,每项最高分 7 分,最低分 1 分,共 126 分。

(4)骨量和骨质量的测定。骨量是诊断骨质疏松的重要指标,也是影响骨折发生率的重要指标。目前广为使用的评定方法足双能 X 线检查。世界卫生组织将骨质疏松的诊断标准定为低于正常标准 2.5 个标准差以上。

(四)康复治疗护理措施

对无骨质疏松性骨折的单纯骨质疏松症,康复治疗的目标主要是缓解或控制疼痛,防止因疼痛运动减少引起的退行综合征;防止跌倒、继发性骨折,降低骨折发生率;控制病情发展。绝经后骨质疏松症主要是降低骨转换率。老年性骨质疏松症主要是抑制骨吸收,减缓骨量丢失;改善和恢复肢体运动功能,改善日常生活活动能力和心理障碍。对于骨质疏松性骨折患者,康复治疗的目标主要是消炎止痛、促进骨折愈合;防止长期卧床引起的退行性综合征。控制病情发展主要是促进骨形成、抑制骨吸收、减缓骨量丢失,防止跌倒、再骨折,降低再次骨折发生率,改善和恢复肢体运动功能,改善日常生活活动能力、职业活动能力和克服心理障碍,提高生活质量。

(1)急性期。对于因脊柱压缩性骨折引起的腰背部疼痛患者,早期要安静卧床,并尽可能争取尽快离床,因为在卧床过程中骨质疏松也在进展,同时易引起肌力低下等并发症的发生。由卧位到坐位起来的时候,由于没注意而使躯干屈曲增加了疼痛,为此要保持躯干像棍子样笔直由他人帮助坐起来,或是经过侧卧位的步骤坐起来,或是着装塑料背心。急性期的疼痛治愈以后,就要脱下塑料背心缓慢地进行躯干肌肉的锻炼,有人对脱下塑料背心感到不安,但盲目继续着装塑料背心对改善躯干肌力不利,一般平时不要穿。

(2)稳定期。坚持运动,适度的负重运动能增加骨量,如果运动量减少,骨质则容易流失。很多长期卧床的患者尽管补充钙和维生素,但他们的骨质疏松仍会继续发展,就是因为缺乏运动的原因。研究表明,适当的运动有助于防治骨质疏松,骨质疏松的患者在进行锻炼时,一定要注意循序渐进,持之以恒,盲目进行剧烈运动有可能会造成身体伤害,甚至引起骨折,同时要预防摔跤、跌倒。

(3)饮食、药物。

① 饮食饮食营养主要是坚持食用富含钙、低盐和适量蛋白质的均衡饮食。适量的蛋白质摄入是确保骨基质胶原成分来源的重要方法,对骨的再建提供了重要的营养素。

② 药物骨的生长与代谢受多种维生素的影响,其中与维生素 C、K、D、A 的关系最为密切。维生素 D 能调节钙、磷代谢,促进钙、磷吸收和骨胶原的合成,是骨骼形成过程中不可缺少的物质,维生素 D 缺乏影响骨质的生成与正常矿化,其天然来源为动物肝脏、鱼子、蛋黄、黄油以及鱼肝油。老年人吃上述食物不多,户外活动更少,胃肠功能较差,肝、肾对维生素 D 的转化功能减退,日照不足使维生素 D 的摄入和转化不足,因此,在补钙的同时,应多晒太阳和补充相应剂量的维生素 D,以利钙的吸收。

四、阿尔兹海默病(失智症)的康复护理技能

(一)概述

失智症又称老年期痴呆,是指于老年期发生的痴呆。根据发病机制,又可分为:阿尔茨海默病,约占痴呆病例的 50%;血管性痴呆,约占 20%;混合性痴呆,约占20%;其他痴呆,包括各种脑病、颅内感染、脑外伤、脑肿瘤、中毒、内分泌代谢疾病等,约占 10%。随着人口年龄的老化,这一问题在社会上越来越严重。在欧美等西方国家,60 岁以上痴呆的患病率 10%,80 岁以上为 20.6%~30%,我国有调查上海某城区 5 055 名老人发现,65 岁以上老年期痴呆的患者率为 4.69%。

(二)主要功能障碍评定

(1)功能。老年期痴呆的特征性临床主要表现为:

① 患者的记忆、学习新知识、熟练运用技能及社交能力下降。其中记忆功能受损往往是患者最早出现的症状,表现为经历过的事很快就遗忘、刚放置的物品不知放在何处、当天发生的事不能回忆等,影响患者的日常生活。

② 初期累及近事记忆功能,随着疾病的发展,远事记忆功能也受累。

③ 患者出现语言功能障碍,不能讲出熟悉的人名、物名。找词困难,不能讲出完整的语句,社交能力下降,严重者可致完全失语。患者不能完成一些简单的动作,如伸舌、闭目或划火柴、点烟等。

④ 生活自理能力下降,如不能刷牙、梳头、脱袜,穿衣时不能将手伸进袖子。有人将痴呆的认知障碍归纳为:失语(丧失语言和发音能力)、失用(失去使用物品的能力)、失认(不能认出物体及人的面孔和名字)或执行功能的错乱。判断、推理和认知

功能障碍,往往缓慢发生、持续进展,早期时易被患者家人忽略。

(2)症状。

① 患者可逐步出现定向力障碍,表现为时间、地点和人物定向障碍。

② 部分患者受记忆障碍的影响,会出现妄想,如"子女偷了自己的东西""周围有人跟踪自己"等以被害为内容的妄想。

③ 患者可能出现幻觉,如幻听、幻视、幻嗅、幻触等。

④ 也有患者出现抑郁、情感淡漠、焦虑、兴奋和欣快等,以及睡眠障碍、注意力涣散、主动性减少。

⑤ 人格改变亦为本病常见症状,患者变得多疑、情绪化、办事疏忽、自私、吝啬或生活挥霍,有时甚至偷盗。

(3)自理能力。

① 疾病早期日常生活能力逐步减退(如易迷路)。

② 疾病慢慢加重,大脑皮质的功能全面受损,完全不能学习和回忆新信息,远事记忆力受损但未完全丧失,注意力不集中,有明显的定向力障碍,不能进行简单的计算,极简单的工作无法完成,日常生活中的梳洗、进食、穿衣和大小便也不能完成,出现失语、失用、失认和失写,患者不能独立生活,需要特别照顾。病情的终末期,患者生活完全不能自理,大小便失去控制,卧床不起,智能完全崩溃。此期患者可能因为不会吞咽,造成营养不良和体重下降,最终患者常因感染及多器官功衰竭而死亡。

(三)康复治疗护理措施

(1)药物治疗。

① 病程早期时应用一物可使智能有改善,但在疾病的中期,尤其是晚期应用药物通常对病情没有影响。

② 本病的治疗强调早期用药,中晚期主要以护理为主。

- 神经代谢赋活剂:主要包括神经生长因子、胞苷二磷酸胆碱、茴拉西坦(三乐喜)、吡拉西坦(脑复康)、腺苷三磷酸(ATl)、细胞色素 C、辅酶 A 及氨酪酸(y 氨酪酸)等。

- 胆碱酯酶抑制剂:本类药物可抑制神经突触内乙酰胆碱的降解,增加乙酰胆碱的合成,故应用后起到治疗作用。目前常用的药物有他可林、石杉碱甲等。

- 扩张脑血管药物:此类药物能增加脑神经细胞的血供,对改善患者智能有一定帮助作用,常用中草药制剂如血塞通、银杏叶等。

- 抗氧化剂:抗氧化剂能防止由自由基导致的细胞毒性损害,如胡萝卜素能降低老年期痴呆的发病,抗氧化的酶类如超氧物歧化酶可能提供另一种治疗措施。目前,临床上常用的此类药物有维生素 E(推荐剂量 2 000 U/d)、褪黑素、丙炔苯丙胺(司来吉兰),均为抗氧化剂。

- 细胞膜调节剂:老年期痴呆的病理改变中有神经元生物膜的变化,包括树突分支和神经元细胞棘的减少,膜的改变同样可以导致神经传递功能的减退。

应用乙酰-L-肉碱,磷脂酰丝氨酸、载脂蛋白 E、神经节苷脂等均可能对老年期痴呆起到一定的治疗作用。

- 雌激素替代疗法:雌激素能促进胆碱能神经元生长和生存,减少脑内淀粉样蛋白质沉积。因此有学者认为,雌激素替代疗法可延缓老年期痴呆的发生。
- 抗炎药物:鉴于老年期痴呆患者脑内存在大量的老年斑,其周围有小胶质细胞增生,以及星形胶质细胞的活化和补体系统的参与,这些表现可能为炎性免疫反应的改变,故有人主张应用非类固醇抗炎药物治疗老年期痴呆。研究也发现阿司匹林可降低老年期痴呆的发病率,但可能发生胃肠道不良反应。
- 其他药物:其他治疗药物如神经营养因子、钙通道阻滞剂、烟碱、抗淀粉样蛋白质药物对老年期痴呆可能有一定效果,但效果不明确。

(2)其他治疗。

① 由于某些老年期痴呆具有明显家庭遗传性,基因治疗为今后研究的一个方向,但目前限于技术等方面的原因,基因治疗的开展并不广泛,尚处在研究阶段。

② 特殊治疗、大网膜移植术、认知行为治疗、经皮电神经刺激(TENS)、光治疗等。这些治疗方法的疗效有待于进一步研究。

(3)干预。

① 形式老年痴呆患者目前存在 2 种护理形式:家庭护理和住院护理。如患者亲属选择家庭护理形式,应告知其基本的护理原则。如:在患者生活环境中提供明显的提示性标志,如常用物品的名称、卧室和厕所的位置等;要简单明了地回答患者的提问,避免模棱两可;鼓励患者适当活动;与患者保持言语上的交流;定期与医生联系以获得帮助和建议。由于老年性痴呆对家庭造成的负担很重,尤其是中、重期患者对家庭的影响较大,取消家庭护理而改为集中的住院护理形式将是一个趋势。

② 护理目标:由于痴呆为进行性发展疾病,护理目标的制订应着眼于保持病情现状,不使其恶化,避免自杀危险。患者能够减少或不发生外伤,也使照顾者和周围人不发生受伤、患者所处环境设施不受其暴力破坏。让患者最大限度保持生活自理能力。

③ 护理措施:评估患者的自杀危险,患者的情绪是否低落。对于疾病早期、情绪低落的患者,应会同其家人,安排专人看护,及时采取可能措施,消除患者周围不安全因素。患者周围环境设置应简洁、有明显标志,减少行进障碍物。与有暴力攻击可能的患者接触时,应注意自己的言语举止,不可与之发生争吵,和患者家属及患者身边均其他人也应作此交代,防止患者攻击。对于常用物品,应标出其名称,于患者醒目处贴上提醒的标签,提示其病室及厕所的位置以及日常应完成之事,如患者尚有书写能力,应训练其使用备忘录。

五、慢性阻塞性肺部疾病的康复护理技能

(一)概述

(1)概念慢性阻塞性肺病表现为气流不完全可逆性受限,并呈进行性发展的肺

部疾病,是由于慢性支气管炎、慢性肺气肿等致终末细支气管远端(呼吸细支气管、肺泡管、肺泡囊和肺泡)的气道弹性降低,过度膨胀、充气和肺容量增大,并伴有气道壁破坏的病理性疾病。

（2）临床表现主要为咳嗽、咳痰、气急、呼吸困难,严重时因缺氧并发呼吸衰竭、肺心病、肺性脑病等。慢性支气管炎是指支气管壁的慢性、非特异性炎症,患者每年咳嗽、咳痰达 3 个月以上,连续 2 年或更长。肺气肿是指肺部终末细支气管末端气腔出现异常持久的扩张,并伴有肺泡壁和细支气管的破坏而无明显的肺纤维化。

（3）病因该疾病是严重危害老年人健康的常见慢性病,确切病因尚未清楚,目前认为本病的发生与吸烟、遗传、肺组织的老化和血管的改变有关,与慢性支气管炎和肺气肿密切相关。

（二）主要功能障碍及评定

（1）临床表现。

① 慢性咳嗽通常为首发症状,随病情进展可终身不愈,常晨间咳嗽明显,夜间有阵咳或排痰。咳痰一般为白色黏液或浆液性泡沫痰,偶可带血丝,清晨排痰较多。急性发作期或合并感染时痰量增多,可有脓性痰。

② 气短或呼吸困难是慢性阻塞性肺病的标志性症状,早期在劳动时出现,后逐渐加重,以致在日常活动甚至休息时也感气短。部分患者,特别是重度患者或病情急性加重时有喘息,胸部紧闷感通常于劳力后发生,与呼吸费力、肋间肌等容性收缩相关。

③ 本病晚期患者常有体重下降、食欲减退、精神抑郁、焦虑等,合并慢性呼吸衰竭、自发性气胸、慢性肺源性心脏病等并发症时,可出现相应症状。早期可无异常体征,随疾病进展会出现桶状胸,呼吸浅快,严重者可有缩唇呼吸等;触觉语音震颤减弱或消失,叩诊呈过清音,心浊音界缩小,肺下界和肝浊音界下降,两肺呼吸音减弱、呼气延长,部分患者可闻及干性啰音和(或)湿性啰音。

（2）辅助检查。

① 肺功能检查是判断气流受限的主要客观指标,对慢性阻塞性肺病程、严重程度评价、疾病进展、预后及治疗反应等有重要意义。包括:第 1 秒用力呼气容积占用力肺活量百分比,是评价气流全限的一项敏感指标;肺总量、功能残气量和残气量增高,肺活量减低,明肺过度充气。

② 患病早期 X 线胸片可无变化,以后可出现肺纹理增粗、紊乱等非特异性变,也可出现肺气肿改变。X 线胸片改变对本诊断特异性不高,主要用于鉴别诊断和确定并发症。

（三）康复治疗护理措施

（1）一般护理。

① 慢性阻塞性肺病的预防主要是避免发病的高发因素、急性加重诱发因素以及增强机体免疫力。戒烟是预防本病的重要措施,也是最简单易行的措施,在疾病的任

何阶段戒烟,都有益于防止慢性阻塞性肺病的发生和发展。

②呼吸功能锻炼是非常重要的,慢性阻塞性肺病患者需要增加呼吸频率来代偿呼吸困难,且常为胸式呼吸,有效性低,患者易疲劳。因此,应当指导患者进行缩唇呼吸、腹式呼吸等呼吸锻炼,以增强呼吸肌肌力和耐力,改善呼吸功能。

③呼吸功能的增加可使热量和蛋白质消耗增多,导致患者营养不良。要评估患者的饮食形态和喜好,了解可能引起食欲不振的原因,针对原因协助改善。给予易咀嚼易消化的食物,避免吃易产气、过冷、过热的食物或饮料,注意避免过度进食,过多的热量容易造成呼吸功能的负荷。

④慢性阻塞性肺病病程长、反复发作,应耐心与患者沟通,了解患者的具体想法与患者及其家属共同制订和实施康复计划,消除患者悲观情绪,增强战胜疾病的信心。

⑤让患者及其家属了解本病的相关知识,识别使病情恶化的因素,避免和呼吸道感染患者接触。应制订个体化的锻炼计划,选择空气新鲜、安静的环境,进行步行、慢跑、气功等体育锻炼。

(2)急性加重期治疗。根据病情严重程度决定门诊或住院治疗。支气管舒张药物的使用与稳定期的药物使用相同,有严重喘息症状者可给予较大剂量雾化吸入治疗。发生低氧血症者可以使用鼻导管或面罩吸氧,一般吸氧浓度为 $28\% \sim 30\%$,应避免吸入氧浓度过高而引起二氧化碳潴留。

(3)稳定期治疗。应避免诱发本病的因素,可适当使用支气管舒张药,常见的有肾上腺素受体激动剂(如沙丁胺醇气雾剂等)、抗胆碱药以及茶碱类药物(氨茶碱等)。

六、Ⅱ型糖尿病的康复护理技能

(一)概述

(1)定义。糖尿病是一种由遗传因素和环境因素相互作用所致,以持续性血糖升高为特征的代谢障碍性疾病。糖尿病患者由于胰岛素分泌和(或)胰岛素作用的缺陷,可引起碳水化合物、蛋白质和脂肪等代谢异常。长期高血糖可引起眼、肾脏、心脑血管及周围神经等组织器官多系统损害,病情严重或应激时可发生糖尿病酮症酸中毒或非酮症高渗性昏迷等急性并发症。

(2)分型。我国目前采用世界卫生组织(1999 年)的糖尿病病因学分型体系。糖尿病共分 4 大类,即 1 型糖尿病、2 型糖尿病、妊娠糖尿病和特殊类型的糖尿病。

①1 型糖尿病病因和发病机制尚不清楚,其显著病理生理学和病理学特征胰岛 β 细胞数量显著减少和消失所导致的胰岛素分泌显著下降或缺失。

②2 型糖尿病的病因和发病机制目前亦不明确,其显著的病理生理学特征为胰岛 β 细胞功能缺陷所导致的胰岛素分泌减少(或相对减少)或胰岛素抵抗所导致的胰岛素在机体内调控葡萄糖代谢能力的下降或两者共同存在。

③妊娠糖尿病是在妊娠期间被诊断的糖尿病,不包括被诊断糖尿病患者妊娠时

的高血糖状态。

④ 特殊类型糖尿病是在不同水平上(从环境因素到遗传因素或两者间的相互作用)病因学相对明确的一些高血糖状态。包括胰岛 β 细胞功能遗传性缺陷、胰岛素作用遗传性缺陷、胰腺外分泌疾病如胰腺炎、内分泌疾病如库欣综合征、药物或化学品所致的糖尿病等。

（二）主要功能障碍及评定

（1）血糖检测。实验室检查在糖尿病诊断、治疗及监测中必不可少,主要是血液检查和尿液检查。血液检查包括血糖、口服糖耐量试验,糖化血红蛋白、胰岛素释放试验、C 肽释放试验及血脂、肝肾功能等;尿液检查则主要是尿糖、尿酮体、尿白蛋白排出量及肾小管受损指标等。

（2）残损程度。糖尿病的残损评估主要针对其慢性并发症导致的相应器官功能障碍的评估,是制订康复方案和调整临床治疗方案的依据。

① 糖尿病引起眼部并发症种类多,危害大的主要有白内障、糖尿病视网膜病变、视网膜中央静脉闭塞、视网膜中央动脉闭塞和新生血管性青光眼等。患者出现视力降低,严重者可失明,给日常生活活动带来困难。糖尿病病程 5 年以上者,就可出现眼部并发症;病程超过 10 年的或血糖控制不佳的晚期糖尿病患者,100％会伴有不同程度的眼部病变。

② 糖尿病肾病是糖尿病主要的微血管并发症,大多表现为糖尿病性肾小球硬化症,是一种以血管损害为主的肾小球病变。

③ 糖尿病心、脑血管病变是糖尿病致死的最主要原因,包括冠状动脉、脑血管及外周血管等大血管损害。心脏病变以冠心病多见,脑血管病以缺血性脑血管病最为常见,外周血管病变则引起间歇性跛行和下肢坏疽等。

④ 糖尿病神经病变是糖尿病常见并发症,其患病率占糖尿病患者的 50％以上。糖尿病的神经病变可累及中枢神经和周围神经。糖尿病神经病变临床表现多样化,可累及全身各个系统。

⑤ 糖尿病足是下肢远端神经异常和不同程度的周围血管病变相关的足部感染、溃疡和(或)深部组织破坏。

（3）残疾和残障。糖尿病的残疾评估可以通过运动耐力评定、日常活动能力评定及功能独立性评定等来了解患者能力受限的程度及功能状态,为制订康复目标和方案提供依据,糖尿病的残障评估可以针对患者的社会交往能力、就业能力进行评估,对影响患者工作和社会交往的各种因素进行评价和分析。

（三）康复治疗护理措施

（1）生活护理。糖尿病患者日常生活中,生活护理内容包括口腔护理、皮肤护理、足部护理及安全护理。

（2）饮食控制。饮食疗法是糖尿病任何阶段预防和控制手段中不可缺少的组成部分。糖尿病饮食目的是控制热量,减轻胰岛细胞的负担,控制血糖升高以减轻症状、延缓并发症的发生与发展。

① 饮食疗法的原则：严格控制每日总热量；合理搭配三大营养素；充足的膳食纤维，适量的维生素及微量元素；定时定量进餐，荤素搭配，避免零食；适宜的烹调方法。

② 严格控制每日的总热量：糖尿病饮食治疗的首要措施是控制每日总热量，能维持标准体重为宜。

③ 合理搭配三大营养素：碳水化合物的控制要合理，适量的糖类有利于提高胰岛素的敏感性和改善葡萄糖耐量，因此糖类可占总热量的50%～60%，即进食量以200～350克/天为宜。

④ 充足的膳食纤维，适量的维生素及微量元素。

⑤ 一日三餐定时定量，荤素搭配，避免零食，提倡少吃多餐，每日不少于三餐，既保证营养物质的吸收，又减轻胰腺负担。避免煎、炸、烤，提倡煮、炖、蒸、凉拌的烹调方法。

（3）运动锻炼。适当的运动不但有利于糖尿病的治疗，并且是早期预防的重要措施。

提倡有氧运动。糖尿病患者合适的运动方式有步行、慢跑、游泳、划船、自行车、有氧体操等。适当的球类活动、太极拳、太极剑、原地跑或登楼梯等也是简单可行的运动锻炼方法。提倡低、中等强度以下的运动锻炼，遵循个体化的差异和由轻到强的原则。每次运动的时间可自10分钟开始，逐步延长至30～40分钟，一般不超过60分钟。因为运动时间过短达不到体内代谢效应，而运动时间过长，再加上运动强度过大时，易产生疲劳，加重病情。一般认为每周运动锻炼3～4次较为合理，也可以根据每次运动量的大小调整运动次数。运动间歇超过3～4天，则运动锻炼的效果及运动蓄积效应将减少，故运动疗法实施每周必须在3次以上。

（4）药物指导。糖尿病患者如果单纯饮食控制或运动治疗不能达到治疗目标，必须加用适当的药物治疗，一般护理院可选择口服降糖药和胰岛素两大类。

（5）并发症护理。

① 糖尿病酮症酸中毒、高渗性非酮症糖尿病昏迷护理措施：与家属协商，无法转院患者，严密观察生命体征变化，尽可能进行血糖、血酮、尿糖、尿酮、血气分析及电解质检测；做好口腔、皮肤护理，预防褥疮及注意患者的安全防范；逐步纠正酮症酸中毒和高渗的状况；随时观察并判断，处理可能出现的失水、水中毒、脑缺氧、低血钾、高血钾、肾衰竭、颅内高压、肾衰竭和肺部感染等并发症。

② 低血糖的防范措施：指导患者认识低血糖反应发生的原因、表现及处理方法；及时进行血糖监测及补充糖的摄入；重症患者及时转院。

③ 糖尿病心血管病变护理措施：低脂、低胆固醇饮食，限制动物油的食用，注意水果、蔬菜的合理搭配；严格控制血糖，定时进行血糖检测；坚持科学合理的生活，保持情绪的稳定，注意劳逸结合；帮助患者戒烟、忌酒。

④ 糖尿病足的病因复杂，康复也较特殊。在护理院，恰当的足部护理服务可以

使足溃疡、感染和截肢发生率明显降低。

⑤ 糖尿病并发肾病者的处理：给予低盐、优质蛋白饮食；注意休息，避免过度活动或劳累过度；加强皮肤护理，预防皮肤感染或皮肤烫伤；进行心理疏导，帮助患者克服悲观消极情绪，保持稳定状态以配合治疗；注意观察药物的不良反应及毒副作用。

（6）康复教育。

康复教育的内容有：糖尿病基本知识和慢性并发症的发生及危害；饮食疗法指导，包括饮食治疗的意义、方法和注意事项；运动疗法指导，包括运动治疗的意义、方法和注意事项；药物介绍，如口服降糖药的种类、适应证、不良反应和服用方法：血糖的自我监测，紧急情况处理，如低血糖等；心理咨询，正确认识疾病，怎样树立战胜疾病的信心。

七、尿潴留的康复护理技能

（一）概述

尿潴留是指尿液在膀胱内不能排出，可分为急性和慢性。尿潴留在老年人中并不少见，它给老年人的健康带来的危害不容忽视。引起老年人尿潴留的常见原因可分为机械性、神经源性、药物性和其他原因。

（二）护理院患者尿潴留的评估

（1）症状。在进行评估时，应注意患者的年龄、性别，详细询问排尿情况。此外，还应评估患者对于出现尿潴留症状的反应。急性尿潴留的患者可表现出下腹部胀痛，有强烈的尿意却无法排尿。体检可发现下腹正中隆起，触诊表面光滑而有弹性，叩诊呈浊音。

（2）实验室检查。B超检查可测量膀胱内残余尿量，B超探得大量液性暗区可进一步证实。当成年人的残余尿量>150 ml 时，提示存在着严重梗阻，必须采取措施进行处理，B超检查还有助于进行尿潴留的病因诊断，如男性患者是否存在前列腺增生等。

（3）关联疾病。在体检时应注意尿道口有无狭窄，直肠指检不仅可发现男性有无前列腺增生，而且有助于了解有无直肠肿瘤或粪便嵌塞，同时还可感受肛门括约肌的肌张力情况。

（三）尿潴留老年人的治疗和护理

（1）排尿。

① 急性尿潴留，治疗重点在于尽快排空膀胱中的尿液。首先应去除患者的紧张情绪，再加通过物理疗法，如按摩膀胱区、下腹部热敷、温热生理盐水低压灌肠等，缓解尿道括约肌痉挛，增强膀胱逼尿肌功能，尽量让患者自行排尿。中西医结合治疗时，还可针刺患者相关穴位，如关元、中极、三阴交等促使其排尿。

② 慢性尿潴留的患者，可告知其养成二次排尿的习惯，这对于逼尿肌收缩无力的患者有一定效果。嘱患者在排尿之后，站或坐 $2\sim5$ 分钟，再次排尿，这样做可增加膀胱的排尿效应，减少残尿。

（2）导尿护理。护理院患者发生急性尿潴留时，由于症状重，患者及家属常常会感到非常恐慌。作为护理人员应尽量稳定其情绪，和医生一起尽快地采取措施解除尿潴留。护士在给慢性尿潴留患者进行卫生健康宣教时，一方面要使其对自己的病情加以重视，另一方面，应注意不可造成患者过度紧张，告诉患者只要注意病情观察，定期随访，肾功能损害等严重的并发症是可以避免的。

（3）药物治疗。基础病的治疗对尿潴留患者非常重要。前列腺增生的患者，首先通过药物治疗，如使用受体滞剂。

（4）康复指导。

① 护理人员应教育患者积极治疗引起尿潴留的原发病，告诉患者及家属切不可因为尿潴留而限制饮水。教会患者或家属诱发排尿的方法：如听流水声，刺激肛门、大腿内侧轻叩击下腹部靠会阴处等，此外让患者明确咖啡或热茶等饮料中含有较高的咖啡因，能够刺激排尿和平滑肌收缩，有助于排尿，病情允许的患者在盆浴或洗热水澡后应立即排尿。

② 护理人员应全面评估患者尿潴留的类型及可能的诱发因素，从而有针对性地开展宣教。在尿潴留的病因中，前列腺增生患者常反复发生急性尿潴留，要告诉患者饮食宜清淡，忌辛辣刺激的食物，戒烟戒酒，防止便秘和憋尿。对于药物引起者，可写下药名，告诉患者今后应禁用或慎用该类药物。

③ 留置导尿护理，许多慢性尿潴留患者通常通过留置导尿管进行治疗，应选择对尿路刺激小、大小合适的硅胶导管。导尿时应进行无菌操作。患者应多饮水，口服维生素 C 酸化尿液，可减少尿路感染、结石的发生率。定期更换导尿管以防导尿管堵塞或与组织粘连。留置导尿期间，应间歇开放引流和训练逼尿肌功能，每 4～6 小时开放 1 次，可预防膀胱萎缩。

八、尿失禁的康复护理技能

（一）概述

尿失禁是指尿液不能控制而自行排出。尿失禁并不是一种独立的疾病，而是某些疾患累及膀胱功能的结果。

护理院患者常见的尿失禁类型，按照其症状通常可分为：急迫性尿失禁、压力性尿失禁、充溢性尿失禁、反射性尿失禁和功能性尿失禁。患者生理上的改变影响着正常的排尿活动。

尿失禁是卒中后严重的并发症。尿失禁在老年女性患者当中有较高的发病率。男性患者前列腺增生、下尿路结石的阻塞、尿道狭窄或者直肠内有粪便嵌塞均可引起下尿路梗阻而造成尿液在膀胱内潴留，最终溢出发生尿失禁。老年患者有急性泌尿系统感染时，也容易出现尿失禁。药物是老年患者发生尿失禁的重要原因，如镇静催眠药能使老年人的感觉减退，利尿剂引起大量利尿而促使漏尿，具有抗胆碱能不良反应的药物和阿片类可使逼尿肌的收缩力减弱，导致充溢性尿失禁等。

（二）主要功能障碍评估

应该正确评估尿失禁患者症状，以及尿失禁所带来的对患者生活质量的影响，以便进行专业的护理。尿失禁的评估应包括病史询问、患者生活环境和习惯的评估、全面体检、实验室检查、尿流动力学检查等。

（1）病史。应使用容易被老年人理解和接受的语言，首先确定老年患者是否患有尿失禁。收集的病史还应包括老年人过去和目前的健康状况，疾病及治疗情况，用药史，过去手术史，性生活史，卫生习惯，生育史，水分摄入量，大便的习惯等，客观的记录可以提供关于患者尿失禁情况的重要信息。

（2）生活状况。评估老年患者的生活情况，尤其是排尿环境，使用哪几种方式排尿，如坐式马桶、蹲式马桶、便盆、尿壶等；老年患者的自理程度等。

（3）体格检查。下腹部有无包块，膝关节、髋关节的活动度等；女性泌尿生殖系统的检查，如会阴部的外观、有无子宫脱垂及阴道黏膜的变化；神经系统的检查，直肠指诊确定括约肌的功能，骨盆底肌肉的评估。

（4）实验室检查。进行尿液检查、血液检查、肾功能等检查，B超检查可测定膀胱内的残余尿量。

（三）康复治疗护理措施

（1）药物治疗。护理院老年患者尿失禁可针对引起尿失禁的病因进行药物治疗。如处于更年期的女性在医生指导下使用雌激素替代疗法，口服或阴道内局部使用雌激素，治疗老年萎缩性阴道炎。感染引起的急迫性尿失禁患者需要使用抗生素等。

（2）行为治疗。行为治疗包括骨盆底肌肉运动、膀胱训练、排尿习惯训练等。由于此类治疗方法无副作用，能有效地治疗患者的尿失禁症状，因而成为压力性尿失禁、急迫性尿失禁及其他混合性尿失禁患者的首选治疗方法。

（3）心理护理。护理院老年患者尿失禁，护理人员应充分理解患者，要特别注意保护患者个人隐私，评估不同患者，有针对性地开展护理。

（4）理疗和手术治疗。其他治疗和护理尿失禁的方法包括采用电刺激辅助患者进行盆底肌肉的锻炼，使用子宫托及阴道塞抬高膀胱颈部治疗压力性尿失禁。对于无尿意而出现尿失禁的患者，可推荐其使用集尿器；压力性尿失禁的女性患者可使用一次性尿垫；行动不便的老年患者无法去厕所，移动式的便器是较好的选择。

（5）健康指导。对于一些暂时性尿失禁患者，去除诱因可达到治疗和预防症状发生的目的。如夜间减少水分摄入，使患者有良好的睡眠，告诉老年患者禁用或慎用可能引起尿失禁的药物。

（6）防止并发症。尿失禁的老年患者由于行动不便，无法及时排尿，不能及时更换尿湿的衣裤，会阴部、臀部皮肤常常呈潮湿的状态，极易溃疡、破损，甚至发生褥疮，伤口形成后容易感染不愈。因此，护理人员应及时为老患者更换被褥衣服，保持皮肤的清洁干燥，避免此类并发症的发生。

（刘　辉）

第三十六章

护理院安宁疗护
(临终关怀)管理技能

第一节 护理院安宁疗护(临终关怀)
管理技能概述

一、基本概念

(一)姑息医学概念

世界卫生组织(WHO)在 1987 年创立姑息医学概念,于 2002 年官方将姑息医学正式定义为:一种支持性照顾方法,即通过早期识别、积极评估、控制疼痛和缓解其他痛苦症状包括躯体、社会心理和宗教(心灵)的困扰,来预防和缓解身心痛苦,从而改善面临威胁生命疾病患者及他们亲人的生命质量。姑息医学成为是一门独立的临床学科。

(二)临终关怀概念

美国《医学主题词》索引中临终关怀解释为:对临终关怀提供专业的支持性卫生保健服务。通过整体照护方法,在满足患者当前的生理需求的同时,为患者及其家属提供法律、经济、情感和精神上的支持咨询,且对已故患者的家属进行丧亲支持。

(三)安宁疗护(临终关怀)服务理念

为临终患者及家属提供旨在缓解身心痛苦及改善生命治疗的缓解性及支持性全人照顾的特殊性服务。有一套组织化的完整照顾方案,是医生、护士、心理医生、营养师、药师、社会工作者共同参与的服务活动。

(四)临终关怀服务 6 要点

世界卫生组织(WHO)提出临终关怀的 6 条要点:① 肯定生命,认同死亡是一种自然的历程;② 并不加速和延长死亡;③ 尽可能减轻痛苦及其他身体不适症状;④ 支持患者,使他在死亡前能有很好的生活质量;⑤ 结合心理、社会及灵性照顾;⑥ 支持患者家属,使他们在亲人的疾病期间及患者去世后的悲伤期中能作适当的调整。

二、临终关怀相关名词

（一）临终者

（1）是指所有疾病末期临终阶段及濒死状态的患者，其中包括儿童、成年人和老年人。

（2）疾病末期或意外伤害所致，在医疗护理之后，病情不断恶化，尽管意识还清醒，但各种征象已显示生命行将结束。当处于临终过程中临近死亡，但未真正死亡的患者，谓"临终者"。

（3）目前临终关怀的临终者主要所指患疾病对根治性治疗无反应的，且病情不断恶化的，生存期相对短的患者，包括"老死"。

（二）临终阶段

（1）定义：临终阶段也称为生命终末期。英国全科医疗委员会（General Medical Council UK）对生命终末期的定义：哪些有可能在 12 个月内死亡的人，即生命终末期，包括那些即将死亡（预计将在几小时或几天）和以下情况：① 晚期的、进行的、无法治愈的情况；② 整体比较虚弱、从现况来分析预计可能在 12 个月内死亡；③ 根据目前的状况，若病情突变将有死亡的风险；④ 因突发灾难性事件引起的危及生命的状况。

① 广义临终阶段时限仍是一个较为模糊的概念。这个过程需要经过一个或长或短的预期死亡阶段，是生命终结前的必须阶段，也是逐渐发生发展的由质变到量变的过程。

② 狭义临终阶段指濒死状态，短到 24 小时内发生死亡。

（2）临终阶段特征。

① 晚期恶性肿瘤患者，其呈现恶病质状况。

② 慢性疾病末期患者，逐渐丧失功能，无法完成社会角色。

（3）临终阶段类型。

① 可逆性疾病的临终阶段：通过现代医学手段有希望治愈的疾病，虽其病情不断恶化甚至进入临终阶段，但是这种对象不属于临终关怀范围。

② 不可逆转性疾病的临终阶段：慢性消耗性疾病，如晚期恶性肿瘤、艾滋病等，有预期生存期。

③ 当对一个患者的临终阶段做出"可逆性"和"不可逆性"判断时，有时是非常困难的。但当生命处于濒临死亡阶段虽有略微的逆转希望，如转变为脑死亡或植物人，逆转的意义就很小。

（4）临终阶段时限条件判定参考标准。

① 自然衰老，生命主要脏器衰竭并生活完全不能自理者。临终阶段时限一般小于 300 天左右。

② 晚期恶性肿瘤伴远处广泛转移到骨、脑等部位，临终阶段一般在 90 天内。

③ 非恶性疾病,如心、脑血管疾病、慢性呼吸系统、内分泌和肾脏等病的晚期终末患者,临终阶段在 180 天内。

④ 意外伤害濒临死亡者,临终阶段通常为数天或数小时内。

（三）关怀

（1）关怀伦理的核心是"关怀",是由道德情感、道德认识、道德意志和道德行为构成的一种德行。

（2）关怀是一种社会、家属和医护人员对临终者的人文的、照顾的、总体的态度,自始至终体现人道主义精神。关怀是以关注、责任、能力和反应为特征的现代美德范围,是人与人之间更富人性意味的伦理关系范畴,可以同它来解决人际存在的分离问题,帮助我们建立起相互信赖关系,是对人性所提出的一种全新的信任性关系的道性要求。

（3）关怀即为关心、关切、关爱、关照和照顾爱护,具有明显的主体性特征。来源于生命本论意义的"爱",是人文情感。其本质是人道主义的奉献,贯彻在人的生命全过程,尤其是在人的临终阶段。

三、临终关怀服务的基本含义

（一）临终关怀服务是社会系列工程

（1）临终关怀服务具有社会性、公益性和福利性,以社会效益为首位,体现政府的责任和主体性,也是我国卫生事业不可缺少的组成部分。

（2）临终关怀是"五位一体"社会模式:① 临终关怀首先是社会的,而不是单纯医学的;② 由政府主导;③ 卫生行政部门推进;④ 医护人员实施;⑤ 社会介入和志愿者(义工)参与。

（3）临终关怀是人生全优系列工程组成部分。人生全优系列即是达到人的优生、优育、优活、优死的完美状态。

（4）必须引入哲学、传统文化资源,包括宗教资源,充分发挥哲学的智慧指导临终关怀服务。

（二）临终关怀实质上属于文化范畴

（1）临终关怀核心之处就是生与死的智慧。一种广义的死亡教育和伦理折射的一面镜子。

（2）"死亡态度与死亡观"是文化人类学中约定俗成的概念,既包括知识行为和信仰,也包括行为与观念,体现在心态、制度、行为和物质文化。

（3）临终关怀服务是对临终者的关怀,是人文情感的关怀,源于生命本论意义的"爱",体现最根本的人性。

（4）临终关怀是一种文化观念的改革和向传统死亡观念的挑战,因此,临终关怀运动是一种改革和观念的革命。

四、临终关怀服务应有完善的组织机构和服务模式

（一）组织机构

（1）1990 年，WHO 强调家庭作为临终关怀的基本单位。医疗机构在临终关怀中的作用是提供支持。

（2）临终关怀是多学科合作团队，一个学科群，需要一个经验丰富的多学科和多职业的团队组织。

（二）服务模式

（1）临终关怀服务可根据服务地点分为居家和机构两种服务模式。

（2）临终关怀服务是全团队合作模式，需要医生、护士、康复治疗师、社会工作者、志愿者、宗教人士等共同参与。

（3）临终关怀服务是社会的，由政府主导、卫生行政部门推进、医护人员实施、社会介入和志愿者（义工）参与的有公益性质的服务。

五、临终关怀的作用和地位

（1）联合国提出享有临终关怀服务是人的一项基本权利，视作为国家和社会文明与进步的标志。临终患者不分年龄、贫富、民族、性别与权利，都有权享受临终关怀服务。

（2）2014 年世界卫生组织（WHO）提出"临终关怀是全世界范围内急迫需求"，并建议各国政府将临终关怀作为国家健康政策的重要组成部分。

六、护理院临终关怀

（一）目的

（1）护理院临终关怀科是为肿瘤晚期等临终患者及家属提供居家或住院舒缓疗护基本服务的临床科室。

（2）在护理院为晚期肿瘤及疾病终末期的患者提供临终关怀服务是重要的。必要的服务内容是为患者服务的最终环节。

（3）临终关怀从优死出发，帮助患者减轻或消除各种生理困扰和痛苦，使其躯体与心理心灵在死亡之时尽可能获得安宁、平静和舒适。

（4）帮助临终患者及其家属的心理需求和精神渴望，并给予心理支持和精神慰藉。指导临终患者认识生命价值及其社会意义，尊重死亡尊严。

（5）临终关怀科管理水平体现了护理院整体的管理水平。

（二）意义

（1）提升了护理院健康卫生水平。临终关怀服务人群是恶性肿瘤末期患者和其他病情进入不可逆阶段的患者。护理院服务人群中对于临终关怀服务有着很大的需求。在护理院中设置临终关怀科，对健康卫生水平提高、生命末期生活质量提升具有

重要的意义。

(2) 体现社会文明的标志和人道主义精神。临终关怀是社会文明的标志,也是历史进步的必然。通过护理院临终服务关怀体现人文关怀,使临终者及其家属体验到人与人之间的温暖,弘扬社会的人道主义精神。

(3) 体现了护理院医护职业道德。护理院提供临终关怀服务,帮助患者减少死亡时的痛苦。医护职业道德的核心内容,就是尊重患者的价值,包括生命价值和人格尊严。医护人员作为临终关怀服务具体实施者,体现了以生命价值和生命质量为服务宗旨的高尚医疗职业道德。

(三) 护理院设置临终关怀科室作用

(1) 缓解临终患者身体、心理、灵性及社会方面的痛苦。包括慢性疼痛、呼吸困难、胸闷、咳嗽咳痰、胃肠道不适、便秘、口干口苦、皮肤瘙痒等,尤其是恶性肿瘤引起的癌痛。心理方面,临终患者面对着恐惧、焦虑、抑郁等心理的问题。患者的信仰、人生价值、生命意义等灵性相关的问题越是接近临终阶段,越会给患者带来困惑和痛苦。

(2) 患者有许多社会及非医疗相关的问题也需要得到帮助。临终关怀的服务正是用一种多学科协作的模式,全方位关怀患者身体、心理、心灵、社会等方面,让临终患者在最后一程无痛苦、有尊严。

第二节　护理院临终关怀科工作管理

一、临终关怀科设置

(一) 依据

根据卫生部文件"关于印发《护理院基本标准(2011 版)》的通知(卫医政发〔2011〕21 号)"。临终关怀科,是护理院的重要临床科室。

(二) 定位

(1) 基本定位。临终关怀科的基本定位是为临终患者(包括晚期恶性肿瘤患者、其他终末期临终患者和高龄老衰自然临终者等)提供安宁疗护服务。

(2) 核心定位。安宁疗护病房(临终关怀病房)是临终关怀科主要的组成部分,其核心特点是临终期急性症状处置。这也是不同于以养老为主的老年公寓和以护理照料为主的护理病房以及以康复为主的康复病房。

(3) 功能定位。临终关怀是为疾病终末期患者在临终前通过控制痛苦和不适症状,提供身体、心理、精神等方面的照护和人文关怀等服务,以提高生命质量,帮助患者舒适、安详、有尊严离世的医疗服务。

二、临终关怀科工作管理

（一）定义和内容

（1）定义：临终关怀科工作管理是对入院接受安宁护理和缓和医疗的临终患者提供以积极评估、控制疼痛和治疗其他痛苦症状，包括躯体、社会、心理和宗教的（灵性的）困扰，来预防和缓解身心痛苦，以改善面临威胁生命的疾病患者和他们亲人的生命质量为中心的全过程管理活动和工作过程。

（2）内容：临终关怀科工作管理包括对住院安宁疗护组织结构的设计、服务质量的监控、护士和执业医师、医务社工以及社会志愿者等团队人员实施临终关怀活动行为的规范、临终服务适宜技术的应用管理、规划提高临终患者及其家属的整体水平的目标管理等。

（二）目的

（1）主要目的：临终关怀科工作的服务对象和任务决定了其管理应是以提高临终护理质量为主要目的，运用最有效的管理过程，提高优质护理和医疗服务。

（2）最终目的：临终关怀科管理除可以使患者得到更好的服务外，也改变我们所处社会的文化与价值。

（三）目标

（1）形成适合我国本土化的临终关怀科管理模式。

（2）研究世界各国和地区临终关怀科管理的经验和技术，并借鉴、消化、利用、提高。

（3）建立临终关怀科质量系统，包括建立质量保证组织，制订质量标准，明确岗位职责，质量分析及集社会效益与经济效益相统一的综合目标评价等。

（4）完善以安宁疗护为特点的临终关怀科管理组织，成为适应性强人性化、多功能的诊疗科目。

（四）管理任务

（1）任务的概念。指交派的工作并担负的责任。区分于目标，任务是主观相对于客观来说的，客观施加对主观的要求及行为指令等作用，并引起主观的意识及行为作用；而目标是主观意识和意识引起的行为的作用。

（2）护理院临终关怀工作管理任务。

① 对临终关怀科制订统一的规章、制度、岗位职责及规范与操作规程。

② 临终关怀科标准化作业。

③ 临终关怀科住院环境及安全政策。

④ 护理专业人员服务及品质保证整合政策。

⑤ 临终关怀科质量标准及评价考核。

三、护理院临终关怀科工作管理的意义

(1)临终关怀科管理是整体护理院管理水平的保障。

(2)临终关怀科医疗业务管理是护理院功能的中心环节,是医疗质量的基本保证。

(3)临终关怀科管理水平是护理院服务能级的一项重要标志。

四、护理院临终关怀科工作管理的特点和服务宗旨

(一)特点

(1)临终关怀科管理工作具有很强的综合性和实践性。综合性是因为其理论基础是管理学原理。管理学是一门综合性应用学科。临终关怀科管理的实践性表现为可行性。

(2)护理院临终关怀科管理具有广泛性,表现在管理对象和范围广泛及管理人员众多两个方面。

(3)在医学目的和医学模式向生物—心理—社会医学模式转变的过程中,临终关怀科管理有其独特性和自身规律性的特点。因此,临终关怀科管理应加强其职位以保证其工作科学性、连续性和服务性的统一。

(二)服务宗旨

(1)医护人员首先考虑的是患者而不是疾病。

(2)提供良好的护理环境。

(3)临终关怀服务形式是持续性、家庭化、社会整体性。

(4)临终关怀服务质量表现:

① 广泛性和协同性。

② 程序性和连续性。

③ 综合性和整体性。

第三节　护理院临终关怀科组织管理

一、护理院临终关怀科设置准入管理

(一)政策依据

(1)1994 年 9 月 1 日颁发的《中华人民共和国国务院令》第 149 号以及同年卫生部第 35 号令《医疗机构管理条例实施细则》。

(2)《卫生部关于印发〈护理院基本标准(2011 版)〉的通知》(卫医政发〔2011〕21 号)。

(3)《国家卫生计生委关于印发安宁疗护中心基本标准和管理规范(试行)的通

知》(国卫医发〔2017〕7 号),2017 - 02 - 09。

（二）注册名称

（1）护理院临终关怀科为注册登记的唯一合法名称。

（2）通用名称是指在某一范围内约定俗成，被普遍使用的某一种类商品（服务）的名称。在科室名称设置上可以采用世界卫生组织（WHO）倡导的姑息关怀或临终关怀（Palliative care/Hospicecare），或称为"安宁病房"及"舒缓疗护病房"，更加强调安宁护理和缓和医疗特色的突出，并给患者和家属减少姑息及临终字眼的不适。

二、护理院临终关怀科组织机构管理

（一）组织机构管理的特点

（1）有明确的组织构图及管理层次（见图 36 - 1）。

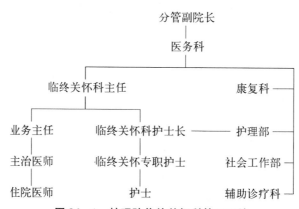

图 36 - 1　护理院临终关怀科管理系统

（2）有明确的职权及责任范围。

（3）能以独特而有效的方法满足临终患者及家属的需求。

（4）组织机构既有纵向的垂直系统，又有横向的支持组织的联系。

（二）临终关怀科组织机构管理特点的具体要求

（1）完整的全天候 24 小时服务的临终关怀护理计划，隶属于一个健全的护理院。

（2）有临终关怀病房；有社会护理队伍；同时有能力、有计划对护理院临终关怀服务相关医师和护士进行教育训练。

（3）临终关怀病房应该设在护理院。临终关怀学科专家系统应在肿瘤专科医院和三级医院及癌症中心，同时彼此联合进行教育训练与学术研究。

（4）临终关怀病房收治其他医院或家庭转来的临终患者。

（5）临终关怀科的管理者应该是临终关怀的专家，有能力合作社区服务及建立学术研究与教育训练基地。

（6）临终关怀科应有完整健全的管理制度和运作机制。

（7）理想的临终关怀科需要得到卫生部门的支持,而且要得到医疗保险部门的允许。必须要让决策部门了解提供这样符合人性需求的照顾服务,不但不会增加医疗开支,反而可以减少昂贵的住院及监护患者费用,减少医保负担与亏损。

（三）临终关怀科管理的要点

（1）临终关怀科主任与其上级部门及卫生行政部门的成员间应建立沟通,如定期开会以交换意见。

（2）执行国家相关卫生政策和法规。

（3）从事临终关怀护理专业人员应具备国家认可的学历和执业资格,并应有临终关怀机构与之签订聘用合同及由该组织赋予其职权。

（4）每年应有书面目标,并对既定目标进行绩效评价。

（5）实行年度运营、收支的计划或概算。

（6）临终关怀科的主管部门应提供充分的资源与支援,负有检查、督办和落实安宁护理管理计划的职责。

三、临终关怀科制度管理

（一）制度的概念

制度指共同遵守的办事规程或行动准则,也指在一定历史条件下形成的法令、礼俗等规范或一定的规格。在不同的行业不同的部门不同的岗位都有其具体的做事准则,目的都是使各项工作按计划按要求达到预计目标。

（二）临终关怀科制度管理的重要性

（1）临终关怀制度管理是临终关怀组织管理的重要组成部分,临终关怀制度管理是使管理能够有效进行的保证,是客观工作规律的反映,它不仅是临终关怀专业人员进行临终关怀服务活动的准则,而且是保护末期患者利益的重要措施。

（2）临终关怀科的规章制度保证了临终关怀科正常的工作秩序。提高临终关怀的质量,对临终患者尊严、舒适的死亡起重要的保证作用。

（3）临终关怀科规章制度是检查评价其工作的重要依据,也是临终关怀教学和培养医护人员的重要内容。

（4）临终关怀科规章制度是临终关怀工作的规范,其对从事临终关怀工作人员具有约束力,规章制度是使临终关怀管理工作达标(管理制度化、操作常规化、工作规范化、设置规格化)的基础。

（三）临终关怀科规章制度制订的原则

（1）基本原则:

① 临终关怀科的规章制度应以国家方针政策和规章制度为准绳,不得与之违背或抵触。

② 所制订的规章制度和临终关怀技术操作常规,应力求标准化和量化。

③ 执行中发现与上级颁布的规章制度有缺陷或不完善之处,应按规定逐级上报,提出修改意见。

(2) 制订规章制度应结合护理院实际情况,应更具体化和实用性。

① 服务性原则。

② 目标性原则。

③ 标准化原则。

④ 条理化原则。

⑤ 稳定性原则。

(四) 临终关怀科规章制度的建立与实践

(1) 建立临终护理规章制度、临终关怀工作的程序和全过程,以及目的、质量要求、执行者的岗位职责及应具备的条件是建立临终关怀规章制度的基础。

(2) 规章制度的文字应简明扼要。

(3) 临终关怀科工作各项制度种类繁多,有关制度、常规、操作规程均需临终关怀服务人员掌握执行才能发挥对临终关怀服务的保证作用。

(4) 贯彻执行临终关怀各项规章制度,提高工作质量,是临终关怀组织和工作管理中十分重要的一环。规章制度的贯彻落实要靠全体临终关怀从业人员的共同努力,不仅要明确其重要性和必要性,更重要的是要提高临终关怀科工作人员执行规章制度的自觉性。临终关怀规章制度需要多方面密切配合,其中包括末期患者及其家属和全社会的共同努力。

四、临终关怀科工作岗位职责

(一) 基本概念

(1) 岗位职责的概念:岗位职责指一个岗位所要求的需要去完成的工作内容以及应当承担的责任范围。岗位,是组织为完成某项任务而确立的,由工种、职务、职称和等级内容组成。职责,是职务与责任的统一,由授权范围和相应的责任两部分组成。

(2) 岗位责任制的概念:岗位责任制是指根据部门各个工作岗位的工作性质和业务特点,明确规定其职责、权限,并按照规定的工作标准进行考核及奖惩而建立起来的制度。

(3) 在临终关怀科制度中的意义:岗位职责与岗位责任制是临终关怀科管理工作中的重要制度之一。它明确了各级临终关怀工作人员的职责,并根据分工不同,科学地具体地、有顺序地将各类人员的职责、工作固定到人,从而提高了临终关怀工作效率和服务质量。

(二) 临终关怀科主任岗位职责

临终关怀科主任是护理院临终关怀科的第一负责人,是临终关怀科业务、行政管理、科研等工作的领导者。是临终关怀学科建设的带头人,科室管理的领导者,业务活动的组织者,办院方向的体现者。既是管理者,又是执行者(见表36-1)。

表 36 - 1　临终关怀科主任岗位说明表

一、基本资料

岗位名称	主任
所属部门	临终关怀科

二、工作内容

(一)工作概述

在护理院院长的领导下,负责临终关怀科的医疗、护理、行政管理及科研等工作

(二)工作职责

(1) 主持临终关怀科的工作,编制本科工作目标方案
(2) 组织制订科室的年度(季度)工作计划,并进行督促检查,保证各项任务圆满完成
(3) 合理安排医护人员工作,指导、检查医护人员目标计划制订并考核完成情况
(4) 积极参加护理院开展的各项活动,协助院管理部门管理好临终关怀科的工作
(5) 定期召开会议,协调各科室关系,检查督促医务人员贯彻各项规章制度、医疗常规和技术操作规程,不断提高就医质量,严防并及时处理差错事故

(三)工作关系

岗位工作关系	内部关系	监督带教	医师、护士
		请示上报	护理院院长
	外部关系		各业务科室和相关职能科室

三、任务资格

(一)基本要求

性别年龄要求	性别:不限 年龄:男 60 岁/女 55 岁以下
教育要求	学历要求:本科或以上 专业要求:医学专业
从业资格要求	执业资格:执业医师 工作经验: (1) 具有从事全科医学专业 3 年以上工作经历 (2) 具有一定的行政管理能力 (3) 具有较高临终关怀理论素养与丰富的临终关怀实践经验 (4) 具备对本科室主要治疗方案做出最终决策的能力

(二)基本素质要求

(1) 掌握护理院管理等相关知识和技能
(2) 身体健康,恪尽职守,具有良好的职业道德素质和团队合作精神
(3) 具有较强的组织协调能力,沟通能力,分析和解决问题的能力

(三)培训要求

（续表）

（1）护理院管理、社区卫生服务管理业务 （2）心理学和相关法律法规知识的培训 （3）临终关怀专业相关知识的培训	
四、工作权限	
（1）对临终关怀科行政业务的代表权 （2）本科行政管理指挥权和科室行政事务矛盾的裁决权 （3）制度执行及科内工作监督、检查权 （4）科室医护人员的管理考核权和奖、罚、升、降、调的建议权 （5）科室购置新设备以及新药的申请权	
五、协调关系	
（1）与上级管理机构之间的关系协调 （2）本科室与院内各部门间关系的协调 （3）本科室内部医护人员的关系协调	
六、绩效考核要点	
（1）医院各项指令的贯彻执行能力，工作规划能力，工作综合协调能力，监督检查督办能力 （2）临终关怀科宣传效果、认知普及程度 （3）本科室总体的工作效率，任务目标完成情况等	

（三）临终关怀科门诊医师岗位说明表（见表 36 - 2）

表 36 - 2　临终关怀科门诊医师岗位说明表

一、基本资料	
岗位名称	临终关怀科门诊医师
所属部门	临终关怀科

二、工作内容
（一）工作概述
在科主任的领导下，负责临终关怀科门诊的医疗、咨询、心理辅导等工作
（二）工作职责
（1）开展临终关怀门诊、对患者进行对症治疗 （2）对就诊患者进行体格检查和相应辅助检查，评估患者病情预期生存期，并提出诊断和治疗、随访方案 （3）为临终关怀科病房收治患者进行筛选，协助办理入院手续 （4）为患者和家属提供相关咨询、心理辅导等服务 （5）建立、管理社区居民肿瘤随访管理和服务合同 （6）做好病历书写、治疗方案制订、处方开具和各种表格的填写与登统工作 （7）完成交班报告和工作日志，每日核对处方；严格执行麻醉药品的管理和处方制度 （8）认真执行各项规章制度和技术操作常规，严防差错事故 （9）加强在职临终关怀知识和姑息医学的学习，不断拓展知识面，提高临终关怀服务技能 （10）开展临终关怀科研活动，认真完成科研资料的收集、整理和分析工作

(续表)

（三）工作关系

岗位工作关系	内部关系	监督带教	
		请示上报	主任
	外部关系		

三、任务资格

（一）基本要求

性别年龄要求	性别：不限 年龄：男 60 岁/女 50 岁以下
教育要求	学历要求：本科或以上学历 专业要求：全科医学专业
从业资格要求	执业资格：执业医师 工作经验：具备两年以上的临终关怀从业经验

（二）知识技能

(1) 接受过临终关怀专业培训，掌握临终关怀的基本理论，基础知识和基本操作技能
(2) 熟练掌握临终关怀科室常见病种的生存期评估技术，掌握临终关怀科主要病种诊疗方案(规范)和基本诊疗技能，掌握临终关怀科常用诊疗技术的操作

（三）基本素质要求

(1) 身体健康，恪尽职守，具有良好的职业道德素质
(2) 具有良好的团队合作精神，奉献精神和服务他人的精神
(3) 较强的组织管理能力、决断能力，良好的沟通、协调能力和人际关系

（四）培训要求

(1) 临终关怀、姑息医学专业相关知识的培训
(2) 心理学知识培训
(3) 相关法律法规知识的培训

四、工作权限

(1) 临终关怀科患者的诊疗、处方权
(2) 患者入住临终关怀科病房的筛查权
(3) 新技术、新疗法和科研工作的参与权

五、协调关系

(1) 与医院及有关部门的业务关系的协调
(2) 与本科室医护人员关系的协调
(3) 与门诊患者及其家属的关系协调

六、绩效考核要点

(1) 医院各项指令贯彻执行情况，各种医疗规章制度执行
(2) 良好的职业道德和敬业精神，严格遵守医德规范，认真履行岗位职责
(3) 本人的业务技术水平能力，对临终关怀的基本理论、专业知识、基本操作技能的掌握程度

（四）临终关怀科门诊护士岗位说明表（见表 36 - 3）

表 36 - 3　临终关怀科门诊护士岗位说明表

一、基本资料			
岗位名称	护士		
所属部门	临终关怀科门诊		

二、工作内容

（一）工作概述

在科主任的领导下，负责临终关怀科门诊的护理、咨询、心理辅导、理念宣传等工作

（二）工作职责

（1）对就诊患者进行护理评估，确定护理方案，指导家属进行居家护理

（2）执行医生所开具的医嘱，协助患者办理入院手续

（3）为患者和家属提供相关咨询、心理辅导等服务，宣传临终关怀理念

（4）对本街道肿瘤患者进行登记及评估，协助团队医生进行随访管理。出现病情变化，协助进行转诊、居家临终关怀及住院联系

（5）负责对志愿者组织及志愿者进行人员标识、建立志愿者个人档案、统一管理；定期对志愿者进行培训教育；组织与协调志愿者服务，对服务情况进行登记；定期总结和完善志愿者对于安宁护理的作用与功能

（6）做好临终关怀门诊各项登记、资料收集、统计、分析总结工作

（7）认真执行查对制度，严防事故差错的发生

（三）工作关系

岗位工作关系	内部关系	监督带教	
		请示上报	主任
	外部关系	各业务科室及相关的职能科室	

三、任务资格

（一）基本要求

性别年龄要求	性别：不限 年龄：男 60 岁/女 55 岁以下
教育要求	学历要求：大专或以上学历 专业要求：护理专业
从业资格要求	执业资格：执业护士 工作经验：具备两年以上的临终关怀从业经验

（二）知识技能要求

（1）系统接受临终关怀知识与技能培训，3 年内临终关怀知识与技能培训时间不少于 80 学时

（2）掌握评估患者生命质量的技能，掌握临终关怀常见病种的基本护理知识和方法，掌握临终关怀科护理常规和护理技术操作规程

（3）具有良好的沟通能力，提供具有临终关怀特色的咨询指导

（续表）

（三）基本素质要求

（1）身体健康，恪尽职守，具有良好的职业道德素质
（2）具有良好的团队合作精神，工作细心、周到、耐心，具有较强的服务意识和奉献精神
（3）较强的组织管理能力、决断能力，良好的沟通、协调能力和人际关系

（四）培训要求

（1）临终关怀、姑息医学专业相关知识与技能的培训
（2）护理服务技能及沟通技能与心理学知识培训
（3）护理管理与相关法律法规知识的培训

四、工作权限

（1）对患者护理的管理权
（2）护理教学和科研的参与权
（3）合理化建议权

五、协调关系

（1）与患者及其家属关系的协调
（2）与本科室医护人员关系的协调
（3）与相关科室人员业务的关系协调

六、绩效考核要点

（1）医院和科室各项指令贯彻执行情况
（2）本岗位护理工作量、护理质量与工作效率，护理差错与护理事故发生情况和任务完成情况
（3）本人业务知识和技术水平及服务能力，医生和护理人员的评价情况

（五）临终关怀科病房医师岗位说明表（见表36-4）

表36-4　临终关怀科病房医师岗位说明表

一、基本资料

岗位名称	医师
所属部门	临终关怀科病房

二、工作内容

（一）工作概述

在科主任的领导下，负责临终关怀科病房的医疗、科研、咨询、心理辅导等工作

（二）工作职责

（1）按住院病史书写，新患者入院后24小时内完成病史外，另书写安宁护理病案中有关医疗治疗的项目
（2）积极开展临终关怀，对患者进行对症治疗和姑息治疗
（3）对患者进行体格检查和相应辅助检查，评估患者病情、预期生存期，提出或调整治疗方案

（续表）

（4）为患者和家属提供相关咨询、心理辅导等服务

（5）做好病历书写、处方开具和各种表格的填写与登统工作

（6）完成交班报告和工作日志，每日核对处方；严格执行麻醉药品的管理和处方制度

（7）认真执行各项规章制度和技术操作常规，严防差错事故

（8）加强在职临终关怀知识和姑息医学的学习，不断拓展知识面，提高临终关怀服务技能

（9）开展科研活动，认真完成科研资料的收集、整理和分析工作

（10）积极参与安宁护理病例讨论

（三）工作关系

岗位工作关系	内部关系	监督带教	
		请示上报	主任
	外部关系		

三、任务资格

（一）基本要求

性别年龄要求	性别：不限 年龄：男 60 岁/女 55 岁以下
教育要求	学历要求：本科或以上学历 专业要求：全科医学专业
从业资格要求	执业资格：执业医师 工作经验：具备两年以上的临终关怀从业经验

（二）知识技能要求

（1）接受过临终关怀专业培训，掌握临终关怀和缓和医疗的基本理论，基础知识和基本操作技能

（2）熟练掌握临终关怀科室常见病种的生存期评估技术，掌握临终关怀科主要病种诊疗方案（规范）和基本诊疗技能，掌握临终关怀科常用诊疗技术的操作

（三）基本素质要求

（1）身体健康，恪尽职守，具有良好的职业道德素质

（2）具有良好的团队合作精神，奉献精神和服务他人的精神

（3）较强的组织管理能力、决断能力，良好的沟通、协调能力和人际关系

（四）培训要求

（1）临终关怀、姑息医学专业相关知识的培训

（2）心理学知识培训

（3）相关法律法规知识的培训

四、工作权限

（1）临终关怀科患者的诊疗、处方权

（2）患者入住临终关怀科病房的筛查权

（3）新技术、新疗法和科研工作的参与权

(续表)

五、协调关系
(1) 与医院及有关部门的业务关系的协调 (2) 与本科室医护人员关系的协调 (3) 与门诊患者及其家属的关系协调

六、绩效考核要点
(1) 医院各项指令贯彻执行情况,各种医疗规章制度执行 (2) 良好的职业道德和敬业精神,严格遵守医德规范,认真履行岗位职责 (3) 本人的业务技术水平能力,对临终关怀的基本理论、专业知识、基本操作技能的掌握程度

(六)临终关怀科病房护士长岗位说明表(见表 36-5)

表 36-5　临终关怀科病房护士长岗位说明表

一、基本资料			
岗位名称	护士长		
所属部门	临终关怀科病房		
二、工作内容			
(一)工作概述			
在科主任的领导下,负责临终关怀科病房的护理、教学、科研、管理等工作			
(二)工作职责			
(1) 根据科内护理工作质量标准、工作计划,负责制订本科室具体工作计划,组织实施、检查与 　　总结 (2) 督促护理人员严格执行各项规章制度、职业道德规范和技术操作规程,加强护理安全管理 (3) 参加科室查房、死亡病例讨论 (4) 组织科内的护理人员定期进行业务学习,认真落实护理人员规范化培训与继续教育计划 (5) 组织技术操作考核、业务考试,提高护理人员理论水平和技能 (6) 了解临终关怀和姑息医学方面的新进展,积极开展科研及组织技术革新工作,总结经验,撰 　　写论文 (7) 加强医护沟通,充分了解医生对护理工作的要求			
(三)工作关系			
岗位工作 关系	内部关系	监督带教	临终关怀科护士
		请示上报	科主任
	外部关系		各业务科室及相关的职能科室
三、任务资格			
(一)基本要求			

(续表)

性别年龄要求	性别：不限 年龄：男 60 岁/女 55 岁以下
教育要求	学历要求：大专或以上学历 专业要求：护理专业
从业资格要求	执业资格：执业护士，并具备护师以上职称 工作经验：具备三年以上临床护理工作经验和一定的管理能力

（二）知识技能要求

（1）掌握临终关怀科主要病种的相关护理学相关知识
（2）熟悉与临终关怀护理密切相关学科的理论知识
（3）熟悉临终关怀科常用护理操作技术

（三）基本素质要求

（1）身体健康，恪尽职守，具有良好的职业道德素质
（2）具有良好的团队合作精神，工作踏实肯干、认真负责、细心周到，有一定的创新性，具有服务
意识和奉献精神
（3）较强的组织管理能力、决断能力，良好的沟通、协调能力和人际关系

（四）培训要求

（1）临终关怀、姑息医学专业相关知识与技能的培训
（2）护理服务技能及沟通技能与心理学知识培训
（3）护理管理与相关法律法规知识的培训

四、工作权限

（1）护理实习人员的带教权
（2）护理工作质量的监督检查权
（3）病区护士的管理考核和奖、罚、升、降、调的建议权

五、协调关系

（1）医护、护患间工作关系的配合与协调
（2）护理人员内部关系的协调
（3）与院内相关科室人员、部门的关系的协调

六、绩效考核要点

（1）医院各项指令贯彻执行情况，各种护理规章制度执行、检查与落实情况
（2）本科室护理工作量、护理质量与工作效率，护理差错与护理事故发生情况
（3）工作规划能力，工作综合协调能力，院领导及医护人员对本人管理能力的评价
（4）较全面了解临终关怀领域国内外的新理论、新技术，并用于护理实践和科学研究的能力
（5）本人的业务技术水平和服务能力，对临终关怀专业知识和操作技能的掌握

（七）临终关怀科病房护士岗位说明表（见表 36-6）

表 36-6　临终关怀科病房护士岗位说明表

一、基本资料

岗位名称	护士
所属部门	临终关怀科病房

二、工作内容

（一）工作概述

在护士长的领导下,负责临终关怀科病房的护理、教学、科研过程中的具体工作

（二）工作职责

(1) 安宁护士要 24 小时提供患者全方位的服务

(2) 做好新患者的入院宣教,24 小时内建立的《安宁护理计划书》,并与家属签订协议书,于 48 小时内完成生活质量评估,患者生存期评估

(3) 每日完成《生理问题评估计划及护理记录表》、《疼痛评估表》的填写,及时记录患者的动态变化,有异常情况及时与床位医师联系,告知家属

(4) 每日深入病房,加强与患者交流,及时解决患者心理、生理需求,不得以任何理由推诿、冷落患者

(5) 患者处与濒死状态时,及时告知家属,转移到告别室并做好临终护理

(6) 安宁护士每天必须要完成患者的基础护理,生活护理,心理护理工作

(7) 能对答切题的患者,要对其完成一份录音谈话记录,并把录音录制到电脑上

(8) 患者离世后,提供家属哀伤辅导

(9) 24 小时完成死亡小结及《家属对安宁护理工作的评估》的填写

(10) 参与死亡患者的死亡讨论

(11) 负责对志愿者组织及志愿者进行人员标识、建立志愿者个人档案、统一管理;定期对志愿者进行培训教育;组织与协调志愿者服务,对服务情况进行登记;定期总结和完善志愿者对于安宁护理的作用与功能

（三）工作关系

岗位工作关系	内部关系	监督带教	
		请示上报	护士长
	外部关系	各业务科室及相关的职能科室	

三、任务资格

（一）基本要求

性别年龄要求	性别：不限 年龄：男 60 岁/女 55 岁以下
教育要求	学历要求：大专或以上学历 专业要求：护理专业
从业资格要求	执业资格：执业护士 工作经验：具备两年以上的护理工作经验

（续表）

（二）知识技能要求
（1）系统接受临终关怀知识与技能培训，3年内临终关怀知识与技能培训时间不少于80学时
（2）掌握评估患者生命质量的技能，掌握临终关怀科常见病种的基本护理知识和方法，掌握临终关怀科护理常规和护理技术操作规程
（3）具有良好的沟通能力，提供具有临终关怀特色的咨询指导
（三）基本素质要求
（1）身体健康，恪尽职守，具有良好的职业道德素质
（2）具有良好的团队合作精神，工作细心、周到、耐心，具有较强的服务意识和奉献精神
（3）较强的组织管理能力、决断能力，良好的沟通、协调能力和人际关系
（四）培训要求
（1）临终关怀、姑息医学专业相关知识与技能的培训
（2）护理服务技能及沟通技能与心理学知识培训
（3）护理管理与相关法律法规知识的培训
四、工作权限
（1）分管病房和患者的管理权
（2）护理教学和科研的参与权
（3）合理化建议权
五、协调关系
（1）与患者及其家属关系的协调
（2）与本科室医护人员关系的协调
（3）与相关科室人员业务的关系协调
六、绩效考核要点
（1）医院和科室各项指令贯彻执行情况
（2）本岗位护理工作量、护理质量与工作效率，护理差错与护理事故发生情况和任务完成情况
（3）本人业务知识和技术水平及服务能力，医生和护理人员的评价情况

五、临终关怀科病案管理

（一）临终关怀科病案的概念

临终关怀病案是临终关怀专业人员记录临终关怀服务全过程的文件，它客观地、完整地、连续地记录末期患者病情变化及生理、心理与社会支持的全过程，是医学科学档案资料。

（二）临终关怀科病案的特点

（1）以症状发生、发展为主线，贯穿记录疾病的过程，重点记录评估、症状控制、结果反馈。

（2）需详细描述患者及家属的心理情况，必要时进行灵性评估。

（3）更注重记录社会需求相关的资料。

（三）临终关怀科病案管理工作的任务

（1）收集检查：按病例收集临终护理病例的全部病案，检查病案内容的完整性。

（2）整理归档：对所有的临终关怀病案按规定要求进行整理、装订、编目、索引、登记和归档。

（3）提供资料：做好临终关怀有关统计资料的整理分析，及时发现病案书写过程中出现的问题，提高临终关怀病案质量。

（4）遵守病案管理工作程序、保管规定及使用方法。

（四）临终关怀病案管理的内容和方法

1. 病案管理的内容

病案管理的内容一般包括以下5个部分：

（1）病案首页，是患者的基本资料。

（2）住院部分，临终关怀整个过程的各种记录。

（3）各种证明文件。

（4）医疗部分，即经治医师对末期患者进行治疗所做的各种记录。

（5）护理记录，护士对患者的各种观察、处置所做的各项记录。

2. 病案编排排序

除了按卫生部《病历书写规范》所规定的病案排序之外，临终关怀病案的顺序：临终病房护理病历、临终病房患者通知书、临终关怀协议书、临终病案首页、临终护理计划书、临终护理心理评估及辅导计划、临终患者生理状况评估、护理计划及护理记录表、临终患者心理状况评估、患者疼痛评估表、临终护理持续疼痛评估表、临终护理死亡准备备忘录、临终护理心理社会需要评估及护理记录、临终关怀志愿者工作记录、居丧照护与哀伤辅导工作记录、患者和家属对临终护理工作的评估。

六、临终关怀科告别室管理技能

（1）临终关怀病房应设置告别室（关怀室）作为濒死患者与家属和亲友告别的场所。

（2）告别室的设计和配置应充分体现人性、人道、至爱、关怀的特点。屋内宽敞明亮色彩柔和，摆放一张病床和床头柜、沙发等家具。根据家属要求提供宗教背景音乐和相关偶像的陈设，播送濒死患者喜爱的音乐陪伴在患者身旁，对家属做适当的心理支持。

（3）此时的家属或亲友，不应惊动濒死患者，过度悲伤如大声痛哭会增加濒死者的痛苦。护士引导家属向濒死者告别，安排亲友向濒死者说出心里话。

（4）告别室应是人感情最丰富的宣泄之处，临终关怀工作人员应尽最大努力，满足临终者及其家属的要求，使濒死者与家属均无遗憾。当确定濒死患者已死亡后，护士协助家属做好遗体料理，并将遗体护送至太平间或殡葬车。

七、临终关怀科医德管理

（一）医德管理的概念

医德全称为医学职业道德，是从事医学职业的人们在医疗卫生保健工作中应遵循的行为原则和规范的总和。医德管理就是用科学的管理学方法，用现代的信息化技术，建立医德医风档案，对医务工作者的医德水平给予评价及规范。

（二）医德管理的内容

（1）有书面文件说明，并规范临终护理团队专业人员的责任范围。

（2）有健全有序的病历管理系统。

（3）需有医德促进成效的评价，有专业人员负责作定期及不定期的医德促进评价，并有考核记录。

八、临终关怀科家庭病床管理

（一）家庭病床的概念

家庭病床是以家庭作为护理场所，选择适宜在家庭环境下进行医疗或康复的病种，让患者在熟悉的环境中接受医疗和护理，既有利于促进病员的康复，又可减轻家庭经济和人力负担。家庭病床的建立使医务人员走出医院大门，最大限度地满足社会医疗护理要求，服务的内容也日益扩大，包括疾病普查，健康教育与咨询，预防和控制疾病发生发展；从治疗扩大到预防，从医院内扩大到医院外，形成了一个综合的医疗护理体系；家庭病床是顺应社会发展而出现的一种新的医疗护理形式。

（二）应具备条件

（1）本条管理适合于有条件开展家庭病床服务的护理院。

（2）执行国家法令和卫生政策。

（3）家庭病床医护专业人员必须具备国家认可的学历职称及执业和注册资格。

（4）建立和实施临终关怀服务标准化作业包括规章制度、岗位职责、操作常规和考核评估。

（三）管理制度

（1）建撤制度。

① 凡建家庭病床的患者，在征得患者同意、经门诊或出诊医生诊治后，认为需继续治疗的，可由主管医生做出决定，开具建立家庭病床通知单，并办理建床手续。

② 由具体经办人填写家庭病床登记册（登记项目包括总编号、科床号、姓名、性别、年龄、地址、工作单位、联系人、建床诊断和日期、转归、医师姓名等），并填好家庭病床一览表卡片、索引卡和通知所属的家庭病床经管医师。

③ 同一患者，在同一时期内需由两个科以上诊治时，则以主要疾病作为建床科，另一科作为配合诊疗，不作同时建床。

④ 过去建立过家庭病床而再次建床时，作为再建床，可作为一次建床数统计，但

总编号作为原有号码,不另编号。

⑤ 经治疗后,病情痊愈、好转、稳定或治疗告一段落,不需要继续观察时,由负责经管医师决定,上级医师同意后,可予以撤床,开具撤床证,到指定部门办理撤床手续。

⑥ 撤床时,经管医师及护士应向患者及其家属交代撤床的注意事项,书写撤床小结,并填写索引卡。

⑦ 病情不宜撤床,患者或患者家属要求撤床,如劝解无效,可办理自动撤床手续,并将自动撤床情况记录于撤床小结中。

(2) 查床制度。

① 经管医师在接到建床通知后,应尽速诊视患者,在 24 小时内完成建床病史,并及时做出处理措施。

② 根据病员的病情决定查床次数,一般每周 1 次或 2 次,病情多变或重病者应增加查床次数,疑难或危重患者要及时向上级医师汇报。

③ 二级查床在有条件的单位可分科查床,即由各科的主治医师或高年资医师负责,不具备分科二级查床条件,则由家庭病床科(组)长负责。对新建床应在 3 日内进行,要审查经管医师的诊断和治疗计划,指导并修改病历,原则上每日重点查床不得少于 1 次,要了解其病情和治疗效果,及时修正和补充诊疗措施,做好质量把关和带教工作。

④ 查床应仔细认真询问病情,进行必要的检查与治疗,注意病员的心理、饮食、卫生、环境条件等,并向家属说明注意事项和护理要点,对危重病员做好必要的处理。

⑤ 做好病程、治疗和各方面必要的病例记录。

(3) 家庭病床型临终关怀服务病例管理制度。

① 家庭病床病员应建立正式病史资料,内容包括病历、体格检查、有关化验、诊断、治疗记录单等,并签署姓名。凡能制订治病计划的应力求制订,做到心中有数,掌握缓和治疗主动权。

② 病员建床后 24 小时应完成病历,原则上用钢笔书写。病历质量作为今后审查和考核的依据。

③ 病程记录按病种而不同,一般慢性病每周不少于 2 次,病情变化随时记录之,建床满 1 个月应写 1 次病程阶段小结。

④ 会诊、转诊、病例讨论、上级医师的诊疗意见均应及时记录,不得遗漏。各项检验应规定妥善粘贴。

⑤ 病员死亡,应在 24 小时内写好死亡记录,上报。

⑥ 病员撤床后,病历由病历室存档保存。

⑦ 家庭病床病历应保持正规、完整、清洁和整齐。

⑧ 诊疗期间的病历,应集中于科组内,分科分户保管,查床后及时集中,不要个人保管,以免损坏或遗失。

⑨ 撤床后或死亡后,应按规定格式整理,完整后回收,归档后有专人保管,需要参考时,要办理借阅手续。

(4) 家庭病床考核评价制度。家庭病床工作可在劳务费中按一定比例提成,以奖励家庭病床工作人员,奖励要结合考核进行。

开展家庭病床工作的医院,应根据规定和结合自身的实际情况,制订考核标准和制度,按月、年进行考核评价。考核内容包括:

① 工作数量:规定建床业务的完成情况、巡视次数、治疗护理次数等。

② 服务质量:医疗护理作风、服务态度、遵守规章制度及劳动纪律情况。

③ 工作质量:医疗和护理工作的规范和效果等方面。

九、临终关怀科社会工作管理

(一) 临终关怀科社会工作概念

(1) 社会支持是建立在社会网络机构上的各种社会关系,也是人与人之间传递关爱与尊重信息的社会互动过程。良好的社会支持有利于健康,一方面它对临终应激状态下的个体提供保护,可以对应激起缓冲作用;另一方面对维持一般的良好情绪体验具有重要意义。

(2) 库伯(Cobb,1976)等学者将社会支持分为 3 类:

① 资助支持型:提供身体、金钱、实物及服务性帮助。

② 信息支持型:及时提供信息、忠告,解答疑问并具体指导患者解决问题。

③ 精神支持型:热情照顾患者,尊重患者感情,对患者的个人感受表示理解并认同,鼓励患者公开表达感受等。

(3) 社会支持的目的就是提高临终患者临终阶段的生命质量。社会支持除由护士、医师提供外,末期患者亲友、单位领导和同事、社会工作者和社会志愿者(义工)、大中专学生、文艺人士与宗教人士也是社会支持的重要参与者。

(二) 社会工作者的组织和协调

(1) 社会支持的提供在我国有着广泛的社会需求,社会支持有十分丰富的内涵。

(2) 临终关怀科社会支持建立在社会网络机构上的各种社会关系上。

(3) 社会支持管理应由安宁护士及医务社工专职负责,应定期对社会护理人员进行培训教育。

(4) 负责对社会工作者登记、组织与协调,发给社会工作者纪念证书,记录社会工作人员个人档案,给予社会工作者标识。

(5) 向新闻媒体推荐经本人同意的社会工作人士的事迹。

(6) 总结和完善社会支持对于临终关怀的作用与功能,明确社会工作者的角色与任务。

(三) 社会支持的内容

(1) 传统的社会支持主要利用末期患者的家庭、亲属、同事或朋友开展工作,社会支持团包括社会工作者和志愿者,其中末期患者的家属和至亲好友等与末期患者有较亲密的关系,能够给末期患者心理精神方面的支持,有助于减轻或缓解末期患者对死亡与濒死的恐惧和压力;与此同时所提供的物质方面的资助可缓解患者某些生活矛盾和顾虑。

(2) 有关末期患者的社会支持有以下三方面:

① 社会有关组织对临终关怀的重视度近年来不断地增加,包括有代表性的民意测验,研究社会网络和社区居民接触,鼓励和倡议社会支持的具体措施,民间和官方组织或个人定期、不定期对临终患者的慰藉和爱护。

② 当患者和亲属存在各方面的困难,明显影响其获得良好的生存生活质量时,可通过社会支持,来防止或减缓生活、经济、物质和其他方面的压力与困难。

③ 临终患者出现精神、心理的问题,而依靠亲属和医疗机构的力量难以解决时,可根据具体情况利用社会支持最大限度地减少负面影响。社会组织的关心起到了亲属和医疗机构无法起到的照护作用,社会支持的介入有效地提高了患者的生存质量。

十、临终关怀科团队管理

(一) 临终关怀服务团队的概念

临终关怀服务团队是一种通常指由医生、护士、心理咨询(治疗)师、社工和义工等多方人员组成的团队,对无救治希望、存活期限不超过 3 到 6 个月的临终患者提供特殊的缓和医疗服务,也包括对临终者家属提供身心慰藉和支持。

(二) 临终关怀服务团队的角色和任务

(1) 医生:为"科学家"的角色。其任务是为濒死患者及家属改善生存质量,缓解疼痛及其他症状。"有时治愈症状、经常缓解症状、总是使患者舒服"。

(2) 护士:是"艺术家"的角色。其任务是从关注躯体照护细节开始,沐浴、异味的控制、压迫部位、饮食、液体摄入、大小便护理、口腔护理。

(3) 社会工作者:其任务是关注患者及家属在死亡前后面临的社会问题,评估和干预临终关怀团队制订的非医疗的社会目标。重点是关注患者、家属、临终关怀专业人员所期待的事物。(宣传策划,管理支持,顾问咨询,健康教育)

(4) 心理工作者(宗教人士):采用心理学技术(倾听、移情、澄清)和心理治疗(精神动力治疗、认知行为治疗等),配合药物治疗,改善患者的焦虑、抑郁等负面情绪情感。灵性关怀者通过聆听(痛苦、愤怒、当前需求)、追忆过去(负罪感,羞辱感)、处理忏悔、对生命中的爱、价值的感激、对即将发生的事做好准备(希望,死亡的神秘感)。

(5) 辅助人员:体疗师:恢复患者的活动力;工疗师:恢复患者尚存的功能;药师:提出最佳药物配方,预测副作用。义工:公众和社区服务。

第四节　护理院临终关怀科服务流程管理

一、流程管理的相关概念

（一）流程的概念

由两个及以上的业务步骤，完成一个完整的业务行为的过程，称为流程；注意是两个及以上的业务步骤。流程也可以理解为事物进行过程中的次序或顺序的布置和安排。

（二）流程管理的概念

是一种以规范化的入院至出院（死亡）的端到端业务流程为中心，以持续的提高组织业务绩效为目的的系统化方法。通过一些手段，对业务流程进行系统化的梳理、分析、改善和监控，并通过对业务流程的不断优化，从而规范业务活动，有效降低业务处理成本，提高业务处理效率。

二、护理院临终关怀服务流程含义

（1）临终关怀是姑息医学的最终环节，应按照世界卫生组织（WHO）对姑息医学的定义：通过早期识别、积极评估、控制疼痛和治疗其他痛苦症状，包括躯体、社会心理和宗教的（心灵的）困扰，来预防和缓解身心痛苦，从而改善面临威胁生命疾病的患者和他们的亲人的生命质量。根据此定义，临终关怀服务流程依次分为识别、评估、全方位服务及反馈。

（2）临终关怀服务流程管理：通过对临终关怀服务有效手段，梳理、分析目前服务的流程，以提高早期识别精度、全面多方位的评估面、增加服务项目及有效率、提升患者及家属的满意度，达到提高临终关怀覆盖率及效率的目的。

三、护理院临终关怀科服务流程管理指南

（一）临终关怀科服务流程管理的要点

（1）目的：提高临终关怀服务质量、提高患者及家属的满意度及科室经营绩效。

（2）优化流程的方法。

① 以临终患者为中心，以超越患者及其家属期望作为流程优化的导向。

- 医务人员把临终患者从"求医"对象转变为"服务"对象，一切工作以患者为中心。
- 营造一个医务人员与临终患者零距离接触的人文环境。
- 大力弘扬临终关怀文化，营造临终关怀科的文化氛围。
- 学习和借鉴服务行业的服务礼仪，进行规范化的礼仪培训。

② 以临终关怀服务流程为核心，优化护理院服务流程的目标与步骤。

- 了解临终关怀的诊疗流程,绘制临终关怀服务流程图(包括医疗、辅助支持系统)。
- 明确临终关怀服务目标,提高临终患者满意度,降低患者的服务成本和临终关怀科的经营成本。
- 确定流程优化组织机构的人员和实施整合的方法。
- 建立临终关怀服务流程模型,对其进行分析,找出流程的"瓶颈",按照轻重缓急进行排序。
- 明确解决办法,建立新的临终关怀流程管理模式,并组织实施新的临终关怀流程管理方法。

③ 寻找关键环节作为突破口。
- 在对临终关怀原有服务流程进行优化与整合时,需寻找关键环节作为突破口。
- 关键环节主要包括:(a) 与患者关系最密切的流程,如登记评估流程、住院服务流程等;(b) 不合理的、对整个流程优化阻碍的最大的流程,如病房的功能设置、空间布局等。

④ 以信息网络系统为纽带,高起点地优化和整合护理资源。信息系统可以使入出院手续办理时间缩短,有效地整合资源,使护理院经营者的控制能力得到较大幅度的提升。

⑤ 健全机制,强调制度落实,强调任务的完成,以强有力的组织措施和合理的激励机制,保障流程优化的顺利进行。

（二）临终关怀科服务一般流程

（1）门诊登记评估流程。患者或患者家属携带患者的病历资料、近期相关检验检查、上级医院的出院小结或病情证明等前来临终关怀科门诊进行病情登记。负责接待的临终关怀科医生应详细询问患者的病情和一般生活情况、肿瘤的分期分型、转移情况,做好患者的病情评估、体力状况评估、疼痛评估、症状评估、预计生存期评估等,并登记在可长期保存的电子或纸质档案中。

（2）预约住院流程。

① 对于符合护理院临终关怀科入院条件的患者,可根据患者的病情轻重程度及科室床位安排情况给予预约入院。如暂时没有床位可供安排,可根据时间情况电话预约。入院前应详细向家属(委托人)讲明住院期间的权利、需要承担的风险,并签署告知书及协议书。

② 临终关怀科入科条件:
- 病情不可逆转(有上级医院诊断证明),预计生存期在 90 天以内(根据预计生存期评估表评估)。
- 患者及家属接受临终关怀理念,签署知情同意书。

③ 流程:
- 床位医生开具入院申请单。

- 患者至预先安排好的床位上。
- 家属凭入院申请单、押金及医保卡办理入院手续。

（3）居家临终关怀服务流程。门诊登记的患者，暂不符合入住临终关怀病房条件的，如确实有治疗或居家照顾需求的，可安排进行居家临终关怀服务。

居家临终关怀条件：

① 病情不可逆转（有上级医院诊断证明），预计生存期在180天以内（根据预计生存期评估表评估）。

② 长期居住地为本街道。

③ 患者及家属接受临终关怀理念，放弃不必要的积极治疗。

（4）入院评估流程。入院后床位医生应在1小时内查看患者，询问病史并进行体格检查，评估病情、预计生存期评估、体力活动情况、疼痛情况、症状情况、心理评估、社会需求评估等，并根据评估结果指导和制订临终关怀服务计划（见表36-7）。

表 36-7　临终关怀相关评估项目、工具及评估时间

评 估 项 目	评 估 工 具	登记预约时	入院当天	入院1周	入院1月
病情评估	各肿瘤分期依据	√	√		
预计生存期评估	预计生存期评估表	√	√	√	√
体力活动评估	KPS 评分	√	√		√
疼痛评估	NRS 评分	√	√		√
症状评估	各症状强度评价	√	√	√	√
心理评估	汉密尔顿焦虑量表 汉密尔顿抑郁量表		√	√	√
社会需求评估	社会需求调查表		√	√	√

（5）多学科协作服务流程。患者入院后，根据评估情况，进行姑息医疗、安宁护理、社会工作、心理疏导、灵性关怀等多学科多方位的协作服务。医生、护士、社会工作者、志愿者、心理咨询师等多种人员参与。也可由肿瘤科专科医师、疼痛科专科医师、法律人士、宗教人士等专业人员参与临终关怀多学科协作服务。

（6）临终患者疼痛管理流程技能。患者入院后即进行疼痛评估并及时记录，并根据患者心理、社会等评分情况分析影响疼痛因素，在入院三天之内完成止痛药物的剂量滴定。疼痛评估应在每日由医生和护士分别进行。临床出现爆发痛，需在爆发疼痛时、给予药物治疗后分别进行疼痛评估。疼痛评估一般使用疼痛数字评分法（NRS）进行。对于无法沟通交流，或是已在濒死阶段的患者可采用疼痛强度脸谱描记（Wong-Baker 脸）等方式进行评估。

（7）治疗效果及满意度反馈流程技能。治疗效果主要根据量表评估进行，包括症状评估表、疼痛评估表、心理评估量表、社会需求量表、灵性量表等，对治疗效果欠佳的病例,及时请上级医师查看病情并制订治疗计划。出院后,需进行患者家属满意度的调查,并反馈到护士长及科室负责人,如有反馈不满意的问题,需及时进行讨论并整改。

(8)出院流程。

① 床位医生开具出院或死亡医嘱。

② 患者家属凭住院押金条及医保卡结账。

③ 凭结账单领取出院带药、出院小结。

④ 死亡患者凭结账单开具死亡证明书及死亡小结。

(9)关怀室(告别室)使用流程。当患者预计生存期评估已进入濒死期(生存期3天以内),征得家属同意后可转入关怀室。需临床医生开具转关怀室医嘱,并将评估情况记录在病程中。

(10)死亡及居丧服务流程。患者去世后,病区提供居丧服务相关信息。如死亡证开具流程、殡葬办理相关流程等,同时提供相关联系电话、地址供家属选择。如有特殊要求,如宗教服务等,可在不影响其他患者及家属的前提下尽量为其提供便利。如出院调查及社会工作需求评估提示患者家属需要居丧关怀,可协助社会工作者、志愿者、心理咨询师等为其提供居丧心理指导、随访等服务。

(11)患者及家属电话随访流程。下列患者及家属可提供电话随访及居家服务信息:

① 暂未达到入住条件的患者,病情仍持续发展,应每周随访及电话进行预计生存期评估。

② 入住临终关怀病房,但因家属要求进一步治疗或其他原因出院的患者,应每周至每2周随访。

③ 患者逝世后,若有需求应进行居丧随访,频率为每2周至2月(见表36-8)。

四、临终关怀服务管理技能

(一)早期识别的管理技能

(1)早期识别的概念。在临终关怀服务的流程中,早期识别是首要的环节。

① 识别就是辨识和鉴别。是一种归类和定性,将需要纳入临终关怀服务的对象从全部人群中识别出来。

② 早期识别,即是尽早把需要和即将需要进行临终关怀服务的患者进行登记管理,在第一时间把需要进行服务的患者甄别出来,并进入下一步流程。

③ 理想的识别需要同时满足几个条件:

● 准确性:通过专业的工具,把需要进行或者即将需要进行临终关怀的对象从患者中准确甄别出来,然后针对性进行登记和随访。

● 及时性:在患者符合临终关怀的条件时,就可将其及时识别出来。需要一个完善的识别登记系统,并且要有定期随访的制度和流程。

表 36 - 8   临终关怀服务流程图

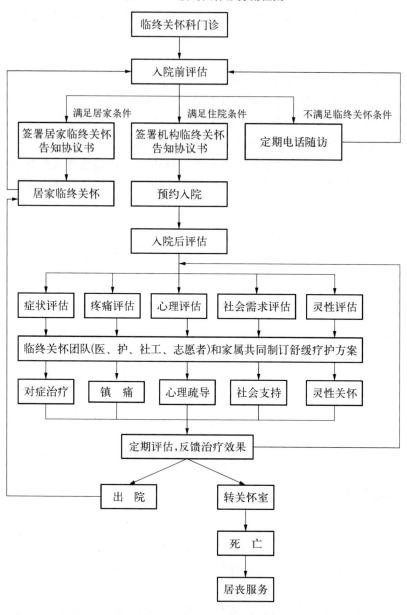

- 广泛性：早期识别的对象比临终关怀的服务对象更加广泛，需要介入到疾病的全程治疗中。涵盖了一些暂时还未进入到临终阶段的患者，一旦进入识别环节，则需要临终关怀科医生和专科医师等共同合作，进行定期随访。
- 可及性：早期识别的方法应该简单、有效、便捷，适合护理院医护人员操作。
- 连续性：早期识别需要全程管理，比如登记档案的管理、随访管理等，保证患者能全程接受服务。

(2) 早期识别的对象：需要识别的重点患者为：

① 恶性肿瘤末期患者；② 高龄老衰患者；③ 艾滋病末期患者；④ 不可逆转植物人；⑤ 现代医学实践证明不可痊愈的严重疾病末期，经积极治疗无明显效果，患者承受巨大痛苦，预期生活时间和生活质量极度低下；⑥ 突发自然灾害或意外伤害所致病情危重，虽经积极抢救难以挽回生命者。

(3) 早期识别的途径。

① 转介制度：

- 专科医院及综合性医院进行治疗的肿瘤患者及器官衰竭患者，如已进入晚期，无进一步积极治疗(如手术、放疗、化疗、生物靶向治疗等)的指征，可联系提供临终关怀服务的护理院进行登记评估。根据预计生存期可推荐患者接受居家或机构的临终关怀服务。
- 如患者病情加重，一般情况欠佳，上级医院诊断治疗后明确已失去积极治疗的价值，可携带病史资料至临终关怀门诊进行评估。
- 临终关怀病房患者如接受对症治疗后病情稳定，应定期转诊至上级医院评估目前病情发展情况，协助团队制订适合患者的诊疗和护理计划。
- 如患者病情评估较稳定，预计生存期较长，尚不满足居家临终关怀条件，可转介至姑息医学专科或肿瘤疼痛专科等进一步诊治。

② 门诊：护理院开设临终关怀科门诊，进行临终关怀服务的咨询和登记，并对登记的患者进行评估。

(4) 早期识别的工具。

① 工具的概念：原指工作时所需用的器具，后引申为达到、完成或促进某一事物的手段。

② 临终关怀早期识别工具：通常是一系列的量表、评分标准、问卷等，以量化的标准把需要进行临终关怀的人群甄别出来的手段。

③ 工具之一——功能状态评分标准(KPS评分)(见表36-9)：

表36-9　Karnofsky(卡氏，KPS，百分法)功能状态评分标准

体　力　状　况	评　分
正常,无症状和体征	100分
能进行正常活动,有轻微症状和体征	90分
勉强进行正常活动,有一些症状或体征	80分
生活能自理,但不能维持正常生活和工作	70分
生活能大部分自理,但偶尔需要别人帮助	60分
常需要人照料	50分
生活不能自理,需要特别照顾和帮助	40分

（续表）

体 力 状 况	评 分
生活严重不能自理	30 分
病重,需要住院和积极的支持治疗	20 分
重危,临近死亡	10 分
死亡	0 分

得分越高,健康状况越好,越能忍受治疗给身体带来的不良反应,因而也就有可能接受彻底的治疗。得分越低,健康状况越差,若低于 60 分,许多有效的抗肿瘤治疗就无法实施。

一般进入临终关怀流程的患者,需 KPS 评分小于 40 分。

④ 工具之二——体力状况评分标准(PS 评分),如表 36 - 10 所示。

表 36 - 10　PS 评分,Zubrod-ECOG-WHO(ZPS,5 分法)

体 力 状 况	级
正常活动	0
症状轻,生活自在,能从事轻体力活动	1
能耐受肿瘤的症状,生活自理,但白天卧床时间不超过 50%	2
症状严重,白天卧床时间超过 50%,但还能起床站立,部分生活能够自理	3
病重卧床不起	4
死亡	5

行为能力评分(Karnofsky 评分)一般要求不小于 70,ZPS 评分一般要求不大于 2,才考虑化疗等。大于 3 分考虑临终关怀介入,4 分以上为临终关怀服务绝对适应。

⑤ 工具之三——预计生存期评估表(毛氏评分)。

- 背景:由于 PS 评分和 KPS 评分只能反映患者的功能和体力情况,临床上通常用于指导患者是否能够耐受副作用较大的治疗。而评估患者病情、一般生活情况的工具国内外均较缺乏。2006 年起上海市静安区临汾路街道社区卫生服务中心以毛伯根主任为首的团队,进行了"临终患者(生存期)评估"的研究。

- 应用现状与评价:预计生存期评估表于 2009 年 1 月临床投入使用,经过 134 例患者的临床验证,此表评估直观、易操作,评估结果和病情转归相近,极差内容界限分明,且表格的信度、效度均令人满意。自 2012 年起,在全国的临终关怀岗位资格培训班上开始向全国推广。

● 管理策略与方法：(a) 首次识别评估阶段，如有条件应尽量询问患者本人，或者询问了解患者病情和一般情况的监护人，以提高评估的准确性；(b) 预计生存期评分转换为生存期时，应仔细分析患者目前是否存在急性感染、出血、高颅内压等急性并发症，宜个性化不能生搬硬套；(c) 生存期和评分对照表如表36-11所示。

表 36-11　临终患者病情(生存期)评估单

上海市××区××街道社区卫生服务中心

临终患者病情(生存期)评估单

床号		姓名		性别		年龄		住院号		诊断	

排序号	评估病情项目	级 差 比 例					评 估 时 间		
		100%	50%	30%	20%	10%	入院	一周	一月
1	摄入	平时正常量 **18**	平时半量以下 **9**	少量流质 **5**	少量啜饮 **3**	*仅口唇囷动 **1**			
2	体能生活	自主行走全自理 **18**	搀扶走大部分自理 **9**	大多卧床自行用餐 **5**	卧床能坐靠能交流 **3**	*仅能肢体徐动、吞咽 **1**			
3	年龄(岁)	<50 **10**	50～69 **5**	70～79 **3**	80～90 **2**	>90 **1**			
4	呼吸次/分	正常 **10**	活动后气促 **5**	平卧时气促 **3**	* >30 或 <10 **2**	#张口点头样 **1**			
5	神志	正常 **10**	淡漠眼神呆滞 **5**	嗜睡或烦躁 **3**	*浅昏迷 **2**	#深昏迷或见"回光返照" **1**			
6	血压收缩压	正常 **6**	<平时值20% **3**	<100毫米汞柱 **2**	* <80毫米汞柱 **1**	# <70毫米汞柱 **0.5**			
7	脉搏次/分	正常 **6**	>100或不齐 **3**	>120或<60 **2**	* >160或<50 **1**	# <45 **0.5**			
8	营养状态	无消瘦 **6**	略有消瘦体重下降>10% **3**	轻度消瘦体重下降>20% **2**	中度消瘦体重下降>30% **1**	重度消瘦体重下降>40% **0.5**			

（续表）

排序号	评估病情项目	级 差 比 例					评 估 时 间		
		100%	50%	30%	20%	10%	入院	一周	一月
9	脏器状况	无损伤 **4**	非重要脏器损伤 **2**	一个重要脏器损伤 **1.5**	二个重要脏器损伤 **1**	三个以上重要脏器损伤 **0.5**			
10	体温腋下/℃	正常 **4**	>37.1 **2**	>38 **1.5**	*>39或<36.3 **1**	#>40或<36 **0.5**			
11	尿量 Ml/日	正常 **4**	略减>700 **2**	减少>400 **1.5**	*少尿<400 **1**	*#无尿<100 **0.5**			
12	水肿	无 **4**	下肢水肿 **2**	全身水肿 **1.5**	伴胸、腹水 **1**	胸、腹水伴呼吸限制 **0.5**			
	共计								

说明：① 上表中含"＊"、"#"格为限定警示指标内容，符合"＊"内容 3 项以上者或符合"#"2 项以上者，可确定病情已进入濒临死亡阶段，预计生存期约为 3 天。

② 重要脏器指对生命延续有明显影响的脏器，如心、肝、肺、肾、脑，损伤包括脏器转移和/或功能衰（减）竭。

③ 血压的平时值指发病以前，血压在同样条件下的平均（3 次以上）测值。

④ "回光返照"指患晚期癌肿或其他衰竭性疾病的患者，在临终弥留时，出现短期的"食欲增加、精神亢奋、神智转清、开口说话、思维清晰、肢体徐动"等现象，约 1～3 天后病情急转，出现死亡。

⑤ "下肢水肿"指腿、足部任一侧、段的水肿，"胸腹水伴呼吸限制"指积有大量胸水、腹水时引起呼吸困难。

⑥ 某些初入院患者，病情尚不稳定如颅内内压增高、严重感染、高热，需待急症病况得到控制，方能比较准确的评估，本评估所得结果建立在安宁护理和缓和医疗的基础之上。

表 36-12 评分预计生存期对照表

评分	天数	评分	天数	评分	天数	评分	天数
20	4	30	7	40	13	50	24
21	4	31	7	41	14	51	26
22	4	32	8	42	15	52	28
23	5	33	8	43	16	53	29
24	5	34	9	44	17	54	31
25	5	35	10	45	18	55	33
26	5	36	10	46	19	56	36
27	6	37	11	47	20	57	38
28	6	38	11	48	21	58	40
29	6	39	12	49	23	59	43

(二)积极评估的管理技能

(1)概念:

① 评估是指评价、估量、测算。临终关怀评估是在早期识别的基础上,采用调查、量表、现场询问等方法,对患者基本情况、生理、心理、精神、灵性以及社会等各方面的情况进行评价,以用于评估患者生存期、进一步指导患者的治疗护理、心理干预、社会支持等、全过程的临终关怀。

② 积极评估是指定期、流程化、规范化对患者的综合情况进行评估,目的是早期能发现在各方面存在的问题,以便早期介入,从而使临终关怀得到规范化和最佳服务。

(2)评估内容。

① 基本情况评估:

包括患者的姓名、性别、年龄、籍贯、居住地、生活方式、教育背景、家庭情况、经济情况、家族史、血型、既往疾病等情况。

② 病情评估:

- 病情的概念。指疾病变化的情况,疾病的起因、临床表现及相关情况。包括了疾病发生发展的过程、患者的主要症状、治疗的经过和转归、对生活带来的影响等。

- 临终病情含义。指末期疾病发展到临终期,影响到多个系统、器官或功能的一系列过程。重点是和生命维持有关的饮食情况、体力情况、呼吸情况、水肿情况、精神和意识情况、重要器官(心、肺、肝、肾、脑)的功能情况等。

- 病情评估的方法:(a)根据患者或家属的主诉,提炼出准确的病情发展线索,明确疾病发生、发展和治疗的过程,判断疾病对机体影响的现况和预测。(b)根据已有的客观资料,如影像学资料、实验室检查以及体格检查等,判断目前疾病和机体所处的状态。(c)不完整的必要的资料,可入院后进一步加以完善。

- 病情评估的管理策略:(a)做好病情资料的登记和整理;(b)定期总结,归纳各种疾病临终病情的共同点;(c)入院后每日评估病情,做好病情发展的过程、症状、干预措施、效果反馈等记录;(d)总结并找出病情发展的规律,便于更准确评估其他患者的病情。

③ 预计生存期评估:

- 预计生存期的概念。是将临终患者的一般状态、饮食、体力、主要脏器功能根据量表进行评估后,按照公式推算出的患者预计的剩余生存时间。预计生存期评估量表即为临终患者病情评估量表,也是临终关怀科最常用的量表。目前此量表作为大部分临终关怀科收治患者的标准。一般预计生存期量表评分60分以下,预计生存期3月以内的可收治入临终关怀病区。评估表格见表36-12。

- 预计生存期评估管理指南。(a) 识别期评估：确定患者为恶性肿瘤末期患者后，使用《临终患者病情（生存期）评估表》（毛氏量表）进行首次识别评估，应明确毛氏量表适用范围仅为恶性肿瘤末期患者和病情持续进展、无法逆转的患者。被调查者可以是患者本人，也可以是熟悉患者病情和一般情况的照料者。(b) 周评估：在接受临终关怀服务 1 周以后，需再次使用毛氏量表进行评估。因给予了患者 1 周的临终关怀服务，患者一般情况可有所好转；或病情有新的变化出现进展。故需利用此表对患者生存期进行重新修正。(c) 月评估：在接受临终关怀服务 1 个月后，需再次使用此表进行评估和生存期修正。除了临终关怀服务对患者生存期可能有积极影响外，也应排除一些病情变化（包括功能好转或并发症出现）对患者生存期造成的积极或消极影响。

④ 疼痛评估：疼痛是患者的一种主观感受，因此疼痛强度的评估并没有客观的医疗仪器可供选择，主要还是依靠患者的主观描述。目前临床常用的疼痛评估方法有以下三种。医务人员不仅应正确掌握其使用方法及其临床意义，还应指导并督促患者正确使用，从而为临床用药的选择及剂量调整提供相对可靠的依据。

评价疼痛常用采取语言评价量表（VDS）、面部疼痛表情量表（FPS‐R）、主诉疼痛分级法（VRS）、视觉模糊评分（VAS）、数字评价量表（NRS）等。

- 根据主诉疼痛的程度分级法（VRS 法）：让患者根据自身感受说出，即语言描述评分法，这种方法患者容易理解，但不够精确。具体方法是将疼痛划分为 4 级：无痛、轻微疼痛、中度疼痛和剧烈疼痛。

0 级：无疼痛。

Ⅰ级（轻度）：有疼痛但可忍受，生活正常，睡眠无干扰。

Ⅱ级（中度）：疼痛明显，不能忍受，要求服用镇痛药物，睡眠受干扰。

Ⅲ级（重度）：疼痛剧烈，不能忍受，需用镇痛药物，睡眠受严重干扰可伴自主神经紊乱或被动体位。

- 视觉模拟法（VAS 划线法）：画一条长线（一般长为 100 mm），线上不应由标记、数字或词语，以免影响评估结果。保证患者理解两个端点的意义非常重要，一端代表无痛，另一端代表剧痛，让患者在线上最能反映自己疼痛程度之处划一交叉线。评估者根据患者划 X 的位置估计患者的疼痛程度。部分患者包括老年人和文化教育程度低的患者使用此评分法可能有困难，但大部分人可以在训练后使用。

- 数字分级法（numerical rating scale, NRS）。用 0～10 代表不同程度的疼痛。应该询问患者疼痛的程度，做出标记，或者让患者自己画出一个最能代表自身疼痛程度的数字。此方法在临床上较为常用（见图 36‐2）。

0　无痛；

1～3　轻度疼痛（疼痛不影响睡眠）；

4～6　中度疼痛；

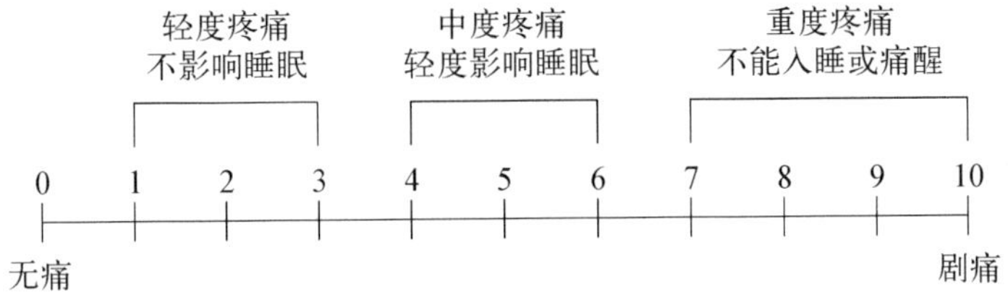

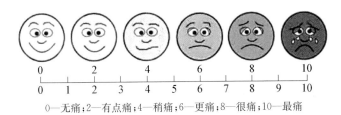

图 36-2　疼痛数字分级法(NRS)

7～9　重度疼痛(不能入睡或者睡眠中痛醒);

10　剧痛。

- 疼痛强度评分 Wong-Baker 脸:对婴儿或无法交流的患者用前述方法进行疼痛评估可能比较困难。可通过画有不同面部表情的图画评分法来评估(见图 36-3)。

0—无痛;2—有点痛;4—稍痛;6—更痛;8—很痛;10—最痛

图 36-3　疼痛测量表　疼痛脸谱评分法(Wong-Baker 脸)

⑤ 心理评估:

(a) 焦虑自评量表(SAS)(见 25 章护理院管理心理技能);

(b) 抑郁自评量表。抑郁自评量表(Self-rating depression scale,SDS),是含有 20 个项目,分为 4 级评分的自评量表,原型是 Zung 抑郁量表(1965)。其特点是使用简便,并能相当直观地反映抑郁患者的主观感受。主要适用于具有抑郁症状的成年人,包括门诊及住院患者。只是对严重迟缓症状的抑郁,评定有困难(见表 36-13)。

表 36-13　抑郁自评量表

请根据您近一周的感觉来进行评分,数字的顺序依次为从无、有时、经常、持续。

	序号	问　　题				
	1	我感到情绪沮丧,郁闷	1	2	3	4
＊	2	我感到早晨心情最好	4	3	2	1
	3	我要哭或想哭	1	2	3	4
	4	我夜间睡眠不好	1	2	3	4
＊	5	我吃饭像平时一样多	4	3	2	1
＊	6	我的性功能正常	4	3	2	1

（续表）

	序号	问　　题				
	7	我感到体重减轻	1	2	3	4
	8	我为便秘烦恼	1	2	3	4
	9	我的心跳比平时快	1	2	3	4
	10	我无故感到疲劳	1	2	3	4
*	11	我的头脑像往常一样清楚	4	3	2	1
*	12	我做事情像平时一样不感到困难	4	3	2	1
	13	我坐卧不安，难以保持平静	1	2	3	4
*	14	我对未来感到有希望	4	3	2	1
	15	我比平时更容易激怒	1	2	3	4
*	16	我觉得决定什么事很容易	4	3	2	1
*	17	我感到自己是有用的和不可缺少的人	4	3	2	1
*	18	我的生活很有意义	4	3	2	1
*	19	假若我死了别人会过得更好	1	2	3	4
*	20	我仍旧喜爱自己平时喜爱的东西	4	3	2	1

结果分析：指标为总分。将 20 个项目的各个得分相加，即得粗分。标准分等于粗分乘以 1、25 后的整数部分。总粗分的正常上限为 41 分，标准总分为 53 分。

标准分（中国常模）：

ⅰ 轻度抑郁：53～62 分；

ⅱ 中度抑郁：63～72 分；

ⅲ 重度抑郁：>72 分；

ⅳ 分界值为 53 分。

SDS 总粗分的正常上限为 41 分，分值越低状态越好。标准分为总粗分乘以 1、25 后所得的整数部分。我国以 SDS 标准分≥50 为有抑郁症状。

抑郁严重度＝各条目累计分 /80

0.5 以下者为无抑郁；0.5～0.59 为轻微至轻度抑郁；0.6～0.69 为中至重度；0.7 以上为重度抑郁。

⑥ 灵性评估：灵性的定义是指人与天、人、物、自我的关系，并在各种关系中寻求共融；体验生命的意义与价值、维系和谐的关系、超越当下的困境，并在不断超越的整合过程中达到平安的感受。

灵性健康评估是一个复杂的过程。Hodge 将灵性健康评估定义为收集和综合灵性及宗教相关信息的过程,并形成具体的理论框架,提出一个全面的灵性健康评估应该包括四个方面的内容:患者自主权、文化因素、灵性健康规范以及服务规定、灵性的突出性,可以为以后的实践研究提供基础、指明方向。国外学者研发了多种灵性评估工具,在临床中广泛应用,对于评估患者的灵性需求,发挥了重要作用,但国内目前尚未有关于晚期癌症患者灵性需求的评估工具。

对灵性健康的评估可通过观察、询问以及测量进行。

(a) 观察:可通过个体行为(如患者精神状况、姿势等)、说话(如选择词、语调、音量等)、环境(个体身边是否携带让人平静安适的书籍,或栽种花草等)。

(b) 询问:可直接通过相关问题对个体灵性健康状态进行评估,Puchalski 于1996 年提出"PICA"的灵性评估法,F 代表信仰或信念(Faith or Beliefs),包含:什么是您的信仰或信念、您思考过自己的灵性或宗教信仰吗、您相信什么可以赋予生命意义;I 代表重要性和影响力(Importance and Influence):灵性或信仰对您的生活重要吗,您的宗教信仰或灵性如何影响,您对健康的看法或照顾自己的方式,您的信念在疾病过程如何影响您的行为;C 代表社区(Community):您参与任何的灵性或宗教的团体吗、这些团体是否以及如何给您支持,您有没有真的爱一个人或团体? A 代表关注(Address in Care):您要我如何为您提供灵性照护。FICA 一直用于评估患者灵性健康状态,在 2010 年将该量表应用到肿瘤患者中,明确提出该量表可供临床医生用以评估患者的灵性需求。该量表是目前国际普查姑息关怀患者生活质量灵性照护需求的标准化工具之一。

(c) 测量:国外学者研发了多种灵性评估工具,在临床中广泛应用,对于评估患者的灵性需求,发挥了重要作用,但国内目前尚未有关于晚期癌症患者灵性需求的评估工具。

ⅰ. 欧洲跨文化癌症患者生命质量-灵性健康量表(EORTC QLQ - SWB36):由欧洲癌症研究和治疗组织开发,这是一个跨文化、可以独立测量晚期癌症患者灵性健康的工具。该量表在查阅文献的基础上确认相关的灵性问题,结合姑息治疗专家意见以及来自法国、德国、冰岛、英国、意大利、西班牙、克罗地亚、比利时、奥地利、荷兰十个欧洲国家及日本晚期癌症患者的调查发展起来的。严格的开发过程确保量表覆盖了灵性相关的重要问题,主要分为四个维度:个人与自我的关系;个人与他人的关系;自我存在感;与重要或神圣的事情关系。由于不同国家、地区语言、文化的差异,该量表开发的过程中在内容、措辞方面充分考虑到了这两点影响因素,可以跨文化使用。

2013 年,欧洲癌症研究和治疗组收集了 10 个欧洲国家以及日本、墨西哥、智利、中国共 14 个国家的临床病例数据,加以分析,对 EORTC QLQ - SWB36 量表进行进一步修订和改良,形成了目前的灵性健康量表(EORTC QLQ - SWB32)。其开发过程经过国际性的可靠性与有效性验证,在不同文化背景下灵性健康的评估也有很好的适用性。

ⅱ. 慢性疾病患者灵性治疗的功能评估—灵性安适量表（FACIT-Sp）：包括7个体能项、6个家庭社会项、6个情感项、7个功能项和12个灵性项（FACIT-Sp分量表）。FACIT-Sp分量表分两大模块：意义/安宁模块包括8个问题，评估患者对生命意义、目的、内心安宁的感受；信念模块包括4个问题，评估患者疾病与其自身信念和灵性信仰的关系。得分越高表示灵性安适程度越好。

ⅲ. 灵性安适量表（Spiritual Well-being, SWBS）：该量表由 Paloutzian 等1982年设计，包括宗教安适（Religious Well-being）及存在安适（Existential Well-being）两个层面，共有20个题目。该量表已经在多个国家得到应用，在不同的群体如大学生、慢性病患者、临终患者、癌症患者等中都保持着良好的信效度，内部一致性信度系数为0.82～0.86。2004年，我国台湾学者唐婉如在对此量表进行汉化，形成新的量表（灵性安适中文量表），并在消化道癌症患者中加以应用，结果内部一致性良好（0.91）。

（三）缓解患者身体、心理、心灵、社会痛苦

（1）身体关怀（生理）：透过医护人员及家属之照顾减轻病痛及各种不适。

① 一般治疗：包括舒适的环境和体位、合理的膳食饮水、适量的活动、吸氧、基础营养支持等，维持患者基本需求。

② 镇痛治疗：患者入院后应首先评估其疼痛程度，根据疼痛评分选择合适的镇痛药物治疗。

③ 其他对症治疗：

呼吸系统：咳嗽、咳痰、气喘。

消化系统：口干、胃灼热、反酸、腹胀、便秘。

心血管系统：胸闷、心悸、胸痛。

泌尿系统：尿频、尿急、尿痛、腰酸。

非特异性：乏力、头晕、烦躁。

（2）心理关怀（心理、精神）。

紧张、焦虑、恐惧、抑郁。

（3）心灵关怀（信仰）。灵性健康是人们所有健康与幸福的根本，用以整合生理、心理、精神、情绪、社会及职业等健康的各个层面。灵性健康的内涵，主要包括以下四个方面：（a）追寻生命的目的和意义，帮助个体发现生命的价值和希望；（b）拥有内心的应变能力，以应对生活中所遇到的危机和不确定性；（c）建立和谐的联系：个体与他人、宇宙万物和环境能有和谐的联系；（d）超越限制，能克服身体和精神状况的能力、意愿或经验，或是能实现幸福安适、自我愈疗的能力。所以"灵性健康"可以简单说是人在追求自我超越需要、自我实现需要过程中体现出来的能量畅通的健康状况。

（4）社会关怀。

① 社会工作是一种助人自助活动。美国社会工作者协会(National Association of Social Workers，NASW)对社会工作所下的定义是：社会工作是一种专业活动，用以协助个人、群体、社区去强化或恢复能力，以发挥其社会功能，并创造有助于达成其目标的社会条件。

② 社会工作是一种专业助人过程。弗里兰德(Friedlander)1980 年在其所著的《社会福利导论》(*Introduction to Social Welfare*)一书中强调社会工作是一种专业服务，也是一种专业助人的过程。

③ 社会工作是一种专业助人方法。我国台湾学者廖荣利在 1996 年出版的《社会工作概要》一书中引述芬克(Fink)对社会工作的定义：社会工作是一种艺术或学科，它通过提供专业助人的服务，以增强个人与群体的人际关系和社会生活功能。这种助人的专业方法注重人们和其所处环境的交互关系。

④ 社会工作是一种专业。廖荣利本人在《社会工作概要》一书中对社会工作所下的定义是：社会工作是现代社会中一种独特的专业领域，它运用社会的和心理的科学原则，以解决社区生活中的特殊问题，并减除个人的生活逆境和压力。

⑤ 社会工作是一种制度。威特默尔(Witmer)1942 年在其所著的《社会工作：一种制度的分析》一书中认为：社会工作是有组织的机构或团体为解决个人所遭遇的困难而实施的一种援助，是为协助个人调整其社会关系而实施的各种服务。史坡林(Siporin)在 1975 年出版的《社会工作实务概论》一书中也认为：社会工作是一种协助人们去预防和解决社会问题，恢复并增强他们社会生活功能的一种社会制度化方法。

⑥ 对社会工作的综合性定义。斯基摩尔(Skidmore)在其 1994 年出版的《社会工作导论》(*Introduction to Social Work*)一书中，对社会工作下了一个综合性定义：社会工作是一种艺术、一种科学，也是一种专业，其目的在于协助人们解决其个人、群体(尤其是家庭)、社区的问题，以及运用个案工作、群体工作、社区工作、行政和研究等方法，促使个人、群体和社区之间的关系达到满意的状态。

第五节　护理院死亡教育管理

一、死亡教育的概念和内涵

(一)死亡教育的概念

死亡教育，主要是以死亡主题进行的教育。是通过宣传、教育使人改变自己对死亡的想法、感受、价值观，乃至行动，而这改变的过程就是死亡教育。简言之，死亡教育就是一种促进个人了解死亡是生命之一部分的教学过程。

(二)死亡教育的内涵

死亡教育不仅仅是针对将死者的临终教育，而是针对每个生命的普遍教育。死亡教育不是教人们如何去结束生命,也不是美化死亡,而是引导人们正确地认识死亡,领悟死亡的本真价值,由死观生,反思人何以生、以何生,从而激励人们热爱生命,积极创造有限生命的无限价值。

二、护理院开展死亡教育意义与作用

(一)意义

(1)死亡教育提高患者和家属面对死亡的心理应激能力。科学的死亡观,是为死亡寻求心理适应,良好的心理适应不仅对临终者是必要的,对于临终者的家属也同样必要。死亡对于临终者而言,其真正到来之际也就是痛苦解脱之时,但是对于家属来说,却正是更大痛苦的开始。许多人会因为亲人的逝世而遭受沉重的心理打击,严重影响工作和生活。有的人甚至会大病一场,精神长期得不到恢复。这些人需要给予死亡教育。

(2)死亡教育优化医疗卫生和社会资源。医疗资源是一个社会问题,发展卫生事业和护理院服务需要合理优化物质和社会资源,这就涉及对有限的资源如何进行合理的分配问题,如何发挥有限资源的效用价值问题。护理院开展临终关怀服务和死亡教育,让人们正确面对死亡,可以将医疗资源和社会资源更优化整合、合理分布,使护理院乃至整个医疗保健及社会健康稳步发展。

(二)作用

(1)帮助人们正确面对死亡:死亡教育可促进人们树立正确的人生观、价值观,"向死而生",从而珍惜生命的每一天。每个人可以使用有效地解决问题的技术与策略,来处理内在的冲突和对死亡的恐惧。

(2)提升人们对死亡的认识。

① 由于受传统文化的影响,人们忌讳谈论死亡。良好的死亡教育使我们正视这些冲突的信息,以健康、正常的观点来谈论生死,提升人类文明水平,提高人口素质。

② 死亡文明有三个基本要求,即文明终(临终抢救要科学和适度)、文明死(要从容、尊严地优死)和文明葬(丧葬的文明化改革)。文明死是死亡文明中的中心环节部分。

(3)帮助患者正确理解死亡和迎接死亡。通过对死亡的思考,可以帮助患者正确评价自己的生活,进而鼓励患者提升自己的生活状态。帮助临终患者,缓解恐惧、焦虑的心理。死亡教育针对患者的心理特点,致力于提高患者对生命质量和生命价值的认识。通过死亡教育,使患者可以真实地表达内心的感受,得到家属的支持,认识到自己的价值意义,保持平衡的状态及健全的人格。

(4)给予临终患者的家属及护理人员情绪支持和安慰。亲人的离世,亲属会难以接受死亡的事实。有些家属会悲痛欲绝,精神痛苦更为强烈,且时间持续很长。而良好的死亡教育可使家属的心理得以平衡,给予慰藉、关怀,疏导悲痛过程,缓解丧亲的痛苦。

(5) 帮助患者安然接受死亡的现实。当患者诊断疾病为不可治愈时,对患者进行死亡教育十分必要。可以使患者对死亡有正确的认识。死亡教育一方面有利于患者接受现实,另一方面为自己的后事做妥善安排。如立遗嘱、说明自己希望选择什么样的丧葬仪式、遗体如何处理等。

(6) 提高临终关怀工作人员的素质。临终关怀工作者接受死亡教育,提高自身对死亡科学认识的同时,还能够提高对临终者及家属身心整体照护的能力。针对死亡不同阶段的心理特点,帮助临终患者尊严地、安宁地死去,同时帮助丧亲者渡过最困难的哀伤阶段。

(7) 预防不合理的自杀。一些临终患者不堪忍受病痛折磨,在他们以死亡解除痛苦往往会采用自杀的手段结束自己的生命。死亡教育可使患者树立科学文明的死亡观念,可以预防不合理的自杀行为。

三、护理院开展死亡教育内容与方法

(一) 死亡教育的内容

(1) 死亡基本知识教育。死亡基本知识主要是指,死亡的概念、定义和死亡判断标准,死亡的原因与过程,死亡的不同方式及死亡方式的选择,人类死亡的机理,死亡的社会价值与意义,思想家对死亡问题的基本探讨,与死亡现象有关的人类活动等。死亡基本知识的教育是死亡教育基础的,也是最重要的内容。

(2) 死亡与生命辩证关系教育。人们习惯于把死亡看成外在的、陌生的和对抗生命的东西,但这样的认识割裂了死亡与生命的辩证关系,不能使我们真正认识死亡现象及其本质。正如德国现代神学家云格尔所说,"就人的生存而言,死不仅是全然陌生的,它同时是我们最切身的。在我们的生命中,也许很多东西甚至一切都不确定,但我们的死亡对于我们是确定的。"生命与死亡是辩证统一的,有多少生命现象,就有多少死亡现象。

(3) 死亡心理教育。

① 一是死亡态度的教育,使患者及其家属了解不同群体的死亡态度,树立正确的死亡态度。

② 二是临终死亡心理的分析与教育,帮助患者及其家属了解人类个体在临近死亡时心理的变化过程,帮助人们顺利走完人生的最后旅程。

③ 三是家属居丧悲伤与辅导,帮助死者家属尽快从失去亲人的悲伤中走出来,恢复正常的社会生活。

④ 四是对"死后世界"的教育,使人们明白死后世界在物质转换上和在精神上存在的意义,消除人们因为死亡产生人生无意义的心理。

(4) 死亡权利教育。

① 生命属于个人,也属于家庭和社会,因此人对生命的处置权是相对的,也就是说人的死亡权利是相对的。

② 死亡权利的教育可以使人们了解到,无论是自己或他人的生命都应该受到尊重和保护,人们不能随意行使死亡权利来处置自己和他人的生命。

③ 特殊的情况下,人们死亡权利的行使恰恰是对自己和他人生命的尊重。现代社会人道主义语境下对死亡权利的关注,反映了现代人对提高生命质量和维护生命及死亡尊严的渴求。

(二) 死亡教育的形式和方法

1. 死亡教育形式

(1) 文字材料。

(2) 集体讲解。

(3) 个人指导。

(4) 电化教育等。

2. 死亡教育方法

(1) 随机教育法。

(2) 欣赏与讨论法。

(3) 模拟想象法。

(4) 阅读指导法。

(5) 情境教育法等。

(黑子明)

第三十七章

护理院常见急症和疾病的诊疗与转诊转院

第一节　护理院常见急症和疾病的诊疗与转诊转院概述

护理院服务的持续与发展,首先需要以医疗和护理安全和遵循有关规章制度为切入口,医疗护理的符合伦理和保证安全是基本点,也是每时每刻必须执行的底线,因此收治指征和转诊转院指征应当十分明确。

一、护理院收治范围及不宜收治范围

（一）收治范围

目前护理院一般收治范围应根据自身功能特点,而有所侧重。主要收治以长期养护照料患者和经诊断明确的慢性病急性期老年患者,其年龄一般大于 60 岁,和临终关怀患者。

（二）不宜收治的范围

根据护理院基本标准和配备设施及医疗护理条件,原则为:

（1）急、慢性传染病患者,例如:肺结核活动期、传染性肝炎、严重的传染性皮肤病如疥疮等。

（2）患者需紧急治疗的,包括（急性心肌梗死、急性大出血、急性中毒者）。

（3）需手术治疗的患者。

（4）本院无设备进行积极治疗的患者,如急、慢性肾功能衰竭需血透维持生命的。

（5）精神病患者和其他需特殊照顾的患者,因吵闹、疾病产生异味等原因会影响其他住院者健康和起居的患者。

二、住院患者常见急症和疾病的诊疗和转诊转院

（1）疾病是机体在一定病因的作用下,一定部位,一定层次的结构、代谢、功能发生异常变化的生命活动过程。急症又是疾病过程中出现威胁生命的凶险严重的病理

症状,往往在极短时间内就可致患者死亡。护理院因本身的医疗急救条件有限,出现患有相对危重疾病或急症的患者,就必须将其转入有治疗条件的上级医院治疗或抢救,这也就是护理院的转诊转院过程。

(2) 护理院住院患者中绝大多数为患有老年性疾病的老年患者,老年性疾病常出现病种交叉,临床表现上具有多样性,加上症状和体征不典型。因此疾病诊断困难,进展迅速,病情凶险。因患有各种急、慢性疾病如心肺功能受损(充血性心力衰竭、心律失常、慢性肺部疾病等)、神经功能受损(帕金森病、脑卒中及痴呆)等疾病造成住院患者的危险因素增加。药物的不良反应也容易发生,如镇静剂、安眠药物、降压药、抗抑郁药物等均可造成安全问题。

(3) 住院期间病情加重、发展或恶化的患者就必须转诊转院,医护人员要及时和患者家属联系和商讨有关事宜。根据病情和具体情况决定下一步处理,否则将会耽误病情,引发不测,极有可能出现医疗纠纷。医护人员要时刻掌握转诊转院原则,在第一时间内做出果断处理,这对维护医疗安全、遵循医疗伦理有着重要的意义。

第二节　意识障碍和昏迷

一、概念

意识障碍是指人对周围环境及自身状态的识别和觉察能力障碍。多由于高级神经中枢功能活动(意识、感觉和运动)受损所引起,可表现为嗜睡、意识模糊、昏睡和谵妄,严重的意识障碍为昏迷。

二、病因

(一) 颅外疾病(全身性疾病)

(1) 代谢性脑病:肝性脑病、肾性脑病、肺性脑病、胰性脑病、胃肠脑病、糖尿病酸中毒昏迷及高渗性昏迷、低血糖昏迷、内分泌脑病(垂体性昏迷、黏液水肿、甲状腺脑病、肾上腺危象)、严重电解质紊乱、酸碱失衡、心脏脑病(心脏停搏、心肌梗死、严重心律失常)、缺氧性脑病(窒息、休克、贫血、高渗昏迷、肺栓塞、溺水、电击)、体温失衡(中暑、低温昏迷)。

(2) 中毒性脑病:严重感染(中毒性菌痢、中毒性肺炎、败血症、百日咳、流行性出血热、伤寒)药物中毒(酒精、镇静催眠药、抗精神病药、阿片类、抗痉剂、颠茄类、有害气体中毒(一氧化碳)、有害溶剂中毒(苯、汽油、四氯化碳、甲醇)、金属中毒(铅、汞)、植物毒中毒(霉变甘蔗、毒蕈、白果)、动物毒中毒(河豚、毒蛇)、农药中毒(有机磷、有机氯、杀鼠药)。

(二) 颅内疾病

(1) 肿块性或破坏性病变:外伤性颅内血肿、脑出血、脑梗死、脑肿瘤、颅内局灶性感染。颅内肉芽肿、寄生虫感染。

（2）弥漫性病变：广泛性脑外伤、脑膜炎或脑膜脑炎、脑炎、蛛网膜下腔出血、高血压脑病、癫痫持续状态。

三、诊断要点

（1）了解发病时间及经过，发病时间以及进展速度能够帮助确定疾病的可能性，是否突然发病，短时内渐进性发病还是逐渐出现意识障碍，昏迷时的伴随症状也可以为疾病提供可能的线索，如有无脑膜刺激征、呕吐、偏瘫等。了解患者个人及发病时的情况如患者的年龄、既往健康状况，注意有无精神刺激史。此外，还必须了解发现昏迷患者的现场情况，如附近有无暴露电源、有无毒物接触，发病时是否处于高温或低温环境等。

（2）除重点观察血压、脉搏、呼吸、体温等生命体征及心、肺、肝、肾等脏器功能外，还应注意头部有无外伤，皮肤、黏膜有无出血，呼出气体的气味，呕吐物的颜色、气味等。另外，昏迷患者不能配合查体，难以进行完善的神经科查体，这时应重点关注瞳孔、疼痛刺激时的肢体反应、肌张力水平、病理反射等。

（3）所有昏迷患者均应当进行系统的检查和治疗，尽可能行相关的辅助检查以协助早期诊断及处理。如：昏迷患者都应检查其血糖水平，尤其对于糖尿病患者，而且要立即进行。尿比重、尿糖、尿酮体对诊断糖尿病酮症酸中毒和高渗性昏迷有提示意义。及时检查心电图可以发现心源性昏迷。其他如：水电解质、肝肾功能结果可提示低钠或高钠血症、尿毒症脑病、肝性脑病等，另外，肝肾功能异常的患者因其胰岛素代谢异常，有时会出现反复的低血糖而致昏迷。血常规虽很少有直接提示意义，但却是了解昏迷患者的基础状态所必须参考的检查项目。血气分析、氧饱和度检查可识别严重的酸碱失衡、二氧化碳潴留所致的昏迷。

四、治疗原则

（1）一般处理：对意识障碍的患者应予平卧，伴发热者宜将其置于阴凉通风处，并敞开衣扣；伴大出血者，可用干净的手帕、毛巾等压住伤口止血；伴有呕吐者应将他的头偏向一侧，并清除口内呕吐物，同时仔细观察呼吸和动脉搏动。

（2）病因治疗：尽快寻找病因，并迅速有效地进行病因治疗。低血糖昏迷应纠正低血糖；失血性休克给予快速补液、输血等抗休克治疗；对中暑患者给予药物及物理降温处理等。

（3）对症处理：清除呼吸道分泌物，必要时依据条件行气管插管或气管切开，以保持呼吸道通畅；吸氧或人工辅助呼吸以保证供氧；呼吸中枢神经抑制者可给予中枢兴奋剂；休克者应采取保温、补液、升压、纠正酸中毒等抢救措施。

五、转诊指征

昏迷的患者因其病因复杂，在不能明确诊断或应急处理不能见效时，需转至上级医院,由精神科、神经内科、神经外科、有关内科等共同会诊制订进一步的诊疗计划。发现呼吸、心搏骤停时,应立即行人工呼吸及心脏胸外按压。

第三节 咯 血

一、概念

咯血是指喉以下的气管、支气管或肺组织出血,并经过口腔咳出。这是临床常见的一种症状,多由呼吸、循环系统疾病所引起,外伤、免疫性疾病或全身出血性疾病也可引起,但较少见。大量咯血时可使呼吸道阻塞导致窒息或使患者出现失血性休克而危及生命。在临床上多以咯血量的多少和咯血时的出血速度作为判定咯血严重程度和预后的重要指标,一般以在 24 h 内咯血<100 ml 为少量咯血,咯血 100～500 ml 为中量,咯血>500 ml(或一次咯血>100 ml)则认为是大咯血。其中出血速度目前被认为是咯血最重要的致死原因。而少量咯血尤其是痰中带血时要引起重视,因虽不危及生命但可能是肺癌的早期表现。

二、病因

(1)呼吸系统疾病。急、慢性支气管炎、肺结核、支气管扩张、肺炎、肺脓肿、肺癌、肺寄生虫病、支气管结石、肺隔离症等。

(2)心血管系统疾病。肺栓塞、左心衰竭、原发性肺动脉高压、风湿性心脏病、二尖瓣狭窄等。

(3)其他原因。肺血管炎如韦格纳肉芽肿和肺出血一肾炎综合征;结缔组织病如狼疮引起肺泡出血;出凝血功能障碍如血小板减少性紫癜、血友病、服用抗凝剂的患者等。

(4)炎症占咯血原因的 80%～90%。急性或慢性支气管炎可能是最常见的原因,由支气管炎以及支气管扩张所引起的咯血约占所有咯血病例的 50%。由于目前肺结核发病率的居高不下,结核所致咯血也是一个常见的原因。

(5)另外因为免疫缺陷患者的不断增多,由霉菌属引起的空腔感染(曲霉菌,念珠菌)也是一个正在增多的引起咯血的原因。

(6)肿瘤(尤其是支气管肺癌),主要由支气管血管供血,约占咯血病例的 20%,>40 岁的吸烟者痰中带血,应高度怀疑支气管肺癌。

(7)血栓栓塞引起肺栓塞和左心衰竭(尤其是继发于二尖瓣狭窄)是咯血较少见的原因,一般较少引起大出血。

(8)肺血管炎和结缔组织病有时可引起弥漫性肺泡出血。

(9)虽经完整详尽的检查,仍有 15%的患者咯血原因不明。

三、诊断要点

（一）病史

应仔细询问患者咯血量、性状、发生和持续时间、痰的性状以及伴随症状等。反复咯血伴有较多脓痰的要考虑支气管扩张；咳大量恶臭痰可能为肺脓肿；长期卧床、有骨折外伤史或心脏病的患者，若出现咯血胸痛应考虑肺栓塞；40 岁以上吸烟患者伴慢性咳嗽和体重下降应高度怀疑有原发性肺癌的可能；咯血伴有发热、关节肿痛、鼻炎症状或肾脏问题的须考虑结缔组织病或肺血管炎；血液病则大多有之前的反复出血史，且为多个部位出血。

（二）体格检查

体检应包括肺部和全身其他部位。若发现全身多处皮肤出血要考虑出凝血功能障碍；听诊心脏有明显杂音的可能为二尖瓣狭窄或肺动脉高压；听诊一侧呼吸音减弱或出现啰音，对侧呼吸音正常多提示该侧肺部出血；肺部出现局限性的喘鸣声，常提示有支气管腔内病变如肺癌或支气管内膜结核；杵状指则多见于慢性支气管炎、支气管扩张等。

（三）辅助检查

辅助检查应结合患者的具体情况，一般包括：血常规中血红蛋白、红细胞、白细胞和血小板计数，有助于血液系统疾病的诊断，并可了解患者出血的程度；测定出凝血时间、凝血酶原时间等可了解患者有无出凝血的问题；应有针对性地行痰液检查如痰找抗酸杆菌、肿瘤细胞、寄生虫卵、真菌等来明确有无结核、肿瘤、寄生虫病等问题；行自身抗体、抗中性粒细胞胞质抗体等免疫指标检查有助于除外结缔组织病的诊断；行胸部 X 线检查可发现咯血的病因如支气管扩张或肺部肿瘤，同时可明确出血的部位。

四、治疗原则

（1）咯血治疗的重点首先在于及时制止出血，保持呼吸道通畅，防止窒息，保证患者的生命体征稳定，并同时进行病因治疗。

（2）镇静、休息和对症处理。防止窒息、气道阻塞和播散至健肺，要把肺内的血液排出体外，咳嗽是最有效的方法。故必须鼓励患者咳嗽，并向患者示范如何在咳嗽前稍稍延长声门关闭时间以轻柔地清除分泌物。如果出血速度很快，体位引流可能有益。不应让患者固定不动，而应鼓励其轻柔地移动，使出血一侧位于下方或使患者保持出血侧卧位。由于咯血患者往往会出现精神紧张、恐惧不安，为解除其顾虑，除了医师护士对患者安抚外，必要时可给予少量镇静药；一般少量咯血如痰中带血，无须特殊处理，适当减少活动量，对症治疗即可；中等量以上咯血需卧床休息，并应定时测量血压、脉搏和呼吸；大咯血者应绝对卧床休息并开放静脉，床边应备有吸痰器。

（3）垂体后叶素能收缩肺小动脉，使局部血流减少，血栓形成而止血，但高血压、冠心病、孕妇均应慎用;血管扩张剂如酚妥拉明、硝酸甘油通过直接扩张血管平滑肌,降低肺动静脉压而止血;酚磺乙胺(止血敏)及卡巴克洛(安络血)等一般止血药通过改善出凝血机制、血小板和毛细血管功能而起止血作用,但实际在临床治疗效果并不确切;巴曲酶(立止血)可直接作用于内、外源性凝血系统促进凝血酶的形成而起到止血;糖皮质激素具有非特异性抗炎作用,减少血管通透性,可短期少量应用。

五、转诊指征

(1)除少量咯血经初步处理后症状控制,病因明确可留院治疗者,应转上级医院抢救治疗。

(2)大咯血且出血速度快,必须进行初步处理包括保持呼吸道通畅、体位引流、药物止血等,后紧急转院。

第四节　腹　　痛

一、概念

腹痛为临床常见症状之一,可表现为急性或慢性,其病因复杂,多数为器质性,也可为功能性。多为腹腔内器官病变引起,也可为腹腔外器官病变所致。急腹症则指能引起急性腹痛的腹腔内急性病变,常需立即做出判断和行手术治疗。

二、病因

(1)胃肠道急性炎症,如急性胃肠炎、急性弥漫性出血性胃炎、活动性消化性溃疡、急性出血坏死性肠炎、急性克罗恩病、溃疡性结肠炎等。

(2)急性肝、胆、胰、脾、肾炎症是腹痛的常见原因,腹膜和淋巴结炎、子宫内膜异位症、盆腔炎、异位妊娠出血、急性输卵管炎、肠系膜淋巴结炎等也常引起腹痛。

(3)溃疡穿孔(胃、十二指肠等)、胃癌穿孔、伤寒肠穿孔、憩室炎穿孔、胆囊炎和癌瘤穿孔、子宫穿孔、胃肠金属异物穿孔、膀胱外伤穿孔等。肝、脾、肾、膀胱破裂、异位妊娠、卵巢瘤破裂、卵巢滤泡和黄体破裂等均可引起腹痛。

(4)粘连性急性肠梗阻、腹腔内各种绞窄症、蛔虫团性肠梗阻、肠粪石梗阻、肠异物梗阻、肿瘤性肠梗阻、肠套叠梗阻、胆道蛔虫、胆道结石、胆道狭窄、泌尿道结石、输卵管梗阻等可造成剧烈腹痛,此外,胃扭转、大网膜扭转、肠扭转等和内脏急性血管病变如急性肠系膜血管血栓形成和栓塞、急性肝静脉血栓形成、脾梗死、肾梗死、夹层动脉瘤等均是腹痛的可能原因。

(5)腹外疾病如:胸部疾病、代谢和内分泌疾病、神经精神疾病、血液系统疾病、慢性金属中毒、汽油、苯、鱼胆、蛇毒、蜘蛛毒等中毒在腹痛时需要排除。疟疾性腹痛、荨麻疹、过敏性紫癜、流行性出血热等也可发生腹痛,药物的副反应也会出现腹痛如垂体后叶素、番泻叶、硫酸镁等。

三、诊断要点

（1）诱发因素。酗酒、暴饮暴食史是急性胰腺炎发作前常有的情况。腹部受暴力作用引起的剧痛并有休克者，要注意是否是内脏主要为肝、脾破裂所致，胆囊炎或胆石症发作前常有进油腻食物史。

（2）疼痛性质。胃、十二指肠溃疡穿孔时有突发的中、上腹剧烈刀割样痛、烧灼样痛，因为酸性的胃液进入腹腔中，如上腹部持续性剧痛或阵发性加剧应考虑急性胃炎、急性胰腺炎可能。如有阵发性绞痛，阵发性加剧应想到胆石症或泌尿系结石和胃痉挛，而胆道蛔虫病的典型表现是阵发性剑突下钻顶样疼痛。

（3）疼痛部位。腹痛部位多为病变所在部位。例如，胃、十二指肠疾病、急性胰腺炎，疼痛多在中上腹部；急性阑尾炎有转移性腹痛最后定位于右下腹马氏点或麦氏点；小肠疾病疼痛多在脐部或脐周；左下腹部疼痛多见于结肠疾病；胆囊炎、胆石症等疼痛右上腹多见。

（4）疼痛时间。饥饿时痛常见于胃、十二指肠溃疡；而餐后痛可能由于胆、胰疾病、胃部肿瘤，进食后饱胀隐痛不适多见于消化不良；子宫内膜异位症者的腹痛与月经周期相关；每在月经间期时腹痛提示卵泡破裂。

（5）伴随症状。如腹痛伴发热、寒战者提示有炎症存在，可见于急性肠炎、胆道感染、胆囊炎等，腹痛伴黄疸者多与肝、胆、胰疾病有关，因为有胆管阻塞。有急性贫血甚至休克者，可能是腹腔脏器破裂；如无贫血者有见于胃肠穿孔、绞窄性肠梗阻等急性病多见，心肌梗死、大叶性肺炎等也可有腹痛，但相对少见。

（6）内科腹腔脏器疾病所致急性腹痛的特点：腹痛可轻可重，短期内病情不恶化。症状与体征不一致，主观感觉腹痛剧烈，表情痛苦，但检查腹部体征不显著，轻压痛或压痛，无反跳痛。发病短期内血象正常或稍高，无中毒血象。

（7）外科疾病所致急性腹痛的特点：腹痛突然发作，剧烈，急剧发展，不及时处理病情常迅速恶化。表情痛苦，呻吟，大汗，面色苍白，辗转不安或蜷曲静卧。腹膜刺激征明显。有头晕、心慌、多汗、面色苍白、脉细速、血压下降等。腹部 X 片可见隔下游离气体、高度胀气、液气平面等。发病短期内白细胞明显增高，中性比值增高，有中毒血象，进行性贫血等均是外科急腹症的表现。

四、治疗原则

（1）严密观察病情变化，如体温、脉搏、血压、神志及腹部体征。用毛毯、椅垫放在患者膝盖下方，让患者的膝盖弯曲减轻症状，呕吐时，将患者的脸侧向一边，以防呕吐物吸入气管内。

（2）在做出肯定诊断和制订诊疗计划前，不用麻醉剂或镇痛药物。

（3）对症治疗：选用解痉类止痛药物如阿托品、654－2 等。吗啡等等强效止痛药诊断不明时慎重使用。呕吐、腹胀者应行胃管引流减压。

（4）有条件是可进行相应实验室检测，如血常规、有关胰腺酶、腹部 X 片、B 超等，做出初步诊断。

五、转诊指征

（1）腹痛不能明确病因，应转诊。

（2）腹痛若持续不停时，应送医院进一步诊断和治疗。

（3）患者情况比较差，生命体征不稳定，须尽快送上级医院抢救。

第五节 呕血和便血

一、概念

消化道出血是指胃肠道及相邻的肝、胆、胰的出血，临床表现为呕血或便血。呕血是指从口腔呕吐鲜血或咖啡渣样变性的血液；便血是由肛门排出鲜血、暗红色血便或黑便。

二、病因

（1）消化系统。胃、十二指肠疾病，小肠疾病、结、直肠、肛管疾病和食管疾病；肝胆疾病和胰腺疾病也是常见的出血原因。

（2）消化系统邻近器官疾病。胸或腹主动脉瘤破入消化道、纵隔肿瘤或脓肿破入食管，卵巢、子宫等肠管邻近器官疾病出血破入引起便血。

（3）全身性疾病。过敏性紫癜、白血病、再生障碍性贫血、弥散性血管内凝血等血凝障碍原因，严重感染、手术、创伤、休克、脑血管意外、肺心病、重度心力衰竭等引起的应激性溃疡和急性糜烂出血性胃炎等。急性感染性疾病如流行性出血热、败血症等均可引起消化道出血，其他如血管炎、系统性红斑狼疮等亦为出血的可能原因。

三、诊断要点

（1）病史采集。了解年龄和出血方式和性质，及其出血时的伴随情况，消化性溃疡出血多见于青壮年；食管癌与胃癌多见于中老年人，呕血的颜色是鲜红、暗红或咖啡色可有食物残渣；便血的颜色为鲜红、暗红或柏油样，性状是成形、稀糊状或稀水样，大便与血液可以相混，一般每天出血量大于 5 ml，可出现大便隐血阳性，50～70 ml 可出现黑便，胃内潴留 250～300 ml 就会出现呕血。是否有服药史、食用刺激性食物、过度疲劳、严重感染、手术、创伤等诱发因素和既往有关病史，是否伴随有循环失代偿的表现，如头晕、心悸、冷汗、直立性晕厥、少尿或无尿等。

（2）体格检查。首先了解体温、脉搏、呼吸、血压，有无消瘦、贫血等恶病质表现。

有无腹部压痛、肿块、静脉曲张、肝脾肿大、移动性浊音以及肠鸣音是否活跃等,是否有面色苍白、皮肤及巩膜黄染、毛细血管扩张、蜘蛛痣等,有无水肿或脱水,皮肤湿度和温度、皮肤弹性情况怎样。

(3)实验室检查。血、粪常规及粪隐血、肝肾功能凝血指标,多必须检查,有条件的医疗机构内镜检查是消化道出血病因诊断的首选检查方法,也可做紧急止血处理。B超、CT有助于发现肝、胆、胰等脏器的病变。

四、治疗原则

(1)卧床休息,严密监测生命体征,保持呼吸道通畅,定期复查血红蛋白、红细胞计数、血细胞比容等,必要时行心电监护,大量出血者禁食,插胃管给药止血,及时吸出胃内容物。

(2)及时补充水电解质和代血制品,改善周围循环,尽可能维持血压。

(3)去甲肾上腺素 10 mg 加于 150 ml 生理盐水或冰盐水中分次口服,可以促进消化道血管收缩止血,但在老年人中慎用。

(4)抑制胃酸分泌可以用法莫替丁或奥美拉唑静脉注射,生长抑素及其类似物:如奥曲肽可能对食管静脉破裂出血有较好的效果。

(5)在基层医疗机构传统的"三腔管"压迫止血,不适为急救的方法。

五、转诊指征

少量出血,明确原因可以控制,可观察治疗。出现呕血或柏油样黑便者应立即转送有条件的医院抢救,转送前尽现有抢救条件做好维持血压、止血等处理,避免路途中的不测。

第六节　血　尿

一、概念

正常尿液中无红细胞或偶见个别红细胞,如果显微镜下每高倍视野有红细胞3个以上,即为血尿。血尿包括镜下血尿和肉眼血尿,前者是指尿色正常,须经显微镜检查方能确定,通常离心沉淀后的尿液镜检每高倍视野有红细胞3个以上。后者是指尿呈洗肉水色或血色,肉眼即可见的血尿。

二、病因

(1)泌尿系统疾病。急、慢性肾小球肾炎,IgA 肾病,遗传性肾炎和基底膜肾病,各种间质性肾炎、尿路感染、泌尿系统结石、结核、肿瘤、多囊肾、肾血管异常,尿路憩室、息肉和先天性畸形等。

（2）全身性疾病。感染性疾病：败血症、流行性出血热、猩红热、钩端螺旋体病和丝虫病等可以引起尿血。白血病、再生障碍性贫血、血小板减少性紫癜、过敏性紫癜和血友病等血凝障碍也常见血尿。系统性红斑狼疮、结节性多动脉炎、皮肌炎、类风湿关节炎、系统性硬化症等引起肾损害时也会出血血尿。

（3）尿路邻近器官疾病。急、慢性前列腺炎，精囊炎可以有血性物流入尿道，急性盆腔炎或脓肿，宫颈癌，输卵管炎，阴道炎，急性阑尾炎，直肠和结肠癌等也会引起尿道出血。

（4）化学物品或药品对尿路的损害。磺胺药、甘露醇及汞、铅等重金属对肾小管的损害；环磷酰胺致出血性膀胱炎；抗凝剂如肝素过量也可出现血尿。

（5）平时运动少的健康人，突然加大运动量可出现运动性血尿。

三、诊断要点

1. 确定真性血尿和假性血尿

（1）对于女性患者，首先应该排除月经、子宫、阴道出血或痔疮出血等污染尿液。

（2）红色尿液并非一定是肉眼血尿，首先对尿液进行离心沉淀，如尿液上清仍呈红色，应确定是否红色中含有血红素；非含血红素的红色尿可见于嘌呤尿、进食甜菜及用止痛剂非那吡啶等。

（3）红细胞在血液中破裂血红蛋白自尿中排出，仍可出现红色改变，且血红蛋白试验阳性，但少见尿中有成形的红细胞，多见于溶血性贫血或夜间阵发性血红蛋白尿。肌红蛋白入血也可产生肌红蛋白尿，但血红蛋白检测呈阴性。

2. 确定血尿的来源部位

（1）肾小球性血尿与非肾小球性血尿：提示血尿来源于肾小球病变的有：红细胞管型，显微镜显示变形红细胞数量超过 50%。

（2）尿三杯试验：初段血尿病变多在尿道、膀胱颈，终段血尿病变多在膀胱三角区、后尿道、精囊或前列腺，全程血尿指排尿开始至终了全部尿液均为红色，多为膀胱颈以上的病变。

3. 确定产生血尿的疾病

（1）年龄与性别。小儿期的血尿多源于急性链球菌感染后肾小球肾炎、IgA 肾病、基底膜肾病等，中年患者多为肾小球肾炎、泌尿系感染、结核、结石等，老年人无痛性肉眼血尿应注意肿瘤和前列腺疾病等。

（2）病史。注意患者的种族、家族史和前驱感染症状，以及服药史。感染与肾脏病病变关系非常密切，其病原体成分可以触发机体的免疫应答，产生肾小球病变，一些药物可引起急性过敏性间质性肾炎，产生肉眼血尿或镜下血尿。

（3）血尿特点。周期性血尿与月经有关可考虑子宫内膜异位；绝大多数一过性肉眼血尿找不到确切的原因，潜在诱因可能为发热、运动、感染、外伤等；既往体健者出现持续性非肾小球性血尿患者中恶性肿瘤的发生率非常高，特别是 50 岁以上的男性;无痛性肉眼血尿一般为泌尿系统肿瘤的特征性血尿,其中以膀胱肿瘤最多见,血尿常间断发生,一次出现后不经治疗可自行消失,一段时间后再次出现;伴蛋白尿、管型尿、高血压等一般为原发性或继发性肾小球病变;伴尿频、尿急、尿痛等多为泌尿系感染所致;如病程较长,迁延不愈者,以泌尿系统结核可能性大。

四、治疗原则

(1) 血尿较轻者,应该以处理原发病为主。血尿较重者,可以先给予止血药物。

(2) 进一步做一些必要的辅助检查,如 B 超等以明确血尿原因。

(3) 诊断原发病为泌尿系结石、肿瘤或前列腺增生者,应积极病因治疗。

(4) 有感染病灶或伴发热者需用抗生素治疗,如青霉素,青霉素过敏者用林可霉素或红霉素。

五、转诊指征

引起血尿的其他疾病一般需要在综合性医院或专科医院住院治疗,部分需要外科手术。

下述疾病为引起血尿的严重疾病,应及时转诊:

肾梗死、静脉血栓形成、肾结核、急性肾小球肾炎、血红蛋白尿、泌尿系统肿瘤(如肾肿瘤、前列腺癌、膀胱癌)、出血倾向性疾病、过敏性紫癜、子宫内膜异位症等。

第七节　肺　　炎

一、肺炎链球菌肺炎

(一)概念

致病菌为肺炎链球菌,占社区获得性肺炎的半数。起病急骤,以高热、寒战、咳嗽、血痰和胸痛为特征,X线胸片呈肺段或肺叶急性炎性实变。近年来因抗菌药物的广泛使用,致使本病的起病方式、症状及 X 线表现均不典型。

(二)诊断要点

(1) 临床表现。

① 症状。

● 发病前常有受凉、淋雨、劳累、醉酒、病毒感染史,多有上呼吸道感染的前驱症状;

● 典型症状:起病急骤,高热、寒战、全身肌肉酸痛,体温在数小时内升至 39～40℃,呈稽留热;可有患侧胸部疼痛,放射至肩部或腹部,咳嗽或深呼吸时加剧;痰少,可带血或呈铁锈色;严重者有休克表现;

● 不典型症状:可出现精神、神经症状或消化道症状。

② 体征。早期肺部叩诊稍浊,听诊呼吸音减低、可闻及胸膜摩擦音;实变期肺部叩诊浊音、触觉语颤增强并可闻及支气管呼吸音;消散期可闻及湿啰音。

（2）辅助检查。

① 血常规。白细胞$(10 \sim 20) \times 10^9/L$,中性粒细胞多在$80\%$以上,并有核左移,细胞内可见中毒颗粒。

② 痰涂片。如发现典型的革兰染色阳性、带荚膜的双球菌或链球菌,即可初步做出病原学诊断。

③ 痰培养。$24 \sim 48$小时可确定病原体。

④ 影像学检查。呈肺叶、段分布的炎性浸润影或呈片状或条索状影。密度不均匀,沿支气管分布。

（三）治疗

（1）抗菌药物治疗。一经诊断即应给予抗菌药物治疗,不必等待细菌培养结果。首选青霉素 G。对于成年轻症患者,可用240万 U/d 分三次肌内注射,或用普鲁卡因青霉素每12小时肌内注射60万 U;病情稍重者,宜选青霉素 G 240~480万 U/d 分次静脉滴注,每6~8小时一次;重症及并发脑膜炎者,可增至1 000万~3 000万 U/d,分四次静脉滴注。对青霉素过敏或耐药者,可用氟喹诺酮类、头孢噻肟或头孢曲松等药物,多重耐药菌株感染者可用万古霉素、替考拉宁等。

（2）支持疗法。

① 卧床休息,补充蛋白质、热量和维生素;

② 密切监测病情变化;

③ 胸痛者可用可待因15 mg 止痛,禁用阿司匹林或其他解热镇痛药;

④ 高热或失水者可适当补液;

⑤ 有缺氧表现者给予氧疗;

⑥ 烦躁不安、谵妄、失眠者可用地西泮5 mg 或水合氯醛$1 \sim 1.5$ g,禁用抑制呼吸的镇静药。

（3）积极处理并发症。

（四）转诊指征

（1）患者出现呼吸频率>30次/分钟;脉搏≥120次/分钟;血压<90/60 mmHg;体温≥40℃或≤35℃;意识障碍;尿量<20 ml/h,或<80 ml/4 h;存在肺外感染病灶如败血症、脑膜炎应予转诊。

（2）患者辅助检查提示白细胞大于$20 \times 10^9/L$,或$<4 \times 10^9/L$,或中性粒细胞计数$<1 \times 10^9/L$;呼吸空气时 $PaO_2 < 60$ mmHg 或 $PaCO_2 > 50$ mmHg;血肌酐$>133 \mu mol/L$ 或血尿素氮>7.1 mmol/L;血浆白蛋白<25 g/L;败血症或弥漫性血管内凝血(DIC)的证据,如血培养阳性、代谢性酸中毒、凝血酶原时间和部分凝血活酶时间延长、血小板减少;X 线胸片病变累及一个肺叶以上、出现空洞、病灶迅速扩散或出现胸腔积液,应予转诊。

二、葡萄球菌肺炎

（一）概念

由葡萄球菌引起的急性肺化脓性炎症。常发生于有基础疾病如糖尿病、血液病、艾滋病、肝病、营养不良、酒精中毒、静脉吸毒或原有支气管肺疾病者。

（二）诊断要点

（1）临床表现。

① 症状。

● 起病急骤，寒战、高热，体温多高达 39～40℃；胸痛，大量带血丝或呈脓血状的脓性痰；

● 毒血症状明显；

● 老年人症状可不明显；

● 血源性葡萄球菌肺炎常有皮肤伤口、疖痈和中心静脉导管植入等。

② 体征。

早期可无体征，常与严重的中毒症状和呼吸道症状不平行，其后可出现两肺散在性湿啰音。

（2）辅助检查。

① 血常规。外周血白细胞计数明显升高，中性粒细胞比例增加，核左移并有中毒颗粒。

② X 线检查。典型病例可出现肺段或肺叶实变，可形成空洞，或呈小叶状浸润，其中有单个或多发的液气囊腔。X 线阴影有易变性。

③ 细菌学检查。可行痰、胸腔积液、血和肺穿刺物培养。

（三）治疗原则

（1）清除原发病病灶。

（2）抗菌药物治疗。可选耐青霉素酶的半合成青霉素或头孢菌素，联合氨基糖苷类；对于耐甲氧西林金葡菌应选用万古霉素、替考拉宁。

（四）转诊指征

同肺炎链球菌肺炎。

第八节　慢性阻塞性肺疾病

一、概念

是气流受限为特征的肺部疾病，气流受限不完全可逆，呈进行性发展，主要累及肺部，但也可引起肺外多器官的损害。近年来对我国 7 个地区 20 245 名成年人进行调查，慢性阻塞性肺疾病的患病率占 40 岁以上人群的 8.2%。

二、诊断要点

（一）临床表现

（1）症状。

① 起病缓慢，病程较长。

② 主要症状：慢性咳嗽；咳白色黏液或浆液性泡沫痰，偶有血丝；气短和劳力性呼吸困难；喘息和胸闷。

③ 其他症状：晚期患者有体重下降，食欲减退等。

（2）体征。视诊可见桶状胸、缩唇呼吸等；触诊双侧语颤减弱；叩诊肺部过清音，心浊音界缩小，肺下界和肝浊音界下降；听诊两肺呼吸音减弱，呼气延长，部分患者可闻及湿性啰音和（或）干性啰音。

（二）辅助检查

（1）肺功能检查。

① 吸入支气管舒张药后，第一秒用力呼气容积占用力肺活量百分比（FEV1/FVC）<70％及第一秒用力呼气容积占预计值百分比（FEV1％预计值）<80％者可确定为不能完全可逆的气流受限。

② 肺总量（TLC）、功能残气量（FRC）和残气量（RV）增高，肺活量（VC）降低，表明肺过度充气。

③ 一氧化碳弥散量（DLco）及 DLco 与肺泡通气量（VA）比值（DLco/VA）下降对诊断有参考价值。

（2）影像学检查。

① X 线检查：早期可无变化，以后可能出现肺纹理增粗、紊乱，也可出现肺气肿改变。

② 胸部 CT 检查。

（3）血气检查。对确定发生低氧血症、高碳酸血症、酸碱平衡失调以及判断呼吸衰竭的类型有重要价值。

（4）其他检查。外周血象、痰培养。

三、治疗原则

（一）稳定期治疗

（1）戒烟，脱离污染环境。

（2）支气管舒张药：

① β_2 受体激动剂。如沙丁胺醇、特布他林、沙美特罗、福莫特罗等。

② 抗胆碱能药。如异丙托溴铵等。

③ 茶碱类。如茶碱控释片、氨茶碱等。

（3）祛痰药：氨溴索、首雷肽酶中草药等。

（4）糖皮质激素：重度和极重度患者,反复加重的患者可考虑合用吸入性糖皮质激素。

（5）氧疗。

（二）急性加重期的治疗

（1）确定使病情加重的原因,最多见为细菌或病毒感染。

（2）支气管舒张药：同稳定期治疗。

（3）低流量吸氧。

（4）抗生素：β-内酰胺类/β-内酰胺酶抑制剂、第二代头孢菌素、大环内酯类或喹诺酮类,一般多静脉给药。

（5）糖皮质激素：口服泼尼松龙 $30\sim40$ mg/d,也可静脉给予地塞米松注射液 $5\sim10$ mg 每日一次,连续 $5\sim7$ 天。

（6）祛痰剂。

四、转诊指征

慢性阻塞性肺疾病患者症状显著加剧如突然出现的静息状态下呼吸困难,出现新的体征或原有体征加重（如发绀、外周水肿）,有严重的伴随疾病,高龄患者的病情急性加重,予上述治疗病情无好转者,应予转院。

第九节　冠状动脉性心脏病

一、心绞痛

（一）概念

在冠状动脉严重狭窄的基础上,由于心肌负荷的增加引起心肌急剧的、暂时的缺血与缺氧的临床综合征。临床上将冠心病中除稳定型劳力性心绞痛、变异性心绞痛外的其他由心肌缺血所引起的缺血性胸痛的不同表现类型,统称为不稳定性心绞痛。包括恶化型心绞痛、卧位型心绞痛、静息心绞痛、梗死后心绞痛、混合性心绞痛等。

（二）诊断要点

（1）临床表现。

① 发作性胸痛。

- 部位：主要在胸骨体中段或上段之后,可波及心前区,有手掌大小范围,甚至横贯前胸,界限不很清楚。常放射至左肩、左臂内侧达无名指和小指,或至颈、咽或下颌部。
- 性质：常为压迫、发闷或紧缩性,也可有烧灼感,偶伴濒死的恐惧感觉。
- 诱发因素：体力劳动、情绪激动（如愤怒、焦急、过度兴奋等）、饱食、寒冷、吸烟、心动过速、休克等。

- 持续时间：疼痛出现后常逐渐加重，然后在3～5分钟内消失；可数天或数星期发作一次，亦可一日内多次发作。
- 缓解方式：停止原来诱发症状的活动后即可缓解，舌下含服硝酸甘油也能在几分钟内使之缓解。

② 发作时常见心率增快、血压升高、表情焦虑、皮肤冷或出汗，有时出现第四或第三心音奔马律。

（2）辅助检查。

① 心脏X线检查。可无异常发现，如已伴发缺血性心肌病可见心影增大、肺充血等。

② 心电图检查。是发现心肌缺血、诊断心绞痛最常用的方法。

- 静息时多为正常范围，也可能有陈旧性心肌梗死的改变、非特异性ST段和T波异常、房室或束枝传导阻滞、室性或房性期前收缩等。
- 发作时可出现暂时性心肌缺血引起的ST段移位。
- 心电图负荷试验：运动中出现典型心绞痛，心电图改变主要以ST段水平型或下斜型压低≥0.1 mV持续两分钟为阳性标准。
- 心电图连续动态监测：胸痛发作时相应时间的缺血性ST-T改变有助于确定心绞痛的诊断。

③ 放射性核素检查。

④ 冠状动脉造影。

（三）治疗原则

（1）发作时的治疗。

① 休息。

② 药物。硝酸甘油0.3～0.6 mg舌下含化；硝酸异山梨酯5～10 mg舌下含化。

（2）缓解期的治疗。

① 抗心绞痛药物。β受体阻滞剂：美托洛尔25～100毫克，Bid；比索洛尔2.5～5毫克，Qd；卡维地洛25毫克，Bid；硝酸异山梨酯5～20毫克，Tid；5-单硝酸异山梨酯20～40毫克，Bid戊硝酯（长效硝酸甘油）2.5毫克，Q 8 h。钙通道阻滞剂：维拉帕米40～80毫克，Tid；硝苯地平缓释制剂20～40毫克，Bid；氨氯地平5～10毫克，Qd；地尔硫卓30～60毫克，Tid；曲美他嗪和中医中药可用于治疗。其他：增强型体外反搏治疗、洋地黄类等。

② 运动锻炼疗法。

（四）转诊指征

（1）初发的典型心绞痛者，予初步处理后及时转诊，明确胸痛病因，进一步诊治。

（2）稳定型心绞痛患者，出现发作频率增加、胸痛加重、症状持续时间延长，或伴发严重心律失常、心功能衰竭、低血压，维持生命体征稳定，及时转诊。

（3）持续胸痛超过20分钟，经休息和含服硝酸甘油症状不能缓解者，应予静脉滴注硝酸酯类药物,并转诊。

（4）患者心电图 ST - T 变化持续超过 12 小时不缓解,合并 CK、cTNT 升高,应予转诊。

（5）胸痛伴新出现的左、右束支传导阻滞,应予转诊。

（6）反复心绞痛发作,心电图有或无 ST 段压低,但有明显心衰症状或合并严重心律失常者(如复杂的室性心律失常伴多源室早、短阵室速、RonT 现象,窦性心动过缓与Ⅱ度以上房室传导阻滞),应予转诊。

（7）有冠心病危险因素,就诊时无胸痛,心电图有或无 ST 段压低,但怀疑有心源性休克者,即时转诊。

二、急性心肌梗死

（一）概念

是指冠状动脉发生突然阻塞,局部心肌发生急性缺血性坏死。大多由冠状动脉粥样斑块破裂、血栓形成所致。

（二）诊断要点

（1）临床表现。

① 疼痛部位和性质与心绞痛相似,但程度较重,患者常有难以忍受的压榨、窒息及濒死感,持续时间可长达数小时或数天,用硝酸甘油无效。可出现心力衰竭、休克、心律失常和意识丧失。下壁心肌梗死可伴有频繁恶心、呕吐和上腹胀痛。

② 患者可有心音减弱、心尖部可出现 S3 或 S4,或心尖部收缩期杂音;透壁心肌梗死累及心包,可闻及心包摩擦音。

（2）辅助检查。

① 心电图。

- ST 段抬高型心肌梗死：起病数小时内,可出现异常高大,两肢不对称的 T 波;数小时后 ST 段抬高明显,弓背向上,与直立的 T 波连接,形成单相曲线。数小时到 2 天内出现病理性 Q 波,同时 R 波减低,Q 波在 3～4 天内稳定不变。如不进行治疗,ST 段持续抬高数日至 2 周左右,逐渐回到基线水平,T 波平坦、倒置。

- 非 ST 段抬高型心肌梗死：ST 段普遍压低,T 波倒置,持续 1～2 天以上,但始终不出现 Q 波。

② 心肌梗死标志物。

- 肌钙蛋白 T 或 I：诊断急性心肌梗死的敏感度和特异度均较高,在急性心肌梗死后 3～6 小时升高,持续 14 天。

- 血清心肌酶：CK 在起病 6 小时内升高,24 小时达高峰,3～4 天恢复正常;AST 在起病 6～12 小时后升高,24～48 小时达高峰,3～6 天降至正常;LDH 在起病 8～10 小时升高,2～3 天达高峰,持续 1～2 周。其中 CK - MB,

LDH1 诊断的特异性最高。

● 血肌红蛋白：最早升高,恢复最快,特异性差。

③ 超声心动图。可评估心脏整体和局部收缩功能、乳头肌功能和室间隔穿孔的发生。

（3）并发症：包括心脏破裂、乳头肌功能失调或断裂、室壁瘤、栓塞、心肌梗死后综合征。

（三）治疗原则

保护和维持心脏功能,挽救濒死的心肌,防止梗死面积的扩大,缩小心肌缺血范围,及时处理严重心律失常、泵衰竭和各种并发症,防止猝死,改善预后。

（1）一般治疗。卧床休息、止痛、吸氧、监测生命体征、保持大便通畅。

（2）药物治疗。

① 硝酸酯类药物。如硝酸甘油。

② β受体阻滞剂。无禁忌证者应尽早使用。心力衰竭、低血压、房室传导阻滞、心动过缓、严重哮喘者慎用。

③ 抗血小板治疗。目前推荐阿司匹林和氯吡格雷联合应用。

④ 抗凝治疗。皮下注射低分子肝素。

（四）转诊指征

（1）起病 12 小时内就诊,伴 ST 段抬高的急性心肌梗死者,如生命体征稳定,应立即联系急救中心转诊至有再灌注治疗的上级医院积极救治。如生命体征不稳定,先就地抢救,再转院治疗。

（2）胸痛患者,ST 段普遍压低,T 波倒置,持续 12 小时以上不缓解,合并 CK、肌钙蛋白升高,及时转诊上级医院,除外非 ST 段抬高心肌梗死。

第十节　肝　硬　化

一、概念

是各种慢性肝病发展的晚期阶段,病理表现为弥漫性纤维化、再生结节和假小叶形成。临床上起病隐匿,病程发展缓慢,晚期以肝功能减退和门静脉高压为主要表现。在我国肝硬化病因多为病毒性肝炎。

二、诊断要点

（一）临床表现

（1）代偿期。症状轻且无特异性,可有乏力、食欲减退、腹胀不适等,可触及肿大的肝脏、质偏硬,脾脏可肿大。

（2）失代偿期。

①　肝功能减退的表现　　食欲缺乏,乏力,腹胀,有出血倾向,皮肤色素沉着,肝掌,蜘蛛痣和面部毛细血管扩张等。

②　门静脉高压的表现　　脾肿大,腹水,侧支循环形成(食管胃底静脉曲张、腹壁和脐周静脉曲张、痔静脉曲张等)。

（二）辅助检查

（1）血常规。贫血,合并感染时白细胞升高,脾功能亢进时红细胞、白细胞和血小板计数减少。

（2）尿常规。一般正常,黄疸时可出现胆红素和尿胆原。

（3）粪常规。消化道出血时肉眼可见黑便或潜血阳性。

（4）肝功能检查。ALT、AST、碱性磷酸酶可升高。

（5）影像学检查。B超、CT、MRI均诊断肝硬化。

（6）内镜检查。可确定有无食管胃底静脉曲张。

（7）肝穿刺活检。具有确诊价值。

（8）腹腔镜检查。

（9）腹水检查。

（10）门静脉压力测定。

三、治疗原则

（一）一般治疗

避免劳累,以高蛋白(肝性脑病时饮食限制蛋白质)、高热量和维生素丰富易消化的食物为主,对症支持治疗。

（二）腹水治疗

（1）限制钠和水的摄入。

（2）利尿剂。常用螺内酯和呋塞米。

（3）提高血浆胶体渗透压。每周定期输注白蛋白或血浆。

（4）难治性腹水的治疗。

大量排放腹水加输注白蛋白。在1～2小时内放腹水4～6 L,同时输注白蛋白8～10 g/L。

（三）并发症的治疗

（1）食管胃底静脉曲张破裂出血:处理方法同上消化道出血的治疗。

（2）自发性细菌性腹膜炎。

①　抗生素治疗:以头孢噻肟等第三代头孢菌素为首选,可联合半合成广谱青霉素与β内酰胺酶的混合物和(或)喹诺酮类药物。

②　静脉输注白蛋白。

（3）肝性脑病。

①　去除诱因:慎用镇静药及损伤肝功能的药物,纠正电解质及酸碱平衡紊乱,止

血和清除肠道积血,预防和控制感染,防治便秘,注意低血糖。

② 减少肠内氮源性毒物的生成与吸收:限制蛋白质饮食,清洁肠道,口服乳果糖或乳梨醇,口服新霉素、甲硝唑等抗生素抑制肠道产尿素酶菌,益生菌制剂。

③ 促进体内氨的代谢:L-鸟氨酸-L-门冬氨酸。

④ 调节神经递质:氟马西尼。

四、转院指征

(1) 肝功能明显异常,如有黄疸、转氨酶明显升高、凝血酶原时间明显延长,Child-Pugh 分级为 B 或 C 者,应予转诊。

(2) 顽固性腹水患者,指腹水难以消退、消退后很快复发或对限钠(50 mmol/日)和利尿剂治疗缺少反应(用螺内酯 400 mg/日,呋塞米 160 mg/日连续 4 天体重减轻<200 mg/日,尿钠排泄<50 mmol/日),予转诊。

(3) 有呕血、黑粪,发热伴腹痛、腹胀、短期内腹水迅速增加,腹水伴少尿、无尿、氮质血症,肝大、肝区疼痛、AFP 明显升高,性格改变和行为失常、嗜睡、定向力丧失、理解力和计算力下降、幻觉等症状,提示发生严重并发症立即转诊。

第十一节 糖 尿 病

一、概念

是以慢性血葡萄糖(简称血糖)水平增高为特征的代谢性疾病,是由于胰岛素分泌和(或)作用缺陷所引起,长期碳水化合物以及脂肪、蛋白质代谢紊乱可引起多系统损害,导致眼、肾、神经、心脏、血管等组织器官的慢性进行性病变、功能减退及衰竭,病情严重或应激时可发生急性严重代谢紊乱如糖尿病酮症酸中毒、高血糖高渗状态等。

二、诊断要点

(一)临床表现

(1) 代谢紊乱症状群。"三多一少"即多尿、多饮、多食和体重减轻,可伴皮肤瘙痒、视物模糊等。多数患者无任何症状,体检时发现血糖升高。

(2) 并发症和(或)伴发病。

① 急性严重代谢紊乱。

② 感染性并发症。

③ 慢性并发症。

● 大血管病变:指主动脉、冠状动脉、脑动脉、肾动脉和肢体外周动脉等大动脉的粥样硬化。

- 微血管病变：糖尿病肾病、糖尿病性视网膜病变、糖尿病心肌病等。
- 神经病变：包括中枢神经系统并发症、周围神经病变、自主神经病变。
- 糖尿病足。

（二）辅助检查

（1）糖代谢异常严重程度或控制程度的检查。尿糖测定、血糖测定、OGTT、糖化血红蛋白、糖化血浆白蛋白等。

（2）胰岛β细胞功能检查。胰岛素释放试验、C肽释放试验等。

（三）诊断标准

糖尿病症状加任意时间血浆葡萄糖不小于11.1毫摩尔/升，或空腹血糖不小于7.0毫摩尔/升，或OGTT 2 h不小于11.1毫摩尔/升。需重复一次确认，诊断才能成立。

三、治疗原则

（一）糖尿病健康教育

（二）医学营养治疗

饮食控制。

（三）体育锻炼

（四）病情监测

定期监测血糖。

（五）口服药物治疗

（1）胰岛素促泌剂。① 磺脲类：格列吡嗪、格列齐特、格列喹酮、格列苯脲等。② 格列奈类：瑞格列奈、那格列奈。

（2）双胍类：目前应用主要是二甲双胍。

（3）噻唑烷二酮类：罗格列酮、吡格列酮。

（4）α-糖苷酶抑制剂：阿卡波糖、伏格列波糖等。

（六）胰岛素治疗

（1）短效胰岛素：普通胰岛素。

（2）中效胰岛素：低精蛋白胰岛素、慢胰岛素锌混悬液。

（3）长效胰岛素：精蛋白锌胰岛素注射液、特慢胰岛素锌混悬液。

四、转院指征

（1）对于首次诊断的2型糖尿病患者，或者既往已明确诊断为2型糖尿病的患者应行糖尿病相关的并发症检查，如没有相应的检查可转到相关的专科，以明确患者糖尿病并发症情况，制订合理的治疗方案。

（2）在社区治疗和随访过程中血糖波动较大，经全科医师的常规处理仍无法控制血糖，可转到专科进一步治疗。

（3）患者出现威胁生命的急性代谢并发症应给与必要的处理后及时转诊：

① 糖尿病酮症酸中毒。

② 非酮症高渗状态。

③ 糖尿病乳酸性酸中毒。

④ 低血糖昏迷。

（4）新诊断的儿童和青少年糖尿病；血糖控制差或波动较大时；患者反复出现低血糖或高血糖，需要严密检测和调整治疗方案者需转往专科或上级医院治疗。

（5）血糖控制差或新诊断的妊娠糖尿病，需要用胰岛素治疗者应转诊。

（6）慢性并发症进展，需要专科积极治疗者应转诊。

（7）合并严重感染、急性心脑血管意外、糖尿病足、严重外伤或需要手术治疗者应转上级医院。

第十二节　高血压病

一、概念

是以血压升高为主要临床表现伴或不伴有多种心血管危险因素的综合征，是多种心、脑血管疾病的重要病因和危险因素，影响重要脏器，如心、脑、肾的结构和功能，最终导致这些器官的功能衰竭，迄今仍是心血管疾病死亡的主要原因之一。高血压定义为非药物状态下 2 次或 2 次以上非同日多次复测血压所得平均值收缩压≥140 mmHg 和（或）舒张压≥90 mmHg。高血压在老年人较为常见，尤以单纯收缩期高血压为多。

二、诊断要点

（一）临床表现

（1）一般常见症状有头晕、头痛、颈项板紧、疲劳、心悸等，呈轻度持续性，多数症状可自行缓解，在紧张或劳累后加重，也可出现视力模糊、鼻出血等较重症状。典型的高血压头痛在血压下降后即可消失。还可出现受累器官的症状，如胸闷、气短、心绞痛、多尿等。

（2）血压随季节、昼夜、情绪等因素有较大波动。冬季血压较高，夏季较低；一般夜间血压较低，清晨起床活动后血压迅速升高，形成清晨血压高峰。

（3）高血压并发症。

① 高血压危象。因紧张、疲劳、寒冷、嗜铬细胞瘤发作、突然停服降压药等诱因，小动脉发生强烈痉挛，血压急剧上升，影响重要脏器血液供应，而产生危急症状。

② 高血压脑病。表现为弥漫性严重头痛、呕吐、意识障碍、精神错乱、甚至昏迷、局灶性或全身抽搐。

③ 脑血管病。包括脑出血、脑血栓形成、腔隙性脑梗死、短暂性脑缺血发作等。

④ 心力衰竭。

⑤ 慢性肾功能衰竭。

⑥ 主动脉夹层。

（二）辅助检查

（1）常规检查。尿常规，血糖，血胆固醇，血甘油三酯，肾功能，血尿酸和心电图。部分患者根据需要或条件可进一步查眼底，超声心动图，血电解质，低密度脂蛋白胆固醇与高密度脂蛋白胆固醇。

（2）特殊检查。24 小时动态血压监测，心率变异，颈动脉内膜中层厚度，动脉弹性功能测定，血浆肾素活性。

（三）成人高血压分级标准

如表 37-1 所示。

表 37-1　成人高血压分级标准（中国高血压病防治指南 2010）

类　　　别	收缩压/mmHg	舒张压/mmHg
理想血压	<120	<80
正常血压	<130	<85
正常高值	130～139	85～89
1 级高血压	140～159	90～99
2 级高血压	160～179	100～109
3 级高血压	≥180	≥110
单纯收缩期高血压	≥140	<90

（四）心血管绝对危险水平分层

如表 37-2 所示。

表 37-2　心血管绝对危险水平分层（中国高血压病防治指南 2010）

其他危险因素和病史	血压/mmHg		
	1 级	2 级	3 级
Ⅰ　无其他危险因素	低危	中危	高危
Ⅱ　1～2 危险因素	中危	中危	极高危
Ⅲ　>3 危险因素或靶器官受损或糖尿病	高危	高危	极高危
Ⅳ　并发症出现	极高危	极高危	极高危

三、治疗原则

（一）一般治疗

（1）改善生活行为，减轻体重。

（2）减少钠盐摄入。

（3）补充钙和钾盐。

（4）减少脂肪摄入。

（5）戒烟，限制饮酒。

（6）增加运动。

（二）药物治疗

（1）利尿剂。常用氢氯噻嗪、吲达帕胺等。

（2）β-受体阻滞剂。美托洛尔、比索洛尔等。

（3）钙通道阻滞剂。氨氯地平、硝苯地平、拉西地平等。

（4）血管紧张素转换酶抑制剂（ACEI）。卡托普利、依那普利、培哚普利、福辛普利、贝那普利等。

（5）血管紧张素Ⅱ受体阻滞剂（ARB）。缬沙坦、厄贝沙坦、替米沙坦、坎地沙坦、氯沙坦钾等。

（6）其他。因不良反应较多，不主张单独使用，在复方制剂或联合治疗时使用。

① 交感神经抑制剂：利舍平、可乐定；

② 直接血管扩张剂：肼屈嗪；

③ α_1-受体阻滞剂：哌唑嗪、特拉唑嗪、多沙唑嗪等。

四、转诊指征

（1）高血压原因不明，不能除外继发性高血压者，应予转诊上级医院以明确病因。

（2）血压突然升高伴眼底出血或视盘水肿者，应予转诊。

（3）已应用包括利尿剂在内的足量的3种降压药物联合治疗，但仍未达到目标血压水平，应转诊至专科医生调整治疗方案。

（4）短期内血压急剧升高，伴剧烈胸痛、胸闷、头晕、呕吐、视物模糊、意识改变、肢体活动障碍，应予初步控制血压后立即转诊。

第十三节　缺血性脑血管病

缺血性脑血管病是指脑部血管因素或血液因素造成脑循环障碍，不能维持正常的脑组织代谢，导致局部神经功能损伤而出现局部性症状和体征的一组疾病。主要包括短暂脑缺血发作、急性缺血性脑卒中。

一、短暂脑缺血发作

（一）概念

短暂脑缺血发作（TIA）指反复发作的短暂性脑局部血液供应障碍所致的局限性

脑功能缺损。其病因包括主动脉-颅脑动脉系统的动脉粥样硬化、动脉狭窄、心脏病、血液成分改变、血流动力学变化、外伤、颅内动脉炎等。

（二）诊断要点

（1）临床表现。好发于中老年人，男性多于女性。发作突然，症状常在 1 分钟内达到高峰，一般不超过 15 分钟，部分可到达数小时，24 小时内临床表现完全消失，无永久性神经功能损伤，但可反复发作。

① 颈动脉系统 TIA。以发作性偏侧或单肢轻瘫最常见，在侧半球病变常出现失语，有时也可出现偏身感觉减退或偏盲。

② 椎-基地动脉系统 TIA。最常见的症状为阵发性眩晕，常伴有恶心、呕吐；有时可出现走路不稳、复视、视野缺损、平衡障碍、声音嘶哑、吞咽困难等症状。

（2）辅助检查。脑电图、CT、MRI 检查大多正常，部分患者可见小的梗死灶或缺血灶。DSA、MRA、血管彩超可见血管狭窄、动脉粥样斑块。

（三）治疗原则

（1）病因治疗。治疗高血压、心脏病、糖尿病、高血脂，戒烟。

（2）药物治疗。

① 抗血小板治疗。阿司匹林、双嘧达莫（潘生丁）、氯吡格雷等；

② 抗凝治疗。低分子肝素、华法林；

③ 改善脑循环。盐酸氟桂利嗪、倍他司丁等。

（四）转诊指征

对一周内频繁发作、程度严重、发作症状逐次加重，特别是 24 小时内反复发作者，应予急诊处理后，及时转诊上级医院，进一步治疗。

二、急性缺血性脑卒中

（一）概述

脑动脉本身病变基础上继发血液有形成分凝集于血管腔内，造成管腔狭窄或闭塞，即为脑血栓形成。

来自身体各部分的栓子随血流进入颈动脉或椎-基地动脉系统，阻塞脑血管。

（二）诊断要点

（1）临床表现。

① 脑血栓形成。起病年龄较高，常于安静、休息状态下起病。病情呈逐渐进行性恶化或阶段性进行加重。多数患者意识清楚，脑膜刺激征阴性。

② 脑栓塞。任何年龄均可发病。起病急，临床表现迅速加重，数分钟内达高峰。栓塞大脑中动脉多见，表现为突发偏瘫、失语、偏盲、局限型癫痫发作。

③ 脑梗死面积大者，临床症状可迅速加重，出现昏迷、颅内压升高，甚至发生脑疝导致死亡。腔隙性脑梗死一般症状较轻，可表现为纯感觉性障碍、纯运动性轻偏瘫、共济失调轻偏瘫等。

（2）神经系统定位体征。

① 颈内动脉系统。以大脑中动脉受累多见，表现为"三偏综合征"：对侧偏瘫、感觉障碍、同向性偏盲。

② 椎-基底动脉系统阻塞。表现为复视、眼震、眩晕、共济失调、吞咽困难。

（3）辅助检查。头颅脑血流图、脑电图。

（三）治疗原则

（1）一般治疗。

① 镇静休息，避免情绪激动。

② 保持呼吸道通畅。

③ 勤翻身、拍背，防褥疮和肺部感染。

④ 注意热量补充和水、电解质及酸碱平衡。

⑤ 如有感染则抗感染。

⑥ 纠正血糖，控制体温。

（2）控制血压。急性缺血性脑卒中期，一般不主张使用降压药，以免减少脑血流灌注、加重脑梗死。

（3）溶栓治疗。发病 3 小时内绝大多数患者采用溶栓治疗有效，溶栓治疗越早，效果越好。有条件者可用尿激酶、组织型纤溶酶原激活物。

（4）抗血小板治疗。阿司匹林、氯吡格雷、双嘧达莫。

（5）抗凝治疗。可防止血栓扩展和新血栓形成。常用普通肝素、低分子肝素及华法林等，发病 24～48 小时开始用药，将 INR 控制在 2～3 之间。

（6）减轻缺血神经元损伤的保护治疗。

① 改善循环及神经细胞作用的钙离子拮抗药：尼莫地平、盐酸氟桂利嗪等。

② 细胞膜稳定作用的胞磷胆碱。

③ 自由基清除药和神经营养药物：维生素 E、维生素 C 腺苷氨酸等。

（7）控制脑水肿。颅内压增高时可用甘露醇或甘油果糖。

（8）康复治疗。

（四）转诊指征

有高血压、糖尿病、高脂血症、TIA 病史者，出现偏身肢体乏力、感觉异常、偏盲、失语、定向力减退或常规治疗难以缓解的头晕、恶心、呕吐，均应及时转诊上级医院，明确诊断，进一步治疗。

第十四节　老年性失智病

一、概念

老年性失智病多特指阿尔兹海默病（AD）。是一种慢性进行性脑变性所致的痴呆,占所有痴呆患者约半数以上。其病理改变主要为大脑半球皮质弥漫性萎缩,神经元脱失,较大量的老年斑和神经元纤维缠结出现。此外老年脑血管病也会留下血管性痴呆的后遗症。这里主要讨论老年性失智病。

二、诊断要点

（一）临床表现

（1）早期。病初2～5年主要变现为记忆力下降,近期记忆力下降明显,出现近事遗忘,脑电图和头颅CT检查无异常,心理测查可发现明显的记忆障碍。

（2）中期。一般在起病后3～6年,记忆力下降更为明显,远期记忆也受到影响,同时有认知功能减退、理解力和判断力下降、逻辑思维困难,还可出现某些人格改变和精神病样症状,此期患者可有肌张力增加、震颤、步态不稳等精神系统体征,脑电图检查慢波增加,头颅CT见脑沟增宽、脑室扩大、皮质轻中度萎缩。

（3）晚期。多为病后7～12年,患者出现明显智能障碍,生活完全不能自理,肌肉僵直、大小便失禁,甚至有癫痫样抽搐发作,脑电图呈弥漫性慢波化,头颅CT有明显脑萎缩,此期如护理不当患者可出现营养不良、肺部感染、压疮、骨折等并发症。

（二）辅助检查

（1）头颅脑血流图。

（2）脑电图。

三、治疗原则

（一）一般治疗

（1）适当活动及锻炼;

（2）物理治疗、康复治疗、作业治疗、记忆和思维训练;

（3）加强护理,预防并发症。

（二）对症治疗

（三）胆碱能药物治疗

可用胆碱酯酶抑制剂多奈哌齐。

四、转诊指征

对于怀疑AD的患者,应转诊给神经科或精神科,排除其他病因所致的痴呆后给予确诊及治疗方案。

第十五节　老年性抑郁症

一、概念

抑郁症是一种常见的情感性障碍,可由各种原因引起,以心境低落为主,与处境不相称,可以从闷闷不乐到悲痛欲绝,甚至发生木僵。严重者可出现幻觉、妄想等精神病性症状。抑郁症的发生可能与生物、心理、社会因素有关,其中遗传因素有重要作用。心理应激、生活事件和躯体疾病等,对本病有诱发作用。

二、诊断要点

(一)临床表现

(1)核心症状。情绪低落、兴趣缺乏、乐趣缺失。

(2)心理症候群。

① 焦虑是常见伴发的症状。

② 自责自罪。

③ 自杀观念或行为。

④ 精神运动迟滞或激越。

⑤ 精神病症状:主要是幻听和妄想。

⑥ 注意力和记忆力下降,认知扭曲。

⑦ 自知力大多完整,主动求治。

(3)躯体症候群。

① 睡眠障碍:是最常见的伴随症状。

② 食欲下降和体重减轻。

③ 性功能减退。

④ 精力丧失。

⑤ 晨重夜轻:是情感性障碍抑郁症中的典型表现。

⑥ 非特异性躯体症状:头痛、全身不适、胃肠道功能紊乱等。

(二)诊断

(1)症状。以情绪低落为主要表现,常伴有明显的焦虑或激动不安,并至少需具备以下症状中的 4 项:

① 兴趣丧失,无愉快感。

② 精力减退或疲乏感。

③ 自我评价过低,自责或内疚。

④ 精神运动性抑制。

⑤ 思维迟缓,联想困难。

⑥ 自杀观念或自伤、自杀行为。

⑦ 睡眠障碍。

⑧ 食欲下降。

⑨ 性欲减退。

(2)严重程度。社会功能受损,给自己造成痛苦,或出现不良后果。

(3)病程。病程持续时间需在 2 周以上。

三、治疗原则

（一）心理治疗

（二）药物治疗

（1）经典抗抑郁药。阿米替林、氯丙咪嗪、马普替林等。

（2）选择性。5-羟色胺再摄取抑制剂、氟西汀、帕罗西汀、舍曲林、西酞普兰等。

四、转诊指征

严重抑郁发作，有自伤、自杀或伤人倾向者，抑郁、躁狂发作频繁或抑郁、躁狂症状混杂者，应予转诊。

第十六节　骨关节外伤

一、概念

骨性关节炎又名退行性关节病，增生性骨关节炎，是一种以关节软骨的变性、破坏及骨质增生为特征的慢性关节病。本病的发生率随年龄的增高而增多，是一个常见于老年人的关节病。

二、诊断要点

（一）临床表现

（1）关节疼痛。隐匿发作，持续钝痛。

（2）晨僵。一般不超过 15 分钟。

（3）其他。关节畸形、不稳定、休息痛、负重时疼痛加重。

（4）压痛和被动痛。

（5）关节活动弹响（骨摩擦音），以膝关节多见。

（6）关节肿胀。

（二）辅助检查

（1）血液检查。血沉正常，C 反应蛋白不增高，类风湿因子和自身抗体均为阴性。

（2）影像学检查。

① X 线检查：无法反应软骨早期的病变，在中晚期表现为关节间隙狭窄、软骨下骨囊性变，关节边缘骨赘形成等，晚期可出现关节游离体甚至关节半脱位等。

② MRI 检查：可显示早期关节软骨退变、软骨下骨硬化、小的囊性变、膝关节交叉韧带松弛变细、半月板变性、撕裂及滑囊病变、关节腔积液等病变情况。

三、治疗原则

（一）药物治疗

（1）透明质酸钠。常于关节内注射，1次25毫克，1周1次，连续5周，须严格无菌操作。

（2）氨基葡萄糖。口服1次250～500毫克，1日3次，就餐服用最佳。

（3）非甾体镇痛抗炎药。可选用布洛芬1次200～400毫克，1日3次；或氨糖美锌1次200毫克，1日3次；尼美舒利1次100毫克，1日2次，连续4～6周。

（二）中医中药治疗

（三）其他

包括患者的健康教育、自我训练、减肥、有氧操、关节活动度训练、肌力训练、助行工具的使用、膝内翻的楔行鞋垫、职业治疗及关节保护、日常生活的辅助设施等。

（毛伯根）

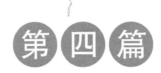

第四篇

发 展 篇

第三十八章 国外的护理机构护理服务进展

第一节 长期照护的界定和意义

一、老年长期照护的界定

老年人长期照护是指老年人由于其生理、心理受损,生活不能自理,因而在一个相对较长的时期,甚至在生命存续期内都需要他人给予各种帮助的总称。长期照护需要向被照护者提供一系列长期性的健康服务,包括医疗护理和生活帮助。长期照护的时限暂无统一标准,但有报道认为较为合理的"长期"应为 6 个月以上。

二、老年长期照护的意义

历史上,老年照护服务特别是生活方面的照料服务,基本上是由家庭提供的,配偶和子女是照护服务的主要提供者。到了现代社会,由于人口老龄化水平提高、个体寿命延长以及家庭规模日趋小型化、核心家庭化,只靠家庭照护已越来越难以满足老年人的需求,需要政府承担更多的责任。在这种背景下,老年照护服务逐渐被纳入社会保障的范围。

(1) 老年长期照护是应对人口老龄化的客观需求,人口老龄化现象是前所未有的,在人类历史上没有发生过类似的情况。就全球而言,老年人口每年以 2％增长,比整个人口增长快很多,预测在 2050 年老年人口将达到 21％,老年人的健康状况一般随年龄增加而恶化,不能自理老年人比例持续增加,促使因老年人的数目增多而对长期照顾的需求增多,照护问题已成为社会关注的焦点。据估计,发达国家目前需要各种形式长期护理的老人已占全部老年人口的 1/4,为了应对不断加剧的人口老龄化问题,就必须大力发展老年长期照护,从而保障老年人的健康和生活需求。

(2) 老年长期照护是弥补家庭护理功能弱化的需要。在我国,由于计划生育的缘故,随着第一代独生子女纷纷成家立业,"四二一"家庭结构(即一对夫妇照顾四位老人和一个孩子)在中国城镇将具有一定的普遍性,养老压力不断增大使传统养老方式已经不再适应新的家庭构成形式,因此也必须要探索新型的老年照护体系来弥补传统养老功能的弱化。

（3）老年长期照护是减少医疗费用急剧上升的有效方法。老年人的医疗需求远远高于正常的年轻人，这符合疾病的发生规律。但人们发现许多老年人长期住在医院，并非是由于治疗的需要，而是因为缺乏更适宜的照护机构的设施。

第二节　护理机构类型与特点

机构式照护服务在国外，最常见的类型即为护理之家（Nursing Home），其可提供住民 24 小时全天候的照护，老人必须离开其原来的居家环境，而集中居住机构之中，可提供最密集的照护、提供服务的范围最广，包含整套的医疗、个人、社会生活与住宿照护，且可提供技术较高的服务，回顾各国在机构式照顾服务的演进，可发现救济院式的收容服务为最早期的长期照护措施，当时以收容低收入的功能障碍老人为目的，提供贫病交加的民众最基本的生存照顾。当时，一般老人的长期照护所需，几乎全由家庭提供，正式长期照护服务之提供十分有限。后来，在老人长期照护需求日趋普遍，长期照护服务的提供有两项发展：一为大量兴建机构式的服务措施，如护理之家与养护中心，以供老人自费疗养；另为以医院病床提供长期照护。

英国主要的机构式照护有三类模式：

（1）医院：主要由中央层级的 National Health Service（NHS）提供。

（2）护理之家：主由志愿组织或私人部门提供。

（3）照顾之家（Residential Care Home）。

日本机构式照护的类型如下：

（1）护理之家：属福利体系，其收费标准低，随民众收入而调整，床位短缺情形普遍。

（2）健康照护机构：属健康体系，为医院到社区的中途站、乃康复护理机构。

（3）老人之家：属福利体系，有公费、自费、部分自费三类，公费属公共救济等性质；自费之收费昂贵、由私人企业经营。

我国台湾的机构式照护：

（1）五类老人福利机构：长期照护、养护机构、安养机构、康复机构及服务机构五大类，其中长期照护以疗养病患长期慢性病或瘫痪老人为目的。

（2）三类长期照护相关护理机构：包含护理之家、日间照护、居家照护机构三类机构。护理之家，指患长期慢性疾病，24 小时需要医疗服务及技术性指导的老人；日间照护，患轻中度失能或失智者，白天到机构，晚上回家由家人照顾；居家护理，需要护理人员到家中协助技术性护理服务或指导者，每月服务以两次以内为原则。

第三节　护理机构管理与运作

由于世界各国对国人健康的重视，各种相关组织中，政府单位无疑扮演最重要的角色,其任务包含医疗资源的规划与控制、医疗专业人才培养的设定、医疗相关机构与专业人员执业管理、预防保健与疾病防治政策的确定,以及医疗体系财务来源的规划与筹措。大部分医疗体系相关事物的管理机构为卫生行政组织。

除了卫生行政机关外,与社会福利有关的单位也会影响医疗体系的运作,特别是老年照护的部分,着重在老人年龄及福利措施之界定,老人津贴、年金、住宅、保护等需求之规划以及专职人力等。

医疗相关的法规,其中影响医疗体系最大的莫过于医师法,合理分布医疗资源、提高医疗品质、保障患者权益、增进国民健康。医疗法的实施使得医疗机构的管理更具系统性。

医师为医疗团队中的领导者,也是医疗照护中最重要的决策者,一般来说,医生的收入取决于他们的工作量。如果医生提供的是基本医疗服务,他们的报酬由公共医疗保险给以支付,患者通常不必对医生提供的诊治服务直接付费,由医生把诊治账单提交省区医疗保险计划管理部门,从那里得到为每位受保人提供服务的报酬。

(王瑞芳)

第三十九章

部分国家护理机构及其政策研究

第一节　德国——以完善的《护理保险法》为法律依据

2011年10月,德国通过了"护理法"修正案,其中就护理家人而影响工作的问题专门以法律形式做出了规定,称其为"护理时间法",为既要工作又要护理家属的人员提供了方便。根据"护理时间法",需要为家人提供护理的在职工作人员,在最长两年时间内,每周工作时间可缩短至15小时,而工资收入可得到部分补偿,如:在职人员工作时间减少了50%,却可得到10%的工资收入,但是当在职人员正常恢复工作后,工资仍然只能领取70%,直到因护理家人损失的工作时间全部补偿完毕,才能领取全额工资。

需要护理的老人可以在自己投保的医疗保险公司申请护理补贴。通常护理补贴分为三级,申请获得一级护理的老人有的每月从养老保险公司获得225欧元的补贴,获得二级护理的老人每月能得到430欧元补贴,获得三级补贴的是完全不能生活自理的老人,补贴金额可达1200欧元。患有健忘症或老年痴呆症还可以申请每月约200欧元的专门护理补贴,但是专门补贴不是发到老人手里,而是转账给提供服务的护理机构,护理机构派护工定时上门陪健忘老人散步、聊天,给他们讲故事,或每隔一段时间组织几个老人聚会。

提供护理服务部都是明码标价,而且价格不菲,梳头2.5欧元,剪指甲5欧元,洗澡15欧元……这是工作日时间提供服务的价格,如果是节假日,价格更高。老人单靠保险公司的护理补贴远远不够,相当比例的家庭成员要承担护理任务。家人因帮助护理而耽误了工作,可以向保险公司申请"妨碍金",一年约有1500欧元,旨在补偿因帮助护理老人而影响了正常的生活和工作。

一、德国护理保险制度的内容

1994年,德国颁发了《护理保险法》,法律规定了"护理保险跟从医疗保险的原则",即所有医疗保险的投保人都要参加护理保险。这一规定说明德国长期护理保险不仅跟从医疗保险,也说明了德国长期护理保险的全民覆盖性。从 1995 年 1 月 1 日开始交纳保险费,同年 4 月 1 日起开始提供与家庭医疗有关的保险给付和服务,这是第一阶段;从同年 6 月 1 日起,开始提供与规定医疗有关的保险给付和服务,此为第二阶段。

（一）制度模式

德国实行的是强制性的社会长期护理保险。法律规定所有参加医疗保险的人都要参加长期护理保险,所有公民纳入法定护理保险体系。没有收入或低收入的配偶只交 50% 的保险税就可以投保护理保险。

（二）护理保险的宗旨

（1）社会互助与个人自助。社会保险体系中的责任主体是由国家成立的自制性社会组织,即社会保险机构来负责社会保险事务,保险费由个人、单位和国家三方共同负责,其中个人与单位承担的社会保险费用超过 2/3,其他 1/3 的费用由国家财政解决。

（2）收支定价制和风险定价制。社会保险采用收支定价制,把现收的保费收入用于支付当期的保费支出,其中社会养老保险实行代际互助,即一代人为上一代人买单,由在职雇员与雇主缴纳的养老保险费用支付相同时期退休劳动者的养老保险金。

（三）覆盖对象与护理需求的分类

（1）国家官员、法官和职业军人由政府负责,他们患病和需要护理时有专门人员负责并承担有关费用。

（2）除此之外的所有公民则纳入法定护理保险体系。

（3）对于工作时间最长不超过两个月的人,或者每星期工作不足 15 小时,并且在原联邦州月工作仅为 15 小时,并且在原联邦州月收入在 610 马克以下或在新联邦州月收入 520 马克以下的人,不需交纳保险费。

（4）学生的临时性工作也不需要交纳这种保险费。

（5）根据个人护理和家庭服务需求的频繁程度把失能程度分为三级：基本失能、重度失能、极度失能。对应需求分级：基本失能状态的人每天至少需要一次服务,服务时间为 1.5 个小时;重度失能的人每天需要 3 次服务,时间总量为 3 个小时;极度失能的人需要日夜护理服务不少于 5 个小时。

（6）按患者在身体护理、膳食和活动中需要护理的程度,护理分为三个等级：一级护理为护理需要程度最轻,每天至少需要一次援助;二级护理是严重需要护理者,每天至少三次需要在不同时间给予援助;三级护理是护理需要程度最重,24 小时都需要护理和援助。

（四）护理保险的给付

护理保险给付可分成居家护理、部分机构照护及机构护理 3 类,给付方式包含现金给付及实物给付两种。

（1）居家照护给付。

① 实物给付以需要者本人为服务对象,提供基本照护及家事援助,费用由照护

基金会支付,人员由社会服务中心派遣,居家护理实物给付第1类、第2类、第3类每月分别是450欧元、1100欧元、1550欧元,护理补贴第1类、第2类、第3类分别是235欧元、440欧元、700欧元,现金给付是以担任照护工作的家属为给付对象。

②照护者可申请现金给付和实物给付的混合给付方式。

③担任照护工作的家属因生病暂时无法照护时,照护基金会将派人代理,但每年以4周为限。

④照护基金会可提供照护辅助器(轮椅、升降装置等),以减轻照护者的工作强度或使被照护者自立。

⑤提供非正式家庭照护者免费参加照护培训的机会。

(2)部分机构照护给付。

①日间照护和夜间照护:依照护的程度不同,给付的月额上限分别为450欧元、1100欧元及1550欧元。

②短期收容:每年以4周给付2066欧元为限。

(3)机构护理给付。

机构护理金平均每月1430欧元,最高每月1550欧元,属于照护度第3类或特殊严重案例可放宽到1918欧元。详见表39-1。

表39-1　德国机构护理等级支付额度　　　　(单位:欧元)

照护等级	2008年7月1日起		2010年1月1日起		2012年1月1日起	
	实物	津贴	实物	津贴	实物	津贴
等级Ⅰ	420	215	440	225	450	235
等级Ⅱ	980	420	1 040	430	1 100	440
等级Ⅲ	1 470	675	1 510	685	1 550	700

表39-2　德国日间照护与夜间照护基金每月最高支付额度(单位:欧元)

照护等级	2008年7月1日起	2010年1月1日起	2012年1月1日起
等级Ⅰ	420	440	450
等级Ⅱ	980	1 040	1 100
等级Ⅲ	1 470	1 510	1 550

表39-3　德国全机构式照护每月给付额度　　　(单位:欧元)

照护等级	2008年7月1日起	2010年1月1日起	2012年1月1日起
等级Ⅰ	1 023	1 023	1 023
等级Ⅱ	1 279	1 279	1 279
等级Ⅲ	1 470	1 510	1 550

（五）保险税税率的确定

保险税按照投保人的收入计算，税率为 100％，自 2008 年护理保险费率从 1996 年的 1.70％提高到 1.95％，有保险义务的雇主和雇员各承担一半。不同人群的费率标准不同，对失业者、领取救助金者、无子女者等贫穷群体设有保费豁免权利，由相关机构为其缴纳。

（六）亲情护理措施

（1）2008 年引进了亲人护理举措，对于有护理要求的被保险人，其亲人在拥有 15 个人以上雇员的公司有权利享有高达 6 个月的护理假期。在这假期期间，被保险人的亲人无须进行工作，雇员也无须为其支付工资，但这期间被保险人的亲人同样属于社会保障范围，有权利要求各种社会保障服务。

（2）对所有企业而言，如果雇员的亲人有护理的需求，雇员至少可以要求得到 10 天以内的护理假期。

二、护理保险的管理与就业

加强护理保险质量监督，2010 年以前在全德国范围内进行由德国医疗保险医护服务中心开展调查和评估，重点审核被护理患者的满意度、护理措施的有效性和及时性，以及护理机构的配备情况。该项监督不仅仅是对质量的审核和监督，而且希望可以通过监督为护理机构提供必要的建议，帮助他们改进服务质量。自 2010 年以后，德国每年进行不定期抽查。为了提高护理监督保险质量的公正和透明，德国通过网站、养老院和护理机构等场所及时向公众公布监督结果。

提高护理管理水平，对护理职业提出了更高的要求。德国医院护理管理组织相当严密，医院设立护理院长或护理部主任，只有接受过护理高等教育和管理专业训练的人才有资格担任。护理人员除护理院长（主任）外，还有护士长、高级护士、注册护士、助理护士 4 个级别。注册护士以上资格的护理人员才能直接护理患者，助理护士只能为护士或医师做一些准备和协助配合工作。按照规定，住院护理的 3 类护理患者除护理时间不同以外，护、患比例也很不相同，2、3 类患者为 1∶4，1 类患者为 1∶3。另外，护理管理的监控系统也很先进，各病区都有终端与主机联网，护理院长或主任每天都要审阅各科室的护理信息，还可随时开通监控电视系统观察各科室护士的工作情况，并能与各病区双向交流，应病区护士长要求及时调配护理人员等。提高护理队伍的人才建设。护理专业化的发展促进了护理教育的多元化。德国的护理教育已有 160 余年的历史。目前，德国的护理教育有 3 个层次：中专、专科培训、大学本科。德国的护理教育以中专为主，现有公立护士学校 943 所，接受护理教育的最低要求是完成 10 年的基础教育，入学年龄为 17 周岁。德国的继续护理教育，也称专科培训，主要是为临床培养专科护士，其资格由地方政府予以确认。全国已有 50 所护士学校开设了继续教育有关专业，所设专业主要有重症监护、精神科护理、手术室护理、癌症护理、社区护理和公共卫生等。德国的大学护理教育起步较晚，1992 年开设了护理科学、护理教育学、护理管理学的学士专业,但发展比较快,目前有七八所大学招收本科生。

护士就业人数的增加是《护理保险法》实施后的最直接也是最明显的结果。据保险公司估算,这个法规为护士增加了2万多个新的就业岗位。

第二节　美国——社会保险救助与长期护理保险相结合

一、美国老年护理院

美国老年护理院是为长期照护、护理、康复的慢性疾病患者而设立的设施,除了兼具医院的功能外,也是医疗、社会福利服务的主要担当者。老年护理院的病床数已超过医院的病床数,并且成为医疗救助的最大支付对象。

美国老年护理院拥有专门护理机构(SNF)以及实施照护的中间机构(IF)。90%的老年护理院属于福利设施型,10%的老年护理院属于医院附属型。护理院数量随人口老龄化的加剧而增加。病床数对65岁以上老人的比率是每千人56张。

老年护理院经费占国家医疗总费用的比率,由1965年的4.90%上升为2000年的11.70%(786亿美元);占老年医疗保险、医疗帮困救助的比率分别为1.40%(18亿美元)、36%(466亿美元)。因此,老年护理院经费等于57%为入院者的自行负担、42%由医疗帮困救助、1%由老年医疗保险支付。入院费用每月平均为1 456美元。老人入住护理院费用在出院后的150天内可获得老年医疗保险的支付,这期间入住者仅需支付固定的个人自行负担费用(每天约20美元),但入住养老院若时间超过此150天而成为长期入住,150天以后部分必须由个人全额自行负担。

二、社会保险救助

（一）社会安全生活补助金

1972年,美国国会通过社会安全生活补助(Supplemental Security Income)方案,它是一个由联邦政府管理,资产调查方式的社会救助方案。社会安全生活补助金方案的设计是将此方案视为全国性基本收入的保障,只要符合资格的老人、盲人与残障者,不管是居住在哪一个州,都能获得一样的补助。这样的设计也使得社会安全生活补助金方案成为美国社会安全网中,对社会上最弱势的老人、盲人与残障者的最后防线,为这些弱势者提供最基本的保障。

1974年,社会安全生活补助金开始针对符合资格的老人、盲人与残障者,按月发给补助金,该年约有400万人领取补助,全年经费为50亿美元。此后,该方案的受益人数与补助金额不断增加。在2007年,领取社会安全生活补助金的人数超过700万人,全年经费为420亿美元。

若要领取社会安全生活补助金，一个人必须符合低收入老人、盲人或残障者的资格标准。低收入的标准是个人每月收入不得超过联邦政府的补助金，即 637 美元（夫妻为 956 美元），并订有资产限制，即个人不得有超过 2 000 美元的资产（夫妻为 3 000 美元）。老年人是指 65 岁以上的人，盲人是指个人视力没有达到 20/200 的水平［视力正常的人在 200 英尺（1 英尺（ft）＝0.304 8 m）远处可看清楚目标，某人需在 20 英尺处才能看清，则其视力为 20/200］，残障是指个人有连续 12 个月以上，有经医学认定的身体或心理障碍导致无法从事显著的有报酬活动。

就补助金的水平而言，在 2008 年，联邦政府的个人补助金为每月 637 美元，约为 74% 的贫穷线水平，夫妻的补助金为每月 956 美元，约为 82% 的贫穷线水平。大多数的州政府会在联邦政府的补助金上，再增加州政府的生活补助金，为弱势的老人、盲人与残障者提供更多的保障。另外，社会安全生活补助金和老年年金保险给付一样，每年的给付金额都随消费物价指数（CPI）的上升而全额调整，以确保领取者的购买力。

（二）养老保险制度

美国法定的养老保险制度是联邦最主要的保险，也是强制性保险，这一制度目前已覆盖大约 96% 的职工。领取养老退休金的人必须具备两个条件：一是需达到 65 岁才可以领取全额养老金，如果提前退休，领取的养老金将适当扣减；二是缴纳社保税的记录应达到 10 年以上。退休人员养老金的计算方法和待遇水平是根据个人在职时缴纳的社会保险税额即赚取的积分点和工作年限来确定，积分点是根据国民经济的发展而变化的，例如 2008 年每赚 1 050 元就可以得到一个积分点。工作者每年最高不可赚取超过 4 个点的积分，当获得 40 个积分点即工作了 10 年后，就可以领取养老退休金。

（三）老年人健康医疗保险

联邦政府医疗保险实行预收制度，主要以 65 岁以上老年人为覆盖对象，覆盖了美国 13.80% 的人口。投保人在年轻时加纳保险费，年老后才能享受。医疗保险由联邦政府保险局按社会保险税统一收缴。统一拨付给地方使用。其中。申请 A 类保险的条件是：必须工作满 10 年，或必须积满 40 个工作积点（每季为一个工作积点），年满 65 岁才能享受。关于保险费的缴纳，个人需加纳工资收入的 1.45%，雇主加纳 1.45%，连同养老金在工资中扣除，累计交满 6.14 万美元，可以不再缴纳。如果未满 40 个工作积点，根据工作实际积点数，每月还需补交保险费，才能免费享受，享受 A 类保险的情况是：门诊和住院治疗、技术性护理、家庭服务、晚期患者的服务。申请 B 类保险的条件是：每日缴纳 43.8 美元的保险即可享受，享受 B 类保险的内容包括：门诊的诊疗费（不包括药费），X 线检查、验血、救护车费，每次自己负担 100 美元，超过部分自己再付 20%。

老年人医疗保险支付方式，大致分为两种：一种是根据每项医疗行为计算的合理费用，按照诊疗项目价格支付的传统方式；另一种是根据疾病、伤病的按单病种收费与诊疗类型决定的费用为基础,以患者的住院与出院为单位的支付方式,称为单病种支付制度或预定支付额方式(PPS)。

三、长期护理保险

当前美国的人口老龄化已成为一个日趋严重的社会问题,加上其他社会和经济方面的原因,使得几乎 40%的老人要在医院或其他护理机构度过一段时间,长期护理保险既为个人提供了年老时所需护理的保障,又作为一种良好的投资手段而为被保险人及其家庭所接受。长期护理保险现已成为美国健康保险市场上最为重要的产品之一,且品种不断翻新,充分满足了美国社会各阶层的保障需要。

美国长期护理保险的主要内容有:

(一)保险责任范围

美国的长期护理保险承保被保险人在任何场所(除医院急病治疗外)因接受各种个人护理服务而发生的护理费用。这些护理服务包括:具有治疗性质的护理服务,如诊断、预防、康复,以及其他不具有治疗性质的家庭护理、成人日常护理等。对这些护理服务要求至少持续 12 个月,就服务性质而言,全天候 24 小时的特别护理和非全天的一般护理均可。

(二)承保方式

长期护理单可独立签发,也可以终身寿险保单的批单形式签发,对个人投保的要求高于团体投保。通常从年龄、医疗状况和病史等几个方面来对投保人进行风险选择。健康状况差的人一般不能投保。在大多数情况下,保险人并不对投保人进行体格检查,他们基本上是根据单上投保人的陈述及由医院为投保人出具的健康状况证明来决定承保与否。承保期限按照被保险人在投保时的年龄和他们的实际需要分为 40~79 岁等年龄段。

(三)保险金的给付

不同承保方式的长期护理保单,其保险金的给付方式也是不同的。分为两种:如果护理保单是独立签发的,有 3 种方式可供选择:

(1)最高付额。即保险人对被保险人的护理费用补偿不能超过规定的给付额。

(2)给付期。规定 1 年、数年、终身等几种不同的给付期,由被保险人自行选择。

(3)待付期。规定 20 天、30 天、60 天、90 天、100 天或 180 天等多种等待期,由被保险人开始接受承保范围内的护理服务之日起算。等待期的规定实质上是免赔额的一种形式,目的在于消除一些小额索赔,减少保险人的工作量。

如果长期护理保单作为终身寿险的批单签发的,保险金给付方式一般按月给付居多,每月支付保额的 1%~2%,累计达 50%左右时停止支付。

(四)保险费的收取

长期护理保险一般按被保险人投保时的年龄,采用年均费率收取保险费。具体的收取费额除取决于被保险人年龄之外,还要考虑被保险人选择的给付期、等待期和保险责任范围等因素,并且对夫妇双方都投保的,可给付折扣优惠。在美国,举办该险种的各家保险公司所制订的费率并不统一。然而,有一点却是一致的,那就是保单的更新,即保险人不能因被保险人的健康状况发生变化而撤销保单。保险人可以在保单更新时提高保险费率,但必须一视同仁地对待同等情况的全体被保险人。另外,一般保险人在开始履行给付保险金责任一定时间(通常几个月)后,被保险人无须再缴纳保费。

(五)保单中的其他重要条款

主要是通货膨胀条款和"不没收价值"条款。前者主要是为应付通货膨胀,赋予被保险人定期购买额外保险的权利或规定日给付额可以 5% 的年增长率(单利)增加。后者是当被保险人做出撤销其现存保单的决定时,保险人向其提供"不没收价值"给付,即将积累的现金价值获得减额缴清保险的保障,以原保单"不没收价值"作为净保费,而无须另缴保费。

第三节　英国——分工明确,条理清晰的护理照护组织

英国是人口高度老龄化的国家,据世界人口网数据统计,2015 年底,英国人口总数:6 445.7 万人,65 岁及以上老人的比例为总人口的 17.70%,2012 年人均寿命为 82 岁,是世界上老年人口比例最高的国家之一。预计,到 2025 年英国将有 1/4 的人口超过 60 岁,其中 1/3 的人口年龄超过 75 岁。2015 年 4 月 6 日英国《每日邮报》报道,英国拟重新界定老年期,平均期望寿命前的 10 到 15 年称为老年期。

一、英国老年照料系统

英国老年照料系统十分复杂和庞大,是由国家级的退休年金制度、国家卫生服务体系和地方政府对照料资源的配置以及整合后社区医疗、护理、照料机构构成。各照料机构和人员要按需向老年人提供医疗—护理—照料—康复—家政服务,以老年人实际照料需求为出发点,在科学评估基础上,按老年人经济承受能力,提出合理照料方案,由老年人自主选择。对困难国民,政府提供补贴乃至免费,体现了公平与效率以及人性化服务。

二、在职能上有所分工

(1) 联邦政府职能:国家劳动与年金部和卫生部负责老年人的退休年金和卫生服务体系、社会照料的政策制订和经济技术保障,前者主要解决老年照料的经济问题,对于没有收入的老人,给以养老补助;卫生服务系统(NHS)承担缺额费用。

(2) 地方政府职能:主要承担服务评估、老年服务信息发布、政府养老资源配置,合约见证,服务购买等,并以公正、合理地配置国家养老资源为主。建立需求评价体

系,根据评估结果,决定老年人是应该享受卫生服务还是社会照料或者两者兼而有之。

（3）社区服务职能：英国除了有庞大的国家退休年金系统、卫生服务体系,除向老年人提供经济、政策、法规、技术支持外,在各社区建有不同的老年照料组织,提供住家照料、日间照料、住院生活照料和护理照料,送餐、修脚、喂食、户内和户外活动等。老年人在社区得到的服务有免费、优惠价、市场价服务。对于经济特别困难的老年人由政府购买服务。

三、家庭护理是老年照料系统的重点

在所有的老年照料服务中,带有护理性质的家庭照料需求量最大,因此家庭护理机构在英国的社区中发展很快。按照服务对象需要护理的强度,家庭护理分高强度家庭护理、中等强度家庭护理和低等强度家庭护理三个等级。

英格兰的家庭和社区照护服务主要由3部分组成：

（1）英国国民医疗服务部门提供的一些长期护理项目,具有权威性,值得信赖。

（2）英国国家社会安全局为残疾人提供的几种津贴形式的保障服务,残疾保障津贴大多由职业和养老保障部门负责管理。

（3）地方委员会在卫生部监督下提供的社区卫生保健服务,包括家政服务、个人照护、成人日托、临时看护以及社区养老院等。家庭护理服务管理与实施主要由地方政府部门负责。地方政府可独立提供照护服务,也可联合私立的或志愿者机构共同提供,费用一般都由政府支出。

四、老年照料系统有完善的评估和监督机制

为了确保服务质量和资源的合理分配,英国在老年照料服务系统的设计过程中,明确老年人申请护理照料服务前必须经过需求评估：

① 是否真的需要照护或援助；② 是否涵盖了所有私人的或社会的需求；③ 向何处寻求合适的援助；④ 分析不同照护类型的利弊；⑤ 被照护者是否能够满意；⑥ 服务的价格是否合理、是否能够承受；⑦ 如何筹集资金；⑧ 申请者是否有权享受国家资助等。如果老年人需要评估,只需要打一个电话或上网预约就行。

第四节　日本——强制性互助型护理保险制度

日本1970年进入老龄化社会,65岁以上老年人口达到739万人,占总人口的7.10%,2013年65岁及以上人口占25.10%,预计在2030年达到32%,超过65岁的人口占到近三分之一。2012年出生期望寿命为83.1岁,男性79.9岁,女性86.4岁,老龄化速度增速。

一、制度模式

1998 年颁布《护理保险法》,2000 年 4 月 1 日正式实施,长期护理保险具有社会性和强制性,管理主体为政府,由法律加以约束。

二、日本参加老年护理保险的主体分为两类

第一类称为第 1 号被保险者,是指 65 岁及其以上的所有老年人。第 1 号被保险者缴纳与自己收入水平相对应的固定金额的保险费,低收入者的保险费负担则较轻。每月养老金在 18 万日元以上的人从其中自动扣除,其他人需要缴纳一定的费用。大约 80% 的第 1 号被保险者的护理保险费是从年金中自动扣除的,只有 20% 的第 1 号被保险者由本人或家属缴纳一定的费用。

第二类称为第 2 号被保险者,是指 40～64 岁的人,他们的护理保险费与医疗保险费一起缴纳。根据收入的不同水平缴纳不同数额的护理保险费,另外根据老年人比重不同,不同区域的被保险者缴纳保险费为基准额乘以 0.5～1.5 的系数,保险费额高低相差大约有 3 倍左右,以适应不同区域老人护理的负担差异。40～64 岁的被保险者,只有被确诊患有癌症晚期、类风湿关节炎、慢性阻塞性肺疾病、脑血管疾病、糖尿病并发症、帕金森症相关疾病、早老性认知症(痴呆症)、早衰症等 16 种特定疾病,才能享受护理服务。

三、护理保险筹资与给付

日本护理保险费的征收是按照被保险者的身份来征收的,其中第 1 号被保险者在退休金发放前被先行扣除,对于扣除困难的参保者,由各市町村个别征收。第 2 号被保险者则随各医疗保险制度一并征收。护理服务费用的审查和支付由各市町村委托都道府县的国民健康保险团体联合会组织实施,向护理服务组织支付其所提供服务 90% 的费用。

保险费的缴纳标准为基准额乘以系数,即参保者按收入被分为 5 个档次,第 1～3 档为本人或其家庭不用缴纳住民税的参保者,系数为 0.5～1;第 4 档为本人年收入在 250 万日元以下的参保者,系数为 1.25;第 5 档为本人年收入在 250 万以上的参保者,系数为 1.5。

根据厚生劳动省的统计和预测,2000 年护理保险的平均保费是 2 400 日元,2005 年为 2 900 日元,2010 年为 3 600 日元。

护理服务享受者原则上只需支付总费用的 10%,其余部分由中央(25%)、各道府县(12.50%)、各市町村(12.50%)财政和护理保险被保险者保费收入(第 1 号被保险者保险收入负担 17%,第 2 号被保险者负担 33%)分别负担。这种预算结构既体现了政府的责任,也体现了个人的义务。

护理保险给付方式主要是实物或护理服务给付,现金给付作为补充。

四、护理保险的申请与认定

日本护理保险服务的支付对象有严格的限定。首先由于衰老、慢性疾病等自然原因而引发的护理需要的第 2 号被保险者才有资格接受服务。交通事故等人为原因造成的患者,原则上不能享用护理保险服务。但第 1 号被保险者不受此条件限制。其次接受护理之前必须经过严格的专家认定程序。其程序如下:

(1) 被保险者先向村政府管理部门提出护理申请。

(2) 市町村派出认定调查员对申请人进行访谈调查,做出首次认定。

(3) 市町村委托主治医生对被申请人进行体检,由其提出审查意见。

(4) 市町村护理认定审查委员会根据上述两次调查做出两次认定。认定结果分为:不需要护理或支援、需要支援 1～2 级、需要护理 1～5 级。其中,被判定为不需要支援或护理的老年人则使用地区支援业务;需要支援 1～2 级的老年人可利用 13 种居家护理预防服务和 3 种贴近地区型护理预防服务。需要护理 1～5 级的老年人可利用 13 种护理服务、6 种贴近地区型护理预防服务和 3 种设施服务。

(5) 进入护理计划的制订阶段。

(6) 进入护理服务的使用阶段。

五、护理保险的给付服务

护理保险的给付服务包括两大类:一类是居家护理服务。即访问护理员到被保险者自己的家里进行护理,偶尔去护理设施接受一下检查。另一类为专门机构护理服务。即被保险者完全离开家居,住进护理设施接受福利护理员各种程度的护理。居家护理服务可以细分为 13 类,从来访护理、来访医疗、来访康复到有利于功能康复的住宅改装等。

设施护理服务可分为 3 类,一是需要特别护理的老人院,每月自费为 5 万～6 万日元;第二类是老人保健设施,自费额约每月 7 万日元;第三类是疗养型病床设施,费用是三者中最高的。

六、护理人员的资质与培训

日本从事老年护理保险服务的人员大致为分两类:第一类称为福利护理员,第二类称为访问护理员。前者需要两年的正规学习,并通过国家统一考试及格后,才能取得上岗资格。他们一般在护理设施内就职,从事技术性较强的护理服务。访问护理员需要本人亲自报名,然后参加政府出资举办的培训班,接受 50～230 个小时的专门培训,考试合格后获得执业资格证书,到居住所在地的相关部门登记注册,等待上岗。访问护理员一般分为 3 级:高级为护理兼管理,负责安排管理辖区内护理员的工作,参与对老龄者的护理;中级的能做所有的护理工作;初级的只能从事简单的家政服务和一般性护理工作。

七、护理保险制度的改革与完善

日本老年护理保险实施以后,获得了 85% 以上民众的广泛支持和赞同,医疗保险的赤字得到降低,需要获得生活护理的老人得到了适宜的护理。从 2000 年 4 月至 2005 年 4 月,此项保险实施 5 年中,得到护理认定的人数从 218 万人增加到 411 万人,特别是轻度护理认定人数大幅度增加,占全部要护理人数的一半左右。为了进一步完善此项保险制度,2005 年 6 月起对《老年护理保险法》进行了部分修改,其要点如下:

(1) 鉴于需要轻度护理人员是为数众多的状况,需大力重视预防体系建设。如改善老人饮食营养结构,加强对老人保健知识的传授和辅导,提高口腔功能的防护水平等。

(2) 调整给付水平。设定个人负担上限,增设给付补助,使低收入者也有能力利用护理设施。

(3) 确立新的服务体系。创建社区综合支援中心,发挥预防性、综合性、持续性护理管理、咨询和维护老人权益的作用。

(4) 确保和提高服务质量。规定从事护理服务机构的信息要更加公开和透明,加强对从业机构的考核,强化护理人员的培训与进修,惩戒护理保险中的不正当行为。

第五节　瑞典——以居家养老为主的护理政策

根据瑞典法律,子女和亲属没有赡养和照料老人的义务,赡养和照料老人完全由国家来承担。经过半个世纪的努力,瑞典已建立起了比较完善的社会化养老制度。瑞典目前实行的有 3 种养老形式,即居家养老、养老院养老和老人公寓养老。据统计数据显示,截至 2013 年底,瑞典总人口为 959.3 万,65 岁及以上的老年人共有 185.1 万,占总人口的 19.30%,到 2020 年将上升至 21%,80 岁及以上老人占 5%。

一、瑞典老年人的社会福利保障

瑞典老年人的医疗保健、长期照料和社会服务所需经费来源于税收,根据个人能力和实际需求来安排使用。瑞典的税收制度确保了老年人的社会福利的实施,每一层次决定各自的税收水平,例如,国家层面税收决定某些特定方面的税收,省级层面决定着 20 个省或地区的税收,市级层面决定着 290 个市政税收。根据该市的大小、人口的组成、收入水平和税收层次来确定不同的资源用于卫生保健服务。

290 个城市中有一半负责提供家庭医疗服务。另一半城市中该责任交给了县议会。政府规定,各市、县级议会必须为残疾人提供辅助用具。这些服务由卫生医疗法进行规范。房屋适老改造使残疾和高龄老年人可以通过对自己的家居环境进行必要的调整,从而留在那里继续生活。常见的改造包括拆除房屋内外的各种障碍和进行浴室重建。

二、立法保障

瑞典颁布了2种规定义务的法案:《卫生与医疗服务法案》和《社会服务法》。《卫生与医疗服务法案》规定慢性病需要长期护理的老年人,由本地区医疗机构负责家庭护理,由国家发给护理补助。《社会服务法》中有一条规定,社会福利委员会应对家中有老年、残疾和患有长期疾病者的公民提供特别的支持和减负政策。在有些城市,提供老年居家照料服务的家庭成员可以获得经济补偿。在某些情况下,家庭成员可以受雇于市政府,或由需要帮助的老年人申请家庭照料津贴,用以向承担照料工作的家庭成员支付报酬。以此保障老年人独立和安全的生活,获得良好的住房和便捷服务,为特殊需要的老年人建立特殊形式的住宿设施并提供服务和照料,规划提高老年人福利的措施等。

三、瑞典的养老服务模式

(1)各省市在养老服务中承担不同职责。省一级为老年人提供初级医疗服务,患者象征性地支付少量费用,当其在卫生保健和药房支付达到一定费用后,在这一年余下的时间内可免费接受医护服务。市一级为老年人提供家庭护理和社会服务,包括个人的和器械辅助方面;清洁、做饭、购买食物等;日间护理或其他服务;家庭护理,如在轮椅上进餐、个人安全警报、短时间住院治疗;有的还提供居家养老护理服务;家庭护理和康复。

所需费用主要依赖于税收,个人承担的费用主要取决于个人收入水平和退休金水平,收入越少所需付的费用越低。

(2)养老服务模式。瑞典有完善的养老服务机构和网络,建立了三级健康护理管理体系。国家健康护理管理委员会主要职责是负责居家护理、老人护理院以及其他老年护理机构的事务,包括精神、智力残障老年人的护理;下设地区健康管理委员分会;每个区域又分为10个护理中心,分别负责多个老人护理院、康复中心、老年公寓及家庭护理的工作。同时建有以医生、社区护士、以生活照护为主的助理护士、康复师、理疗师、营养师等为主的健康照护团队,为老年人提供全面的健康服务。

大约14%的65岁及以上老人接受公共长期护理,在80岁及以上老人中这个比例高达38%,以居家养老和老年护理院为主。

居家养老是帮助老年人留在自己家里的服务,在瑞典有9%的老人(其中包括23%的80岁以上老人)在家接受护理服务,包括个人护理和社会服务,如清洁、做饭、购物、洗衣和个人护理等。

老年护理院是由护理工作者提供24 h的护理服务,有5%的老人在老年护理院接受护理服务(其中有14%为80岁以上老人)。

其他还有短期住所和老年公寓等模式,短期住所是采取日托或短期托老的方式,为需要外出无法在家照顾老人的人们提供便利,这种短期停留住房和短期护理适用于老人病后、术后的康复。老年公寓即家庭护理中心,工作人员只负责白天的护理工作。老年人可以根据个人需要选择适合的护理方式。

20 世纪 90 年代初以来,越来越多的城市选择了放开全部或部分老年护理服务,实行市场化操作。最初主要是通过合同招标的形式引入竞争,在过去的 10 年里,各种客户自主选择的模式已逐步成为合同招标方式的替代或补充。客户自主选择意味着用户更能够影响服务提供的方式,甚至可以选择在服务决策中没有包括的项目和服务上,不管是付费的还是免费的。但是,这种选择的前提是有几个供应商可以供客户进行选择。

客户自主选择主要适用于社会普通住房的居家护理,包括各种实用的服务。少数经营者业务遍及全国各地,主导该服务市场,特别是在特殊住房和家居护理服务方面。随着越来越多的城市引入居家护理服务市场化的模式,各地小企业也将获得与全国性大公司竞争的机会。公共采购法对于根据客户自主选择模式进行具体服务的采购并没有做出限制。采用客户自主选择模式的城市通过政府招标或认证的方式来确定服务提供商。

第六节　韩国的护理机构临终关怀服务

由于韩国人口增长速度放慢,人口结构也随即发生了相应的变化,据韩国统计厅发表,2000 年韩国 65 岁及以上老年人口比例达到 7.20%,2010 年为 11%,韩国已经进入人口老龄化社会。预计 2019 年 65 岁及以上老年人口比例将达到 19%。针对老龄人口的增加,高龄老人、失能老人、老年性疾病发病率增加等现状,韩国政府于 2008 年制订并正式实施《老年长期护理保险法》为核心的老年护理保险制度,为此每年建设 100 家护理设施,其中公共设施和民间设施保持在 7：3,并减轻利用民间设施的费用。并于 2008 年 7 月开始,优先让老年重症患者享受老年人护理保障设施,中等程度的老年患者是从 2010 年 7 月开始享受。

一、加入护理保险的范围和服务对象

韩国把全体国民纳入到长期护理保险的加入对象范围内,但把服务对象范围限定在 65 岁或以上老年人,或 65 岁以下国民中日常生活无法自理的人员,如痴呆、脑血管疾病患者等老年性疾病患者,而且必须由护理审查委员会认定为 6 个月以上行动无法自理的老年人。其运营资金由国家财政、护理保险费和享有护理保险服务老人的自我承担费构成。2010 年韩国保险福利部的统计数据显示:国家与地方政府的财政援助额度为总运营资金的 25%,缴纳的保险费是整个体系运营的主要资金来源(约占 55%～60%),长期护理保险的被保险人承担部分服务开支

（约占 15%～20%）。

二、护理保险的申请与认定

长期护理保险由隶属于政府的"国民健康保险公团"（以下简称公团）进行管理，该公团在全国各地设立分部，实行统一服务标准、统一服务费用、统一保险费标准，并为参加国民健康保险的公民统一办理征收长期护理保险费用。其实施程序为：

（1）提出申请：当被保险人需要护理时，由本人或家属向公团提出申请。

（2）资格审查及确定护理等级：接到护理申请后，公团对被保险人进行调查，经过两轮审定以确定被保险人是否需要长期护理，如需长期护理，则按具体病情确定护理的级别。

公团按申请者的病情轻重将其分为三级：一级为最重症，指卧床不起的无法自理饮食和排泄、日常生活完全需要护理的老年人；二级是重症，指虽然能够使用轮椅，但是无法保持长久坐姿并且在饮食和排泄上需要援助的老年人；三级是中等病症，指需要在饮食、排泄或外出活动时提供一定援助的老年人。

划分等级的目的是首先以最重症的老人为对象给予护理援助，其次扩大到患有中轻度老年性疾患的老年人，最终惠及全体老年人。

（3）制订、执行护理计划：申请者及其家人与护理机构共同协商制订护理计划，或者直接利用服务机构提供的服务。

三、保险金支付方式和服务种类

分为 3 种，即机构护理给付、居家护理给付和特别现金给付，以前两种给付方式为主、现金给付为辅。老年人可以在给付的范围内选择服务种类，超额部分自己承担。一般利用设施护理时本人需要负担 20%，利用居家护理时需要负担 15%。

机构护理给付是老年人入住特定的设施，在该设施内接受相应的护理服务。如特别护理养老院、老人保健所、疗养病床等。

居家护理给付以访问护理、访问看护、访问沐浴、昼夜护理、短期护理、租赁福利用具这 6 种类型为基础，以及设施服务 2 种（入住设施、共同生活照料）。

特别现金给付特指 3 种特殊情况：一是对一些居住在交通不便或养老机构极端匮乏的边远地区的老人的家属支付的家族疗养费；二是支付给在指定设施外接受护理的老人的特别疗养费；三是在老年人专门医院住院期间给予的医院看护费。

从服务内容上看，韩国的护理保险法能够真正满足老年人多样性的护理需求，在服务种类和服务时间的安排上也比较周到细致，有日常生活护理和特别护理等服务，时间上能保证 24 小时的全程服务，而且明确划分了详细的护理服务等级和收费标准。

在保险费用的收支上明确了政府、机构和个人三方的权利与义务。

四、保险支付比例

护理保险费是健康保险的 4.05%，占收入的约 0.20%（在职人员加入保险时需要雇主负担一半，因此占收入的 0.10%），这对韩国国民来说不是太大的负担，但长期来看，负担有可能上升。长期疗养所需财政支出中政府支援 20%，实施制度初期还补贴运营费。

五、保险管理体系和服务供给体系

韩国疗养护理保险的管理主体是国民健康保险公团，除了委托给地方自治团体的长期疗养机构的指定和废除权限外，其他管理都由国民健康保险公团负责。韩国实施的单一的管理运营体系在全国范围内实行统一的服务种类、服务水平、保险费等标准，因此管理上方便，但也存在着无法反映地方特色的缺点。过去，提供老年人福利服务的主体大部分是民间非营利法人，但实行长期疗养保险制度后，营利企业也可以参与，因此扩大了提供主体，提高了服务水平。

第七节　新加坡的护理机构服务

新加坡有人口 420 多万，其中 60 岁以上老年人约占总人口 20%，新加坡人口老化的情况在全球名列前十名，在亚洲仅次于日本。有专家预测，到 2030 年，新加坡将有近 100 万以上的人口年龄达到 65 岁或以上，平均每 5 人中就有一人属于这个年龄段。新加坡"老人"通常不叫"老人"，而叫"乐龄人士"，可见社会对老人的尊敬。新加坡政府主张减少医疗消费，因而 70% 的住院患者是急诊入院，大量慢性病患者集中在社区内治疗和康复，社区康复和家庭护理多由护士承担。因此社区服务摆在重要的位置。鉴于此种情况，政府加大了对社区保健的财政投入，如在设有急诊的综合性医院增加老年病床数，在社区综合诊所建立护理中心，还建立了护理之家，老年人长托，逐渐形成了居家养老—日托养老—机构养老的服务网络，比较好地解决了老年患者的就医护理问题。

一、政策制订思路和着眼点

新加坡将老人照料作为一项系统工程来对待，着眼于调动各方面的积极性，共同解决这一难题。在制订政策的思路上，将个人、家庭、社区、国家这 4 个层面都纳入老年人照料体系的构建当中。要求个人必须负起责任，规划自己的晚年生活，创造条件，帮助个人、家庭和社区各尽其责。

针对这 4 个层面，新加坡制订了相应的扶持政策。如，对个人，一是在购买房屋上兼顾养老的优惠政策，二是推行以房养老模式，即 60 岁以上老年人把房子抵押给有政府背景的公益性机构，由公益性机构一次性或分期支付养老金，老年人去世时产权由这个机构处分,"剩余价值"(房价减去已支付的养老金总额)交给其继承人。对家庭,则鼓励子女与老人同住。子女与老人同住的家庭可优先申请政府的廉租房,同时采取其他多种措施以确保家庭仍是老年人快乐的主要源泉。对于无暇照顾在家的老年人和孩子,新加坡成立了相应的机构——"三合一家庭中心",这个照顾中心将托老所和托儿所有机地结合在一起,即照顾了学龄前儿童、小学生,又兼顾到乐龄人士。

二、政府对养老机构、社会老年活动设施的扶持力度

对于老年人,新加坡政府设立了新加坡乐龄公寓。新加坡乐龄公寓的产权一般是 30 年,之后可延长 10 年,但不可以转售,只能卖回给建屋局。乐龄公寓的申请者必须是 55 岁或以上的组屋屋主,必须是新加坡人,夫妇可以一起申请购买,单身人士、离婚者或丧偶无屋者也可以申请。

(1)在养老设施的建设上,政府是投资主体,基本上会提供 90% 的建设资金。

(2)对养老机构各项服务的运作成本提供不同的津贴。

(3)实行"双倍退税"的鼓励政策,允许国家福利理事会认可的养老机构面向社会募捐。如某乐龄公寓,2005 年共支出 900 万元新币,其中 500 万元来自政府拨款,200 万元来自社会募捐,200 万元来自老人交费。

新加坡高度重视发展社区老年活动设施。规定公寓大楼底层不安排住户,而是用作社区老年人活动场所,以供老年人、残疾人等特殊群体共同活动使用。同时政府还拨款 1 000 万新元设立"黄金时机基金",鼓励老年人依托社区老年活动设施自己着手主办活动,并让其他志同道合的老年人一起参加。

三、养老机构追求的目标和服务对象

(1)工作任务和目标:努力提高入住老人的生活质量和生命质量,达到专业化、精细化、科学化。

(2)服务对象:面向政府有标准要求,并经评估确定,真正有护理需要的身体虚弱和低收入的老人。

四、养老设施条件、服务功能和人员素质

政府还投入大量资金用于老龄设施的建设,以保证其配置不仅达到先进水平,而且保证其设计能够充分体现人性化。各种养老设施根据老人的特点和需要,在通风、采光、庭院等方面做出了特殊安排,比如将生活、娱乐、康复、医疗、临终关怀等融为一体,使老人能方便地享受到"一站式"专业化服务。

在服务人员的聘用上,服务员聘用标准的学历要求是必须达到中专以上,这保证了服务员的基本素质能够满足服务对象的基本质量要求,而且除聘用专职服务员外,义工队伍非常发达,义工比率占 15%,有许多人也具有专业级服务水平。

五、养老院经营和对老年人服务的理念

新加坡政府对养老机构的扶持力度很大，但他们的养老机构仍然想方设法募集资金，其形式有3种：

（1）通过在养老院内设立"慈善超市"，将爱心人士捐赠的家电、衣物等变现以募集资金。

（2）通过在养老院门庭设立募捐箱，启发参观人员捐款募集资金。

（3）通过销售院内老人手工制品，如绢花、织品、拼贴画等募集资金。患者拥有自由选择"医"的充分权利。新加坡的医疗服务大都以收费价格作杠杆，把患者分类引导到最适合的医疗机构中进行诊治。如贫困人群中的老弱病残者可进一些慈善机构办的医院诊治；如果是慢性疾病，可到康复中心或社区中心理疗或锻炼；已无法医治的患者，也可以选择到"临终关怀"之类的医院走完人生最后的旅程。

（王瑞芳）

第四十章

我国香港、台湾地区护理照料服务与保险制度

第一节　香港地区——完善的社会护理照料体系

至 2013 年,我国香港人口达 718.75 万,65 岁老年人已达 100.63 万,占全港人口 14％,预计到 2030 年,这一比例将高达 25％。每 4 名港人有 1 名超过 65 岁,人口老龄化使老年人长期护理服务需求大幅度增加。香港老年服务政策是建立于"老有所属"和"持续照顾"的理念基础上。香港社会的老年服务体系由政府和民间组织的力量共同构建,其中由政府独自承担责任的社会保障事务,主要包括综合援助制度与公务员保障制订。综合援助制度由香港社会福利所主管,政府订有一个基本援助金额,以帮助受助人应付基本生活所需,其经费全部来源于政府财政拨款,是香港社会保障体系的支柱。而慈善机构和社会团体提供的社会服务系统,主要包括老年服务在内的各种社会服务。老人服务的综合化体现了显著的社区照顾的理念,政府针对老人的不同需要提供服务,尽量使他们可以留在社区里,在社区各种支援服务的协助之下,享受幸福的晚年生活,从而避免过早进入老人院舍或接受其他院护照顾。老人服务的连续性需要在社区和院舍照顾之间有一个相互承接的机制,连续化的服务模式能把各项服务整合在同一体系中,使老人在此体系中随着情况的变化得到相应且持久的照顾。连续性和综合化服务涉及多个政府部门。为此,香港政府有效整合了居家照顾、社区支援和院舍照顾 3 种体系,为老人提供持续的服务。

一、居家照顾体系

居家照顾是最具人道主义色彩的养老形式。服务提供者强调家庭护老的功能,协助家人将老人留在家庭中生活,或为独居的老人提供适当的服务,使其留在家庭和小区中生活,有利于老年人有更多的机会与社会保持接触,继续参与社交活动。香港居家服务大致上分为 3 类:

(1) 老人急需的服务,包括老弱津贴、家务助理、膳食津贴、社区护理、公共房屋、护理安老院、疗养院以及老年科病床。

(2) 个别需求服务,包括廉价葬殓、探访以及接送服务、日间护理中心、医疗服

务、交通以及康乐设计、适合老人的私人居住环境、老人宿舍等。

（3）根据香港统计局社会福利署发布的《社会福利服务统计数字一览》（2016版）：香港共组建了 68 个老人邻舍中心、41 个老人地区中心、72 个老人日间护理中心、41 个老人支援服务队、34 个改善家属及社区照顾服务队。服务机构本着持续照顾的原则，在政府的资助下，利用各类社区资源，关怀和协助老人独立生活或者援助家庭成员照顾年长的家人。

二、社区支援体系

社区支援服务的目的就是要提供辅助服务，帮助老人留在社区里生活。香港政府规定，每 2 万人左右的社区就要设立一个老人社会服务机构。例如，老人综合服务中心、老人活动中心、日间护理中心等。服务机构本着持续照顾的原则，在政府的资助下，利用各类社区资源，关怀和协助老人独立生活或者援助家庭成员照顾年长的家人，开展家务助理服务，为体弱多病又没有亲友照顾的老人提供家居服务，使老人们在熟悉的环境中生活，并得到照顾。对于不宜居家照顾的或者身体残弱家里无法照顾的老人，则由社会福利署根据他们的身体状况，安排入住安老院、护理安老院、护养院等。

这方面服务包括：

（1）老人社交中心。中心定期举办学习班、兴趣小组及文娱康乐等活动，促进老人与社会的紧密接触。

（2）老人综合性社区服务中心。除一般性小组及社区活动外，中心还提供多样化的辅助服务，比如膳食、送饭、浴室、洗衣等协助有困难的老人。此外，更提供个人辅导及推广老人社区教育，比如出版老人刊物、调查研究老人问题、举办老人退休讲座、设立护老者组织及义工小组等。

（3）家务助理。帮助一些缺乏家人照顾的体弱及行动不便的老人。服务项目包括替老人送饭、料理家务、个人清洁及护送看病等。

（4）老人日间护理中心，为体弱而在日间缺乏家人照料的老人提供有限度之护理服务及社群活动。

（5）老人短暂住院服务。在现有一些安老院内，开设一些宿位为老人提供短暂住院照顾，以分担家人长期照顾的责任，使他们可以处理一些私人事务或稍作休息；然后再负起照顾老人的任务。

（6）老人外展服务。通过外展接触，社工人员会晤一些老弱、独居及有困难到中心参加活动的老人，协助他们申请所需的服务如公共援助、家务助理；并为他们提供探访、社交、康乐活动及辅导服务。

（7）交通及公共娱乐方面的优待。比如，老人乘搭车、船优惠，半价优待购买市政局举办的文娱活动门券，廉价租用巴士举办户外活动等。这些日间的护理服务可缓解老人家庭的日间照顾压力，同时也减缓了对院舍照顾的压力，在居家照顾和院舍照顾之间起到了承接作用,使老人能得到持续无间断的照顾。

三、院舍照顾体系

院舍照顾是香港老人服务体系的另一支柱,分为非营利性办的院舍服务和私营老人院两种。根据老人身体状况差异,可分为老人宿舍、安老院、护理安老院和护养院。老人在提出申请后,由福利署通过统一评估决定老年人进入何种类型院舍,但通常需要轮候。安老院一般设有安老部和护理部,其中后者是需要简单护理和起居照顾的。护养院的老人则是身体状况最为衰弱,需要护理和医疗照顾。在院舍管理中,社会工作者扮演着重要的角色,负责审核福利员和老人及其家人共同讨论达成的照顾计划和监督实施。此外,还要负责组织老人活动。

四、香港养老保险制度简介

香港现有的养老金制度可以分为三个范畴。第一层保障,也就是强制性公共支柱,由综合社会保障援助计划(简称综援)和公共福利金(俗称生果金)所构成。综援计划具有非缴费、税收资助,以及资产调查的性质,给予那些经济上无法自给的基本生活保障,这是一种扶贫措施,以及老人要子女证明不供养才有资格申请;公共福利金,为严重残疾或年龄 65 岁以上的香港居民,每月提供现金津贴,分普通高龄津贴(65 岁至 69 岁,需要经入息及资产审查)及高额高龄津贴(70 岁或以上者,不用经资产及入息审查)两种,以因应因严重残疾或老年而引致的特别需要。第二层保障,强制性公积金,规定受雇者和雇主都必须定期缴费,标准包括当月薪金、佣金、红利、津贴等"有关所得"的 5%。第三层保障为个人储蓄和家庭资助,个人和家庭在香港养老保障中,仍承担着重要的责任。

第二节 台湾地区长期护理照护服务

我国台湾地区是全球"老得最快"的地区之一,人口老龄化的速度仅次于日本,为全球第二,早在 1993 年就进入了世界卫生组织所定义的老龄化社会。老年人口于 2014 年达到 273 万人,占总人口的 11.60%,进入联合国所定义的高龄化社会,到了 2021 年将增加到 392 万人,占总人口的 16.54%,到了 2025 年台湾人口中将有 20% 是老人,迈入超高龄社会。失智、失能、虚弱需要照护的老人日益增加,长期照顾需求人口也逐渐增加。针对老龄化现状,台湾地区制订了长期照顾制度的目标、规划原则与实施策略,实施《长期照顾十年计划》。

一、服务对象与形式

(一)服务对象

同时考量"年龄"与"失能程度"两个层面,老人优先,兼顾其他年龄段的失能者。

以 ADLs、IADLs 为评估依据,包含四类失能者:65 岁以上老人、55 岁至 64 岁的山地原住居民、50 岁至 64 岁的身心障碍者、仅 IADLs 失能且独居老人。

（二）服务形式

（1）以协助日常生活活动服务为主,即"照顾服务",包括:居家服务（家务及日常生活照顾服务、身体照顾服务）、日间照顾（日间将需照护者送至日间照顾机构,晚间则将照护者送回家）、家庭托顾服务,为维持或改善服务对象的身心功能,也将居家护理、居家康复（物理治疗及职能治疗）纳入照顾服务。

（2）为增进失能者在家中自主活动的能力,提供辅助工具购买、租借及居家无障碍环境改善服务。

（3）以喘息服务支持家庭照顾者。提供照顾者依阶段期间的休息机会,以减轻照顾者压力为目的。依提供形式及场所大致可分为:居家、机构及日间等 3 种类型。

二、给付方式与标准

（1）针对一般社会大众,补助形态以实物补助（服务提供）为主,现金补助为辅,并以补助失能者使用各项照顾服务措施为原则。

（2）按老人失能程度及家庭经济状况,提供合理的照顾服务补助,失能程度分为 3 级:轻度、中度和重度,失能程度愈高者获得政府补助额度愈高。照顾服务补助对象在补助额度下使用各项服务时,仍需部分负担费用,部分负担的费用则与失能者之经济状况有关,收入越高者,部分负担的费用越高。

三、有关补助服务时数的规划

轻度失能每月 25 小时;中度失能为每月最高 50 小时;重度失能则是每月 90 小时。

四、有关费用部分负担的设计依经济状况设定不同补助标准

（1）家庭总收入未达社会救助法规定最低生活费用 1.5 倍者:由政府全额补助。

（2）家庭总收入符合社会救助法规定最低生活费用 1.5～2.5 倍者:由政府补助 90％,民众自行负担 10％。

（3）一般户:由政府补助 60％,民众自行负担 40％。

（4）超过政府补助时数者,则由民众全额自行负担。至于每小时的补助经费则是以每小时 180 元计（随物价指数调整）。

五、财务筹措与费用估算

采取税收制方式,由"中央"和"地方政府"的税收及使用者共同承担。以政府预算作为资金主要来源。

费用估算的基本模型为:费用＝人数×平均每人费用。影响需要人数的因素包

括：目前与未来年龄别、性别人口的失能状况、保障范围、补助对象；影响每人平均费用的因素包括：补助项目、补助额度、质量、支付标准、自负额度、是否有现金给付及服务利用率等因素。

六、专业照护人员配置与任用

长期照顾包含医疗、个人照顾与社会照顾等三个主要层面，服务需求范围相当广，需要来自医学、护理、社工、职能治疗、物理治疗等专业的服务，涉及照顾服务员、社工人员、评估照护需要的照管人员与各类医事专业人员。为强调多元整合团队模式的重要性与功能，也须扩大各类照护人力的培训，提升服务专业度。

相关部门除持续办理长期照顾管理中心照顾管理人员训练外，制订长期照护专业人力培训计划，"卫生署"分别邀请专家学者及相关团体召开"长期照护专业人力培训规划"会议，完成课程规划。

长期照护医事人力课程规划分为三个阶段：第一阶段共同课程：使长照领域之人员能先具备长照基本知识，发展设计以基础、广泛之长照理念为主。第二阶段专业课程：分别设定细项课程，发展个别专业领域的长照课程，强调专业照护能力。第三阶段整合性课程：在重视团队工作及服务质量增进的前提下，如何与其他专业人员适时合作沟通相当重要，课程设计以强化跨专业及整合能力为主。2010年起分阶段展开培训，以强化长期照护专业人员照护能力，满足长期照护需求者动态与多元化的需求。

七、配套措施与照护管理制度

对长期照顾服务需求的人口，必须通过"需求评估"的核定；根据相关社会福利法规，对个案资格的认定，凡涉及服务补助相关事宜，相关法规制订由政府部门执行，以县市政府的单位来担任较为妥。长期照顾体系财源以公共预算，特别是社政部门为主时，照顾管理制度应执行多元需求的评估，发挥以下功能：需求评量、服务资格核定、照顾计划拟订、连接服务、监督服务质量以及复评等职责，确保照顾资源之有效配置；具体言之，照顾管理制度应以密集模式为发展主轴。采密集式照顾管理模式，其管理者接纳长期照护者为120人或200人。

八、服务机构管理

在机构式服务方面，将服务匮乏的县市列为补助优先对象，而对于资源不虞匮乏地区，则以提升机构式服务质量为重点工作。在日间照顾服务方面，目前各县市日间照顾资源的缺乏情形相当严重，现阶段应针对尚未有日间照顾资源的县市优先补助其建立日间照顾服务资源体系，以因应需求。

在发展长期照顾服务资源方面，该计划采用"引进民间参与"的实施策略，也就是通过民营化策略中的购买服务（政府采购）方式鼓励民间参与。此外，也通过补助方

参 考 文 献

[1] 冯占春,吕军.管理学基础[M].北京：人民卫生出版社,2013.

[2] 施永兴,黄长富.老年护理理论与现代化护理院实践[M].上海：上海交通大学出版社,2012.

[3] 施永兴,张静.临终关怀概论[M].上海：复旦大学出版社,2015.

[4] 施永兴.老年护理院实用手册[M].上海：上海科学普及出版社,2001.

[5] 黄新,杨秀木.护理管理学[M].北京.北京大学医学出版社,2015.

[6] 张培珺.现代护理管理学学习指导[M].北京.北京医科大学出版社,2000.

[7] 王仙园.现代护理管理学[M].重庆：重庆大学出版社,2010.

[8] 王强,孙成甲.社区康复[M].北京：人民军医出版社,2007.

[9] 杜雪平,席彪.全科医生基层实践[M].北京：人民卫生出版社,2012.

[10] 张恩源,倪琴珠.上海老年护理事业的现状与发展探索[J].中国卫生资源,2002,(1)：31-32.

[11] 韩秀兰,郭杰,王廷礼,等.以患者为中心与护理人力的发展[J].中国卫生人力,1996：4：14.

[12] 施永兴,王光荣,杨芬红,等.上海市老年护理医院服务现状[J].中国全科医学.2008：551-553.

式鼓励相关资源的建置。

　　台湾长期照顾体系的建立,还特别提出整合资讯系统,主要是"内政部"所属"照顾服务管理信息系统"及其十几个子系统和"卫生署"所属"长期照护信息网"其多个子系统间的互联互通和资讯整合,其主要思路:

　　(1) 由专职与专业人员管理(信息组)。

　　(2) 理清长期照顾信息系统的功能。

　　(3) 增加数据库的便捷性。

　　(4) 统一各县市的信息系统。

　　同时为争取社会大众对长期照顾政策的目标及推动原则的了解,乐于接受服务、愿意部分负担而付费使用服务,进而增进民间机构团体参与服务提供的意愿。

九、养老保险制度简介

　　台湾的养老保障制度可以分为四个层次保障。第零层为社会救助,对经济条件在一定程度之下的老人,经完成资产调查者,依其经济条件分别提供每月新台币7 200元至3 600元不等的津贴;第一层的保障为社会保险制,也是强制性公共保险支柱,其办理的方式按职业别而有不同的制度,如受雇劳工参加劳工保险,公教人员参加公教人员保险,未就业者参加国民年金保险。第二层保障为法定职业退休金制,如劳工的退休金制度及军公教退抚基金制;第三层为个人储蓄及商业年金。

　　台湾养老保险虽按职业别而有不同的保险制度,但为维护被保险人权益,参加社会保险年资可以保留,采分段计算,各自支付。其中,国民年金保险与劳工保险已采用年资相互采认累加制的措施。且为协助弱势者参加社会保险,并根据所得状况不同,而有较高保险费补助措施,以助养老保险逐渐达全民化的目标。

(顾伟民)